W. A. NEGOWSKI

Pathophysiologie und Therapie der Agonie und des klinischen Todes

WLADIMIR A. NEGOWSKI

PATHOPHYSIOLOGIE UND THERAPIE DER AGONIE UND DES KLINISCHEN TODES

Neu bearbeitet und ergänzt
in deutscher Sprache herausgegeben
von
Professor Dr. RICHARD KIRSCH

Mit 52 Abbildungen und 6 Tabellen

AKADEMIE-VERLAG · BERLIN
1959

В. А. НЕГОВСКИЙ
ПАТОФИЗИОЛОГИЯ И ТЕРАПИЯ АГОНИИ И КЛИНИЧЕСКОЙ СМЕРТИ
Erschienen im Staatsverlag für medizinische Literatur MEDGIS
Moskau 1954

Übersetzt aus dem Russischen von Albert Kopp und Irene Mode

Erschienen im Akademie-Verlag GmbH, Berlin W 8, Mohrenstraße 39
Lizenz-Nr. 202 - 100/405/59

Satz, Druck und Bindung: IV/2/14 - VEB Werkdruck Gräfenhainichen - 963
Bestell- und Verlagsnummer 5330
Printed in Germany
ES 17 D

Gewidmet meiner Tochter

ALLA NEGOWSKAJA

INHALTSVERZEICHNIS

VORWORT DES HERAUSGEBERS DER DEUTSCHEN AUSGABE

Jeder am Kranken oder am Verletzten arbeitende Arzt hat mehr als einmal im Laufe seiner beruflichen Tätigkeit vor der traurigen Tatsache gestanden, daß das Leben eines Menschen, der nach Alter und Zustand seines Organismus noch lange hätte erhalten bleiben können, unter seinen Händen erlosch. Je nach Temperament wird er ärgerlich, traurig oder resigniert vom Bett des Toten abgetreten sein, aber nicht ohne darüber nachzudenken, ob er alle Möglichkeiten ausgeschöpft habe, den Kampf um das Leben zu führen.

Es ist bezeichnend, daß sich gerade sowjetische Wissenschaftler besonders intensiv und schon sehr früh damit beschäftigten, den Vorgang des Sterbens wissenschaftlich zu untersuchen. Sie gaben sich nicht damit zufrieden, hier vor einem unerklärbaren Schicksal zu stehen, mit dem man sich abfinden müsse. So gelang es ihnen, den Schleier, der diese Endphase des menschlichen Lebens verdeckte, zu lüften, den Prozeß des Sterbens unserer Erkenntnis zugänglich zu machen und dabei nachzuweisen, daß auch in dieser Etappe des Erlöschens der Funktionen des lebenden Organismus noch eine ganze Reihe von Möglichkeiten bestehen, den Tod zu besiegen.

Das Handeln des Arztes in solchen Situationen entbehrt nicht einer gewissen Dramatik. Ausschlaggebend für den Erfolg seines Eingreifens sind eine genaue Kenntnis der patho-physiologischen Prozesse, die sich im Sterbenden abspielen, eine schnelle und sichere Entscheidung über die Maßnahmen, die in kürzester Zeit durchgeführt werden müssen, und eine exakt aufgebaute Orgnisation seines technischen Apparates bzw. seiner Helfer.

Ohne Zweifel stehen wir in der Ausschöpfung der Möglichkeiten, das Leben noch in der Phase des Sterbens zu erhalten, erst am Anfang einer Entwicklung, die schnell voranschreitet, so daß es kaum möglich ist, auf allen Gebieten, vor allem der technischen Entwicklung, das neueste darzulegen. Der besondere Wert dieses Buches liegt darin, daß hier die Ergebnisse der Grundlagenforschung geboten werden, wie sie in dieser Breite und Tiefe wohl kaum sonst in der Literatur zu finden sein werden. Daß dabei die Bedeutung des Nervensystems und insbesondere der Hirnrinde immer wieder mit Recht betont wird, entspricht der von I. P Pawlow begründeten Tradition der sowjetischen Physiologie. Gerade das aber dürfte für die deutschsprachigen Ärzte besonders interessant sein, weil dadurch vielfach ihre mehr auf die lokale Organfunktion ausgerichtete wissenschaftliche Arbeit ergänzt wird. Deshalb hoffe ich, der deutschen Medizin mit der Herausgabe des Werkes meines sowjetischen Freundes W. A. Negowski in deutscher Sprache einen Dienst zu erweisen.

Der Inhalt des 1954 veröffentlichten Buches wurde von uns gemeinsam überarbeitet und ergänzt. Für die uns dabei geleistete Unterstützung sind wir den Herren Dr. Jüngling und Dr. Körner dankbar.

Berlin, Dezember 1958

R. Kirsch

VORWORT

Die Erkenntnis, daß eine Verallgemeinerung des Materials auf dem Gebiet der Pathophysiologie und Therapie der Agonie und des klinischen Todes von großem praktischen Wert sein könnte, regte den Autor an, das vorliegende Werk zu schreiben. Dieses Material wurde in den letzten sieben bis acht Jahren in dem von ihm geleiteten Laboratorium unter Mitarbeit weiterer Forscher gewonnen.

Während dieser Zeit wurden viele neue Ergebnisse auf dem Gebiet des experimentellen Studiums der Stoffwechselprozesse und der Hämodynamik der terminalen Zuständen erzielt, unsere Vorstellungen vom Charakter des Erlöschens und der Wiederherstellung der Funktionen des Zentralnervensystems haben sich erweitert, die Methoden zur Wiederbelebung des Organismus wurden verfeinert und wirkungsvoller gestaltet. Die Hauptsache aber ist, daß bedeutende klinische Erfahrungen auf diesem Gebiet gesammelt werden konnten. Neben den ersten erfreulichen Erfolgen, über die unsere medizinischen Zeitschriften berichten, finden sich allerdings auch Fälle, bei denen die komplexe Methodik der Wiederbelebung in der Klinik nicht ganz exakt, nicht den Indikationen entsprechend und nicht zur rechten Zeit angewandt wurde. Wir halten es für wichtig, auch darauf besonders hinzuweisen. Andererseits aber können wir uns mit dem Standpunkt anderer Autoren, daß man mit der praktischen Anwendung der Wiederbelebungsmethoden am Kranken noch warten soll, bis diese Frage theoretisch besser geklärt ist, nicht einverstanden erklären. In der Tat sind noch viele Gesetzmäßigkeiten des Sterbens und der Wiederbelebung nicht wissenschaftlich fundiert. Das erklärt sich dadurch, daß dieser neue Abschnitt des medizinischen Wissens, der früher fast gar nicht erforscht wurde, nämlich die Pathophysiologie und Therapie der terminalen Zustände, im Grunde genommen erst vor unseren Augen entstanden ist und sich zu entwickeln begann. Aber das bereits Erforschte genügte, Methoden zu entwickeln, durch die schon viele Menschen gerettet wurden, die man früher hätte aufgeben müssen. Ist das nicht die beste Antwort, die man solchen Skeptikern entgegenhalten kann?

Das Problem der Wiederbelebung dringt unaufhaltsam in das Leben und in die tägliche ärztliche Praxis ein. Trotzdem maßen wir uns nicht an, die hier beschriebene Komplexmethode der Wiederbelebung des Organismus, die im Laboratorium für experimentelle Physiologie der Akademie der Medizinischen Wissenschaften der UdSSR ausgearbeitet wurde, als etwas Unerschütterliches hinzustellen, das keiner weiteren Entwicklung bedarf. Im Gegenteil, sie stellt lediglich das Ergebnis unserer Bemühungen bis zum heutigen Tage dar, das Problem der Wiederbelebung des Organismus zu lösen. Ohne Zweifel werden mit der Erweiterung unserer Kenntnisse die experimentellen und klinischen Methoden der Wiederbelebung verbessert und praktisch wirksamer gestaltet werden können. Die Wiederbelebung des Organismus läßt sich nicht von der klinischen Praxis trennen. Darin liegt die Gewähr für die erfolgreiche Entwicklung dieses Problems.

Der Verfasser ist sich klar darüber, daß er viele Fragen, die durch die Praxis der Wiederbelebung aufgeworfen werden, noch nicht beantworten kann und daß viele in diesem Buch erörterte theoretische Fragen noch offen sind. Dennoch betrachtet der Autor die Herausgabe dieser Arbeit als gerechtfertigt, wenn damit erreicht wird, daß andere Forscher zum Studium des Problems der Wiederbelebung des Organismus angeregt werden und vor allem, wenn sie dem behandelnden Arzt hilft, am Bett des sterbenden Kranken die richtige Entscheidung zu treffen und dadurch Menschen das Leben zu retten.

Es ist mir ein Bedürfnis, den Ärzten und wissenschaftlichen Mitarbeitern des von mir geleiteten Laboratoriums O. N. Bulanowa, E. W. Borowa, M. S. Gajewskaja, N. L. Gurwitsch, Je. S. Solotokrylina, K. S. Kisseljowa, L. W. Lebedewa, N. P. Romanowa, N. M. Rjabowa, Je. M. Smirenskaja und L. G. Schikunowa, die bei der Vorbereitung einzelner Abschnitte der vorliegenden Arbeit mitwirkten, meinen herzlichsten Dank auszusprechen. Besonders hervorheben möchte ich, die große Hilfe, die M. I. Schuster bei der Vorbereitung des 2. Kapitels leistete, sowie die Mitwirkung der wissenschaftlichen Mitarbeiter W. I. Sobolewa und A. M. Gurwitsch.

Dem Kollektiv der zentralen medizinischen Bibliothek (Direktor P. I. Kolossow), das mir bei der Auswahl der Literatur und bei der Beschaffung der erforderlichen Bücher und Zeitschriften behilflich war, spreche ich ebenfalls meinen herzlichsten Dank aus.

19. April 1953 W. Negowski

EINLEITUNG

Auf einer bestimmten Entwicklungsstufe der Materie entstehen zwangsläufig das Leben als Existenzform der Eiweißkörper und der Tod als Gegensatz des Lebens.

„Schon jetzt gilt keine Physiologie für wissenschaftlich“, schrieb ENGELS, „die nicht den Tod als wesentliches Moment des Lebens auffaßt, die *Negation* des Lebens als wesentlich im Leben selbst enthalten, so daß Leben stets gedacht wird mit Beziehung auf sein notwendiges Resultat, das stets im Keim in ihm liegt, den Tod.“[1]

Es ist interessant festzustellen, daß schon A. N. RADISTSCHEW in seinem philosophischen Werk „Der Mensch, seine Sterblichkeit und Unsterblichkeit“, das er im Jahre 1792 in der Verbannung schrieb, behauptete: „Das Leben und der Tod sind antagonistische Zustände, die einander zwangsläufig bedingen, ja man kann sagen, daß die Natur bei der Schaffung des Menschen schon seinen Tod vorbereitet. Er ist die Folge des Lebens, und zwar eine unvermeidbare Folge.“ Das ist ein Gesetz, das man weder ändern noch abschaffen kann. Aber „. . . . die Menschen sind in der Lage, diese Gesetze aufzudecken, sie zu erkennen, sie zu beherrschen, ihre Anwendung in voller Sachkenntnis zu erlernen, sie im Interesse der Gesellschaft zu gebrauchen, sie der Menschheit dienstbar zu machen, ja Gewalt über sie zu erlangen.“[2]

Was tot ist, kann nicht wieder zum Leben erweckt werden. Jedoch kann und muß man in entsprechenden Fällen den Prozeß des Sterbens aufhalten bzw. die soeben erloschenen Lebensfunktionen des Organismus wiederherstellen.

Die seit Jahrhunderten bestehende Meinung, daß der Vorgang des Sterbens unerkennbar sei und daß es keinen Sinn hätte, dagegen anzukämpfen, an deren Bildung die idealistische Philosophie mit ihrer Neigung zur Mystik einen großen Anteil hat, gehört heute der Vergangenheit an. Gegenwärtig erleben wir, wie durch ein intensives Studium des Sterbevorganges eines Organismus immer neue Gesetz-

---

[1] ENGELS, F., Dialektik der Natur. Dietz-Verlag, Berlin 1955, S. 314.

[2] STALIN, J. W., Ökonomische Probleme des Sozialismus in der UdSSR. Dietz Verlag, Berlin 1953, S. 10.

mäßigkeiten dieser komplizierten und vielfältigen biologischen Erscheinung aufgedeckt werden. Der Tod ist zu einem Objekt der Erkenntnis geworden.

Als eine der gnoseologischen Schwierigkeiten beim Studium des Todes galt und gilt in gewissem Maße noch bis heute die einseitige Vorstellung vom Tod als nur einer Unterbrechung der Kontinuität, als einem Sprung aus dem einen Zustand in den anderen.

Eine solche Vorstellung spiegelt lediglich die eine Seite der Erscheinung wider. Erst Leben – dann Tod. Das ist ein Sprung in eine neue Qualität.

W. I. LENIN schrieb: „In der üblichen Vorstellung wird nur der Unterschied und der Widerspruch erfaßt, nicht aber der *Übergang* von dem einen zum anderen, *das aber ist das Wichtigste.*“[1]

Wendet man diese Gedankengänge auf die zu erörternden Fragen an, so wird es klar, daß wir bei der Erfassung des Unterschiedes und des Widerspruchs zwischen Leben und Tod das Wichtigste, nämlich den Übergang vom Leben zum Tod außer acht lassen. Die früher herrschende Vorstellung vom Tode als nur einer Unterbrechung der Kontinuität, als einem Sprung, entspricht nicht den modernen wissenschaftlichen Erkenntnissen. Schon A. N. RADISTSCHEW sagte in dem obenerwähnten Werk: „Das Leben und der Tod sind antagonistische Zustände, wobei das Sterben das Zwischenstadium, resp. der Zustand ist, in dem das Leben zu Ende geht und der Tod eintritt.“ Über die Kontinuität des Sterbevorganges schrieb ENGELS: „. . . . ebenso unmöglich ist es, den Moment des Todes festzustellen, indem die Physiologie nachweist, daß der Tod nicht ein einmaliges, augenblickliches Ereignis, sondern ein sehr langwieriger Vorgang ist.“[2]

Dieser Gedanke von ENGELS wurde in der letzten Zeit, besonders in den Arbeiten sowjetischer Forscher, vollauf bestätigt. Es gelang festzustellen, daß der Organismus nach dem Aufhören der Herztätigkeit und der Atmung in einen Zustand minimaler Lebenstätigkeit, in den Zustand des sogenannten klinischen oder relativen Todes übergeht, der 5 bis 6 Minuten andauert. In dieser Zeit darf der Organismus aber noch nicht als tot betrachtet werden, denn es ist in gewissen Fällen möglich, ihn wieder zu beleben. Der durch die sowjetische Wissenschaft gut fundierte Begriff des „klinischen Todes“ ist eine neue wichtige Stufe in der Erkenntnis einer solch komplizierten Erscheinung wie der des Todes. Er weist auf die Möglichkeit und die Notwendigkeit einer Therapie nicht nur in der Periode des Sterbens hin, die – mitunter von einigen Stunden Dauer – dem klinischen Tod vorausgeht, sondern auch in der Periode des klinischen Todes selbst, der eine spezifische Endetappe des Sterbens darstellt, nach der dann ein bereits irreversibler Zustand, der biologische Tod, eintritt.

Der Tod bildet somit eine Einheit von Diskontinuität und Kontinuität, ist sowohl ein Sprung als auch ein Prozeß. In einem bestimmten Moment des Sterbe-

---

[1] LENIN, W. I., Aus dem philosophischen Nachlaß. Dietz Verlag, Berlin 1944, S. 59.

[2] ENGELS, F., Die Entwicklung des Sozialismus von der Utopie zur Wissenschaft. Dietz Verlag, Berlin 1953, S. 56.

vorganges, während noch eine eigenartige „vita minima" fortdauert, erfolgt ein Sprung: Die Herztätigkeit und die Atmung setzen aus, es tritt der klinische Tod ein, der nach einer gewissen Zeit, die hauptsächlich durch die Überlebensdauer der Hirnrinde bestimmt wird, wieder in eine neue Qualität, in den biologischen Tod übergeht.

Von dem Moment an aber, wo man erkannt hatte, daß der Tod nicht nur ein Sprung, sondern auch ein Prozeß ist, war es möglich, real von einer Wiederbelebung des Organismus zu sprechen. Wäre der Tod nur ein Sprung, dann müßte man die Wiederherstellung der erloschenen Lebensfunktionen wahrlich als ein Wunder, ja als einfach unmöglich ansehen. Unwillkürlich denken wir dabei an die Worte von ENGELS über die Entdeckung der Zelle: „Der Entstehung, dem Wachstum und der Struktur der Organismen war das Geheimnis abgestreift; das bisher unbegreifliche Wunder hatte sich aufgelöst in einen nach einem für alle vielzelligen Organismen wesentlich identischen Gesetz sich vollziehenden Prozeß."[1]

Die Tatsache, daß einzelne Organsysteme (ja sogar die einzelnen Teile des Nervensystems) nicht gleichzeitig sterben, ist eine sehr wesentliche Beobachtung, die in diesem Zusammenhang besondere Erwähnung verdient, da aus eben dieser Erkenntnis heraus der Gedanke der Möglichkeit ihrer Wiederbelebung entspringt. Die verletzbarsten, meistens phylogenetisch jüngeren Systeme verfallen am frühesten in den Zustand des klinischen Todes (das bezieht sich vor allem auf die Hirnrinde) und scheiden somit als erste aus dem kritischen Endkampf des um seine Erhaltung ringenden Organismus aus. Das Sterben der widerstandsfähigeren Systeme dauert länger, und sie sind es, die den Boden für die nachfolgende Wiederherstellung der jüngeren Funktionen bilden.

Die von den Ideen des naturwissenschaftlichen Materialismus durchdrungene russische Naturwissenschaft, die noch den Gedanken an die Möglichkeit zur Wiederbelebung Toter als unwissenschaftlich ablehnte, befaßte sich aber schon gegen Ende des 17. und zu Beginn des 18. Jahrhunderts unentwegt mit dem Studium des Erlöschens und der Wiederherstellung der Lebensfunktionen, um den Kampf des um seine Erhaltung ringenden sterbenden Organismus stets wirksamer unterstützen zu können.

Gegen Ende des 17. Jahrhunderts, am Vorabend der Gründung der Russischen Akademie der Wissenschaften, beschäftigte sich bereits einer der ersten russischen Doktoren der Medizin, der Physiologe und Anatom PJOTR WASSILJEWITSCH POSNIKOW, mit dem Problem der Wiederherstellung der Lebensfunktionen des Organismus. Er legte somit den Grundstein für das experimentelle Studium des Problems der Wiederbelebung des Organismus in unserem Lande.

Mit der Frage der Wiederbelebung beim plötzlichen Tod durch Ertrinken befaßte sich das russische Akademiemitglied DANIIL BERNULLI in der ersten Hälfte des 18. Jahrhunderts.

---

[1] ENGELS, F., Dialektik der Natur. Dietz Berlag, Berlin 1955, S. 210.

Um die Lebensfunktionen bei Menschen, die sich im Zustand des klinischen Todes befanden, wiederherzustellen, wendete man schon im 18. Jahrhundert unter anderen Methoden besonders die der künstlichen Beatmung durch aktives Einblasen von Luft in die Lungen an. Interessant ist es auch, daß auf der Suche nach geeigneten Wiederbelebungsmethoden bereits die ersten Forscher empirisch zu dem Ergebnis kamen, daß es im Einzelfalle nützlich sein kann, bestimmte empfindliche Stellen des Organismus zu reizen.

So erschien bereits gegen Ende des 18. Jahrhunderts eine der Feder von Jermolai Neimeister entstammende Anleitung unter dem Titel: „Kurze Anweisung zur Behandlung Ertrunkener oder die Methode der Lebenserhaltung bei bereits totscheinenden Personen." Um Ertrunkene wiederzubeleben, empfahl der Verfasser die künstliche Beatmung mittels eines in die Trachea eingeführten Rohres. Gleichzeitig mit der Anwendung der künstlichen Beatmung schlug der Autor vor, mit Hilfe eines besonderen Apparates Tabakrauch in den Magen-Darmtrakt einzuführen sowie die Nase und den Kehlhopf mechanisch zu reizen.

Von den ersten erfolgreichen Wiederbelebungsversuchen berichtet eine Reihe von Arbeiten aus dem Anfang des 19. Jahrhunderts.

Zur Wiederbelebung von Menschen wendete auch Jefrem Muchin (1805) die künstliche Beatmung an. In seinen „Abhandlungen über Mittel und Verfahren zur Wiederbelebung Ertrunkener, Erwürgter und Erstickter" empfahl er die Anwendung von Blasebälgen. Wörtlich schreibt er: „Die Luft kann man auch durch ein biegsames elastisches Pfeifenrohr, durch einen Katheter oder mittels eines Blasebalges einblasen . . .; sobald aber beobachtet wird, daß die Luft in die Lungen eingedrungen ist, muß diese wieder abgesaugt werden, was ziemlich häufig zu wiederholen ist."

Bemerkenswert ist, daß der Autor empfahl, die Schleimhäute der Mundhöhle und der Nase auf mechanischem Wege oder durch Salmiakgeist erst dann zu reizen, wenn die Atmung wiederhergestellt ist.

Alexander Nikitin schrieb 1846 in seinem Buch „Anweisung über Hilfeleistung bei Kranken vor dem Eintreffen des Arztes", daß es in Fällen von Scheintod durch Ertrinken „notwendig ist, die Glieder mit einem Lappen oder ganz einfach mit der Hand zu reiben, das Zäpfchen im Hals, die Nasenflügel und die Fußsohlen zu kitzeln sowie leichte Schläge gegen die Brust auszuführen; das alles muß eine gewisse Zeitlang fortgesetzt werden, und falls dann kein Erfolg eintritt, muß mit dem Mund oder mit Hilfe eines in die Luftröhre eingeführten Rohres Luft in die Lunge eingeblasen werden".

Auch Markus empfahl im Jahre 1883 bei Sistieren der Atmung mittels eines Apparates Luft in die Lunge einzuführen. Falls kein Balsebalg zur Verfügung steht, schlug er vor, die Luft mit dem Mund einzublasen, indem der Helfer seinen Mund direkt an den des Verunglückten anlegt.

I. Gwosdew (1868) hat in seiner Doktordissertation „Material zum Studium der Asphyxie, vorwiegend vom Gesichtspunkt der medizinischen Rechtswissenschaft aus" die Notwendigkeit, die künstliche Beatmung in Fällen einer Asphyxie anzuwenden, theoretisch begründet. Er hat einen Apparat konstruiert, mit dem es möglich ist, Luft sowohl einzupumpen als auch abzusaugen.

Ebenso schlug M. USPENSKI im Jahre 1872 vor, zur Wiederherstellung der Atmung und der Blutzirkulation bei Scheintoten Luft in die Lungen einzuführen. Hierzu arbeitete er eine manuelle Methode der künstlichen Beatmung aus.

G. WOSDWISHENSKI (1875) wies in seiner Dissertation „Über die Asphyxie Neugeborener" darauf hin, daß es bei abgeschwächter Atmung genüge, für die Wiederbelebung Stoffe anzuwenden, die die Nasenschleimhaut reizen: starken Essig, Salmiak oder Weingeist, Eau de Cologne, Äther, Senföl usw. Wenn aber die Atmung vollständig fehlt und der Herzschlag nur noch schwach ist, so sind alle genannten Mittel nutzlos. Dann hat es nur noch Sinn, daß der Arzt zur künstlichen Beatmung mit einem Katheter Luft in die Lungen des Kindes einbläst. An Stelle des Katheters kann man auch ein Rohr benutzen, das mit einem Gummiballon oder einem Blasebalg verbunden ist. Der Autor bemerkte jedoch, ein Mangel dieser Methode liege darin, daß es unmöglich ist, die Intensität, mit der die Luft eingeblasen wird, mit der Lungenkapazität des Kindes in Übereinstimmung zu bringen.

Schon in der ersten Hälfte des 19. Jahrhunderts war es in Rußland bekannt, daß man mit Hilfe der Bluttransfusion einen ausgebluteten Organismus wiederbeleben kann. So wandte der städtische Geburtshelfer in Petersburg, Dr. med. WOLF, im Jahre 1832 bei einer tödlichen postnatalen Blutung erstmalig in Rußland die Bluttransfusion mit Erfolg an. A. FILOMAFITSKI (1848) betrachtet in seinem „Traktat über die Bluttransfusion" diese als das einzige Mittel zur Rettung eines erlöschenden Lebens. In derselben Arbeit weist er darauf hin, daß das zuverlässigste Mittel zur Wiederbelebung durch Kohlenoxydgas Vergifteter das Einblasen von Luft mit Hilfe eines Apparates oder, in extremen Fällen, die Einführung von reinem Sauerstoff in die Lungen ist.

In seinem Buch führt A. FILOMAFITZKI einen Artikel von I. W. BUJALSKI an, der in der Bluttransfusion ein sehr wirksames Mittel zur Rettung von Gebärenden mit starkem Blutverlust sieht. I. W. BUJALSKI weist auch auf Versuche M. I. PIROGOWS hin, die gezeigt hatten, daß die Transfusion von arteriellem Blut in die Venen von Tieren, denen man einen großen Blutverlust zugefügt hatte, wirkungsvoller ist als die Transfusion venösen Blutes.

Auch die Methode der intraarteriellen Druckinfusion von Blut war den russischen Ärzten schon lange bekannt. Bereits im Jahre 1871 hat S. I. KOSTAREW erstmalig in Rußland eine arterielle Bluttransfusion bei einem Sepsiskranken durchgeführt. Im Jahre 1874 wandte N. I. STUDENSKI die arterielle Bluttransfusion bei einem Kranken an, der durch eine Verletzung einen starken Blutverlust erlitten hatte. In den Jahren 1874 bis 1877 hat der Dozent der Kiewer Universität, S. KOLOMNIN, bei Arm- oder Beinamputationen Schwerverwundeter mit Erfolg defibriniertes Blut intraarteriell transfundiert.

In der Entwicklung wirksamer Methoden für die Wiederbelebung eines Organismus kommt den Versuchen der Wiederbelebung eines isolierten Herzens ganz besondere Bedeutung zu. Im Jahre 1887 verfolgten I. P. PAWLOW und N. J. TSCHISTOWITSCH erstmalig die Tätigkeit eines durch Durchschneidung der Gefäße und der Nerven isolierten Warmblüterherzens.

Der erste gelungene Versuch der Wiederbelebung eines einer menschlichen Leiche entnommenen Herzens wurde im Jahre 1902 von A. A. KULJABKO durchgeführt. In der Folge arbeiteten am Problem der Wiederbelebung eines einer Leiche entnommenen Herzens A. POPELSKI (1902), A. F. KAKOWSKI (1904), G. F. MALENEWSKI (1910) und insbesondere N. P. KRAWKOW (1916). N. I. OSSINOWSKI und seine Mitarbeiter veröffentlichten im Jahre 1936 eine Arbeit über die Wiederbelebung des Herzens bei Kindern. Darin stellen sie fest, daß die Möglichkeit zur Wiederbelebung eines kranken Herzens abhängig ist vom Grad der Schädigung durch die verschiedenen Infektionskrankheiten. Die Untersuchungen W. I. OSSINOWSKIS wurden von A. I. TITOWA (1941) fortgesetzt. Gegenwärtig werden die Gesetzmäßigkeiten bei der Wiederbelebung eines isolierten menschlichen Herzens von S. W. ANDREJEW studiert, dem es gelang, die Herzen von Erwachsenen und Kindern nach mehr als 10 Stunden nach dem Tode wiederzubeleben. Die Wiederbelebung eines isolierten Herzens 96 Stunden nach dem Tod eines Neugeborenen war die Maximalfrist, die S. W. ANDREJEW erreichte.

Im Jahre 1907 hat A. A. KULJABKO den isolierten Kopf eines Fisches wiederbelebt, indem er ihn von einer Salzlösung durchströmen ließ. Seit 1912 arbeiten auch J. F. HEYMANS und C. HEYMANS an der Ausarbeitung von Methoden zur Wiederbelebung eines isolierten Kopfes. Im Jahre 1928 veröffentlichte S. I. TSCHETSCHULIN gemeinsam mit S. S. BRJUCHONENKO eine Arbeit über eine Reihe von Versuchen an Hunden, in der die Wiederbelebung eines isolierten Kopfes, der mit dem Perfusionsapparat von BRJUCHONENKO mit Blut versorgt wurde, beschrieben wird.

Sehr interessant im Rahmen der allgemeinen Problematik des Kampfes gegen den Tod sind auch Versuche, ganze Herzen und Lungen von einem Organismus auf einen anderen zu transplantieren. Besonders große Erfolge auf diesem Gebiet erzielten sowjetische Wissenschaftler. Als erster führte N. P. SINIZYN (1941) eine vollkommene Herztransplantation bei einem Frosch durch. Ein Versuchsfrosch lebte nach Einpflanzung eines fremden Herzens noch längere Zeit weiter. N. P. SINIZYN (1946) und B. W. OGNEW (1947) glückte der Versuch der Implantation eines fremden Herzens in die Peripherie des Gefäßsystems bei höheren Tieren (Katzen und Hunden). W. P. DEMICHOW gelang es 1946, bei einem Hund das Herz und beide Lungen auszutauschen. Einer seiner operierten Hunde lebte mit implantiertem fremdem Herzen und fremden Lungen noch sechs Tage weiter. Er lief in dieser Zeit herum und nahm Nahrung und Wasser zu sich. W. P. DEMICHOW (1946) unternahm auch den ersten geglückten Versuch der Einpflanzung eines zweiten, zusätzlichen Herzens in die Brusthöhle eines Hundes, das er mit den Lungengefäßen verband.

Wesentliche Meilensteine bei der Bearbeitung des Problems der Wiederbelebung des Organismus waren die Arbeiten von SPINA (1903), O. ZELLER (1908) und F. A. ANDREJEW, die die Wiederherstellung der Lebensfunktionen des gesamten Organismus experimentell erforschten.

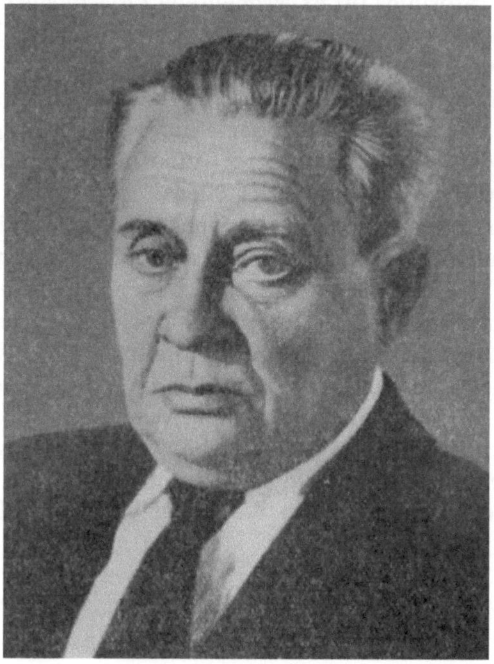

F. A. Andrejew

Im Jahre 1913 erschien in der Zeitschrift „Fragen der wissenschaftlichen Medizin" die Abhandlung von D. A. ANDREJEW: „Erfahrungen mit der Wiederherstellung der Herztätigkeit, der Atmung und der Funktionen des Zentralnervensystems". In dieser Arbeit beschrieb er seine Methode der Wiederbelebung nach Herzstillstand beim Hund (der Tod der Tiere wurde durch Ausblutung, durch Vergiftung mit Chloroform, Chlorhydrat, Nikotin oder Diphtherietoxin herbeigeführt) mit Hilfe einer zentripetalen intraarteriellen Druckinfusion einer Ringer-Locke-Lösung mit Andrenalin. Die Lösung wurde 3 bis 12 Minuten nach dem Sichtbarwerden des Todes eingespritzt. In den meisten Fällen stellten sich sofort die Herztätigkeit und daraufhin die Atmung wieder ein, die dann einige Stunden anhielten. Im gleichen Jahre brachte F. A. ANDREJEW auf der Sitzung der Physikalisch-Medizinischen Gesellschaft in Moskau eine Zusammenfassung der

Ergebnisse seiner ersten Arbeiten über die Wiederbelebung und schlug vor, seine Methode bei plötzlichem Sistieren der Herztätigkeit und der Atmung in der Klinik anzuwenden.

Gegenwärtig ist man dabei, das Studium der Pathophysiologie der Wiederbelebung des Organismus weiterzuentwickeln. Neben den Mitarbeitern des Kollektivs des Laboratoriums für experimentelle Physiologie der Wiederbelebung des Organismus müssen hier die zahlreichen Untersuchungen I. R. PETROWS und seiner Mitarbeiter, G. A. IONKINS u. a. erwähnt werden.

In seinen letzten Lebensjahren widmete I. P. PAWLOW nicht nur der Erforschung der physiologischen Gesetzmäßigkeiten der höheren Nerventätigkeit, sondern auch den Fragen der Wiederherstellung gestörter Funktionen, vor allem der Funktionen des Zentralnervensystems, viel Aufmerksamkeit.

Aus der praktischen Arbeit des Arztes erwuchs die Notwendigkeit, das Problem der Wiederherstellung der Lebensfunktionen zu lösen. Gestützt auf die Prinzipien des dialektischen Materialismus entdeckte die sowjetische Pathophysiologie wesentliche Gesetzmäßigkeiten der Dynamik des Erlöschens und der Wiederherstellung der Lebensfunktionen. Auf der Grundlage dieser wichtigen Erkenntnisse war es möglich, eine komplexe Methode der Wiederbelebung des Organismus auszuarbeiten, die in der medizinischen Praxis festen Fuß gefaßt hat. Gegenwärtig findet man in der Literatur immer häufiger Arbeiten, die nicht nur das klinische und experimentelle Problem der Wiederbelebung als Ganzes behandeln, sondern auch von einer erfolgreichen Wiederbelebung von Menschen berichten.

23. 9. 1957

Prof. W. A. NEGOWSKI

I. Methodik der Wiederherstellung der Lebensfunktionen des Organismus

A. METHODIK DER WIEDERHERSTELLUNG DER LEBENSFUNKTIONEN IM EXPERIMENT

Im Laboratorium für experimentelle Physiologie der Wiederbelebung des Organismus der Akademie der Medizinischen Wissenschaften der UdSSR ist folgende Methodik der Wiederbelebung von Tieren ausgearbeitet worden:

Der Zustand des klinischen Todes wird in den Versuchen gewöhnlich durch Ausblutung hervorgerufen. Die Versuche werden an Hunden unter Äthervollnarkose mit vorheriger subkutaner Injektion einer zweiprozentigen Pantoponlösung, 8 mg auf 1 kg Körpergewicht, oder unter Lokalanästhesie, vor allem an den Stellen, wo Gefäße freigelegt werden, durchgeführt. Die Präparation der Inguinalgefäße an beiden Seiten erfolgt unter aseptischen Bedingungen. In das zentrale Ende der linken Femoralarterie wird eine Kanüle eingeführt, an die mit Hilfe eines Gummischlauches ein Quecksilbermanometer angeschlossen ist, das den Blutdruck registriert. Durch eine in die rechte Femoralarterie herzwärts eingeführte Kanüle kann man das Tier ausbluten lassen und die darauffolgende Druckinfusion von Blut im Augenblick der Wiederbelebung vornehmen. Um zu verhindern, daß das Blut gerinnt, wird vor der Ausblutung intravenös eine $4^0/_0$ige Heparinlösung (Titer 1 : 5000), 0,02 g auf 1 kg Gewicht, injiziert.

Zur Registrierung der Atmung wird auf dem Brustkorb des Tieres ein Pneumograph befestigt. Der Blutdruck und die Atmung werden auf dem berußten Streifen eines rotierenden Kymographen aufgezeichnet.

Die Kurve auf Abb. 1 charakterisiert das in den Versuchen gewöhnlich zu beobachtende Tempo des Ausblutens. Der Blutdruck vermindert sich bis auf 50 mm der Quecksilbersäule (im Durchschnitt die Hälfte des Ausgangswertes) in den meisten Versuchen im Verlaufe der ersten $1^1/_2$ Minuten und nur ausnahmsweise erst in der 2. bis 3. Minute dieses Sterbevorganges.

Die Menge des abgelaufenen Blutes, die notwendig ist, um den klinischen Tod hervorzurufen, schwankt gewöhnlich in breiten Grenzen, und zwar zwischen 27 und 90% der gesamten Blutmenge, wenn man annimmt, daß die gesamte Blutmenge 9,2% (oder 1/11) des gesamten Gewichtes des Tieres ausmacht. Im Durchschnitt aber beträgt sie 62% der gesamten Blutmenge oder 5,75% des Körpergewichtes.

Als Anfang des klinischen Todes wird der Augenblick der letzten agonalen Einatmung angesehen. Da 1 bis 2 Minuten nach Beendigung der agonalen Periode

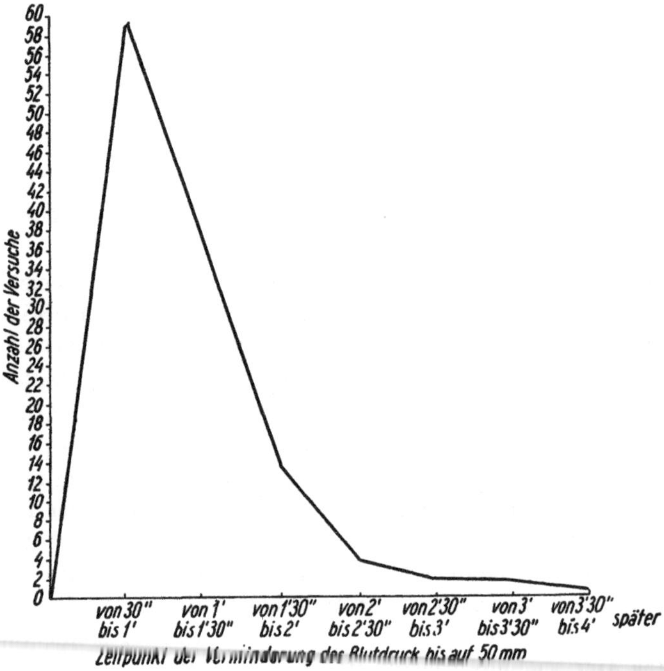

Abb. 1 Verteilungskurve der Versuche über die Geschwindigkeit des Absinkens des Blutdrückes bis auf 50 mm bei Blutentziehung aus der Femoralarterie

noch einige selbständige Atembewegungen erfolgen können, wodurch gewissermaßen die agonale Periode wiederholt wird, muß die Dauer des klinischen Todes von der letzten agonalen Bewegung an gerechnet werden, nach der keine Rückkehr zur selbständigen Atmung mehr erfolgt.

Die Herztätigkeit hört in diesen Versuchen gewöhnlich etwas früher auf als die Atmung oder, was seltener vorkommt, gleichzeitig mit ihr. Die Dauer des Sterbens schwankt zwischen 8 und 30 Minuten.

Man beginnt mit der Wiederbelebung gewöhnlich 5 bis 8 Minuten, nachdem der klinische Tod eingetreten ist. Das Ende der Periode des klinischen Todes wird bestimmt durch den Beginn der Wiederbelebungsmaßnahmen.

Die Wiederbelebung erfolgt durch eine Druckinfusion von Blut in die Femoralarterie in herzwärtiger Richtung. Gleichzeitig wird das Tier mit Hilfe eines Gerätes, durch das Luft in die Lungen eingeblasen wird, künstlich beatmet.

Das Blut, dem noch $40^0/_0$ige Glukoselösung in einer Menge von 0,5 g auf 1 kg Körpergewicht[1] hinzugefügt wird, läßt man mit einem um 10 bis 20 mm Hg höher als der Ausgangsstand, d. h. als der Normalstand, liegenden Druck einlaufen, wobei der Druck im Verlaufe von 8 bis 10 Sekunden bis auf 160 bis 180 mm gesteigert wird. Bei höherem Druck besteht die Gefahr eines Blutergusses in verschiedenen Organen.

Je. M. Smirenskaja, Mitarbeiterin unseres Laboratoriums, zeigte an Hand von Versuchen, daß bei der Infusion von Blut in eine Arterie unter einem Druck von 120 bis 170 mm in den Koronargefäßen ein Druck von 25 bis 60 mm entsteht, der für die Wiederherstellung der Herztätigkeit ausreicht. Zur Stimulierung und schnelleren Wiederherstellung der Tätigkeit des Herz- und Gefäßsystems werden 10 bis 12 Sekunden nach Beginn der Druckinfusion durch einen Einstich in den Gummischlauch 0,5 bis 1 ml Adrenalin (1 : 1000) in das Blut eingeführt.

[1] Zweckmäßig ist, auch Wassertoffsuperoxyd, 2,0 ml 3%iger Lösung auf 250 ml Blut, hinzuzufügen.

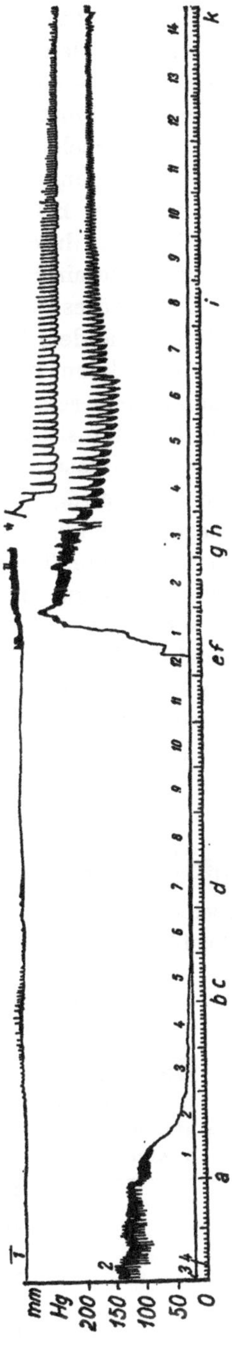

Abb. 2 Kymographische Aufzeichnung des Versuches Nr. 1013

1 — Aufzeichnung der Atmung; *2* — Aufzeichnung des Blutdruckes in der Femoralarterie; *3* — Nullinie, von der aus der Stand des Blutdruckes gerechnet wird; *4* — Zeitzeichnung (jede Markierung entspricht 6 Sekunden); *a* — Beginn der Blutentziehung (12 Uhr 02 Minuten); *b* — Beginn der terminalen Pause (12 Uhr 06 Minuten 15 Sekunden); *c* — Ende der terminalen Pause, Beginn der Agonie (12 Uhr 6 Minuten 35 Sekunden); *d* — Beginn des klinischen Todes; *e* — Ende des klinischen Todes, Beginn der Wiederbelebung (12 Uhr 13 Minuten 24 Sekunden) *f* — Beginn der Herztätigkeit (12 Uhr 13 Minuten 39 Sekunden); *g* — erste selbständige Einatmung (12 Uhr 15 Minuten 42 Sekunden); *h* — Ausschaltung der künstlichen Beatmung (12 Uhr 16 Minuten 6 Sekunden); *i* — Auftreten der Kornealreflexe (12 Uhr 20 Minuten 48 Sekunden); *k* — Auftreten der Sehnenreflexe (12 Uhr 27 Minuten 6 Sekunden). Die Ziffern über der Nullinie bezeichnen auf sämtlichen angeführten Kymogrammen die Zeit des Sterbens und in der Folge die Zeit der Wiederbelebung in Minuten

Sobald Herzkontraktionen festgestellt werden, beginnt man, auch Blut in die Femoralvene einlaufen zu lassen, und stellt die Druckinfusion des Blutes in die Arterie ein. Zu diesem Zeitpunkt sind in die Arterie gewöhnlich schon 150 bis 300 ml Blut eingeführt worden.

Bei der Wiederbelebung ist es außerordentlich wichtig, rechtzeitig mit der künstlichen Beatmung zu beginnen. Man kann sie mit Hilfe eines einfachen Gerätes vom Typ der Blasebälge durchführen, durch die Luft in die Lungen eingeblasen wird. Das durch den Mund in die Trachea des Tieres eingeführte Intubationsrohr (Gummiröhrchen) wird durch eine Metallröhre mit dem Gummischlauch des Gerätes verbunden. Damit die Luft durch den Spalt zwischen der Trachealwand und dem Röhrchen beim passiven Ausatmen aus den Lungen nach außen gelangen kann, muß das in die Trachea eingeführte Gummiröhrchen um 4 bis 5 mm dünner sein als der Durchmesser der Trachea.

Während der künstlichen Beatmung soll man die Luft unter einem Druck von 15 bis 20 mm einblasen. Das Volumen der mit jedem Atemzug in die Lunge eingeführten Luft beträgt, entsprechend dem Gewicht des Hundes, 300 bis 600 ml.

Man beginnt die künstliche Beatmung mit einer Frequenz von 20 bis 25 Atemzügen in der Minute. Treten wieder selbständige Atembewegungen auf, wird die künstliche Beatmung immer seltener ausgeführt und schließlich ganz weggelassen, sobald das selbständige Atmen genügend regelmäßig geworden ist.

Während des Versuches muß besonders auf das Verschwinden und Wiederauftreten der Augenreflexe geachtet werden. Ihre Wiederherstellung dient als Indikator für die Wiederbelebung der entsprechenden Abschnitte des Zentralnervensystems.

Zu den Faktoren, die die Ergebnisse der Wiederbelebung verschlechtern, sind zu zählen: eine Verlängerung der Periode des Sterbens, eine lange und tiefe Narkose in der Periode des Sterbens und ein zu niedriger Blutdruck in den ersten Minuten der Wiederbelebung.

Zur Illustration führen wir ein kurzes Protokoll eines typischen Versuches zur Wiederbelebung eines Tieres nach einem 5 Minuten langen klinischen Tod an, der durch Ausblutung herbeigeführt wurde.

Versuchsprotokoll Nr. 1013 vom 24. 6. 1952
Ein Hund (Rüde) von 9 kg Gewicht

Zeit des Versuches	Zeit des Beginns der Ausblutung und der Wiederbelebung	Versuchsverlauf
11h 10′		Subkutane Verabreichung von 3 ml 2%iger Pantoponlösung.
11h 45′		Beginn der Äthernarkose.
11h 49′		Der Hund schläft. Der Kornealreflex ist aufgehoben. Pupillenweite 4 mm. Beginn der Freilegung der Femoralgefäße. Der Pneumograph wird in der Mitte der Brustkorbwand zur Registrierung der Atmung befestigt.

Zeit des Versuches	Zeit des Beginns der Ausblutung und der Wiederbelebung	Versuchsverlauf
11^h 51′		Die Femoralgefäße sind freigelegt. Einführung einer Kanüle in die rechte Femoralarterie zur Ausblutung und nachfolgenden Wiederbelebung und einer Kanüle in die linke Femoralarterie zur Herstellung einer Verbindung mit dem Quecksilbermanometer, um den Blutdruck zu registrieren.
11^h 53′		In die rechte Femoralvene werden 12 ml 4%iger Heparinlösung eingespritzt.
11^h 58′		Beginn der Aufzeichnung der Atmung und des Blutdruckes auf dem Kymographen.
12^h 02′	Zeit nach Beginn der Ausblutung	Blutdruck 90 mm. Atmung beschleunigt, Atemnot. Abnahme der Narkosemaske. Beginn der Ausblutung.
	1 Min.	Blutdruck 40 mm. Atmung stark beschleunigt.
	2 „	Blutdruck 15 mm.
	3 „	Blutdruck 10 mm. Atemnot dauert an.
	4 „	Blutdruck 8 mm.
	5 „	Blutdruck 2 mm. Eintritt der terminalen Pause (Atmungshemmung vor Eintritt der Agonie).
	6 „	Herztätigkeit wird auf der Kurve nicht mehr aufgezeichnet. Atmung agonal.
12^h 08′	6 Min. 24 Sek.	Auf dem Pneumogramm ist der letzte agonale Atemzug aufgezeichnet. Beginn des klinischen Todes, der 5 Minuten dauerte.
12^h 13′ 24″	Zeit nach Beginn der Wiederbelebung	Beginn der arteriellen Druckinfusion von Blut in herzwärtiger Richtung (zunächst unter einem Druck von 110 bis 120 mm) und der künstlichen Beatmung mit einem Blasebalggerät mit aktiver Einatmung. Volumen der eingeführten Luft 450 ml.
	12 Sek.	Verabfolgung von 0,5 ml 0,1%iger Adrealinlösung (1 : 1000) in das Blut durch einen Einstich im Gummischlauch.
	15 „	Wiederherstellung der Herztätigkeit.
	24 „	Beginn einer Bluttransfusion in die Vene.
	30 „	Druckinfusion von Blut in die Arterie wird eingestellt.
	1 Min.	Blutdruck 194 mm.
	1 Min. 30 Sek.	Bluttransfusion in die Vene ist beendet.
	2 „	Blutdruck 166 mm.
	2 Min. 18 Sek.	Erste selbständige Einatmung. Blutdruck 164 mm.
	2 Min. 42 Sek.	Einstellung der künstlichen Beatmung. Amplitude der Atembewegungen ist intensiv.
	4 Min.	Blutdruck 140 mm. Atmung gleichmäßig und tief.
	7 Min. 24 Sek.	Auftreten des Kornealreflexes. Pupillenweite 5 mm. Blutdruck 126 mm.
	8 „ 54 „	Blutdruck 136 mm. Auftreten des Anblasereflexes. Atmung tief und ruhig.
	13 „ 36 „	Blutdruck 134 mm. Auftreten des Sehnenreflexes.
	16 „ 24 „	Blutdruck 138 mm. Auftreten des Conjunktivalreflexes.
12^h 33′ 24″	20 Min.	Blutdruck 136 mm. Atmung beschleunigt.

Zeit des Versuches	Zeit des Beginns der Ausblutung und der Wiederbelebung	Versuchsverlauf
$12^{h}\,40'$		Die Wunden werden genäht. Der Hund liegt ruhig. Atmung beschleunigt, Puls gut gefüllt.
	1. Tag	Der Hund sitzt, zuweilen steht er auf. Starke Koordinationsstörungen der Bewegungen. Frißt selbständig, sieht nicht, hört schlecht.
	2. Tag	Der Hund steht auf, läuft wankend, hört und sieht gut.
	3. Tag	Völlige Wiederherstellung sämtlicher Lebensfunktionen.

1. Künstlicher Blutkreislauf als Wiederbelebungsmethode im Experiment

In der Literatur ist eine Reihe von Geräten beschrieben worden, mit deren Hilfe man eine künstliche Blutzirkulation in isolierten Organen und im ganzen Organismus herbeiführen kann.

Ein solches Gerät muß bis zu einem gewissen Grade das arbeitende Herz ersetzen und die Blutzirkulation trotz aller möglichen Veränderungen im Blutgefäßsystem des Organismus oder der einzelnen Organe sichern. Hierbei muß eine automatische Regulierung des Blutdruckes und der Bluttemperatur sowie die Möglichkeit einer sorgfältigen Sterilisation der mit dem Blut in Berührung kommenden Teile des Gerätes vorgesehen sein.

Etwa vor 25 Jahren konstruierte S. S. Brjuchonenko als einer der ersten gemeinsam mit S. I. Tschetschulin ein Durchströmungsgerät (das er als Autojektor bezeichnete) und wandte es im Experiment zur Wiederbelebung von Organismen an. Bis heute sind nun schon viele verschiedene Systeme von Durchströmungsgeräten beschrieben worden, die zwar zum Teil ziemlich kompliziert gebaut sind, jedoch alle auf die wesentlichen physiologischen und klinischen Prinzipien zurückgeführt werden können.

Gemeinsam mit A. I. Makarytschew und K. A. Stepanow haben wir ein ziemlich einfaches, jedoch für eine Reihe experimenteller Zwecke ausreichendes kleines Durchströmungsgerät konstruiert. Das Blut wird während der künstlichen Blutzirkulation zentripetal in die Karotis oder Femoralis infundiert und venös aus der Jugularvene mit Hilfe eines Katheters abgesaugt, der bis nahe an ihre Einmündung in die Hohlvene eingeschoben wird. Mit diesem Gerät konnten wir die Probleme der künstlichen Blutzirkulation und ihre Bedeutung im gesamten Komplex der auf die Wiederherstellung der Lebensfunktionen des Organismus gerichteten Maßnahmen studieren.

Auf Abb. 3 ist ein Gerät schematisch dargestellt, das zur Aufrechterhaltung eines künstlichen Blutkreislaufes bei Kleintieren, deren Gewicht 5 kg nicht übersteigt, geeignet ist.

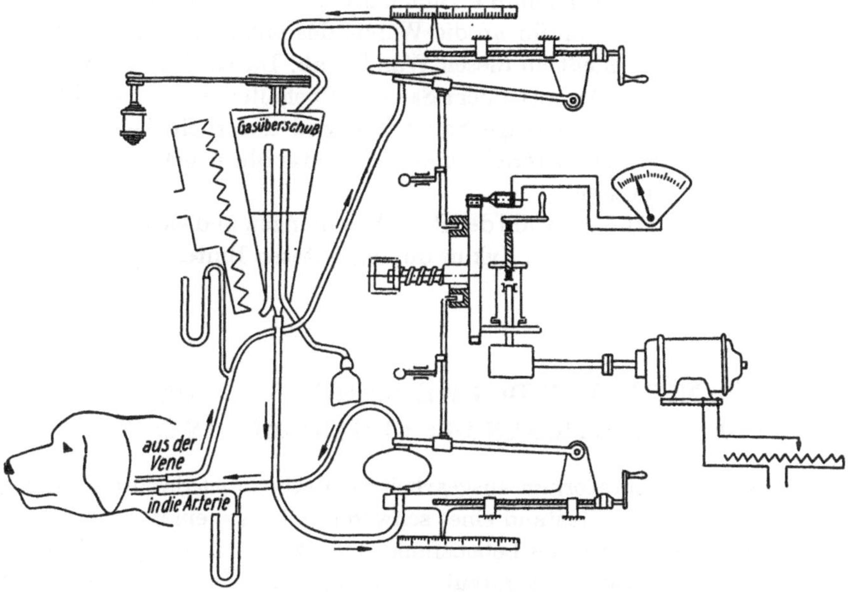

Abb. 3 Schema des Durchströmungsgerätes

Das kleine Perfusionsgerät besteht aus folgenden Hauptteilen:

1. zwei Gummiballons mit je einem ansaugenden Eintritts- und einem einpressenden Austrittsrohr, in denen sich Gummiventile befinden;
2. einem mechanischen Durchlüfter mit Scheiben, die durch spezielle Elektromotore zum Rotieren gebracht werden;
3. einer mechanischen Transmission, die durch einen zweiten Elektromotor in Gang gesetzt wird und seine Bewegungen auf die Gummiballons überträgt;
4. einer elektrischen Druckpumpvorrichtung, in der auch die Temperatur des Transfusionsblutes konstant gehalten wird;
5. einem Sauerstoffbehälter.

Die Arbeitsweise des Gerätes besteht in folgendem: Das Ansaugrohr des einen Gummiballons wird mit der Vene und das Druckrohr des zweiten Gummiballons mit der Arterie eines Tieres verbunden. Das gesamte blutleitende System wird vorher mit physiologischer Flüssigkeit gefüllt. Durch das Einschalten des mechanischen Antriebs werden die Gummiballons abwechselnd zusammengedrückt und entspannt. Der eine Gummiballon pumpt venöses Blut in den Durchlüfter, und der zweite leitet das Blut aus dem Durchlüfter in die Arterie. Die mechanische Übertragung ist so eingerichtet, daß mit ihr sowohl die Anzahl der Pumpbewegungen als auch das Volumen jeder Blutportion, die durch die Gummiballons weitergeleitet wird, reguliert werden können.

Das in den Durchlüfter gepumpte Blut läuft in einer dünnen Schicht auf die rotierende Scheibe, wird von ihr an die Wände des mit Sauerstoff gefüllten Gefäßes geschleudert und fließt an diesen Wänden ab. Durch diesen Vorgang wird das Blut mit Sauerstoff, der aus einem Sauerstoffbehälter in den Durchlüfter gelangt, gesättigt. Der überschüssige Sauerstoff wird durch ein besonderes Rohr nach außen abgeleitet. Der arterielle und der venöse Blutdruck werden mit Hilfe eines Manometers gemessen.

Ein Zähler registriert die Anzahl der Pumpbewegungen und ein anderes Anzeigegerät das Volumen des in jedem Zyklus durchgeleiteten Blutes.

B. METHODEN DER WIEDERHERSTELLUNG DER LEBENSFUNKTIONEN DES ORGANISMUS IN DER KLINIK

Die in unserem Laboratorium ausgearbeitete Methode ist darauf ausgerichtet, bei Kranken, die sich im Zustand eines schweren Schocks, einer Agonie oder des klinischen Todes befinden[1], die Lebensfunktionen wieder in Gang zu bringen.

Insbesondere legen wir Wert darauf, die zentripetale Druckinfusion von Blut mit der künstlichen Beatmung und in indizierten Fällen auch mit einer Defibrillation und Herzmassage zu koppeln.

[1] Über Indikationen zur Anwendung unserer Methode der Wiederherstellung der Lebensfunktionen siehe Kapitel VII.

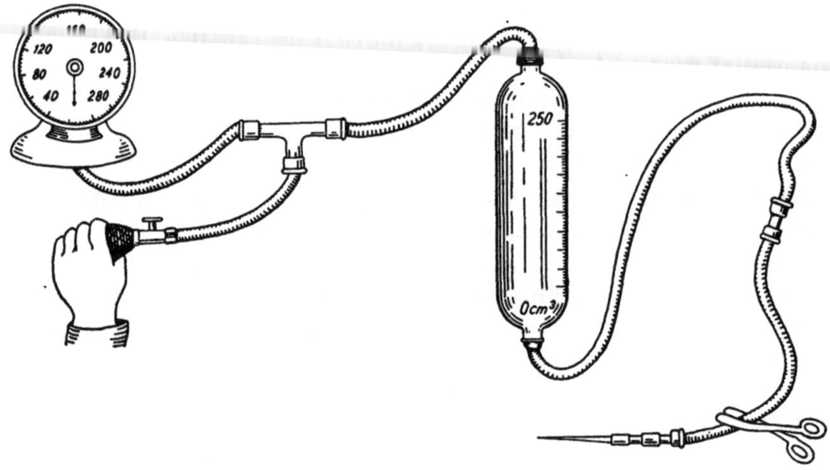

Abb. 4 Ampulle, fertig zur Druckinfusion von Blut

Durch die rhythmische zentripetale Druckinfusion von Blut in die Arterie wird eine Verstärkung und Wiederherstellung der Herztätigkeit erreicht. Die Wiederherstellung der Spontanatmung nach Überwindung des klinischen Todes erreichen wir in der Regel mit Hilfe eines Gerätes, das Luft in die Lungen einbläst und hierdurch das Atemzentrum reflektorisch stimuliert. Ist das Lungengewebe irgendwie affiziert, so empfiehlt es sich, mit einem Gerät vom Typ der pneumatischen Manschette künstlich zu beatmen.

Ist während eines Schocks oder einer Agonie die Spontanatmung noch ausreichend, so kann man auf die künstliche Beatmung verzichten. Ebenso ist die arterielle Druckinfusion nicht notwendig, wenn nur die Atmung, nicht aber die Herz- und Kreislauffunktion gestört ist (z. B. bei einer Asphyxie).

1. Zur Methode der arteriellen Blutdruckinfusion

Für die arterielle Druckinfusion von Blut kann man jede Ampulle (200–250 ml) oder jedes genormte Konservenglas (500 ml) benutzen, in denen für gewöhnlich das konservierte Blut aufbewahrt wird. An eine Ampulle braucht man nur mit Hilfe eines T-Stückes und mehrerer Gummischläuche einen Gummiballon zur Druckerzeugung und ein Manometer zur Druckkontrolle während der Druckinfusion des Blutes in die Arterie anzuschließen (Abb. 4).

Dazu wird die Ampulle an einem Stativ in einer Höhe von 40 bis 50 cm über dem Operationstisch befestigt. In die zweite Haltevorrichtung desselben Stativs kann man gleichzeitig eine zweite Ampulle zur nachfolgenden intravenösen Bluttransfusion einhängen (Abb. 5).

Zur Druckinfusion verwenden wir konserviertes Blut, dem in die Ampulle 15 ml $40^0/_0$iger Glukoselösung und 2,0 ml $3^0/_0$iges Wasserstoffsuperoxyd beigemischt werden. Steht kein gruppengleiches Blut zur Verfügung oder kann die Blutgruppe des Kranken nicht bestimmt werden, so kann man auch Blut der Gruppe 0 (I.) benutzen.

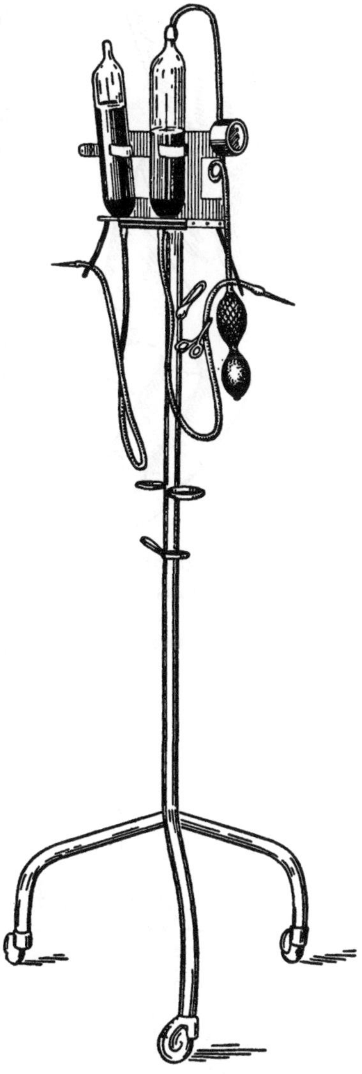

Abb. 5 Stativ

Ein steriles chirurgisches Besteck zur Präparation der Arterie und eine Spritze zur Injektion der Adrenalinlösung müssen vorbereitet sein.

Besonders geeignet zur Druckinfusion von Blut sind die Arteriae radiales, brachiales und tibiales dorsales. Befindet sich ein Kranker im Zustand des Schocks oder der Agonie, halten wir es für zweckmäßig, die A. radialis zu benutzen.

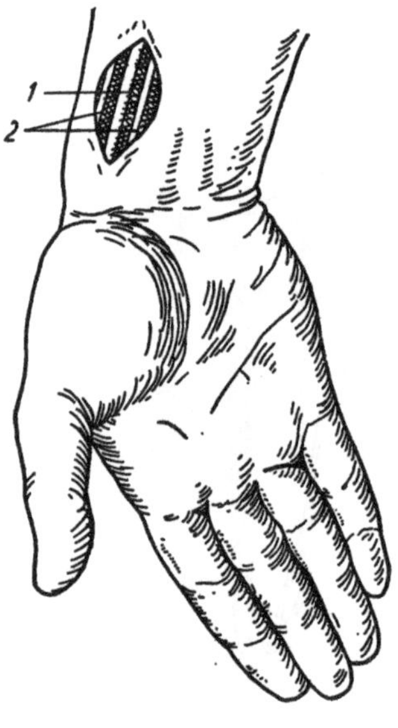

Abb. 6 Topographie der A. radialis
1 — A. radialis; 2 — Vv. radiales

Solange noch die Schmerzempfindlichkeit erhalten ist, verursacht die Druckinfusion von Blut in die A. radialis zuweilen starke Schmerzen, offenbar weil durch einen Spasmus das Kaliber dieser Arterie verengt ist. Manchmal ist man sogar gezwungen, die Druckinfusion abzubrechen. Bei der Druckinfusion in die A. brachialis kommt das gewöhnlich nicht vor.

Die A. radialis wird oberhalb des Handgelenks (Abb. 6), die A. brachialis im unteren Drittel des Oberarmes (Abb. 7) freigelegt.

Während eines größeren operativen Eingriffs wird man im Bedarfsfall die in der Nähe des Operationsfeldes verlaufenden und zuweilen sehr leicht zugänglichen großen Arterien und im Sonderfall einer intraabdominalen oder intrathorakalen Operation auch die Aorta benutzen. Bei einer Extremitätenamputation kann die Druckinfusion von Blut in die Arterie des Stumpfes erfolgen.

Um die Gefahr einer Luftembolie zu vermeiden, muß man vor Beginn der Druckinfusion sämtliche Luftbläschen aus dem Blutinfusionssystem sorgfältig entfernen.

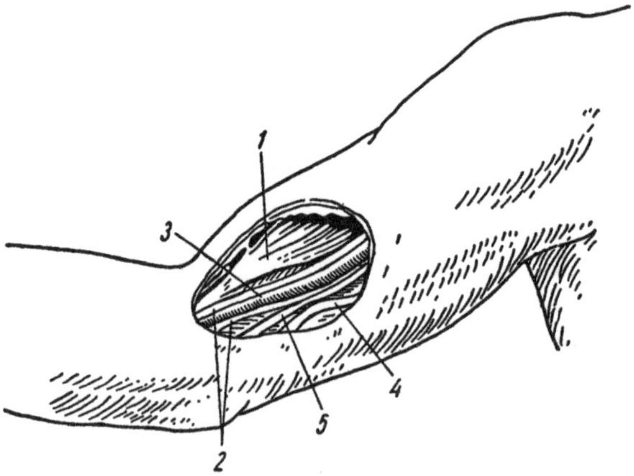

Abb. 7 Topographie der A. brachialis
1 — M. biceps; 2 — Vv. comitantes; 3 — A. brachialis; 4 — V. basilica; 5 — N. medianus

Auch die mit dem System verbundene Kanüle wird erst mit Blut gefüllt, ehe sie in die dargestellte Arterie in herzwärtiger Richtung eingeführt wird.

In die Arterie wird die Kanüle erst dann eingeführt, wenn aus ihr ein dünner Blutstrahl fließt. Im Zustand der Agonie wird man bei einer erhaltengebliebenen Blutzirkulation die Kanüle in die Arterie einführen, ohne daß sie zunächst mit dem System verbunden ist; mit dem blutgefüllten Gummiteil darf man dann die Kanüle erst verbinden, wenn aus ihr Blut auszutreten beginnt. Das Blutniveau in der Ampulle muß man dauernd sorgfältig beobachten und in dem Augenblick, in dem das Blut in der Ampulle zur Neige geht, sofort den Gummischlauch zudrücken, durch den das Blut dem Organismus zugeführt wird.

Diese außergewöhnlichen Vorsichtsmaßnahmen zur Vorbeugung einer Luftembolie sind deshalb unbedingt notwendig, weil dann, wenn bei einer zentripetalen intraarteriellen Druckinfusion von Blut ein kleines Luftbläschen in die Koronargefäße eindringt, es zum Flimmern des erlöschenden oder sich gerade wiederbelebenden Herzens kommen kann.

Die Druckinfusion von Blut in die Arterie soll unter rhythmischem Zusammendrücken des Gummiballons erfolgen, wobei man die Infusion bei einem Druck von 60 bis 80 mm Hg beginnt und im Laufe von 8 bis 10 Sekunden bis auf 180 bis 220 mm Hg ansteigen läßt. Der tatsächliche Druck, unter dem das Blut in die Arterie einfließt, wird entsprechend der Höhe des Stativs, an dem die Ampulle mit Blut befestigt ist, um 30 bis 35 mm höher sein als der am Manometer angezeigte Druck. Ein noch höherer Druck ist gefährlich, da er, wie bereits erwähnt, Blutergüsse in verschiedenen Organen verursachen kann. Dagegen kann sich ein Druck unter 180 mm als wirkungslos erweisen.

10 bis 15 Sekunden nach Beginn der Druckinfusion werden in das System durch einen Einstich im Gummischlauch etwas oberhalb der Kanüle 0,5 bis 1 ml Adrenalinlösung (1 : 1000) eingespritzt. Die Gesamtmenge des injizierten Adrenalins darf 2 ml nicht übersteigen.

Sofort nach dem Auftreten der ersten Herzkontraktionen beginnt man (sofern hierzu Indikationen vorliegen), in üblicher Weise mit einer intravenösen Bluttransfusion unter Zusatz von 0,1 bis 0,2 ml einer $5^0/_0$igen Ephedrinlösung zum Blut; die intraarterielle Druckinfusion wird währenddessen noch eine Zeitlang fortgesetzt. Erst wenn der Puls in der freigelegten Arterie gut gefüllt und der maximale Blutdruck (der am freien Arm gemessen wird) bis auf 100 bis 120 mm angestiegen ist, wird die intraarterielle Druckinfusion abgebrochen. Bis zu diesem Zeitpunkt sind meist in die Arterie bereits 150 bis 300 ml Blut eingeführt worden. Die nach der Entfernung der Kanüle aus der Arterie auftretende Blutung wird durch einen Tampon zum Stehen gebracht.

Im Zustand der Agonie und während langdauernder Operationen, bei denen der Blutdruck stark absinkt, sowie auch dann, wenn die Tätigkeit des bereits wiederbelebten Herzens wieder erlischt, muß die Druckinfusion von Blut in Teilportionen, von je 50 bis 70 ml, mit einem Intervall von 3 bis 5 Minuten und unter einem

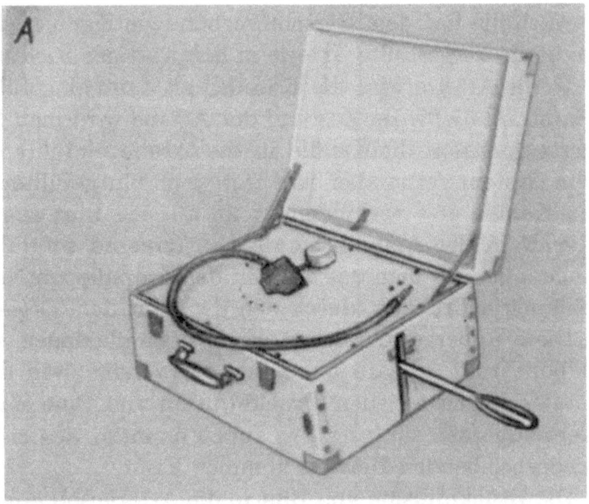

Abb. 8 Gerät zur künstlichen Beatmung

A — Aufsicht; *B* — Vorderansicht; *C* — Schema: *1* — Gehäuse des Schutzventils; *2* — Kammer des Schutzventils; *3* — Schutzventil; *4* — Kammer des Ventils, durch das die Luft in die Lungen strömt; *5* — Ventil, durch das die Luft aus dem Blasebalg in die Lungen strömt; *6* — Tonometer; *7* — oberer Schenkel des Gerätes; 8 — Gummibalg; *9* — Balgscheiben; *10* — Hebelgestell; *11* — Handgriff des Hebels; *12* — Hebel des Blasebalges; *13* — Kammer des Ansaugventils; *14* — Ansaugventil

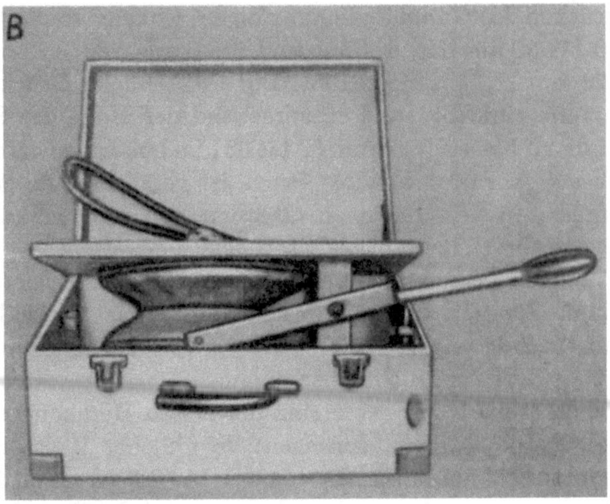

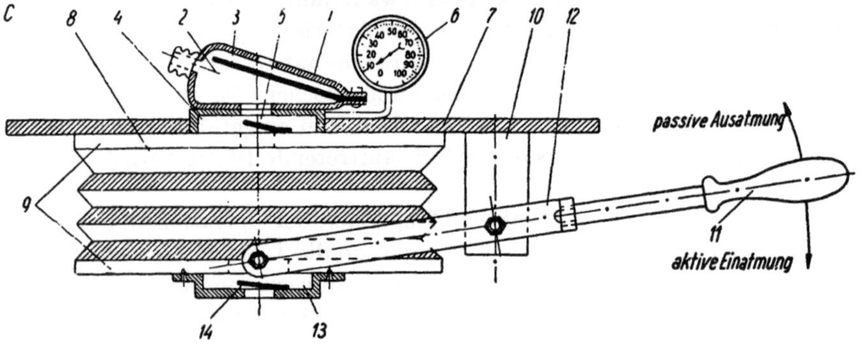

Druck von 120 bis 160 mm (jedoch nicht über 180 mm Hg) durchgeführt werden.

Die Gesamtmenge des Blutes, das intravenös und intraarteriell verabreicht wird, hängt von der Größe des Blutverlustes und vom Zustand des Kranken ab. Der Blutdruck muß sowohl während der Wiederbelebung als auch während des ersten darauffolgenden Tages ständig sorgfältig beobachtet und kontrolliert werden. Er ist auf einem hinreichend hohen Niveau, das den normalen Druck um 10 bis 20 mm übersteigt, zu halten. Hierzu wird eine intravenöse Tropf- oder Mikrostrahlinfusion von Blut und physiologischer Lösung mit Glukose nach der Methode von Fatin, mitunter aber auch eine nochmalige arterielle Druckinfusion von Blut empfohlen.

2. *Geräte zur künstlichen Beatmung*

Zur künstlichen Beatmung sollen Geräte verwendet werden, mit denen eine genau dosierte Luftmenge unter bestimmtem Druck in die Lungen eingeblasen sowie aus den Lungen abgesaugt werden kann. Zu diesem Zweck sind schon viele Geräte verschiedener Systeme vorgeschlagen worden.

Ein sehr einfaches Gerät zur künstlichen Beatmung kann aus kleinen Gummibälgen vom Typ der Schmiedebälge zusammengebaut werden (Abb. 8 A, B, C). Der Blasebalg wird mit einem mit Handgriff versehenen Hebel bewegt. Der Hebel ist mit dem beweglichen Teil des Blasebalges durch Scharniere verbunden. Am unteren Teil des Blasebalges befindet sich das Einlaßventil zum Ansaugen von reiner Luft, am oberen Ende die Kammer mit dem Austrittsventil und einem Abzweigrohr zum Tonometer. Der mechanische Teil des Gerätes wird in einem Holzgehäuse von Kofferform untergebracht. An der Seitenwand des Gehäuses befindet sich ein Einschnitt für den Handgriff des Hebels. Der Einschnitt hat eine Skala mit Teilstrichen von 150 bis 2000 ml und eine entsprechende Einstellvorrichtung, durch die das Volumen der einzublasenden Luft reguliert werden kann.

Beim Zusammendrücken des Blasebalges tritt die Luft unter einem Druck von 15 bis 20 mm in die Lungen ein, wodurch eine aktive Einatmungsbewegung hervorgerufen wird. Die Ausatmung erfolgt passiv durch den elastischen Zug des Brustkorbes.

Durch die Geräte mit zweikammerigen Blasebälgen (Abb. 9 A, B, C) wird die Luft aus den Lungen auch wieder abgesaugt (aktive Ausatmung). Ein solches Gerät besteht aus zwei Gummibälgen, die voneinander hermetisch isoliert sind. Am oberen Schenkel des ersten Blasebalges I, der die Einatmung sichert, ist ein Eintrittsventil (8) zum Ansaugen von reiner Luft angebracht. Am unteren Schenkel befindet sich eine Kammer mit einem Abzweigrohr zum Tonometer, die mittels Gummischlauches mit dem Verteilungsventil (13) verbunden ist. Am oberen Schenkel des zweiten Blasebalges (II), der für die Ausatmung arbeitet, ist ein Austrittsventil (5) für die ausgeatmete Luft angebracht.

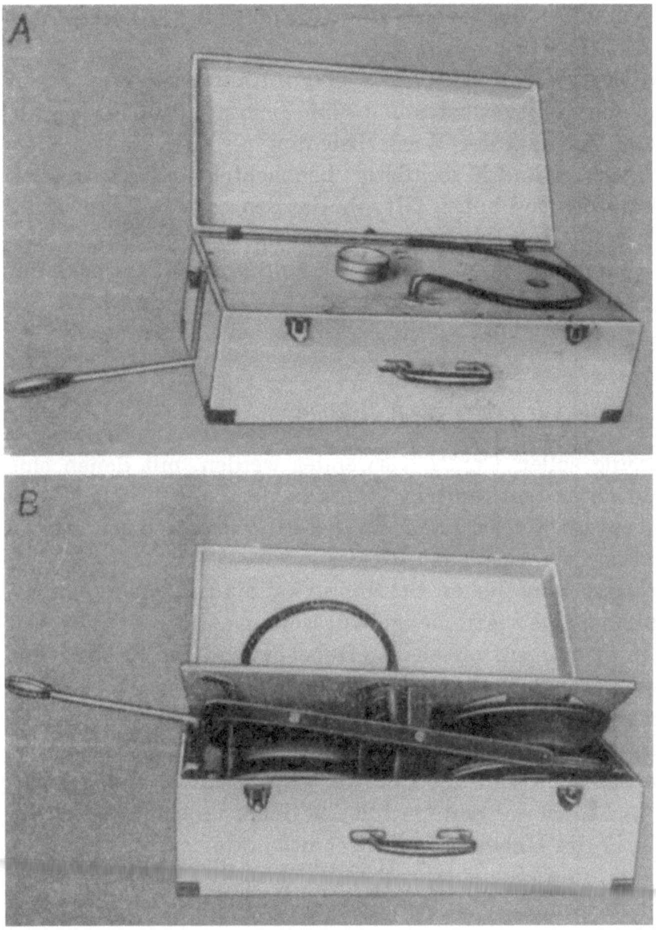

Abb. 9 Gerät zur künstlichen Beatmung unter Verwendung zweikammeriger Blasebälge

A — Außenansicht; *B* — Inneransicht; *C* — Schema: *1* — Tonometer; *2* — Überleitung zur Maske oder Intubationsrohr; *3* — oberer Schenkel des Gerätes; *4* — Handgriff des Hebels; *5* — Kammer mit Ventil für den Austritt der verbrauchten Luft; *6* — Kammer für den Eintritt der aus den Lungen abgesaugten Luft; *7* — Hebelgestell; *8* — Ansaugventil für reine Luft; *9* — Hebel der Blasebälge; *10* — Gummibälge; *11* — Haltevorrichtungen des Blasebalges der für das Einatmen arbeitet; *12* — elastische Schläuche; *13* — doppeltes Verteilungsventil; *14* — Kammer für den Austritt von reiner Luft aus dem Blasebalg in die Lungen; *15* — elastischer Schlauch, der das Tonometer mit dem die Einatmung sichernden Blasebalg verbindet. *I* — erster Blasebalg; *II* — zweiter Blasebalg. Schema im Augenblick der vollständigen Ausatmung

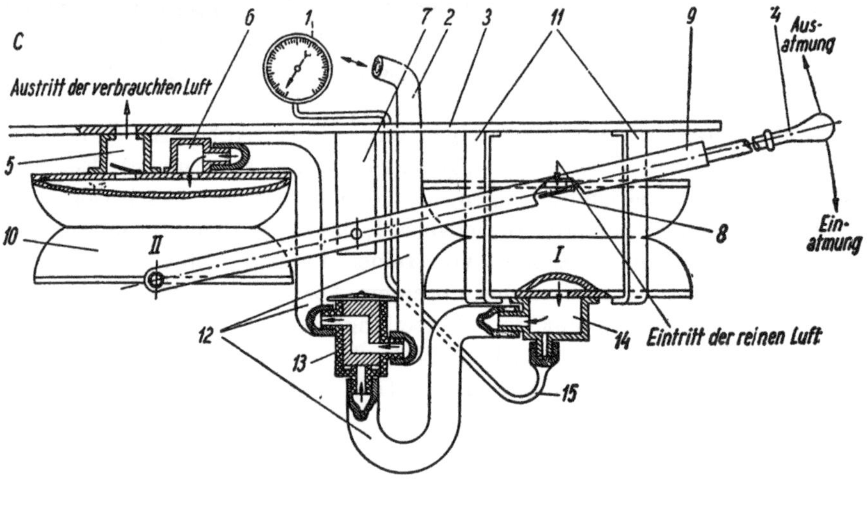

Das Ausgangsventil ist durch einen Gummischlauch mit dem Verteilungsventil verbunden. Der wesentlichste Teil des Gerätes ist das Dreiwegeventil, das einen Luftdurchgang aus dem Blasebalg I in die Lungen und aus den Lungen in den Blasebalg II sichert.

Beim Auseinanderziehen füllt sich der Blasebalg I mit reiner atmosphärischer Luft, der Blasebalg II aber mit der aus den Lungen austretenden, ausgeatmeten Luft; es erfolgt also eine aktive Ausatmung. Werden die Blasebälge zusammengedrückt, tritt die reine Luft aus dem Blasebalg I in die Lungen, und die ausgeatmete Luft aus dem Blasebalg II wird durch das Austrittsventil in die Atmosphäre hinausbefördert; es erfolgt also eine aktive Einatmung.

Bei den abgebildeten Geräten, die die Mechaniker des Laboratoriums für experimentelle Physiologie, D. S. Shilin und N. P. Wolkow, konstruiert haben, ist auch eine Regulierung des Volumens und des Druckes der Luft vorgesehen, die in die Lungen eingeführt wird.

Am vollkommensten sind die Geräte für die künstliche Beatmung, bei denen die zugeführte und abgesaugte Luftmenge automatisch dem Druck entsprechend reguliert wird.

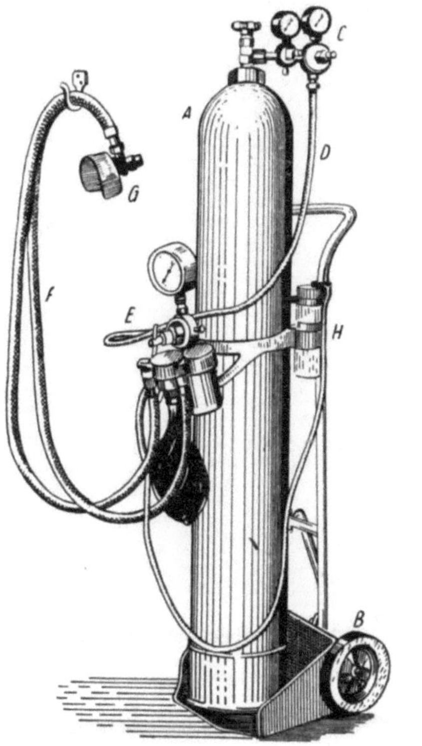

Abb. 10 Gesamtansicht eines Gerätes zur künstlichen Beatmung mit Druckregulierung der zugeführten und abgesaugten Luftmenge. – Erklärungen siehe im Text

Ein in der Sowjetunion konstruiertes Gerät dieses Typs (Abb. 10) besteht aus einer Gasflasche (*A*), die auf einen Karren (*B*) montiert ist, einem Reduzierventil an der Flasche (*C*), einem zuführenden Gummischlauch (*D*), einem Reduzierventil des Gerätes mit Manometer (*E*) und 2 Gummischläuchen (*F*) mit T-Stück und Maske (*G*) sowie Absauger (*H*).

Das Gerät wird durch Sauerstoff- oder Preßluftdruck in Gang gesetzt. Von dem Augenblick an, wo durch das Einblasen von Sauerstoff oder Luft mit Hilfe eines solchen Gerätes in den Lungen ein maximaler positiver Druck entsteht (+ 14 mm), beginnt automatisch die Luftabsaugung aus den Lungen; fällt gegen Ende der Ausatmung der Druck auf — 7 mm, so beginnt wieder der Einatmungsmechanismus zu funktionieren.

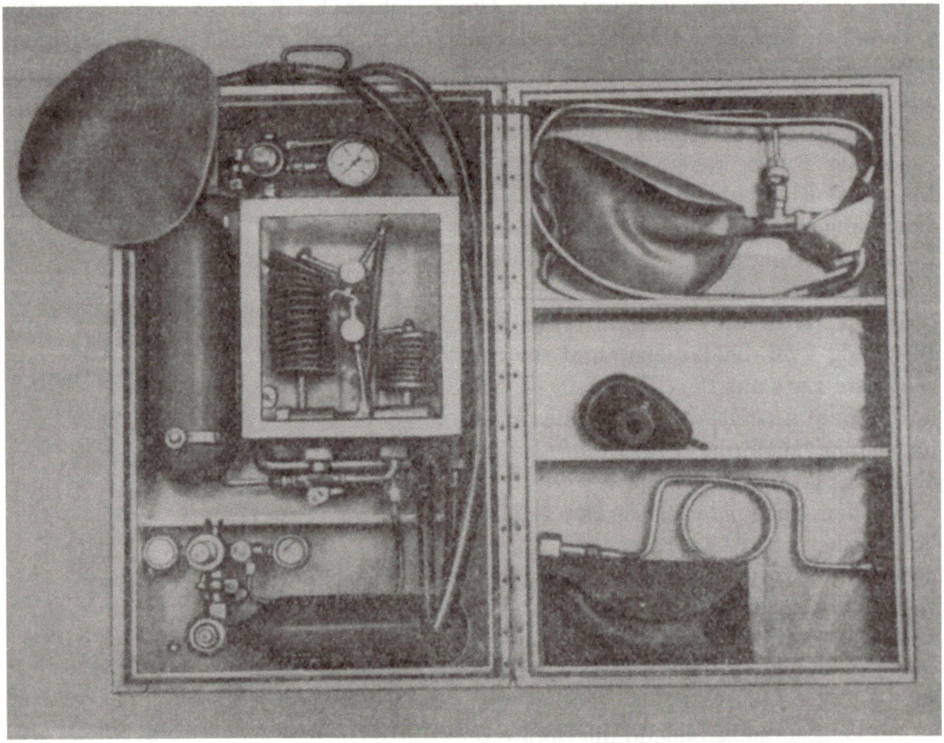

Abb. 11 Tschechoslowakisches transportables Gerät zur künstlichen Beatmung

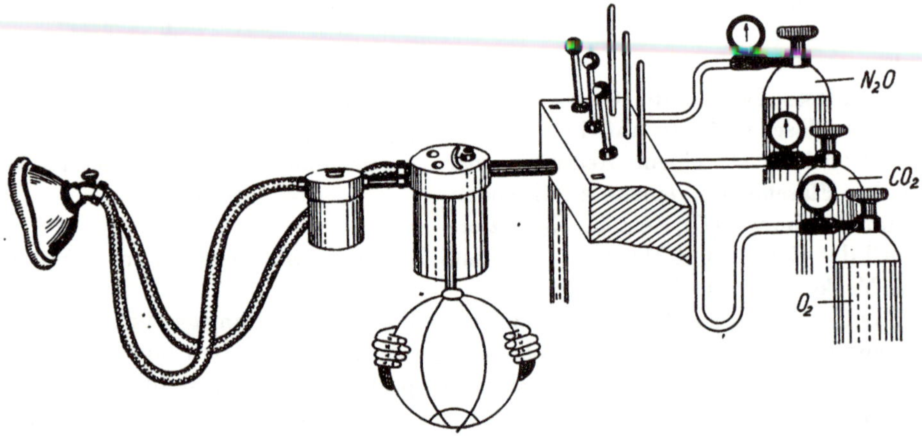

Abb. 12 Schema der Anwendung des Gerätes zur intratrachealen Narkose bei der Durchführung der künstlichen Beatmung

Außer der künstlichen Beatmung kann das Gerät noch zwei Funktionen erfüllen: die Sauerstoffinhalation und das Absaugen von Schleim und Erbrochenem.

Nach dem gleichen Prinzip arbeiten das tschechoslowakische transportable Gerät zur künstlichen Beatmung (Abb. 11) und die amerikanischen Geräte E und J.

Stehen solche Geräte zur künstlichen Beatmung nicht zur Verfügung, so kann man auch einen Intubationsnarkoseapparat benutzen (Abb. 12), in dessen Konstruktion die Möglichkeit für künstliche Beatmung vorgesehen ist. Durch das periodische Zusammendrücken des Gummibeutels wird dann in die Lungen an Stelle des Narkosegemisches Sauerstoff eingeblasen. Hierbei muß man, genauso wie bei den Geräten mit einkammerigen Blasebälgen, die Sauerstoffzufuhr unter einem bestimmten Druck und einem zulässigen Volumen garantieren.

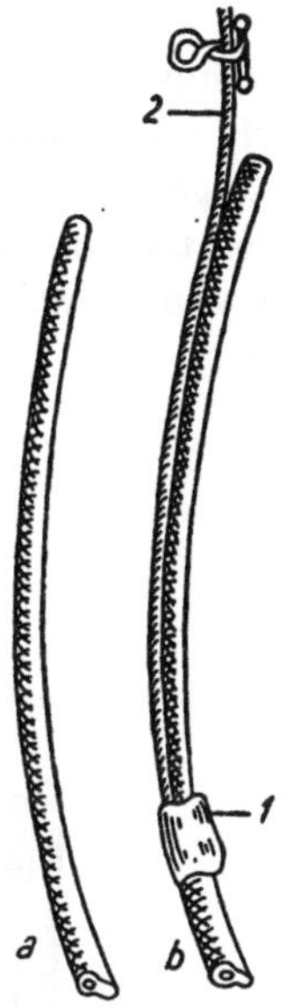

Abb. 13 Intubationsrohre

a — Tubus für Geräte, die nur die aktive Einatmung gewährleisten; *b* — Tubus mit einer aufblasbaren Muffe für Geräte, die eine aktive Ein- und Ausatmung gewährleisten
1 — Aufblasbare Muffe; *2* — dünner Gummischlauch zum Aufblasen der Muffe

Die Geräte zur künstlichen Beatmung lassen sich entweder an ein Intubationsrohr oder an eine Atemmaske anschließen. Die Anwendung einer Maske ist zwar einfacher als die eines Intubationsrohres, es ist aber sehr schwierig, sie hermetisch abzuschließen und außerdem das Zurückfallen der Zunge, den Laryngospasmus, das Eindringen von Erbrochenem in die Trachea usw. zu verhüten.

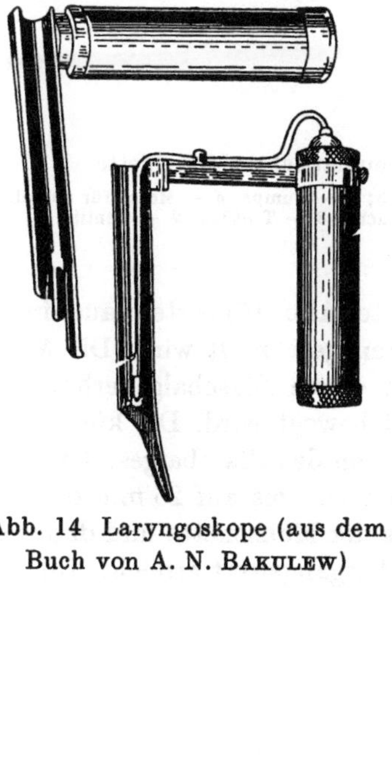

Abb. 14 Laryngoskope (aus dem Buch von A. N. Bakulew)

Die Tuben der Geräte, die nur eine aktive Einatmung gewährleisten (Abb. 13), werden aus Gummi (weich) oder Kunststoff (halbweich) angefertigt.

An solchen Beatmungsgeräten, die eine aktive Ein- und Ausatmung gewährleisten, werden Gummiröhrchen mit aufblasbaren Muffen verwendet. Nach Einführung des Tubus in die Trachea wird die Muffe mit Luft aufgeblasen, so daß sie den gesamten Raum zwischen der Trachealwand und dem Tubus ausfüllt und hierdurch diesen Raum hermetisch abdichtet. Der Tubus wird zweckmäßigerweise unter Sicht mit Hilfe eines Laryngoskops eingeführt.

Das Laryngoskop (Abb. 14) besteht aus einem Handgriff und dem daran im rechten Winkel befestigten Schaft, dessen Ende in Form eines Schnabels abgebogen ist. Über dem Schnabel der Schaftkehle ist eine Glühbirne angebracht, die von einer Batterie im Handgriff des Laryngoskops gespeist wird.

Ist wegen einer Affektion der Lunge oder eines Lungenödems die Anwendung von Geräten, die Luft in die Lungen einblasen, kontraindiziert, so kann man Geräte vom Typ der pneumatischen Manschette oder der Unterdruckkammer benutzen.

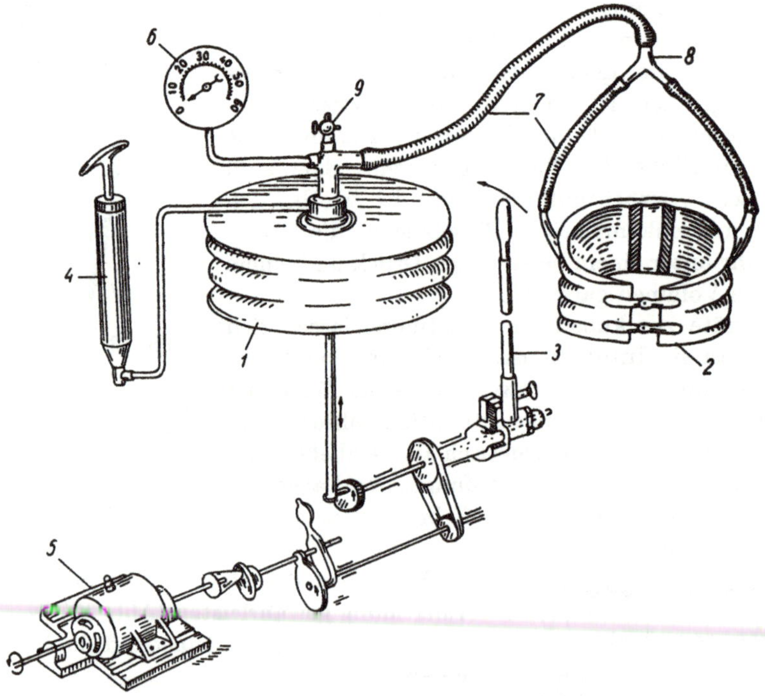

Abb. 15 Schema eines Gerätes vom Typ der pneumatischen Manschette

1 — Blasebalg; 2 — Manschette; 3 — Handgriff für den Handbetrieb; 4 — Pumpe; 5 — Motor für den elektrischen Antrieb des Gerätes; 6 — Manometer; 7 — Schläuche; 8 — T-Stück; 9 — Ventil

Das Gerät vom Typ der pneumatischen Manschette (Abb. 15) besteht aus einem breiten Gürtel, der um den Brustkorb des Kranken geschnallt wird. Die Manschette ist durch Gummischläuche hermetisch mit einem Blasebalg verbunden, der durch einen Elektromotor oder mit der Hand bewegt wird. Die künstliche Ausatmung wird erzeugt durch das Zusammendrücken des Blasebalges, der Luft in die Manschette einbläst und damit ihren Innendruck bis auf 25 mm erhöht. Die Einatmung wird durch Absaugen der Luft aus der Manschette und dadurch eintretende Innendruckverminderung bis auf den Ausgangswert erreicht. Infolge der elastischen Spannung der Rippen erweitert sich jetzt der Brustkorb, und es kommt zur Einatmung. In England trägt ein derartiges Gerät die Bezeichnung Pulsator nach BRAG-PAUL.

Technisch vollkommener, jedoch auch komplizierter, ist ein Gerät vom Typ einer Unterdruckkammer, in die man den Kranken bringt. Sein Kopf bleibt dabei außerhalb der Kammer. Die hermetische Abdichtung der Kammer wird dadurch erreicht, daß der Hals des Kranken von einer aufblasbaren, in die Wand der Kammer eingebauten Gummimanschette umschlossen ist (Abb. 16). Mit einer

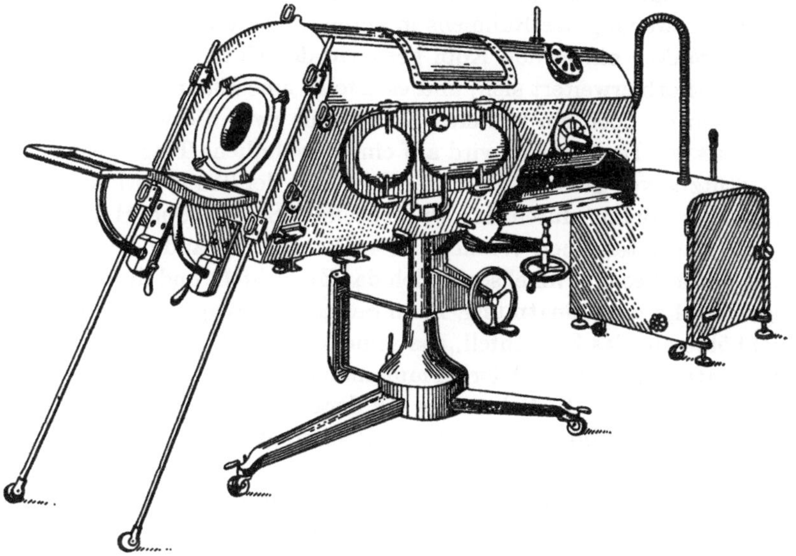

Abb. 16 Gerät vom Typ der Unterdruckkammer (Eiserne Lunge)

Vakuumpumpe wird der Druck in der Kammer vermindert. Ist er bis auf Werte von —12 bis —18 cm Wassersäule abgefallen, so dehnt sich der Thorax aus wie bei einer Einatmung. Die Vakuumpumpe wird außerhalb der Kammer aufgestellt und ist mit ihr durch einen Gummischlauch verbunden. An die Kammer ist ein Manometer angeschlossen, das den Druck in ihrem Inneren registriert.

Die Ausatmung wird mittels Erhöhung des Druckes in der Kammer bis auf den Ausgangswert dadurch erreicht, daß die Kammer automatisch und periodisch eine Verbindung zur normalen Atmosphäre erhält. Mit gutem Erfolg werden die Geräte vom Typ der pneumatischen Manschette sowie vom Typ der Unterdruckkammer bei Lähmungen der Atemmuskulatur im Verlaufe einer Poliomyelitis sowie bei Wiederbelebungsversuchen nach Ertrinken, Elektrotraumen und einigen Vergiftungsarten angewandt. Gute Ergebnisse wurden auch bei der Behandlung von Lähmungen der Atemmuskulatur infolge einer Diphtherie sowie in Fällen von Asphyxie bei Keuchhusten erzielt.

Dem gleichen Zewck dient auch das weniger wirkungsvolle Beatmungsgerät, das man als OKA-Rahmen bezeichnet. Mit Hilfe dieses Rahmens wird die mit der Hand ausgeführte künstliche Beatmung mechanisiert. Außerdem hat der Rahmen eine Vorrichtung für die gleichzeitige Zuführung von Gasgemischen (Sauerstoff, Kohlensäure u. a. m.).

Die Atembewegungen werden durch Wippen des Rahmens hervorgerufen. Wird der Rahmen zum Körper des Kranken hin geneigt, so senken sich seine Hände, drücken den Gurt des Brustlatzes an den Körper, pressen so den Brustkorb zusammen und bringen eine Ausatmung zustande.

Durch eine Bewegung des Rahmens in entgegengesetzter Richtung werden die Hände des Kranken hinter den Kopf gezogen, der Gurt des Brustlatzes lockert sich, der Brustkorb erweitert sich, und es erfolgt eine Einatmung.

Zu erwähnen ist noch ein weiteres Gerät, und zwar die wippende Trage von Roshdestwenski. Der Kranke wird auf eine gewöhnliche Trage gelegt und diese auf einen Stützbalken gesetzt, der unter der Mitte der Trage verläuft. Die künstliche Beatmung kommt durch das abwechselnde Senken und Heben des Kopfendes der Trage unter einen Winkel von 45 bis 55° zustande. Beim Heben des Kopfendes unter diesen Winkel senkt sich das Zwerchfell, und durch die Dehnung der Lungen erfolgt eine Einatmung. Beim Senken des Kopfes drücken die Organe der Bauchhöhle auf das Zwerchfell, das seinerseits die Lungen zusammendrückt, was eine Ausatmung bewirkt. Hierbei muß man ein Tempo von 16 Schwankungen in der Minute einhalten. In Polen wird ein derartiges Gerät als „Pendel-Wiederbeleber“ bezeichnet (Abb. 17a, b); in England trägt es die Bezeichnung „Eve“-Gerät.

Wegen der Bedeutung der Beatmungsgeräte für die Praxis haben die Mitarbeiter unseres Laboratoriums gemeinsam mit einer Gruppe von Ingenieuren des Bergwerksrettungsdienstes des Ministeriums für Kohlenindustrie der UdSSR das Gerät „Bergmannsretter-2“ konstruiert. Dabei wurde das Prinzip der Geräte, bei denen die Menge der zugeführten Luft durch den Druck in die Lungen reguliert wird, mit dem Prinzip des Gerätes vom Typ der pneumatischen Manschette kombiniert.

Das Gerät ist in einen kleinen Koffer eingebaut und mit einem Filter versehen, durch den die atmosphärische Luft eintritt. Der Sauerstoff, der aus einem Behälter von 2 l Inhalt zugeführt wird, saugt die Luft aus der Atmosphäre an, vermischt sich mit ihr in entsprechenden, genau eingestellten Proportionen und tritt in die Lungen ein. Im Gerät ist ein Druckmesser eingebaut, mittels dessen man die Druckwerte ablesen kann, unter denen die Luft in die Lungen eintritt und aus ihnen abfließt. Die Luft wird unter einem Druck von + 14 mm Hg eingepumpt und bei einem Unterdruck von — 7 mm abgesaugt. Das Gerät ist mit einer pneumatischen Manschette ausgerüstet, die durch den im Gerät befindlichen Sauerstoffbehälter betätigt wird; man kann sie einige Sekunden vor der Intubation oder vor dem Aufsetzen der Maske einschalten. Außerdem kann man die

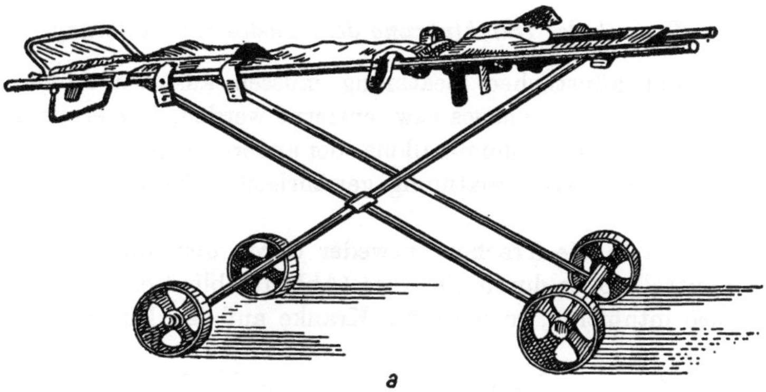

a

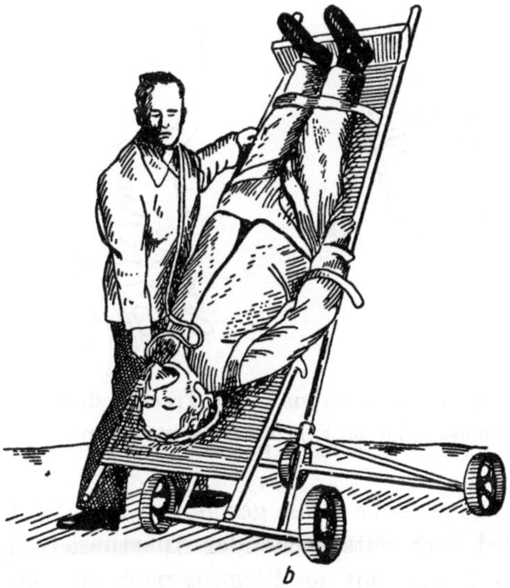

b

Abb. 17a und b Das polnische Gerät „Pendel-Wiederbeleber"

Manschette bei einer Affektion des Lungengewebes, einem Lungenödem sowie bei der Wiederbelebung Ertrunkener anwenden, bei denen das Einblasen von Luft in die Lungen kontraindiziert ist. Die Manschette wird um den Brustkorb des Kranken gelegt und preßt den Thorax rhythmisch zusammen. Ein Zähler registriert die Frequenz der Atembewegungen. Das Gas kann unter verschiedenem Druck den Lungen zugeführt und aus den Lungen abgesaugt werden.

Man darf annehmen, daß dieses oder ein ähnliches Beatmungsgerät, das den modernen physiologischen Anforderungen entspricht, nicht nur im Bergwerksrettungsdienst, sondern auch bei den Sanitätsstellen der Industriebetriebe, bei den Sanitätsstellen der Elektrizitätswerke und beim Sanitätsdienst des Eisenbahntransportes eine breite Anwendung finden wird.

3. Technik der Durchführung der künstlichen Beatmung

Vor Beginn der künstlichen Beatmung müssen aus den Atemwegen angesammelter Schleim, Erbrochenes usw. entfernt werden. Das erreicht man mit Hilfe eines Aspirators, eines Gummiballons oder anderer Apparate. Wird ein Gerät verwendet, das eine aktive Einatmung gewährleistet, kann man anschließend intubieren.

Der Tubus wird in die Trachea entweder durch den Mund unter laryngoskopischer Kontrolle oder durch die Nase (Abb. 18) blind eingeführt. Will man durch die Nase intubieren, so wird der Kranke auf den Rücken gelegt, unter

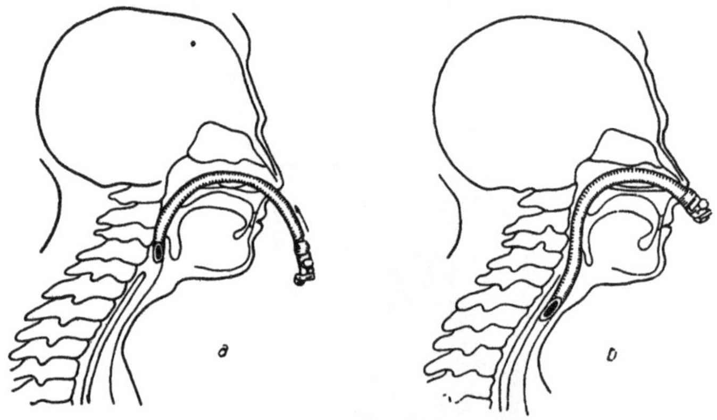

Abb. 18 Einführung des Tubus in die Trachea durch die Nase

a — Einführung des Tubus durch den Kehlkopf; *b* — Intubation ist beendet: Tubus liegt in der Trachea (aus dem Buch von A. N. BAKULEW)

seine Schultern eine nicht zu hohe Rolle geschoben und der Kopf etwas zurückgeneigt. Der Tubus wird nach entsprechender Anästhesierung in das Nasenloch geführt in die sagittale Ebene mit der Biegung nach vorn gedreht und in dieser Lage in die Trachea geschoben. Zum Beispiel ist es zweckmäßig, nach dieser Methode Kranke mit agonaler Atmung zu intubieren; ist die Spontanatmung noch erhalten, wird die Ausatmung durch den Tubus fühlbar werden. Das ist zugleich ein Kriterium für die richtig durchgeführte Intubation.

Wird durch den Mund intubiert, muß man ein Laryngoskop benutzen (Abb. 19), womit sich der Tubus schnell und sicher einführen läßt. Zur Laryngoskopie wird der Kranke, wie oben beschrieben, hingelegt, und sein Kopf möglichst weit zurückgeneigt. Der Mund des Kranken wird mit Hilfe eines Mundsperrers geöffnet, die Zunge mit einer gewöhnlichen Zungenzange herausgezogen und das Laryngoskop mit der linken Hand zwischen den Backenzähnen eingeführt. Wenn der Schnabel des Laryngoskops die Zungenwurzel erreicht hat, wird mit seiner Hilfe der Kehldeckel erfaßt, angehoben und hierdruch der Eintritt in den Kehlkopf geöffnet. Der Tubus wird unter Sicht in der Kehlung des Laryngoskops entlang bis in die

Trachea eingeführt und dann das Laryngoskop entfernt. Nach dem Einlegen des Tubus in die Luftröhre verbindet man ihn mittels eines Winkel- (Verbindungs-) Rohres mit dem Gummischlauch des Gerätes zur künstlichen Beatmung.

Die Intubation muß schnell vor sich gehen. Mißlingt sie, muß man tracheotomieren.

Die künstliche Beatmung beginnt man in einem Tempo von 25 bis 30 Atemzügen in der Minute. Bei jeder Einatmung sollen in die Lungen eines erwachsenen Menschen 1000 bis 1500 ml Luft eingeführt werden, und zwar unter einem Druck, der 14 bis 17 mm Hg nicht übersteigt. Nach dem Ingangkommen der Spontan-

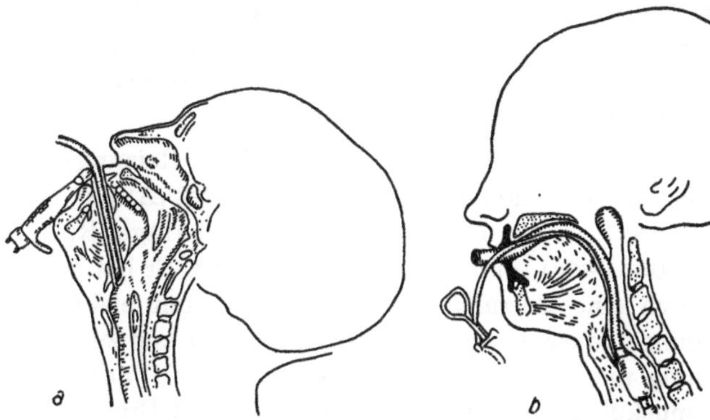

Abb. 19 Einführung des Tubus in die Trachea
a — Einführung des Tubus mit Hilfe des Laryngoskops; *b* — Lage des Intratrachealtubus mit der aufblasbaren Manschette

atmung wird die künstliche Beatmung langsamer, mit 10 bis 16 Atemzügen in der Minute, weitergeführt und eingestellt, sobald die Spontanatmung hinreichend tief und regelmäßig geworden ist.

Ist das Lungengewebe affiziert, besteht ein Lungenödem oder soll ein Ertrunkener wiederbelebt werden, ist die Anwendung von Geräten, die Luft in die Lungen einblasen, kontraindiziert. In diesen Fällen soll man die weiter oben beschriebenen Geräte vom Typ der pneumatischen Manschette, der Unterdruckkammer oder die künstliche Beatmung von Hand anwenden.

Die weitverbreiteten Methoden der künstlichen Beatmung von Hand nach Silvester, Schäfer u. a. weisen den Hauptmangel auf, daß bei jeder Einatmung nur 300 bis 500 ml Luft in die Lungen eintreten. Das ist für die reflektorische Stimulation des Atemzentrums bei der Wiederbelebung Sterbender, die sich schon im Zustand des klinischen Todes befinden, nicht ausreichend. Arbeitet jedoch in der Periode des Sterbens des Organismus das Herz noch, so kann die künstliche Beatmung von Hand häufig eine günstige Wirkung haben.

Steht jedoch ein Gerät für künstliche Beatmung nicht zur Verfügung, so darf man, um den Kranken aus dem Zustand des klinischen Todes herauszureißen, nicht zögern, sofort mit der künstlichen Beatmung von Hand zu beginnen. Gleichzeitig mit der künstlichen Beatmung können auch andere Methoden angewandt werden, mit denen die bulbären Zentren reflektorisch stimuliert werden (Zug an der Zunge u. a. m.).

Die Anwendung pharmakologischer Stimulantien (Lobelin, Zytiton und Kohlensäure) ist während der Wiederbelebung bei klinischem Tod kontraindiziert, da sie meistens eine noch stärkere Hemmung des Atemzentrums hervorrufen.

Kohlensäure (3 bis 5% CO_2 + 97 bis 95% O_2) nutzt Kranken, die sich im terminalen Zustand befinden, nach Angaben von JE. M. SMIRENSKAJA nur in bestimmten Stadien. Nach dem Erlöschen der Kornealreflexe wirkt die Einatmung von Kohlensäure, auch wenn die Spontanatmung und die Herztätigkeit noch erhalten sind, nicht mehr, da die Erregbarkeit der Bulbärzentren durch Kohlensäure zu diesem Zeitpunkt bereits verschwunden ist.

Über die Möglichkeit, die Atmung durch eine elektrische Reizung des Zwerchfellnervs zu beeinflussen, haben schon viele Autoren berichtet (ANREP und ZIBULSKI, 1884; MALYSCHIN, 1887 u. a.). Eingehend hat diese Frage R. A. LURIJA im Laboratorium von MISLAWSKI im Jahre 1901 untersucht. Er hat festgestellt, daß es möglich ist, durch eine Reizung des N. phrenicus mit elektrischem Strom starke Atembewegungen auszulösen und einen Atemstillstand zu beseitigen. Eine künstliche Beatmung nach dieser Methode kann man z. B. anwenden, bei Lähmungen der Atemmuskulatur, die durch Poliomyelitis und Diphtherie verursacht wurden, bei mechanischer oder narkosebedingter Asphyxie, beim Stillstand der Atmung infolge eines Elektrotraumas, einer Vergiftung durch Kohlenoxydgas und in einer Reihe anderer Fälle. Dazu werden zwei Elektroden auf der Haut des Halses an den Stellen angebracht, die man als Nervenpunkte des N. phrenicus bezeichnet. Der Strom wird einem elektrischen Reizstromgerät entnommen mit einer Frequenz von 40 Impulsen in der Sekunde. Die Dauer jedes Impulses beträgt 2 Millisekunden. Durch eine Regulierung der Stromstoßzahl läßt sich die gewünschte Atemfrequenz einstellen.

In den letzten Jahren interessiert man sich in zunehmendem Maße für diese Methode. Sie wird z. Z. bei uns unter der Leitung von W. S. GALKINA experimentell bearbeitet.

In der Literatur sind auch schon eine Reihe von Fällen beschrieben worden, in denen diese Art der künstlichen Beatmung, d. h. durch elektrische Reizung des N. phrenicus, in der Klinik mit Erfolg angewandt wurde. Ein fünfjähriger Junge mit einer totalen Atemlähmung infolge einer Aneurysmaruptur im Bereich eines Hirngefäßes konnte von SARNOFF und Mitarbeitern mit dieser Methode über 52 Stunden lang am Leben gehalten werden.

Einzelheiten über die Anwendung der künstlichen Beatmung durch Reizung des N. phrenicus mit elektrischem Strom sind in den Arbeiten von SARNOFF, HARDENBERGH, WHITTENBERGER und KOWARSCHIK zu finden.

4. Herzmassage[1]

Wenn es nicht gelingt, durch eine rechtzeitige arterielle Druckinfusion von Blut die Herztätigkeit wieder in Gang zu bringen, kann eine Indikation zur Herzmassage auftreten.

Zum Herzen kann man auf drei Wegen gelangen: subdiaphragmal oder transdiaphragmal durch die Bauchhöhle und transthorakal durch die Toraxhöhle. Die subdiaphragmale Massage durch das nicht eröffnete Zwerchfell hindurch ist meist nicht sehr wirkungsvoll und muß deshalb häufig zu einer transdiaphragmalen Massage erweitert werden. Am besten kommt man mit der Hand an die zu massierenden Herzventrikel heran, wenn man das Zwerchfell an seinem linken Rand eröffnet. Die wirkungsvollste Massage erreicht man jedoch auf transthorakalem Wege. Die meisten Autoren halten diese Methode für wesentlich besser als die transdiaphragmale und insbesondere als die subdiaphragmale.

Der Brustkorb wird durch einen Schnitt im vierten bzw. fünften Interkostalraum vom Rand des Brustbeines bis zur hinteren Axillarlinie eröffnet. Nach Durchtrennung der Haut und des Subcutangewebes, der Faszien und der Intercostalmuskulatur wird die Pleura zunächst durch einen kleinen Einschnitt eröffnet, damit die Lunge unter dem Druck der eintretenden Luft nur langsam zusammenfällt und damit aus dem Einschnittbereich verschwindet. Erst dann wird der Schnitt in seiner ganzen Ausdehnung erweitert. Durch das Einsetzen eines Rippenspreizers wird ein guter Zugang zum Herzen geschaffen. Dieser Schnitt ermöglicht es, das Herz ohne Eröffnung des Perikards und ohne Durchtrennung der Rippenknorpel zu massieren.

Zur Massage legt der Chirurg die Hand so an, daß das Herz mit dem Daumen von vorn und den übrigen Fingern von hinten zusammengedrückt wird. Das Herz eines erwachsenen Menschen läßt sich noch leichter mit zwei Händen massieren, wobei man die eine Hand auf die Herzvorderfläche und die andere auf die Hinterwand legt. Gleichzeitig mit der Herzmassage muß mit einem Gerät, das Luft oder Sauerstoff in die Lungen bläst, künstlich beatmet werden. Der arterielle Druck im Kreislauf muß während der Massage auf einem Niveau von mindestens 70 mm gehalten werden, da ein geringerer Druck nicht mehr die für die Aufrechterhaltung der Lebenstätigkeit erforderliche Hirndurchblutung garantiert. Die praktische Erfahrung zeigt, daß bei einem Absinken des Blutdrucks auf ein Niveau von 30 bis 40 mm der Herzmuskel in der Regel seinen Tonus verliert und die Herzmassage unwirksam wird.

Zur Erhöhung des Herzmuskeltonus empfiehlt es sich – in der Entspannungsphase des Herzens – die direkte Massage zu verbinden mit einer arteriellen Druckinfusion geringer Mengen Blutes gemischt mit Adrenalin.

[1] In dieser Abhandlung gehen wir nicht ausführlich auf die Fragen der Theorie und Methodik dieser Massage ein, da sie in der Literatur von BAILEY, HOSLER, DSCHANELIDZE u. a. zur Genüge beschrieben wurde. Unsere Aufgabe ist es lediglich, einige Elemente der Massagetechnik zu erläutern.

Um dem Auftreten eines plötzlichen Herzflimmerns vorzubeugen, wird das Perikard vor der Massage mit Novokain berieselt oder eine geringe Menge von Novokain (10 bis 15 ml 0,5%ige Lösung) in die Blutbahn injiziert. Das Auftreten eines Herzflimmerns läßt sich gewöhnlich schon dadurch vermeiden, daß man in der bedrohlichen Periode der in die Lungen eingeführten Luft Sauerstoff hinzufügt.

Die Angaben hinsichtlich des Rhythmus der Massage sind widerspruchsvoll. Die meisten Autoren vertreten die Meinung, daß 60 bis 70 Kompressionen in der Minute ausreichen, um eine Wirkung zu erzielen. Einige empfehlen ein schnelleres Tempo in der Annahme, daß die optimale Frequenz 80 bis 120 Kompressionen in der Minute beträgt und die Massage 1 Stunde bis 80 Minuten lang durchgeführt werden muß.

Da bei einer direkten Herzmassage die Hände des Chirurgen schnell ermüden und sich die Wirkung oft vermindert, sind von verschiedenen Seiten Vorschläge zur Mechanisierung der Herzmassage unterbreitet worden.

Im Jahre 1938 wurde auch von W. P. Demichow ein Apparat für die mechanische Herzmassage vorgeschlagen. Dieser Apparat besteht aus zwei Klauen (oder Schalen), die sich an den Wänden der Herzventrikel festsaugen. Die Außenseite der Klauen bilden glatte Metallschalen, die innen auf der Seite, die dem Herzen anliegt, fazettiert sind. Durch diese Fazettierung wird die Luft aus dem Raum zwischen der Innenfläche der Klauen und der Herzwand abgesaugt. An die Klauen sind besondere Hebel angeschlossen, die bewegt werden können. Werden die Klauen einander genähert, wird das Blut aus den Ventrikeln herausgepreßt, durch die umgekehrte Bewegung der Klauen erweitern sich die Ventrikel, und der Blutzufluß zum Herzen wird erleichtert. Wichtig ist, daß die sich ansaugenden Klauen auf die Ventrikel genau von rechts und links angelegt werden und sich nicht in die Gegend des interventrikulären Septums verschieben. In neuerer Zeit (1949) wurde in der ausländischen Literatur von Beck und Rand ein ähnlicher Apparat für die mechanische Herzmassage beschrieben. Der Unterschied zwischen dem Apparat von Beck und dem von Demichow besteht darin, daß der erstere gleichzeitig mit einer elektrischen Einrichtung zur Beseitigung des Flimmerns versehen ist.

Die mechanische Herzmassage mit dem Apparat von Demichow sichert eine hinreichende Pumpkraft während der Kompression der Ventrikel und eine aktive Diastole. Hiermit läßt sich mit Leichtigkeit ein Rhythmus von 60 bis 120 Kompressionen in der Minute erzeugen.

5. *Methodik der Defibrillation*

Um das Herzflimmern zu beseitigen, das bei einer Behandlung terminaler Zustände, insbesondere während intrathorakaler Operationen, entstehen kann, haben wir ein Spezialgerät konstruiert, das wir „Defibrillator" bezeichnen. Dieses Gerät wurde nach Untersuchungen der Mitarbeiter des Elektrotechnischen W. I.-Lenin-

Instituts der UdSSR, Prof. A. A. AKOPJAN und I. A. SHUKOW, gemeinsam mit dem Mitarbeiter unseres Laboratoriums, N. L. GURWITSCH, entwickelt. Das Gerät basiert auf dem von N. L. GURWITSCH ausgearbeiteten Prinzip der Unterbindung des Herzflimmerns durch einmalige elektrische Reizung, deren Dauer der Zeit entspricht, während der das Herz erregbar ist.

Einen elektrischen Impuls von dieser Dauer erhält man technisch am einfachsten dadurch, daß ein Kondensator mit einer Kapazität von 20 μF durch einen induktiven Widerstand von 0,2 bis 0,3 H entladen wird. Bei einem Widerstand der Ent-

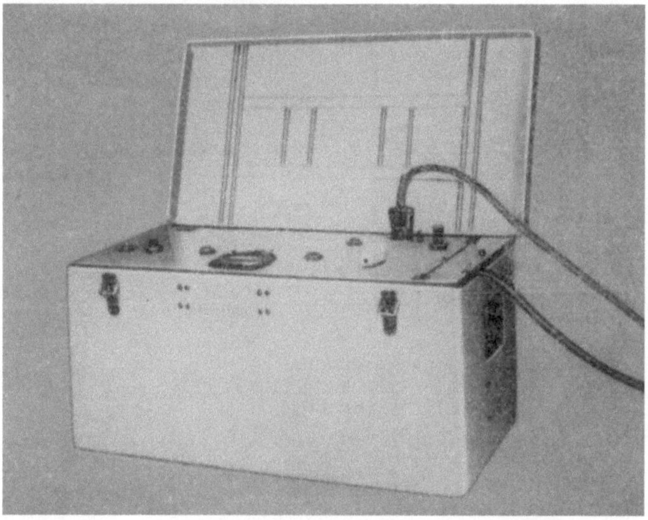

Abb. 20 Außenansicht des Apparates „Defibrillator"

ladungskette von etwa 100 Ω (das enspricht ungefähr der Größe des Widerstandes des Brustkorbes) bei der Entladung eines Kondensators mit einer Spannung von 3000 bis 5000 V beträgt die Dauer der ersten Halbperiode der Entladung ungefähr 0,01 Sekunden. Diese Größe kommt der Dauer der „Nutzzeit" des Herzmuskels nahe. Die Außenansicht des Gerätes ist auf Abb. 20 dargestellt.

Das Gerät ist in ein Metallgehäuse von 64×32×32 cm eingebaut. Unter dem Klappdeckel befindet sich eine Bedienungstafel (Abb. 21). An der rechten Seite der Tafel läßt sich ein Seitendeckel öffnen, unter dem an der seitlichen Gettinaxwand Klemmen für den Anschluß der zum Objekt führenden Hochspannungsleitungen angebracht sind. Die Vertiefung unter dem seitlichen Deckel der Tafel ist für die Unterbringung der Elektroden, der Elektrodenleitungen und des Kabels bestimmt, mit dem das Gerät an das Netz angeschlossen wird.

Die Elektroden (Abb. 22), die auf den Brustkorb aufgelegt werden, sind zwei mit einem dünnen Metallnetz umsponnenene elastische Scheiben. Der Durchmesser der einen Elektrode beträgt 12 cm, der der anderen 6 cm. Beide Elektroden besitzen eine bewegliche Haltespange, mit der sie leicht auf dem Gummiband, das den Brustkorb umfaßt und mit Schnallen befestigt ist, zu verschieben sind. Das Schema des Gerätes ist auf Abb. 23 dargestellt.

Das Gerät wird in einer Entfernung von 1 bis 2 m vom Objekt auf einem Tisch aufgestellt. Die Elektroden werden an den Körper der wiederzubelebenden Person

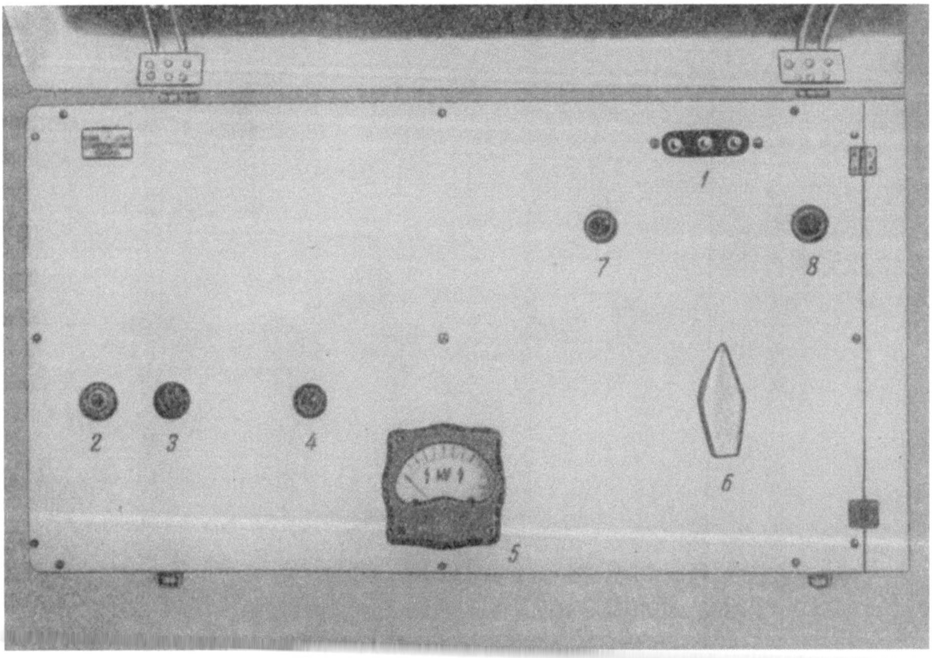

Abb. 21 Obere Tafel des „Defibrillators"

1 — Steckkontakt für den Anschluß des Gerätes an das Wechselstromnetz; *2* — Umschalter des Heiztransformators für 127 und 220 V; *3* — Knopf für die Aufladung des Kondensators; *4* — Signallampe für die Kondensatoraufladung; *5* — Kilovoltmeter, der die Kondensatorspannung anzeigt; *6* — Umschalter für die Entladung des Kondensators auf das Objekt; *7* — Sicherung; *8* — Knopf zur Aufhebung der Kondensatorladung

angelegt, wobei die große Elektrode am unteren Winkel des linken Schulterblattes und die kleine im 4. bzw. 5. Intercostalraum links befestigt wird. Während intrathorakaler Operationen, d. h. wenn das Herz freiliegt, kann die eine Elektrode, die einen besonders isolierten Griff hat, unmittelbar auf das Herz gelegt werden. An der Außenseite der Elektroden befinden sich Öffnungen, in die die einpoligen Stecker der Hochspannungsleitungen eingesetzt werden.

Nachdem man den Deckel hochgeklappt hat, werden die Zuleitungen aus der seitlichen Abteilung herausgenommen, die Hochspannungsleitungen an die entsprechenden Klemmen und eine zusätzliche Leitung an die Klemme für die Erdung des Gerätes angeschlossen. Der Umschalter wird entsprechend der Netzspannung auf 127 bzw. 220 V eingestellt und das Netzkabel an den Steckkontakt mit der Aufschrift 127 oder 220 V angeschlossen.

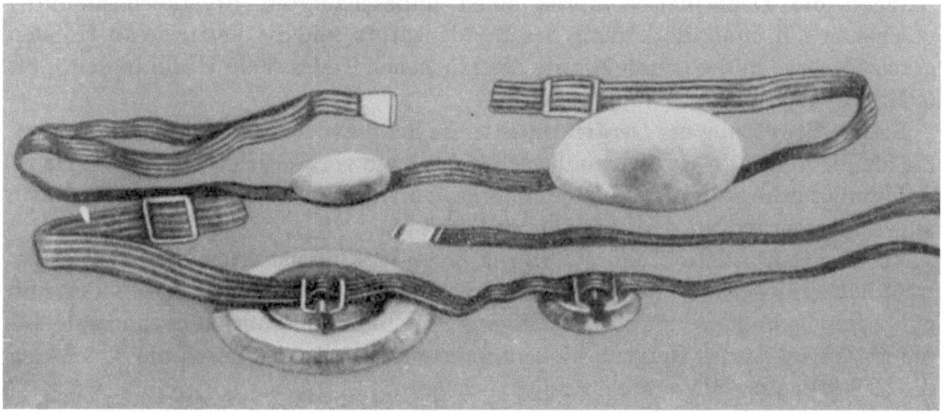

Abb. 22 Elektroden für den „Defibrillator“

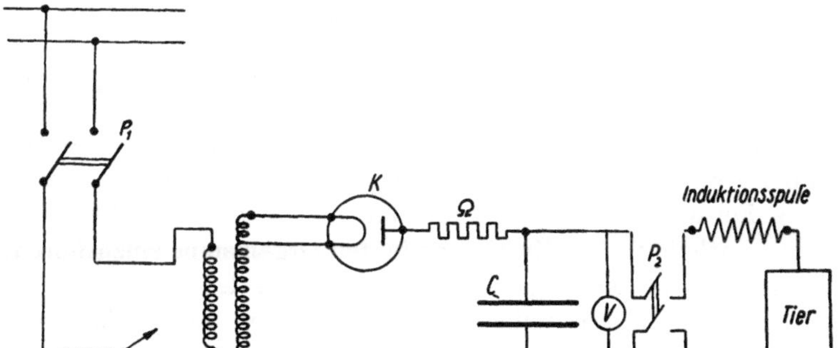

Abb. 23 Schema des „Defibrillators“

P_1 — Schalter für die Ein- und Ausschaltung des Stromes; R — Wechselwiderstand im speisenden Netz; T_p — Spannungstransformator; K — Kenotrongleichrichter; Ω — hoher Widerstand; C — Kondensator; V — Kilovoltmeter; P_2 — zweipoliger Kippschalter für die Entladung des Kondensators

Nach Beendigung dieser vorbereitenden Maßnahmen kann man das Gerät an das Netz anschließen. Durch Drücken auf den Knopf ladet man den Kondensator auf, wobei man sich nach der Anzeige des Kilovoltmeters richtet. Um einen Geräteschaden zu vermeiden, darf man die Ladung nicht über 6000 V ansteigen lassen. Solange man auf den Knopf drückt, leuchtet die Signallampe auf.

Die Entladung auf das Objekt erfolgt durch eine leichte Drehung des Handgriffes nach rechts.

Kommt der Apparat nicht zur klinischen Anwendung, werden die Kondensatoren durch Drücken auf einen Knopf über einen inneren Widerstand entladen.

Wenn die Defibrillation durch einen unbeschädigten Brustkorb hindurch geschehen soll, muß die Ladung des Kondensators, wie die Versuche an Hunden gezeigt haben, in der ersten Minute des klinischen Todes 3000 V und in der 5. bis 6. Minute 4000 bis 6000 V betragen.

Bei der Benutzung des Gerätes müssen die Schutzvorschriften beachtet werden, die für die Arbeit an Hochspannungseinrichtungen vorgeschrieben sind. Die Hochspannungsleitungen, die zum Objekt verlaufen, müssen sorgfältig an die Klemmen angeschlossen und vorschriftsmäßig isoliert sein.

Vor der Defibrillation und auch ganz besonders unmittelbar danach ist es gewöhnlich erforderlich, Blut unter Druck arteriell zu infundieren; erstens, um günstigere Bedingungen für die Beseitigung des Flimmerns zu schaffen, und zweitens um die Tätigkeit des Herzens wiederherzustellen, wenn das durch die Entladung des Kondensators allein nicht erreicht wurde.

6. Methodik der Mikrostrahlinfusion von Blut und Narkosegemischen in den Organismus nach A. F. Fatin

a) Methode der Mikrostrahltransfusion von Blut und Blutersatz

Die Methode der Mikrostrahltransfusion von Blut, die von dem Mitarbeiter unseres Laboratoriums A. F. Fatin ausgearbeitet wurde, ermöglicht es, Blut und Blutersatz in Form eines dünnen ununterbrochenen Strahles (Mikrostrahles) bei verschiedenen pathologischen Zuständen in den Organismus einzuführen.

Das Blut gelangt in den Organismus mittels eines Gerätes, das aus einer gewöhnlichen Blutkonservenampulle besteht, auf deren oberes Ende ein Abflußregler aufgesetzt wird (Abb. 24).

Den Hauptbestandteil des Reglers bildet eine Glasampulle (1), in deren Inneres zwei Glasröhrchen (5 und 6) in der Weise eingeschmolzen sind, daß ihre äußeren Enden (3 und 4) 2 cm über das Ampullenende hinausragen.

Das obere, mit dem offenen Ende nach unten gerichtete Röhrchen (5) ist vom Boden der Ampulle 1 bis 1,5 cm entfernt, das untere Röhrchen (6) nimmt seinen Anfang an ihrem Boden, ist mit dem offenen Ende nach oben gerichtet und steht vom oberen Rand der Ampulle 0,5 cm ab. Der Abflußregler muß bis zu $^3/_4$ seines Volumens mit steriler Flüssigkeit (physiologischer Lösung, Wasser) gefüllt sein.

Auf das äußere Ende des Röhrchens (3) wird mit Hilfe eines Gummizwischenstückes (2) eine spezielle Mikroschraube (7) aufgesteckt, die einen wesentlichen

Bestandteil des Abflußreglers darstellt; durch Drehung dieser Schraube wird die Luftmenge reguliert, die (in Form einzelner Bläschen) in die Flüssigkeit eindringt, die den Abflußregler füllt.

Das Wirkungsprinzip dieses Gerätes besteht darin, daß das Blut beim Herausfließen aus der Ampulle im oberen Teil des Abflußreglers ein gewisses Vakuum erzeugt, wodurch über die Mikroschraube Luft in den Regler einzudringen beginnt, die auf die Blutoberfläche einen Druck ausübt und dadurch zum Übergang des Blutes aus der Ampulle in den Organismus beiträgt.

Die Geschwindigkeit des Eintrittes der Flüssigkeit in den Organismus hängt von der Einstellung der Mikroschraube ab.

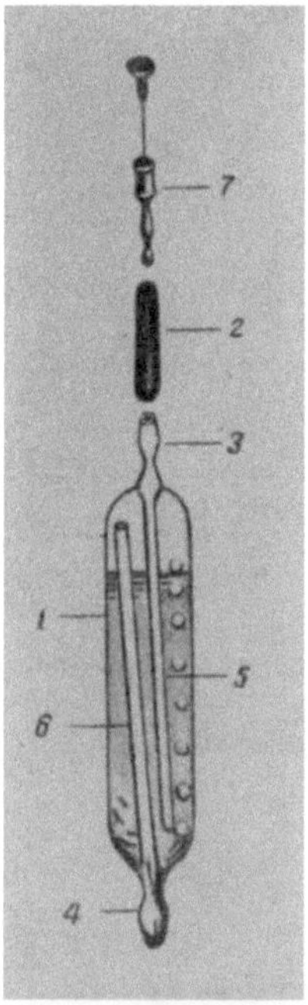

Abb. 24 Abflußregler
Erklärung im Text

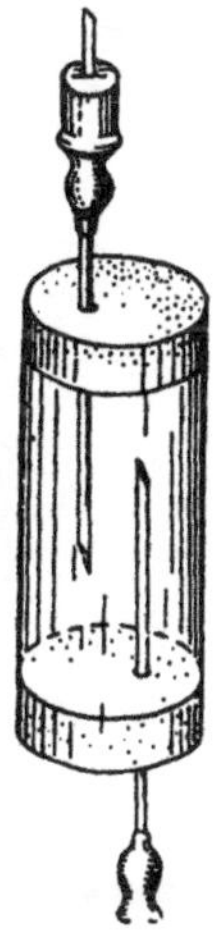

Abb. 25 Einfachster
Abflußregler

Dringt eine große Anzahl von Luftbläschen durch den Abflußregler ein, nimmt die Geschwindigkeit des Blutstrahles zu, wogegen sein Fluß langsamer wird, wenn man durch eine Drehung der Mikroschraube die Anzahl der Luftbläschen, die durch den Regler eindringen, vermindert. Demzufolge werden die Menge und die Geschwindigkeit der in den Organismus eintretenden Flüssigkeit von dem Luftvolumen bestimmt, das durch den Abflußregler eindringt.

Hat man keinen derartigen Abflußregler zur Hand, so kann man sich einen solchen aus einem Reagenzglas oder einem 10 cm hohen Glasbehälter ohne Boden anfertigen. An beiden Enden eines solchen Glasfutterals werden mit Hilfe von Korken zwei Injektionsnadeln so eingesetzt, daß ihre Lage der der Glasröhrchen (5 u. 6) im beschriebenen Abflußregler entspricht (Abb. 25).

Die Mikroschraube kann durch eine Glaskapillare ersetzt werden, die man einem gewöhnlichen Fieberthermometer entnimmt. In diesem Falle wird die Geschwindigkeit des Flüssigkeitseintrittes in den Organismus von der Länge und der lichten Weite der Kapillare abhängen: je länger und enger die Kapillare ist,

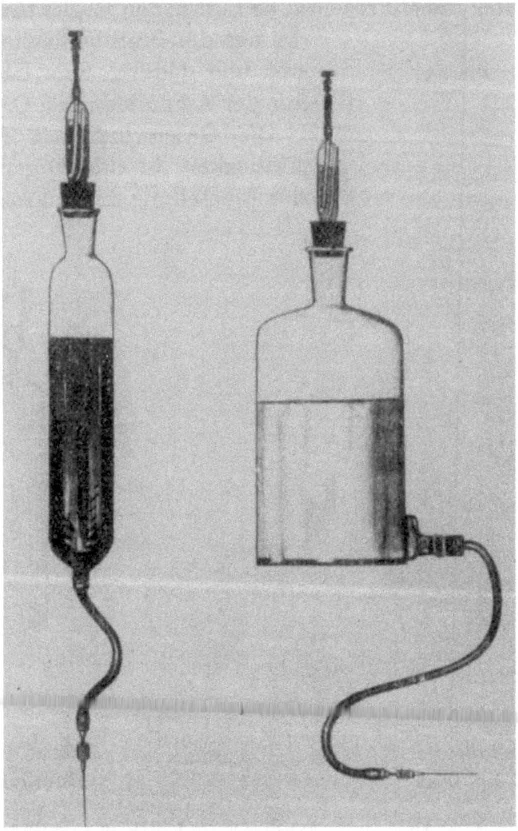

Abb. 26 Gerät für die Mikrostrahlinfusion von Blut

auf einen um so größeren Widerstand stößt die Luft, die in den Abflußregler eintritt, und um so langsamer wird das Blut in den Organismus fließen.

Vor dem Gebrauch müssen sämtliche Glasteile des Gerätes mit Ausnahme der Glaskapillare durch übliches Auskochen oder im Autoklaven sterilisiert werden. Die Mikroschraube wird auf den Abflußregeler erst aufgesetzt, wenn das ganze Gerät zusammengebaut ist.

Ist keine Blutkonservenampulle vorhanden, kann man die einzuführende Lösung in ein Gefäß gießen, das am Boden mit einem Tubus versehen ist (Abb. 26), oder in ein Gefäß mit einem Korken, durch den zwei Röhrchen geleitet sind, wobei eines davon bis an den Boden des Gefäßes reichen muß.

Wie aus der obenbeschriebenen Konstruktion des Gerätes und aus seinem Wirkungsprinzip hervorgeht, ist die Mikrostrahlinfusion von Blut technisch einfacher als die Tropfinfusion, wobei auch die Qualität des Transfusionsblutes besser erhalten bleibt.

b) Universalgerät für die Hexobarbitalnarkose

Nach den Angaben der Fachliteratur gehört das Hexobarbital zu den Narkosemitteln, die in gewisser Konzentration auch bei Operationen an Schwerkranken benutzt werden können.

A. F. Fatin hat auch ein Gerät konstruiert und eine Methode zur Verabreichung von Hexobarbital angegeben. Nach dieser Methode kommt man bei einer Operation mit einem Minimum des Narkotikums aus und kann gleichzeitig den Blutdruck auf einem genügend hohen Niveau halten.

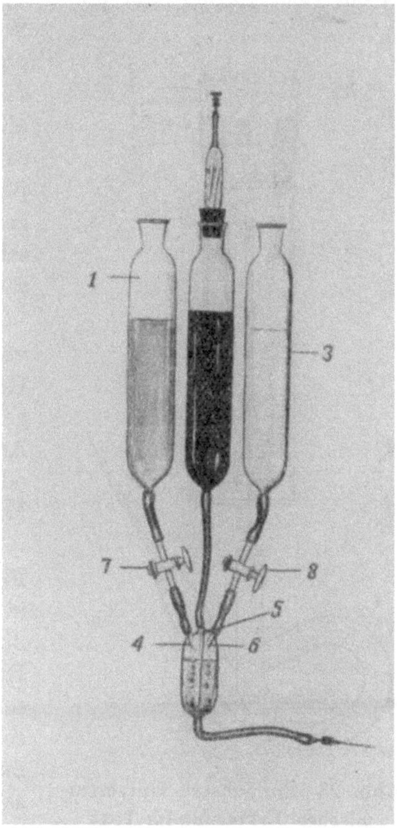

Abb. 27 Universalgerät für die Hexobarbitalnarkose. Beschreibung im Text

Das Gerät (Abb. 27) besteht aus drei Glasgefäßen (1, 2 u. 3), deren untere Enden durch Gummischläuche mit dem Mischer (A) verbunden sind. Der Mischer ist ein Glasbehälter, in dessen Inneres drei Glasröhrchen (4, 5 u. 6) so eingeschmolzen sind, daß ihre äußeren Enden 1,5 cm vom Behälter abstehen und durch Gummischläuche mit den unteren Enden der Ampullen verbunden werden können.

Die inneren Enden der Röhrchen (4 u. 6) sind mit ihren offenen Enden nach der Mitte des Behälters gerichtet und enden in 1 cm Entfernung von seinem oberen Rand. Das mittlere Röhrchen (5), das mit dem offenen Ende zum Boden des Behälters gerichtet ist, endet 1 cm über dem Boden.

Auf das untere Ende des Universalmischers wird ein Gummischlauch mit einer Nadel zur Venenpunktion aufgesteckt. Zwischen die zwei äußeren Ampullen und den Mischer schaltet man zwei eingeschliffene Hähne (7 u. 8) oder Schraubklemmen und legt an den Gummischlauch, der den Mischer mit der Zentralampulle verbindet, eine Klemme an. Am oberen Ende der Zentralampulle ist eine Abflußregler (II) angeschlossen, wie er zur Mikrostrahlinfusion von Flüssigkeit nötig ist.

Fehlt ein fertiger Universalmischer, kann man ihn folgendermaßen herstellen: In ein Reagenzglas oder ein Glasgefäß von 10 cm Höhe mit abgeschnittenem Boden (A) setzt man mit Hilfe eines Gummipfropfens drei Injektionsnadeln ein (1, 2 u. 3), die die Glasröhrchen ersetzen. Aus einem solchen Mischer fließt die Flüssigkeit durch ein Glasröhrchen heraus, das mittels eines Gummipfropfens in den Boden des Reagenzglases eingesetzt ist. Das auf diese Weise zusammengesetzte Gerät (Abb. 28) ist nach der Sterilisation sämtlicher Glasteile betriebsfähig.

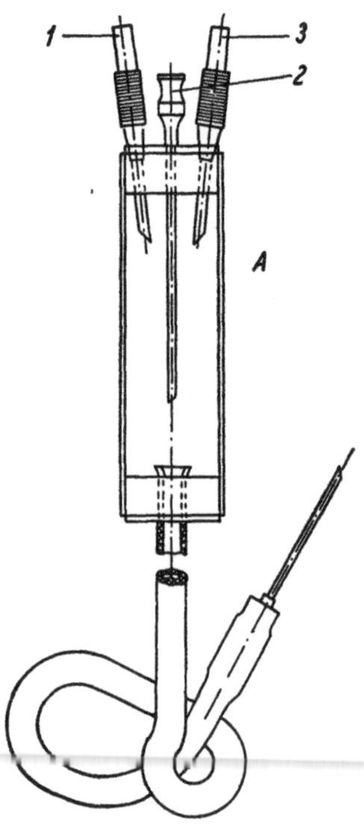

Abb. 28 Einfachster Universalmischer. Erklärung im Text

Nachdem alle drei Ampullen mit dem Universalmischer verbunden sind, legt man an den Gummischlauch, der von der Zentralampulle abgeht, eine Klemme an und gießt in die erste Ampulle 50 bis 100 ml physiologische Lösung oder 5%ige Glukoselösung zur Füllung des Mischers ein.

Bei der Füllung des Systems tritt die Flüssigkeit durch den offenen Hahn (Abb. 27, 7) in den Mischer ein und drängt aus ihm die Luft durch den Hahn (8) heraus; hiernach wird der Hahn (8) geschlossen, die Klemme vom Gummischlauch abgenommen und der Gummischlauch sowie die Nadel mit Flüssigkeit gefüllt, worauf man erneut die Klemme anlegt und den Hahn schließt.

Im zusammengesetzten System muß der Mischer bis zu $^2/_3$ seines Volumens gefüllt sein.

Vor der Anwendung des Gerätes wird die erste Ampulle (1) mit physiologischer Lösung, die mittlere (2) mit Blut (wenn keine Standardampulle mit Blut benutzt wird) und die letzte (3) mit 0,2%iger Hexobarbitallösung unter Zusatz 5%iger Glukose gefüllt; darauf wird die Kanüle in die Vene eingeführt und mit Heftpflaster an der Haut befestigt.

Die Klemme wird vom Gummischlauch abgenommen, und der Ampulleninhalt beginnt in den Organismus des Kranken einzulaufen.

Die Geschwindigkeit des Blutzuflusses in den Organismus wird durch den Abflußregler, der auf die mittlere Ampulle aufgesetzt ist, reguliert, während sich die Zuflußgeschwindigkeit der physiologischen Lösung und des Hexobarbitals durch den Öffnungsgrad der Hähne (7 u. 8) variieren läßt.

Wenn während des Einlaufens der Lösung der Flüssigkeitsspiegel im Mischer zu tief absinkt, werden die Hähne (7 u. 8) geschlossen und eine Klemme an den Gummischlauch unterhalb des Mischers angelegt; der Mischer wird nun vom Hahn (8) abgenommen, der Hahn (7) geöffnet und der Mischer erneut bis auf $^2/_3$ seines Volumens aufgefüllt. Darauf wird der Hahn (7) geschlossen, der Mischer wieder an den Hahn (8) angeschlossen und die Infusion fortgesetzt.

Mitunter wird während der Flüssigkeitsinfusion die Luft aus dem Mischer in eine der Ampullen zurückgedrängt, wodurch sich der Mischer vollständig mit Flüssigkeit füllt. In solchen Fällen ist es notwendig, einen der Gummischläuche, die zu den Hähnen (7 u. 8) verlaufen, vom Mischer abzunehmen; dann tritt der Flüssigkeitsüberschuß aus dem Mischer in die Vene, was die Möglichkeit gibt, das Flüssigkeitsniveau in dem Mischer wieder auf $^2/_3$ seines Volumens zu bringen. Daraufhin wird der Mischer wieder mit dem vorher abgenommenen Gummischlauch verbunden und die Infusion der Flüssigkeit in den Organismus des Kranken fortgesetzt.

Um eine plötzliche Überfüllung des Mischers mit Flüssigkeit zu vermeiden, empfiehlt es sich, die Hähne langsam, einen nach dem anderen zu öffnen.

Wenn aber die Luft trotz dieser Vorsichtsmaßnahme aus dem Mischer in eines der Gefäße einströmt, muß der Hahn, durch den die Luft dringt, 20 bis 30 Sekunden lang geschlossen und darauf wieder geöffnet werden.

Mit Hilfe dieses Gerätes ist es möglich, die Narkose von Beginn an mit einer Bluttransfusion zu kombinieren.

Ist der Blutdruck von vornherein zu niedrig, wird man ihn zunächst durch die Infusion einer gewissen Blutmenge erhöhen und erst dann mit der Hexobarbitalinfusion beginnen.

Ist der Schlaf tief genug, kann man die Zufuhr von Hexobarbital während der Operation zeitweilig unterbrechen, wobei die Infusion von Blut oder physiologischer Lösung fortgesetzt wird.

Da die Hexobarbitallösung im Mischer gleichzeitig durch das einlaufende Blut und die physiologische Lösung verdünnt wird, beträgt die Konzentration des in den Organismus eintretenden Hexobarbitals etwa 0,06%.

Eine solche Konzentration bietet die Möglichkeit, bei der Verwendung von 100 bis 150 ml 0,2%iger Lösung des Narkosemittels einen zufriedenstellenden Schlaf des Kranken während einer Operation von 1 bis 2 Stunden Dauer zu halten.

Wenn sich nach Beendigung der Operation herausstellt, daß der Zustand des Kranken eine Fortführung der Mikrostrahlinfusion von Blut mit Glukose oder physiologischer Lösung erfordert, wird die Infusion fortgesetzt.

Die beschriebene Methode der Hexobarbitalnarkose erlaubt es, auch Kranke zu operieren, die durch eine arterielle Druckinfusion von Blut aus einem agonalen oder schweren Schockzustand herausgebracht wurden.

II. Einige Besonderheiten des Stoffwechsels beim Erlöschen und bei der Wiederherstellung der Lebensfunktionen des Organismus

Von der klassischen Definition des Lebens durch ENGELS ausgehend, daß das Leben eine Existenzform der Eiweißkörper darstellt, deren wesentlichstes Moment der ständige Stoffwechsel mit dem umgebenden Milieu ist, war es erforderlich, die Stoffwechselprozesse in verschiedenen Stadien des Sterbens der Tiere und im Verlauf der Wiederherstellung ihrer Lebensfunktionen zu erforschen.

Durch die Arbeiten des großen russischen Physiologen I. P. PAWLOW und seiner Schüler ist die Lehre von der Rolle des Zentralnervensystems in der Lebenstätigkeit des ganzen Organismus und in seinen Beziehungen zum äußeren Milieu entwickelt worden. Es wurde offensichtlich, daß das Nervensystem auch eine trophische Funktion hat, daß es die Stoffwechselprozesse in den Geweben, Organen und im ganzen Organismus beeinflußt.

I. P. PAWLOW maß dem Studium der Stoffwechselprozesse im Rahmen der Tätigkeit des Nervensystems eine große Bedeutung bei: „Es läßt sich kaum bestreiten, daß nur die Untersuchung des physikalisch-chemischen Prozesses, der im Nervengewebe vor sich geht, imstande sein wird, eine echte Theorie aller Nervenerscheinungen zu gewähren, und daß die Phasen dieses Prozesses uns auch eine Erklärung aller sichtbaren Äußerungen der Nerventätigkeit, ihrer Reihenfolge und ihres Zusammenhanges geben werden."[1]

Der heutige Entwicklungsstand der Biochemie macht es möglich, aktiv in die Stoffwechselprozesse einzugreifen mit dem Ziel, sie in einer gewünschten Richtung zu verändern. Hierzu ist es notwendig, den Charakter der Störungen des Stoffwechsels in jedem konkreten Falle zu kennen.

Eine Störung des Blutkreislaufes oder eine unzureichende Sauerstoffzufuhr wirkt sich um so stärker im Gewebestoffwechsel aus, je differenzierter das Gewebe ist. Bekanntlich ist das Nervengewebe ein entwicklungsgeschichtlich sehr junges Gewebe, insbesondere ist die Großhirnrinde das differenzierteste Gewebe der

---

[1] Zwanzigjährige Erfahrungen mit dem objektiven Studium der höheren Nerventätigkeit (des Verhaltens) der Tiere. PAWLOW, I. P., Sämtliche Werke. Akademie-Verlag, Berlin 1953, Bd. III/2, S. 321.

höheren Wirbeltiere. Deshalb muß das Nervengewebe auf sämtliche Störungen des Stoffwechsels besonders empfindlich reagieren. Am widerstandsfähigsten gegen jegliche Störungen des Blutkreislaufes und der Sauerstoffversorgung ist das Muskelgewebe, das sogar imstande ist, sich noch in einem sauerstofflosen Milieu einige Zeitlang zu kontrahieren.

Durch die Zunahme der Hypoxie im Verlauf des Sterbens werden die Funktionen der verschiedenen Abschnitte des Zentralnervensystems allmählich ausgeschaltet, zuerst die Hirnrinde. Dieser Vorgang muß sich unvermeidlich auf den Verlauf der Stoffwechselprozesse in der Nervensubstanz auswirken. Um den Zusammenhang zwischen diesen Erscheinungen festzustellen, waren direkte Versuche erforderlich. Außerdem zeigte die neurologische Analyse des Verhaltens wiederbelebter Tiere, daß zwar manchmal die Funktionen des Zentralnervensystems allmählich wiederhergestellt werden, daß häufig aber auch schwere und anhaltende Störungen der Nerventätigkeit zurückbleiben. In diesem Zusammenhang ist auch die Klärung der Frage notwendig, inwieweit sich die Wiederherstellung der Tätigkeit des Zentralnervensystems auf die Normalisierung der Stoffwechselprozesse im Organismus und vor allem in den Hirngeweben auswirkt. Die Literatur gibt hierauf keine erschöpfende Antwort.

Der Hypoxiezustand ist schon von vielen Seiten bearbeitet worden; jedoch hat man sich kaum mit einer so starken Hypoxieform wie dem Zustand des klinischen Todes beschäftigt. Eine Hypoxie wurde durch Verminderung der Sauerstoffspannung in der eingeatmeten Luft, durch eine mechanische Asphyxie oder eine Unterbindung der großen Hirngefäße hervorgerufen; ihr Entstehungsmechanismus und ihre Pathogenese sind jedoch zweifellos andere als die des klinischen Todes, der durch eine tödliche Ausblutung hervorgerufen wird. Deshalb können die Ergebnisse der obenangezogenen Arbeiten nicht unmittelbar für die Aufdeckung einer Verbindung zwischen dem Stoffwechsel und dem Zustand der Tiere im Verlauf des Sterbens oder in der Wiederbelebungsperiode herangezogen werden.

Es waren Versuche am ganzen Organismus erforderlich, um eine genaue Antwort auf die Frage zu erhalten, in welchem Stadium des Sterbens durch das Erlöschen der Funktionen des Zentralnervensystems eine Störung der Stoffwechselprozesse in den Geweben eintritt, auf Kosten welcher Energiequellen und welcher Prozesse das Zentralnervensystem eine Periode des klinischen Todes durchmacht, auf Kosten welcher Energiequellen die Wiederherstellung der Lebensfunktionen, darunter auch im Zentralnervensystem, erfolgt und in welchem Stadium der Wiederbelebung das wiederhergestellte Nervensystem eine Normalisierung des Gewebesstoffwechsels gewährleistet.

Um die aufgetauchten Fragen zu beantworten, mußte man aus dem gesamten komplizierten und mannigfaltigen Stoffwechselprozeß die wichtigsten, entscheidenden Kettenglieder herausgreifen. Vor allem war es notwendig, den Kohlehydratstoffwechsel während der verschiedenen Etappen des Sterbens und der Wiederbelebung des Organismus zu untersuchen.

Am besten geklärt ist der Kohlehydratstoffwechsel des normalen Muskelgewebes. Die Umwandlung der Kohlehydrate im Muskelgewebe ist unzertrennlich gekoppelt mit den Umwandlungen der Phosphorsäure, d. h. der Kohlehydrat- und der Phosphorstoffwechsel sind ein einheitlicher Prozeß.

Weniger gut weiß man über die funktionelle Chemodynamik des Nervengewebes Bescheid; jedoch ist bekannt, daß viele Gesetzmäßigkeiten, die für die Muskelfaser gelten, auch für die Nervenzelle gültig sind. Insbesondere wurde festgestellt, daß die Phosphorsäure eine große Rolle auch im Stoffwechsel der Nervenzelle spielt. Im Jahre 1945 hat W. A. Engelhardt diese These folgendermaßen formuliert: „Wenn einmal das chemische Fundament der Nervenzelle entdeckt wird, so werden sich höchstwahrscheinlich in der Zahl der Grundsteine dieses Fundamentes auch die Umwandlungen der Phosphorsäure befinden.“ Eine besondere Bedeutung wird den sogenannten makroergischen Phosphorverbindungen[1] beigemessen, die in ihren labilen Phosphatverbindungen eine große Energiemenge enthalten.

Sowjetische Wissenschaftler (W. A. Engelhardt, A. W. Palladin, S. Je. Sewerin, G. Je. Wladimirow, W. S. Schapot u. a.) haben zu diesem Abschnitt der Biochemie bedeutende Beiträge geleistet. Durch ihre Untersuchungen sind das Vorhandensein makroergischer Verbindungen im Nervengewebe und die Rolle dieser Verbindungen im Prozeß seiner Lebenstätigkeit nachgewiesen worden. Die Forscher fanden bestimmte Verschiebungen des Phosphorstoffwechsels während einer Erregung und Hemmung des Zentralnervensystems, insbesondere bei Hypoxiezuständen unterschiedlichen Grades, die durch verschiedene Ursachen hervorgerufen worden sind.

Auf diesen Arbeiten aufbauend, haben wir in unserem Laboratorium die quantitativen Veränderungen von Glykogen, freiem Zucker, organischen Säuren (darunter getrennt von Milch- und Brenztraubensäure), anorganischem Phosphor, allgemeinem säurelöslichem Phosphor, Phosphor der Adenosintriphosphorsäure und des Kreatinphosphats untersucht. Einige dieser Komponenten wurden im Blut und im Hirngewebe (Zucker und Milchsäure, M. S. Gajewskaja), andere nur im Blut (organische Säuren und getrennt die Brenztraubensäure, O. N. Bulanowa) und die dritten nur im Hirngewebe (Glykogen, M. S. Gajewskaja; Phosphorfraktionen, M. I. Schuster) bestimmt.

Eine weitere Serie von Untersuchungen war dem Studium des Gesamtgaswechsels (Je. M. Smirenskaja und Je. S. Solotokrylina) und des Gasbestandes des Blutes (Je. M. Smirenskaja) gewidmet. Hierdurch wollten wir die Größenordnung der Oxydationsprozesse in verschiedenen Stadien der Sterbens und der Wiederbelebung eines Organismus feststellen. Vermutlich ist der Grundumsatz ein

[1] Als makroergisch werden solche Stoffe bezeichnet, die eine bedeutende Energiemenge akkumulieren, die durch die Zelle leicht ausgenutzt wird. Es ist in neuester Zeit festgestellt worden, daß es außer phosphorhaltigen auch schwefelhaltige makroergische Verbindungen gibt.

sehr empfindlicher Indikator für das Erlöschen und die Wiederherstellung der Lebensfunktionen. Zweifellos sind die verschiedenen Gewebe sehr unterschiedlich empfindlich gegen einen Sauerstoffmangel, vor allem erschien es uns aber erforderlich, die Veränderungen des Blutgasbestandes und des Gesamtgaswechsels des ganzen Organismus zu verfolgen. Je nach dem Erlöschen oder der Wiederherstellung der Funktionen des Nervensystems nahmen wir an, feststellen zu können, in welcher Form und in welchem Ausmaß die Oxydationsprozesse vom Nervensystem reguliert werden.

In unseren Wiederbelebungsversuchen fiel uns als erstes auf, daß die Tiere nach dem Versuch ungewöhnlich schnell abmagern. Wir nahmen stets Hunde, die nicht unter dem Durchschnitt ernährt waren, aber nichtsdestoweniger ließ sich am zweiten Tage nach der Wiederbelebung, besonders dann, wenn die Hirnrindenfunktionen nur unvollständig wiederhergestellt waren, stets eine starke Gewichtsabnahme des Tieres verzeichnen. Wir vermuteten die Ursache in einem verstärkten Abbau der Gewebseiweiße. Zur Klärung dieser Frage wurde eine Reihe Versuche durchgeführt, in denen der Gesamtstickstoff, der Reststickstoff und der Aminosäurestickstoff im Verlauf des Sterbens und der Wiederbelebung an Tieren bestimmt wurden (M. I. Schuster).

A. METHODEN DER BESTIMMUNG

Die Bestimmung des Blutzuckers erfolgte nach Hagedorn-Jensen und die der Milchsäure nach Friedemann-Kotonio. Die Gesamtmenge der organischen Säuren im Blut ermittelten wir mittels elektrometrischer Titrierung, den Grad der Blutverdünnung mit Hilfe des gebogenen Hämatokrits. Der Gehalt an Brenztraubensäure wurde nach der Methode von Lin, der Gesamt- und der Reststickstoff durch Veraschung des Blutes und nachfolgende Mikrodestillation (Reststickstoff nach Fällung der Eiweiße mit Natriumwolframat), die Menge des Stickstoffes durch Titrieren, der Aminosäurestickstoff nach Folin bestimmt.

Das Blut für die Untersuchungen wurde vor dem Versuch und nach der Wiederbelebung aus der Ohrvene, während des Versuches aus der A. carotis communis und der V. jugularis externa mit Hilfe T-förmiger Kanülen entnommen.

Den Gasgehalt im normalen Blut bestimmten wir in Proben, die wir durch Punktion der Jugularvene und der Carotis bei Hunden gewonnen hatten, die in ein Gestell gebunden waren (5 bis 8 Minuten, nachdem die Tiere sich an die Umgebung gewöhnt und beruhigt hatten).

Der Sauerstoff- und Kohlensäuregehalt im arteriellen und venösen Blut wurden manometrisch nach van Slyke und Neill (1924) gemessen.

Die Dissoziationskurven der Kohlensäure wurden nach Sättigung des Blutes in Barcroftschen Saturatoren bestimmt, wobei ein Gasgemisch benutzt wurde, in dem der Druck der Kohlensäure 40 und 60 mm Hg betrug. Das Gasgemisch aus den Saturatoren wurde nach HALDANE untersucht. Die Sauerstoffkapazität des arteriellen Blutes wurde nach seiner Sättigung mit Luftsauerstoff gemessen. Zur Untersuchung des Blutgasgehaltes während der Experimente wurden die Blutproben gleichzeitig aus der A. carotis communis (oder A. femoralis) und aus dem längsverlaufenden Hirnsinus (oder der Femoral- und Jugularvene) entnommen. Die Zirkulationsgeschwindigkeit des Blutes wurde nach einer modifizierten Methode von BARCROFT-BRODIE bestimmt.

Der Grundumsatz der Hunde wurde nach SCHATTERNIKOW indirekt kalorimetrisch bestimmt, wobei die Luft in HALDANE-Apparaten analysiert wurde.

Die Menge des Glykogens, des Zuckers und der Milchsäure im Hirngewebe wurde nach der Methode von KERR festgestellt.

Die Bestimmung der Phosphorfraktionen im Hirngewebe erfolgte im eiweißfreien Filtrat. Die Eiweiße wurden dazu mit einer 4%igen Lösung der Trichloressigsäure im Verhältnis 1 : 10, der anorganische Phosphor mit einem Magnesiumgemisch oder einer in Kälte gesättigten Bariumhydroxydlösung unter Anwesenheit von Phenolphthalin ausgefällt; der leicht hydrolysierbare Phosphor konnte dann auf Grund der Zunahme des anorganischen Phosphors im eiweißfreien Filtrat nach einer 7 Minuten dauernden Hydrolyse in normaler Salzsäure bestimmt werden. In einigen Versuchen wurde auch der Bariumniederschlag nach seiner Auflösung in verdünnter Salzsäure und Bearbeitung mit schwefelsaurer Bariumlösung einer Hydrolyse unterworfen. Den Phosphor des Kreatinphosphats bestimmten wir nach der Fällung des eiweißfreien Filtrats mit Calciumhydroxyd (STONE, 1941).

Zur Feststellung des säurelöslichen Gesamtphosphors wurde das eiweißfreie Filtrat in 5n H_2SO_4 verascht. Aus der Differenz zwischen der letzten gewonnenen Zahl und der Menge des anorganischen Phosphors konnten der Gehalt des organisch gebundenen und das Verhältnis der Menge des anorganischen Phosphors (A) zum organischen (B) errechnet werden.

Die Bestimmung der Phosphormenge erfolgte in sämtlichen Fraktionen photometrisch. Die Farbreaktion wurde mit Hilfe des molybdänsauren Ammoniums und 1%iger wässeriger Lösung von Ascorbinsäure erhalten.

Während unserer Arbeit am Gehirn bestimmten wir in sämtlichen Versuchen die Feuchtigkeit des Hirngewebes. Wir haben jedoch alle unsere Versuchsergebnisse für die feuchte Gewebesubstanz berechnet, da die Feuchtigkeit des Gewebes sich unter den Versuchsbedingungen nur in geringen Grenzen veränderte.

Um eine Hirnprobe bei Hunden zu erhalten, wurde in einer Pantopon-Äthernarkose der Schläfenknochen trepaniert. Aus dem Hirngewebe entnahmen wir eine Probe (1,5 bis 2 g) mit einem scharfen Löffel in der Gegend der hinteren Frontal- und der vorderen Parietalwindungen. Sie bestand vorwiegend aus grauer Substanz mit einer geringen Beimischung von weißer Substanz.

Unter Berücksichtigung der im Hirngewebe schnell verlaufenden postmortalen Autolyse vereisten wir das Hirngewebe mit flüssigem Stickstoff. Wurde, wie in den meisten Versuchen, für die Untersuchung eine Probe nur aus einer Hemisphäre entnommen, so vereisten wir das freigelegte Gehirn durch eine 2 bis 4 Minuten lange Berieselung mit flüssigem Stickstoff in situ. In den übrigen Versuchen wurden bei ein und demselben Tier zwei Proben aus symmetrisch liegenden Abschnitten beider Hemisphären in verschiedenen Stadien des Experimentes entnommen und gleich in den ersten 2 bis 3 Sekunden in ein Gefäß mit flüssigem Stickstoff getaucht.

Die meisten Tiere befanden sich während des Versuches in einer Pantopon-Äthervollnarkose. In einzelnen Versuchsserien wurde auch die Lokalanästhesie angewandt, oder es wurde intravenös Barbamyl injiziert, um einen dem physiologischen Schlafe ähnlichen Schlafzustand bei den Tieren zu erreichen (Barbamyl-Natriumsalz der Äthylisoamylbarbitursäure).

B. UNTERSUCHUNGSERGEBNISSE VOR DEM VERSUCH

Normalerweise untersuchten wir den Gesamtgaswechsel und die Komponenten, deren Gehalt im arteriellen oder venösen Blut bestimmt werden konnte (Abb. 29).

Hirngewebe haben wir nicht vor der Narkose untersucht. Als Ausgangswert seiner Untersuchung (relative Norm) dienten uns Werte, die wir an Proben, die wir in Pantopon-Äthernarkose vor der Blutentziehung entnahmen, gewonnen hatten[1].

Nach Tab. 1 beträgt der Gehalt an Blutzucker in der Norm durchschnittlich 96 mg$^0/_0$ und der an Milchsäure 18 mg$^0/_0$. Die arteriell-venöse Differenz für Sauerstoff beträgt durchschnittlich 10,3 Vol.-$^0/_0$ und die venös-arterielle Differenz für Kohlensäure 8,81 Vol.-$^0/_0$. Der Koeffizient der Sauerstoffutilisation beträgt in der Norm durchschnittlich 0,48[2].

Der Verlauf der Dissoziationskurven der Kohlensäure im venösen Blut, die unter einem Druck der Kohlensäure von 40 und 60 mm erhalten wurden, stimmte im wesentlichen in sämtlichen Versuchen mit den Literaturangaben überein.

Zur Feststellung des normalen Gesamtgaswechsels wurden die Tiere 3 bis 5 Tage lang periodisch in der Umgebung des Operationsraumes untergebracht und an die Atmung in der Maske gewöhnt.

Der Gesamtgaswechsel der Tiere vor dem Versuch kann in folgender Weise charakterisiert werden: Der Sauerstoffverbrauch betrug in 1 Stunde pro 1 kg Gewicht des Tieres 0,221 bis 0,540 l, und die Kohlensäureausscheidung schwankte unter den gleichen Bedingungen zwischen 0,182 und 0,482 l. Der respiratorische

[1] Die Zahlenwerte in Tabelle 1 stellen Mittelwerte der in den einzelnen Versuchsserien erhaltenen Werte dar.

[2] Der Koeffizient der Sauerstoffutilisation ist gleich der Größe der arteriell-venösen Differenz für Sauerstoff dividiert durch den Sauerstoffgehalt im arteriellen Blut.

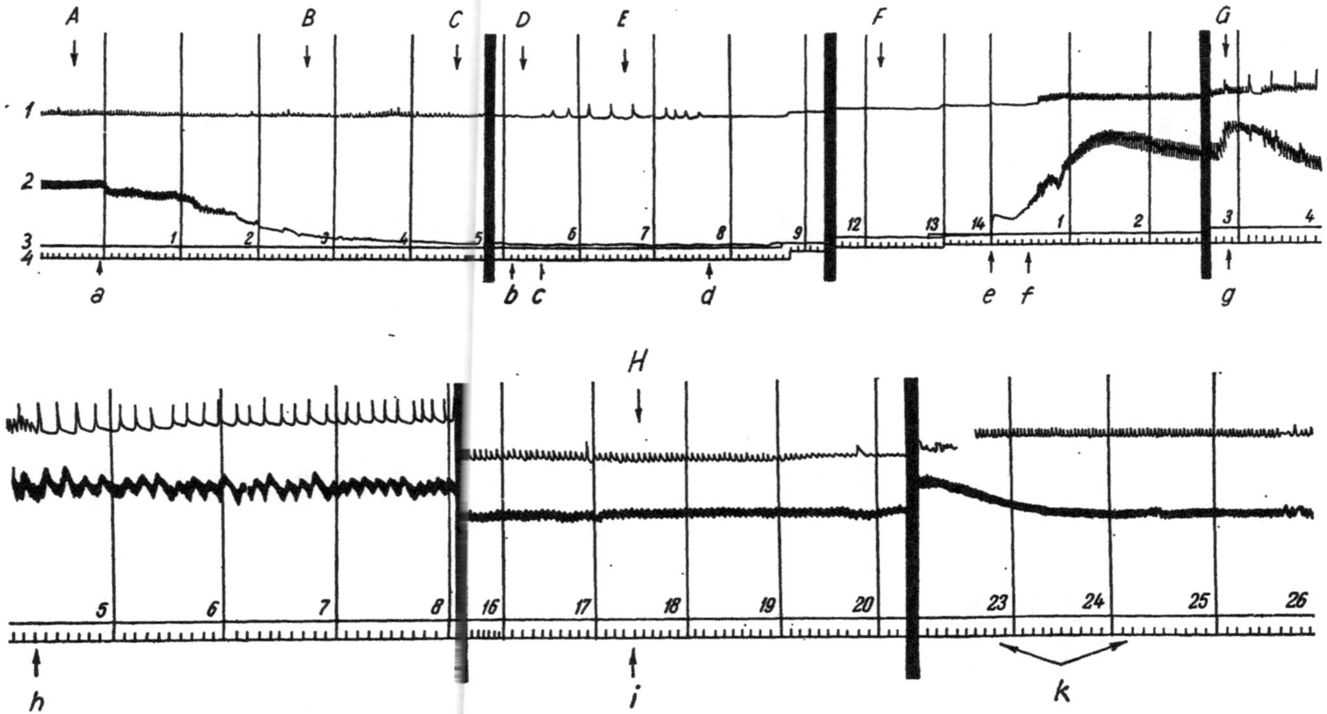

Abb. 29 Kymogramm des Versuches und Entnahme von Proben für biochemische Untersuchungen

1 — Aufzeichnung der Atmung; *2* — Aufzeichnung des Blutdruckes in der A. femoralis; *3* — Nullinie, von der aus das Niveau des Blutdruckes gerechnet wird; *4* — Zeitzeichnung (jede Marke entspricht 6 Sekunden). *a* — Beginn der Blutentziehung; *b* — Beginn der terminalen Pause; *c* — Beginn der Agonie; *d* — Beginn des klinischen Todes (Periode des Sterbens 7 Minuten 35 Sekunden, klinischer Tod 6 Minuten 1 Sekunde); *e* — Beginn der Wiederbelebung; *f* — Beginn der Herztätigkeit (30 Sekunden nach Beginn der Wiederbelebung); *g* — erste selbständige Einatmung (in der 3. Minute der Wiederbelebung); *h* — Ausschaltung der künstlichen Atmung; *i* — Auftreten der Kornealreflexe (in der 18. Minute der Wiederbelebung); *k* — Auftreten der Sehnenreflexe (in der 23—24. Minute der Wiederbelebung). *A* — Während der Pantopon-Äthernarkose vor der Blutentziehung; *B* — mitten in der Blutentziehung; *C* — gegen Ende der Blutentziehung; *D* — während der terminalen Pause; *E* — während der Agonie; *F* — während des klinischen Todes; *G* — im Augenblick der Wiederherstellung der selbständigen Atmung; *H* — während des Wiederauftretens der Kornealrefelxe

Quotient (RQ) betrug 0,7 bis 0,8. Bei den Tieren ließ sich in der Untersuchung vor den Versuchen zuweilen eine periodische Erregung infolge des zu hörenden Straßenlärmes verzeichnen. Nichtsdestoweniger entsprechen die Ergebnisse denen anderer Autoren (Danilow, 1941; Stschepkin, 1948; Derwis, 1950).

Die Menge des Gesamtstickstoffes im Blut betrug im Durchschnitt 3,5%, des Reststickstoffes 35 gm% und des Aminosäure-Stickstoffgehaltes 7 mg%. Auch diese Ergebnisse stimmen mit den Angaben anderer Autoren überein (G. D. Obraszow, Je. T. Minker-Bogdanowa, M. N. Kalinnikowa, Harden und Orr u. a.).

C. EINFLUSS DER PANTOPON-ÄTHERNARKOSE

Wie oben bereits erwähnt, haben wir in den meisten Versuchen die Pantopon-Äthernarkose angewandt. Zunächst injizierten wir den Tieren subcutan 2%iges Pantopon in einer Menge von 0,008 g Trockensubstanz auf 1 kg Gewicht. Nach 30 Minuten wurden erneut Blutproben zur Untersuchung entnommen, dann erst haben wir mit der Ätherinhalation begonnen. Bei unseren ersten Wiederbelebungsversuchen dauerten unsere Äthernarkosen noch 40 bis 60 Minuten (bedingt durch unsere damals noch mangelhafte Versuchstechnik). Später konnten wir dann die Narkose auf 15 bis 30 Minuten verkürzen. So viel Zeit brauchten wir, um die Gefäße zu präparieren und, falls erforderlich, den Schädel zu trepanieren.

Die Ergebnisse, die wir während der Ätherinhalation gewannen, entsprachen dem Zustand der Tiere unmittelbar vor der Blutentziehung und dienten für eine Reihe von Analysen (insbesondere dann, wenn das Hirngewebe auf seinen Gehalt untersucht wurde) als Ausgangswerte (Tab. 1).

In diesem Stadium des Versuches war die Narkose von mittlerer Tiefe, die Kornealreflexe waren in den meisten Fällen stark abgeschwächt, die Atmung war langsam und ruhig.

Die Narkose führte zu einem Sauerstoffhunger, der sich trotz verstärkter Hemmungsprozesse im Nervensystem entwickelte, durch die die Funktion und der energetische Bedarf des Nervensystems bis zu einem gewissen Maße herabgesetzt werden.

Die Entwicklung des Sauerstoffhungers und einer Acidose läßt sich aus den bedeutenden Veränderungen der Gaszusammensetzung des Blutes ableiten.

Das Pantopon und der Äther rufen, wie wir in Teilversuchen feststellten, gleichartige Veränderungen hervor, jedoch sind sie nach Ätherinhalation deutlicher ausgeprägt.

Die Untersuchungsergebnisse zeigen weiterhin, daß der Koeffizient der Sauerstoffutilisation vor der Blutentziehung bedeutend niedriger ist als vor dem Versuchsbeginn. Während er in normalem Zustand 0,48 betrug, fiel er nach der Narkose bis auf 0,2 ab. Die artiell-venöse Differenz für Sauerstoff verminderte

Tabelle 1 Zusammenfassung der Ergebnisse

Komponente		vor der Narkose	Periode des Sterbens				
			während der Pantopon-Äthernarkose vor der Blutentziehung	während der Blutentziehung			
				Mitte	Ende	terminale Pause	Agonie
Glykogen im Gehirn	in mg%	—	91	—	—	129	83
Zucker im Gehirn	in mg%	—	118	—	—	59	25
„ „ Blut	in mg%	96	185	176	183	—	189
Milchsäure im Gehirn	in mg%	—	36	—	—	101	112
Milchsäure im Blut	in mg%	18	21	24	26	—	34
Organische Säuren in Milliäquivalent		—	11,4	11,5	—	—	15,8
Brenztraubensäure im Blut in mg%		—	1,26	1,12	—	—	1,17
Arteriell-venöse Differenz für O_2	in Vol.-%	10,3	3,77	10,37	13,86	—	—
Venös-arterielle Differenz für CO_2	in Vol.-%	8,81	4,12	14,7	22,8	—	—
Koeffizient der O_2-Utilisation	in Vol.-%	0,48	0,2	0,54	0,76	—	—
Adenosintriphosphorsäure im Gehirn	in mg%	—	15	—	—	14,5	—
Kreatinphosphorsäure im Gehirn	in mg%	—	7	—	—	0	—
Anorganischer Phosphor im Gehirn (A)	in mg%	—	10,4	—	—	18	—
Organischer Phosphor im Gehirn (B)	in mg%	—	46	—	—	—	—
A/B	in mg%	—	0,23	—	—	—	—

der biochemischen Untersuchungen

Klinischer Tod	Wiederherstellung der Atmung	Wiederherstellung der Augenreflexe	Periode der Wiederherstellung 1 Std.	3 Std.	24 Std.	3 Tage
26	20	—	67	186	177	54
42	108	—	166	102	69	106
—	310	266	198	130	128	105
177	185	185	76	38	57*	24
—	80	70	38	27	25	10
—	28,5	25	22	—	—	—
—	1,8	2,33	2,24	1,62	—	—
—	0,4—1,0	1,59	10,49	13,03	7,08	—
—	2,31	3,07	9,48	12,97	4,82	—
—	0,004—0,09	0,12	0,55	0,65	0,55	—
5,6	12,2					
0	4,5					
31	12					
39	43					
0,79	0,28					

* Bei Trepanation in Narkose

sich nach der Äthernarkose von 10,3 bis auf 3,77 Vol.-$^0/_0$, d. h. um 64$^0/_0$. Die venös-arterielle Differenz für Kohlensäure sank von 8,81 bis auf 4,12 Vol.-$^0/_0$ ab.

Die durch die Narkose hervorgerufenen Veränderungen machten sich nicht nur als Störung der Gaszusammensetzung im arteriellen Blut bemerkbar, sondern auch als Veränderung des venösen Blutes, in dem sich der Sauerstoffgehalt um 25 bis 50$^0/_0$ erhöhte, während sich in einigen Fällen die Kohlensäuremenge verminderte.

Durch die Narkose wird die Blutzirkulation etwas gesteigert; diese Steigerung kompensiert jedoch nicht die verminderte Sauerstoffutilisation durch das Gehirn.

Die nicht zu tiefe Pantopon-Äthernarkose verändert praktisch den Gehalt der organischen Säuren im Blut (11,4 Milliäquivalent) nicht, auch die Milchsäure (21 mg$^0/_0$) bleibt gleich, nur in einzelnen Fällen übersteigt sie das Doppelte ihrer Norm. Der Gehalt an Brenztraubensäure beträgt 1,26 mg$^0/_0$.

Die Entwicklung der Acidose in diesem Stadium des Versuches macht sich auch dadurch bemerkbar, daß die Fähigkeit des Blutes, Kohlensäure zu binden, vermindert wird. Diese sank von 44 Vol.-$^0/_0$ in der Norm auf 39 Vol.-$^0/_0$, d. h. um 11$^0/_0$. Gleichzeitig lag die Dissoziationskurve der Kohlensäure tiefer als in der Norm.

Der Einfluß der Narkose auf die Stickstoffkomponenten des Blutes äußert sich in einer Erhöhung des Gesamtstickstoffes von 3,5$^0/_0$ in der Norm bis auf 3,8$^0/_0$ (+ 8,6$^0/_0$) nach der Narkose und in einer Verminderung des Aminosäure-Stickstoffes von 7,5 auf 5,5 mg$^0/_0$ (— 26$^0/_0$). Die Erhöhung des Gesamtstickstoffes entspricht der Erhöhung der Erythrocytenzahl nach der Narkose, was auch N. N. Bobrow und A. Z. Wosnaja in analogen Versuchen beobachteten. Diese Veränderungen dürfen offenbar als kompensatorische Reaktionen des Organismus auf die durch die Narkose hervorgerufene Hypoxie betrachtet werden. Sämtliche von uns festgestellten Veränderungen des Blutchemismus unter dem Einfluß der Narkose stimmen mit den Ergebnissen anderer Autoren überein.

Den Literaturangaben entsprechen im wesentlichen auch die Ergebnisse der Untersuchungen des Hirngewebes, das wir narkotisierten Tieren entnahmen; nur die durch M. S. Gajewskaja festgestellten Werte für Zucker (118 mg$^0/_0$) und Milchsäure (36 mg$^0/_0$) sind etwas höher als die in der Literatur angeführten Werte (Domontowitsch, Kerr). Das läßt sich offenbar aus dem hypoxischen Zustand der Tiere und der Hyperglykämie (185 mg$^0/_0$) erklären, die durch die Pantopon-Äthernarkose hervorgerufen wurden. Der Gehalt des Glykogens vor der Blutentziehung betrug in den Versuchen von M. S. Gajewskaja 91 mg$^0/_0$ und kommt damit den Werten der anderen Autoren nahe.

Der im Kreatinphosphat gebundene Phosphor betrug im Hirngewebe vor der Blutentziehung durchschnittlich 7 mg$^0/_0$, was den Angaben von S. Epstein (1941), P. F. Minajew und A. T. Kurochtina (1949) sowie A. T. Kurochtina, I. I. Malkiman und O. I. Panferowa (1950) nahekommt, die diesen Phosphor in einer Menge von 3,8 bis 8,7 mg$^0/_0$ feststellten. Nach den Untersuchungen von Stone

(1944), K. T. Gromowa und W. S. Schapot (1951) soll der Phosphorgehalt dieser Fraktion etwas höher liegen (8 bis 11 mg$^0/_0$). Der leicht hydrolysierbare Phosphor der Adenosintriphosphorsäure betrug nach unseren Untersuchungen 15 mg$^0/_0$. Auch dieser Wert stimmt mit den Literaturangaben weitgehend überein.

Die Menge des anorganischen Phosphors vor der Blutentziehung variierte in Abhängigkeit davon, ob das Hirngewebe in situ oder nach seiner Entnahme vereist wurde. Im ersten Falle betrug die Menge des anorganischen Phosphors durchschnittlich 10,4 mg$^0/_0$ und kam damit den Angaben der meisten anderen Autoren sehr nahe. In den Versuchen, in denen wir entsprechend den experimentellen Bedingungen vom Tier zwei Gehirnproben (in verschiedenen Stadien des Versuches) entnahmen, wobei wir natürlich das Gehirn nicht in situ vereisen konnten, fanden wir in der ersten Probe einen wesentlich höheren Ausgangsgehalt an anorganischem Phosphor (durchschnittlich 22 mg$^0/_0$). Die Menge des organisch gebundenen Phosphors betrug durchschnittlich 46 mg$^0/_0$. Das Verhältnis A/B variierte folglich, in Abhängigkeit von dem festgestellten Gehalt an anorganischem Phosphor, zwischen 0,23 und 0,47.

Gleichzeitig müssen wir noch darauf hinweisen, daß in einigen Versuchen zur Bestimmung der Phosphorfraktionen des Hirngewebes keine Vollnarkose angewandt wurde. Wir haben in diesen Fällen den Schädel $1^1/_2$ bis 2 Wochen vorher trepaniert und die Trepanationsöffnungen wieder mit Hautlappen überdeckt. Sobald sich diese Tiere nach der Operation erholt hatten, wurden bei ihnen die Gewebeentnahme aus dem Gehirn, die Blutentziehung und die darauffolgende Wiederbelebung nur in örtlicher Betäubung durchgeführt. Da sich die Ergebnisse dieser Versuche nur wenig von denen unter Äthernarkose unterscheiden, führen wir im weiteren die sich auf Phosphorfraktionen beziehenden Untersuchungsergebnisse ohne entsprechende Vorbehalte an.

D. EINFLUSS DER BLUTENTZIEHUNG

Da die Blutentziehung schnell durchgeführt wird, hatten wir keine Möglichkeit, sämtliche vorgesehenen Komponenten zu untersuchen. Hinderlich war dabei vor allem, daß nicht in allen Stadien des Blutverlustes eine ausreichende Menge venösen Blutes erhalten werden konnte. Von vornherein waren aber wohl kaum wesentliche Veränderungen im Stoffwechsel zu erwarten, da der Organismus noch nicht die Fähigkeit eingebüßt hatte, kompensatorische Maßnahmen einzuschalten. Das haben auch unsere Versuche bestätigt, in denen wir die Gehirnproben mitten während der Blutentziehung entnahmen, wenn der Blutdruck auf 50 bis 30 mm abgefallen war. An ihnen konnten wir feststellen, daß sich die Menge des freien Zuckers nicht verändert, während der Milchsäuregehalt im Hirngewebe nur unbedeutend erhöht wird. Die Veränderung der Konzentration der Milchsäure im Blut und der organischen Säuren im Plasma war ebenfalls unbedeutend.

Nichtsdestoweniger erlauben die erzieltenen Ergebnisse, sich eine gewisse Vorstellung von der Veränderung der Oxydationsprozesse des Organismus während eines Blutverlustes zu bilden. So nähert sich mitten während der Blutentziehung, wenn der Blutdruck sich ungefähr um zwei Drittel vermindert hat, die Gaszusammensetzung des Blutes wieder fast der Norm, so daß der Eindruck entsteht, als ob die Blutentziehung die Störungen beseitigt, die durch die Narkose hervorgerufen werden: Die arteriell-venöse Differenz für Sauerstoff betrug, genau wie in dem vor der Narkose entnommenen Blut, in diesem Stadium des Versuches 10,37 Vol.-%; die venös-arterielle Differenz für Kohlensäure (14,7 Vol.-%) und der Koeffizient der Sauerstoffutilisation (0,54) stiegen sogar etwas an. Es verminderte sich lediglich die Fähigkeit des Blutes, Kohlensäure zu binden. Bei einem Partialdruck der Kohlensäure von 40 mm verminderte sich ihr Gehalt im Blut von 44 in der Norm bis auf 37 Vol.-%, bei einem Partialdruck aber von 60 mm von 52 bis auf 48 Vol.-%.

Die Tatsache, daß sich der Gehalt an organischen Säuren im Blut (11,5 Milliäquivalent) und insbesondere an Milchsäure (24 mg%) nicht verändert, deutet darauf hin, daß die Fähigkeit des Organismus, den beginnenden Sauerstoffhunger zu mildern, noch erhalten bleibt. Offensichtlich übernehmen nach dem Versagen der corticalen Stoffwechselregulation, das man am Erlöschen der Bioströme des Gehirns ablesen kann, die tiefer liegenden Abschnitte des Zentralnervensystems die Regulation der Stoffwechselprozesse.

Der Gehalt an Brenztraubensäure beträgt durchschnittlich 1,12 mg%. Die Ergebnisse, die in diesem Stadium des Versuches mit der Hämatokritbestimmung gewonnen wurden, weisen auf eine erhebliche Blutverdünnung hin.

Deutlich waren dagegen die durch den Blutverlust hervorgerufenen Veränderungen gegen Ende der Blutentziehung, wenn der Blutdruck bis auf 10 bis 12 mm gefallen war. Der Blutverlust führte zu einer Erhöhung der Sauerstoffutilisation durch die Gewebe. Das konnten wir aus der Verminderung der Sauerstoffmenge im venösen Blut von 11,01 in der Norm bis auf 4,24 Vol.-% gegen Ende der Blutentziehung und aus der Erhöhung der arteriell-venösen Differenz für Sauerstoff bis auf 13,86 Vol.-%, der mehr als 3½fachen Größe vor der Blutentziehung, entnehmen.

Auch ganz am Ende der Blutentziehung war die arteriell-venöse Differenz für Sauerstoff höher als in der Norm (10,3 Vol.-%); es erhöhte sich auch der Koeffizient der Sauerstoffutilisation (bis zu 0,76). Die Dissoziationskurven der Kohlensäure in Blut, die gegen Ende der Blutentziehung erhalten wurden, liegen niedriger als die Kurven des normalen Blutes.

Im Vergleich zum Sinusblut ist im Blut der V. femoralis die Sauerstoffmenge besonders niedrig und der Kohlensäuregehalt besonders hoch. Gegen Ende der Blutentziehung wird, nach Angaben von Je. M. Smirenskaja, die Zirkulationsgeschwindigkeit des Blutes ungefähr um das 40fache geringer als in der Norm. Somit nimmt zwar die Sauerstoffutilisation des Blutes im Verlauf eines massiven und akuten Blutverlustes zu, aber der gesamte Sauerstoffverbrauch durch den Organismus wird infolge der Abnahme der Zirkulationsgeschwindigkeit vermindert.

In der Literatur gibt es schon Hinweise auf einen verminderten Sauerstoffverbrauch unter den Bedingungen einer Blutentziehung bei P. A. DYMSCHIZ, DOI, GESELL, FOOTE und CAPP. Gleichzeitig mit der Verminderung des Sauerstoffverbrauches entwickelt sich eine Acidose. Das zeugt von einer Vertiefung des Sauerstoffhungers. Die Acidose macht sich durch eine gewisse Erhöhung der Milchsäure im Blut (26 mg$^0/_0$) sowie durch eine weitere Verminderung der Fähigkeit des Blutes, Kohlensäure zu binden, und eine sehr starke Erhöhung der venös-arteriellen Differenz für Kohlensäure (22,8 Vol.-$^0/_0$) bemerkbar. Die venös-arterielle Differenz für Kohlensäure steigert sich im Vergleich zu den Ergebnissen vor der Blutentziehung um das 5,5fache und die arteriell-venöse Differenz für Sauerstoff dagegen nur um das 3,5fache. Die Veränderungen im Gehalt der von uns untersuchten Komponenten sind gegen Ende der Blutentziehung in gewissem Maße nicht nur durch die Acidose bedingt, sondern auch durch die Atemstörung des Tieres, und zwar durch die starke Atemnot und die Hyperventilation.

E. TERMINALE PAUSE

Eine sehr wesentliche Etappe im Prozeß des Sterbens eines Tieres ist die terminale Pause. Äußerlich ist sie durch eine zeitweilige Unterbrechung der Atmung (für 30 Sekunden bis $1^1/_2$ Minuten) und durch das Absinken des Blutdruckes fast bis auf Null charakterisiert.

Während der terminalen Pause erlischt die reflektorische Tätigkeit und verschwinden die Augenreflexe. Das Wesen dieser Periode des Sterbens besteht darin, daß sich ein schon früher begonnener tiefer Hemmungsprozeß in der Hirnrinde weiterentwickelt und daß diese funktionell völlig ausgeschaltet wird. In dieser Zeit bleiben nur die Stammhirn- und hauptsächlich die bulbäre Regulation der physiologischen Funktionen erhalten. Die gesamte Lebenstätigkeit des Organismus wird gleichsam chaotisch, der Organismus hört auf als etwas Ganzes zu existieren. Dementsprechend finden auch im Stoffwechsel wesentliche Verschiebungen statt. Die normale, evolutionär zweckmäßigere Form des Stoffwechsels, bei der die Umwandlung von Stoffen gesetzmäßig mit der Oxydation endet, wird durch eine primitivere, glykolytische abgelöst, für die eine Störung der Koordination zwischen der Geschwindigkeit der Spaltung von Kohlehydraten und deren Synthese charakteristisch ist. Die Zerfallsprozesse beginnen die Syntheseprozesse zu überflügeln. Im Hirngewebe vermindert sich der Gehalt an freiem Zucker bis auf 59 mg$^0/_0$, während das Kreatinphosphat völlig verschwindet; zugleich erhöht sich der Gehalt an Milchsäure bis auf 101 mg$^0/_0$ und der an anorganischem Phosphor bis auf 18 mg$^0/_0$. Als Quelle der Milchsäure des Hirngewebes dient während der terminalen Pause offenbar der freie Zucker des Gehirns, da in der gleichen Zeit die Menge des Glykogens im Vergleich zum Ausgangswert (91 mg$^0/_0$) sogar etwas zunimmt (129 mg$^0/_0$). Die Menge des anorganischen Phosphors wächst in diesem Stadium des Sterbens hauptsächlich auf Kosten des Zerfalls von Kreatinphosphat an, denn die Gesamtmenge des leicht hydrolysierbaren Phosphors der Adenosintriphosphorsäure bleibt in den meisten Versuchen unverändert (14,5 mg$^0/_0$).

Diese Verschiebungen im Stoffwechsel und im Chemismus des Hirngewebes deuten somit tatsächlich darauf hin, daß die Synthese im Hirngewebe gehemmt ist, während der Zerfall infolge der unzureichenden energetischen Effektivität der Glykolyse zunimmt.

Es taucht daher die Frage auf, ob der in den Versuchen von M. I. Schuster gefundene leicht hydrolysierbare Phosphor tatsächlich ein Phosphor der Adenosintriphosphorsäure ist. K. G. Gromowa und W. S. Schapot (1951) sowie K. G. Gromowa, T. Je. Kudrizkaja, I. R. Petrow und W. S. Schapot (1952) sehen auf Grund ihrer Arbeiten über die Durchblutungsstörung des Gehirns bei Ratten im Zerfall der Adenosintriphosphorsäure und im Auftreten der Adenosindiphosphorsäure im Hirngewebe die kennzeichnendsten biochemischen Verschiebungen im Rahmen der Pathogenese der Hirnanämie. Diese Autoren wandten eine spezifische enzymatische Methode zur Untersuchung der Adenosintriphosphorsäure an und halten diese Methode mit Recht für vollkommener als die bei vielen anderen Forschern übliche Methode der salzsauren Hydrolyse. Zweifellos sind die nach der erstgenannten Methode erzielten Ergebnisse genauer und ergeben somit ein besseres Bild von den Störungen der chemischen Prozesse durch die Anämie. Dadurch, daß sich während der terminalen Pause eine Hypoxie entwickelt und die Blutzirkulation ganz fehlt, sind die Bedingungen für eine Resynthese der Adenosintriphosphorsäure sehr ungünstig, um so mehr, als das Kreatinphosphat als Phosphorquelle in diesem Stadium ebenfalls mangelt. Wenn jedoch im Hirngewebe während der terminalen Pause nur Adenosindiphosphorsäure vorhanden wäre, müßte die Menge des leicht hydrolysierbaren Phosphors in diesem Versuchsstadium infolge der vorausgehenden Abspaltung der Phosphorendgruppe offenbar geringer sein als sie im allgemeinen festgestellt wird. Da die Menge des leicht hydrolysierbaren Phosphors vor Beginn der Ausblutung und zur Zeit der terminalen Pause dieselbe ist, darf man wohl annehmen, daß der durch die Resynthese nicht kompensierte Zerfall der Adenosintriphosphorsäure erst etwas später, und zwar während des klinischen Todes eintritt.

Zu derselben Annahme kann man gelangen, wenn man die in unserem Laboratorium gewonnenen Ergebnisse im Lichte der Untersuchungen von K. G. Gromowa, T. Je. Kudrizkaja, I. R. Petrow und W. S. Schapot analysiert. Da das Hirngewebe in der Periode der terminalen Pause infolge des entwickelten tiefen Hemmungsprozesses funktionell ausgeschaltet ist und somit weder einen wesentlichen Bedarf noch einen Verbrauch an Energie hat, kann ein bestimmtes Niveau der Adenosintriphosphorsäure im Hirngewebe auf Kosten der sich verstärkenden

Glykolyse erhalten bleiben, ungeachtet dessen, daß diese nur eine verhältnismäßig unbedeutende energetische Effektivität hat. Das ist auch deshalb möglich, weil die Dauer der Hypoxie in diesen Versuchen (vom Beginn des Experimentes bis zum Eintritt der terminalen Pause) relativ kurz ist. In den Versuchen der erwähnten Autoren veränderte sich der Adenosintriphosphorsäuregehalt im Hirngewebe von Ratten sogar 6 bis 7 Stunden nach Beginn der Ausblutung fast gar nicht, solange man dafür sorgte, daß kein Erregungsprozeß dazukam.

Selbstverständlich wird nur durch direkten Nachweis die Feststellung gelingen, ob der gesamte in der Periode der terminalen Pause gefundene leicht hydrolysierbare Phosphor aus der Adenosintriphosphorsäure stammt oder ob ein gewisser Teil davon der auftretenden Adensosindiphosphorsäure zugeschrieben werden muß.

F. AGONIE

Die Periode der Agonie, die auf die terminale Pause folgt, ist die letzte Phase, in der der Organismus um die Erhaltung des Lebens kämpft. Während der Agonie tritt wieder eine Atmung auf, und nicht selten steigt für kurze Zeit deutlich, wenn auch nicht allzuviel, der Blutdruck, zuweilen um 15 bis 20 mm. Die physiologischen Funktionen werden in dieser Zeit von den bulbären Zentren reguliert, da die Funktionen der höheren Abschnitte des Nervensystems bereits erloschen sind (s. Kapitel V). Während dieses letzten Aufflackerns des Lebens in der agonalen Periode wird, ungeachtet seiner schwachen Äußerungsformen, immer eine bestimmte Energiemenge verbraucht; in diesem Stadium des Sterbens kann der Organismus aber seinen energetischen Bedarf nur auf Kosten der Glykolyse decken.

Die fortdauernde intensive glykolytische Spaltung der Kohlehydrate läßt sich daran ablesen, daß sich die Glykogenmenge (83 mg$^0/_0$) und der freie Zucker erheblich vermindern (25 mg$^0/_0$), während der Gehalt an Milchsäure im Hirngewebe (112 mg$^0/_0$) steigt. Zur gleichen Zeit findet man im Blut einen sehr hohen Spiegel der organischen Säuren und einen insbesondere im Vergleich zu vorausgegangenen Proben erhöhten Gehalt an Milchsäure (34 mg$^0/_0$) und an Brenztraubensäure (1,17 mg$^0/_0$). Die Glykolyse nimmt während der Agonie zunächst zu, erlischt jedoch bald, wie man das aus der Untersuchung von Hirngewebe klinisch toter Tiere ersehen kann.

G. KLINISCHER TOD

Die Periode des klinischen Todes, in der die Herztätigkeit und die Atmung gänzlich aufhören, ist durch eine noch tiefere Hemmung des Zentralnervensystems charakterisiert, die sich in dieser Zeit auch auf die medulla oblongata ausbreitet.

Während des klinischen Todes haben wir nur Hirngewebe untersucht, da verständlicherweise infolge des völligen Aufhörens der Atmung und der Blutzirkulation andere Untersuchungen (Gaswechsel, Blut) nicht durchgeführt werden können.

Im Hirngewebe finden während der ersten 5 bis 6 Minuten des klinischen Todes folgende Veränderungen statt: Die Glykogenmenge vermindert sich durchschnittlich bis auf 26 mg$^0/_0$ und in einzelnen Versuchen sogar auf 10 bis 12 mg$^0/_0$. Während derselben Zeit, in der die wesentlichen energetischen Quellen sich praktisch erschöpfen, sinkt, offenbar infolge einer Störung der Fermentsysteme, auch die Intensität der glykolytischen Prozesse ab. Hierdurch kann der beim Zerfall des Glykogens entstehende freie Zucker vom Gewebe nicht ausgenutzt werden; seine Menge ist zwar unbedeutend, steigt jedoch immerhin von 25 mg$^0/_0$, die man noch während der Agonie findet, bis auf 42 mg$^0/_0$ an.

Die Menge der Milchsäure im Hirngewebe erhöht sich mit dem Eintritt des klinischen Todes bis auf 177 mg$^0/_0$. Sie entsteht in dieser Periode aus dem Glykogen. Diese Feststellungen stimmen mit anderen Literaturangaben (Kerr) überein. Danach wird die Glykogenmenge nach einer Dekapitation erst vermindert, wenn der freie Zucker aus dem Hirngewebe verschwunden ist. 15 Minuten nach einer Dekapitation sind noch 20 bis 15$^0/_0$ der Glykogenausgangswerte nachweisbar.

In einer Versuchsserie (M. S. Gajewskaja und T. N. Grosdowa) wurden die Hunde eine Stunde vor der Blutentziehung durch eine intravenöse Barbamyl-Tropfinfusion in einen Schlaf versetzt, der seiner Tiefe nach dem physiologischen Schlaf nahekam. Diese Versuche haben uns gezeigt, daß durch den medikamentösen Schlaf der Zerfall der Kohlehydrate nicht aufgehalten wird. Der Glykogen- und Zuckergehalt der Hirnrinde war bei diesen Hunden genauso niedrig wie bei den Tieren, denen das Blut unter einer Äthernarkose entzogen worden war. Es ist aber möglich, daß die fermentative Oxydation unter einem durch Barbamyl herbeigeführten Schlaf bis zu einem gewissen Grade besser erhalten bleibt, denn bei diesen Hunden wurden die Kohlehydrate vollständiger verbrannt und die Milchsäure in geringerem Maße (149 mg$^0/_0$) in der Phase des klinischen Todes im Hirngewebe gespeichert. Die Vergleichswerte bei Hunden, denen das Blut unter Äthervollnarkose entzogen wurde, betrugen 185 mg$^0/_0$. Ein höherer Gehalt an Milchsäure im Hirngewebe wurde auch bei Hunden festgestellt, bei denen die Blutentziehung im Wachzustand erfolgte. Waren solche im Wachzustand sterbenden Hunde zu Beginn der Blutentziehung erregt, so fanden wir im Hirngewebe erhöhte Milchsäurewerte. Umgekehrt enthielt die Hirnrinde von Hunden, die ohne Erregung sterben, weil sich offenbar schnell eine Schutzhemmung entwickelte, wesentlich weniger Milchsäure. Diese biochemischen Daten zeigen deutlich die günstige Wirkung einer natürlichen oder durch Medikamente verstärkten Schutzhemmung, die sich während des Sterbens entwickelt.

Der anorganische Phosphor erreicht seine Höchstwerte während des klinischen Todes, durchschnittlich 31 mg$^0/_0$. In einzelnen Versuchen wurden sogar Werte bis zu 50 mg% gemessen; sie waren jedoch nicht von der Dauer des klinischen Todes abhängig. Dagegen verminderte sich nach dem Eintritt des klinischen Todes die Menge des hydrolysierbaren Phosphors aus der Adenosintriphosphorsäure erheblich; durchschnittlich betrug sie 5,6 mg% und sank in einzelnen Fällen bis zu kaum wahrnehmbaren Spuren.

Dadurch, daß das Kreatinphosphat, wie bereits oben erwähnt, aus dem Hirngewebe lange vor Eintritt des klinischen Todes verschwindet (in der terminalen Pause), dient in dieser Etappe des Sterbens die Adenosintriphosphorsäure sowie die beim Sauerstoffhunger auftretende Adenosindiphosphorsäure als Quelle des anorganischen Phosphors (W. S. Schapot u. a.). Da jedoch der Gehalt des Mineralphosphors in einem größeren Maße zunimmt, als es der Zerfall des Kreatinphosphats und der Komponenten des Adenylsystems bedingen können, darf man annehmen, daß an diesem Prozeß nicht nur die Phosphorverbindungen der säurelöslichen Fraktion beteiligt sind. Das Verhältnis A/B erhöht sich in diesem Stadium des Versuches bis auf 0,79. Diese Erhöhung ist vor allem durch die Zunahme des anorganischen Phosphors (31 mg%) und weniger durch die Verminderung des organischen Phosphors (39 mg%) bedingt. Das alles spricht offenbar für eine zusätzliche Abspaltung von Phosphor aus organischen Verbindungen, die nicht in das Filtrat der Trichloressigsäure übergehen. Die dargelegten Veränderungen im Gehalt der Phosphorfraktionen sind schon in der 1. bis 3. Minute des klinischen Todes nachweisbar. In der Folge, bei einer verlängerten Dauer des klinischen Todes, sind die Veränderungen weniger intensiv. Während in der 1. bis 3. Minute der Gehalt des anorganischen Phosphors die Werte, die vor der Blutentziehung erhalten wurden, etwa um 40% überstieg, betrug die weitere Erhöhung in den nachfolgenden 2 Minuten nur 27% gegenüber der vorausgegangenen Probe. Die Verminderung der Werte des organischen Phosphors ist dementsprechend weniger intensiv. Das Verhältnis A/B steigt in der 5. Minute des klinischen Todes bis auf 1 an. Dieses Verhältnis bleibt praktisch auch bei einer weiteren Verlängerung der Dauer des klinischen Todes auf 7 bis 21 Minuten erhalten.

Auch Stone (1940) und Kerr (1941) fanden in ihren Dekapitationsversuchen durch postmortale Autolyse des Gehirns starke Veränderungen im Chemismus des Hirngewebes nur während der ersten 5 Minuten nach dem Aufhören der Blutzirkulation; in den folgenden 25 Minuten waren die Veränderungen nicht mehr so erheblich.

Hervorzuheben ist, daß die Menge des freien Zuckers und des leicht hydrolysierbaren Phosphors sogar bei längerer Dauer des klinischen Todes auf einem relativ hohen Niveau bleibt. Das widerspricht den Angaben von Kerr (1936), wonach der freie Zucker in exstirpiertem Hirngewebe 3 bis 5 Minuten nach dem Aufhören der Blutzirkulation völlig verschwindet. Diese Divergenz läßt sich aus dem Unterschied der Versuchsmethodik und der für die Bestimmung benutzten Reduktionsstoffe erklären. Kerr arbeitete nach der Methode von Scheffer-Somogyi, die weniger empfindlich ist als die von M. S. Gajewskaja angewandte Methode von Hagedorn-Jensen.

Zur Beantwortung der Frage, ob die um die 8. bis 9. Minute des klinischen Todes festzustellenden Reduktionsstoffe tatsächlich echte Zucker sind, hat M. S. Gajewskaja spezielle Versuche durchgeführt, in denen der freie Zucker einer Gärung durch Backhefe unterworfen wurde. Diese Versuche haben gezeigt, daß die Menge der nichtvergärbaren reduzierenden Beimischungen von der Gesamtmenge der Verbindungen mit einer reduzierenden Eigenschaft nicht abhängt. Der Gehalt an nichtvergärbaren Stoffen schwankte zwischen 0,2 und 29 mg%. Es gelang in diesen Versuchen nicht, festzustellen, ob diese Stoffe mit dem Zustand des Sterbens oder der nachfolgenden Wiederherstellung der Lebensfunktionen irgendwie in Verbindung zu bringen sind.

Somit darf man, entgegen den Behauptungen von Kerr, als feststehend annehmen, daß in der 8. bis 9. Minute des klinischen Todes im Hirngewebe immer noch eine erhebliche Menge von unverwertetem freiem Zucker vor handen ist. Hiernach kann man vermuten, daß beim Eintritt des klinischen Todes die Intensität der Glykolyse abzufallen beginnt und daß die fermentativen Prozesse gestört werden, bevor noch die Energiequellen vollständig erschöpft sind.

Schon oben stellten wir fest, daß der klinische Tod eine der schwersten und eigenartigsten Formen eines Hypoxie-Zustandes ist, die sich durch wesentliche Charakteristika auszeichnet (Aufhören der Blutzirkulation und der zentralen Regulation). Hieraus lassen sich auch einige Besonderheiten dieses Zustandes erklären, die wir in unserem Laboratorium feststellen konnten, die aber mit den Angaben anderer Autoren, in deren Versuchen der Hypoxiezustand der Tiere nach anderen Methoden herbeigeführt wurde, nicht übereinstimmen.

Gurdjian, Stone und Webster (1944) riefen den Hypoxiezustand bei Hunden durch Verminderung des Sauerstoffgehaltes der eingeatmeten Luft hervor. Nach ihren Angaben begann der Zerfall des Kreatinphosphats im Gehirn dann, wenn derAnteil des Sauerstoffs in der eingeatmeten Luft bis auf 7% vermindert wurde. Das entsprach einer Verminderung der Sauerstoffsättigung des arteriellen Blutes auf 35 bis 23% und des venösen Blutes auf 22 bis 15%. Besonders stark wurden die Stoffwechselprozesse des Hirngewebes in den Versuchen gestört, in denen der Blutdruck absank und folglich die Hirndurchblutung vermindert wurde. Jedoch war auch unter diesen Bedingungen der Adenosintriphosphorsäuregehalt nicht verändert. Das Absinken des Blutdruckes und die dadurch bedingte Verschlechterung der Blutversorgung des Gehirns sind noch nicht gleichzusetzen mit einer völligen Unterbrechung der Blutzirkulation, wie das in der Periode des klinischen Todes der Fall ist. Unter den beschriebenen Versuchsbedingungen hatte die Verschlechterung der Blutversorgung des Gehirns nur eine Schwächung der Kornealreflexe zur Folge, nicht aber ihr vollständiges Erlöschen.

Genauso ist die Tatsache zu erklären, daß im Hirngewebe dieser Versuchstiere noch eine gewisse Menge von Kreatinphosphat (3,1 mg%) erhalten blieb und sich der Adenosintriphosphorsäuregehalt nicht veränderte.

Eine akutere Hypoxie riefen in ihren Versuchen A. T. KUROCHTINA, I. I. MALKIMAN und O. I. PARFENOWA (1949) dadurch hervor, daß sie den Sauerstoffgehalt der von den Tieren eingeatmeten Luft bis auf 3 Vol.-% herabsetzten. Offenbar kann man den physiologischen Zustand der Tiere in diesen Versuchen bis zu einem gewissen Grade mit der Periode vergleichen, die in unseren Experimenten der terminalen Pause vorausgeht.

Die erwähnten Autoren beobachteten bei ihren Tieren einen starken Abfall des Blutdruckes mit fadenförmigem Puls. Daraus geht hervor, daß der Blutkreislauf bei diesen Tieren (im Unterschied zu unseren Versuchen) bis zu einem gewissen Grade noch erhalten war. Unter diesen Bedingungen betrug der Zerfall des Kreatinphosphats 60% und der Adenosintriphosphorsäure 40%.

Aus dem Dargelegten geht klar hervor, daß in unseren Versuchen die Hypoxie viel intensiver war. Dieser Umstand bedingte es auch, daß die chemische Zusammensetzung des Hirngewebes viel ausgeprägter verändert war, bis zum völligen Verschwinden des Kreatinphosphats und bis zu einer stärkeren Verminderung des leicht hydrolysierbaren Phosphors der Adenosintriphosphorsäure. Die Natur dieses leicht hydrolysierbaren Phosphors, der in der Periode des klinischen Todes gefunden wird, wird man, wie bereits oben erwähnt wurde, nur durch spezielle Versuche klären können; sehr wahrscheinlich handelt es sich um den Phosphor der Adenosindiphosphorsäure.

Interessant ist es, die Veränderungen der Stoffwechselprozesse des Gehirns mit den Störungen der bioelektrischen Aktivität des Gehirns zu vergleichen. Wir konnten zeigen (G. D. SMIRNOW und W. A. NEGOWSKI, 1941), daß die Bioströme der Hirnrinde sich ganz zu Beginn der Blutentziehung verändern und noch vor Eintritt der terminalen Pause völlig verschwinden, also schon bevor erhebliche Stoffwechselstörungen im Hirngewebe auftreten. Weiter oben wurde ausgeführt, daß von allen untersuchten Komponenten nur das Kreatinphosphat vor Eintritt der terminalen Pause verschwindet. Die erheblichen Veränderungen im Gehalt der anderen untersuchten Komponenten treten erst während der Agonie oder zu Beginn des klinischen Todes ein. Nach GURDJIAN, STONE und WEBSTER ist die Amplitude der Schwankungen des Elektroenzephalogramms vor Beginn der Erhöhung der Milchsäuremenge im Hirngewebe vergrößert, also zu einer Zeit, in der sich der Sauerstoffgehalt der eingeatmeten Luft bis auf 13 Vol.-% vermindert. Wird der Sauerstoffgehalt auf 11 Vol.-% gesenkt und beginnt die Milchsäuremenge zuzunehmen, verzeichneten die Autoren eine Verlangsamung der Wellenfrequenz. Nach E. L. GIBBS und F. A. GIBBS sinkt die elektrische Aktivität des menschlichen Gehirns, wenn die Sauerstoffsättigung des venösen Blutes im Gehirn bis auf 30 Vol.-% vermindert wird. Im Hundegehirn geschieht dasselbe bei einer Verminderung der Sauerstoffsättigung auf Werte von 28 bis 43 Vol.-%. Aus diesen Ergebnissen ziehen die Autoren den Schluß, daß sich die Bedeutung der Sauerstoffsättigung des Blutes für den funktionellen Zustand des Zentralnervensystems nicht allein auf die Versorgung mit Energie für die Phosphorylierungsprozesse beschränkt, denn diese können auch durch die glykolytischen Mechanismen zustande kommen, die sich bei einem Sauerstoffmangel einschalten.

Bemerkenswert ist, daß sogar in der Periode des klinischen Todes das Blut, das nach dem Ausbluten noch in den Geweben zurückbleibt, Sauerstoff enthält, der bis zu einem gewissen Grade verwertet wird. Mit „Leichen-"Blut ist in den im folgenden geschilderten Versuchen Blut gemeint, das am Ende einer Periode des klinischen Todes aus dem Sinus longitudinalis sofort nach Beginn der arteriellen Druckinfusion (bei der Wiederbelebung des Tieres), jedoch vor der Wiederherstellung der Herztätigkeit entnommen wurde. Dieses Blut befand sich in der ganzen Periode des klinischen Todes nicht im Sinus (da dieser zusammenfällt), sondern in den Kapillaren des Gehirns; es wird unter dem Druck des infundierten Blutes herausgedrängt. Das Leichenblut ist gewöhnlich fast schwarz.

Je. M. Smirenskaja konnte nachweisen, daß das Leichenblut 3,25 bis 9,64 Vol.-% Sauerstoff enthält, also im Durchschnitt 35% weniger als das Blut, das gegen Ende einer Ausblutung erhalten wird. Die Menge der Kohlensäure im Leichenblut ist durchschnittlich um 7% erhöht.

Der Verbrauch des Sauerstoffes aus dem Leichenblut kann während des klinischen Todes dadurch erleichtert werden, daß infolge einer Verstärkung der Acidose die Dissoziation des Oxyhämoglobins erhöht wird. Durch diesen Kompensationsmechanismus könnte der stark verminderte Sauerstoffbedarf des Gehirns sogar bei einem noch niedrigeren Sauerstoffgehalt des Blutes gesichert werden. Das geschieht jedoch nicht, weil während des durch Ausbluten herbeigeführten klinischen Todes Elemente einer histotoxischen Hypoxie entstehen, d. h. Elemente, die die Fähigkeit des Hirngewebes zur Sauerstoffaufnahme hemmen. Nach den Arbeiten von I. M. Setschenow kann bekanntlich bei einer mechanischen Asphyxie, die ebenfalls mit einer starken Acidose einhergeht, der Sauerstoff des Blutes vollständig ausgenutzt werden, wobei sein Gehalt im Blut bis auf Null absinkt.

Diese Tatsachen sind ein weiterer Beweis dafür, daß der Organismus die Periode des klinischen Todes nach einem massiven Blutverlust im wesentlichen nicht durch den im Blute verbliebenen Sauerstoff, der nicht vollständig ausgenutzt werden kann, überlebt, sondern mit Hilfe der Energie aus der Glykolyse. Das Absinken der Sauerstoffverwertung ist anscheinend an die Hemmung der Tätigkeit der fermentativen Oxydationssysteme gebunden.

Die Symptome der Gewebshypoxie bleiben, wie aus dem folgenden zu ersehen sein wird, auch in der Anfangsperiode der Wiederbelebung, in den ersten 20 bis 30 Minuten nach der Anwendung der komplexen Wiederbelebungsmethodik, bestehen.

Als Schluß der Erörterung von Untersuchungsergebnissen, die sich auf die Periode des Sterbens beziehen, können wir noch erwähnen, daß wir in unseren Versuchen keinerlei Veränderungen in den Stickstoffkomponenten des Blutes feststellen konnten, die irgendwie mit diesem physiologischen Zustand des Tieres in Zusammenhang standen. Während der Ausblutung nahm der Gesamtstickstoff entsprechend der durch die Ausblutung bedingten erheblichen Verdünnung des Blutes durch Gewebsflüssigkeit ab. In Blutproben, die während der Agonie Hunden entnommen wurden, war die Menge des Stickstoffes im Vergleich zu den Werten, die zu Beginn der Blutentziehung gewonnen wurden, um 11,4% vermindert. Wesentliche Veränderungen im Gehalt des Reststickstoffes und des Aminosäure-Stickstoffes waren nicht festzustellen. Wir fanden lediglich eine gewisse Tendenz zur Verminderung der Stickstoffmenge der erwähnten Fraktionen.

H. WIEDERHERSTELLUNG DER LEBENSFUNKTIONEN

1. Wiederherstellung der Herztätigkeit und der Atmung

Schon oben haben wir dargelegt, daß das Herz seine Tätigkeit im Verlauf der ersten Minute wieder aufnimmt (nach der Einführung von 100 bis 150 ml Blut), wenn Tiere wiederbelebt werden, wobei diese Wiederherstellung durch die Wirkung der lokalen Innervationsmechanismen zustande kommt (s. Kapitel III). In dieser Zeit fehlt offenbar noch die bulbäre Regulation der physiologischen Funktionen. Interessant sind die in diesem Versuchsstadium gewonnenen Werte des Kohlehydrat-Phosphor-Stoffwechsels im Hirngewebe. Der Gehalt an anorganischem Phosphor (36 mg%) und das Verhältnis A/B (0,92) bleiben zunächst auf dem Niveau, das am Ende des klinischen Todes beobachtet wurde. Bedeutend niedriger als die Ausgangsmenge war auch die Menge des leicht hydrolysierbaren Phosphors (8,2 mg%).

Der Blutzucker (188 mg%) blieb während der Wiederherstellung der Herztätigkeit dem in den Endstadien des Sterbens (Agonie) bestimmten Zuckergehalt ähnlich, die Menge der Milchsäure (59 mg%) sowie die Summe der organischen Säuren (19,8 Milliäquivalent) waren im Vergleich zu vorausgegangenen Proben sogar etwas erhöht. Diese Daten sind aus der Annahme erklärbar, daß diese Stoffe, die sich während des klinischen Todes in den Geweben angesammelt haben, jetzt in die Blutbahn gespült werden.

Die Atmung kam in dem Augenblick wieder in Gang, als fast das ganze Blut, das reinfundiert werden sollte, wieder eingeflossen war, wobei bis zu diesem Zeitpunkt 2 bis 3 Minuten seit der Wiederherstellung der Blutzirkulation vergingen. Entsprechend der Wiedererweckung der bulbären reflektorischen Regulationen (der vagosympathischen Einflüsse) und der dadurch hervorgerufenen Stabilisierung der Tätigkeit des Herz- und Gefäßsystems weisen die Untersuchungsergebnisse der Blut- und Gewebeproben in dieser Phase auf starke Verschiebungen hin.

Die Wiederherstellung der Atmung des Tieres ist der entscheidende Moment im Prozeß der Wiederbelebung. Je frühzeitiger diese wieder auftritt, desto stabiler und vollständiger werden auch sämtliche übrigen physiologischen Funktionen wiederhergestellt. Die Atmung kommt dadurch wieder in Gang, daß die bulbären Zentren ihre Funktionen wieder aufnehmen, die außerdem auch für die Beständigkeit des Gefäßtonus und des Blutdruckniveaus sorgen. Letztere gewährleisten ihrerseits wieder die normale Blutversorgung im gesamten Organismus und vor allem im Zentralnervensystem.

Wird nun gleichzeitig mit dem Auftreten der äußeren Atmung auch die Gewebsatmung wiederhergestellt? Offenbar verläuft dieser Prozeß in den verschiedenen Geweben nicht einheitlich. Das weniger differenzierte Muskelgewebe bewahrt die Fähigkeit zum Verbrauch und zur Ausnutzung des Sauerstoffes, obwohl diese Fähigkeit gegenüber der Norm um 17 bis 63% vermindert ist. Der Grad der Verminderung des Grundumsatzes hängt ab vom Allgemeinzustand des Tieres nach der Wiederbelebung und ist um so beträchtlicher, je schwerer dieser Zustand ist. Andererseits ist bei Tieren, bei denen der Prozeß des Sterbens oder die Periode des klinischen Todes länger dauerte, in der Anfangsphase der Wiederbelebung der Gaswechsel erhöht, offenbar weil die angesammelten überschüssigen nicht oxydierten Produkte verbrannt werden. Daraus ist zu schließen, daß das Muskelgewebe imstande ist, den Sauerstoff auszunutzen, der in dieser Zeit noch nicht so sehr durch die eigene Atmung des Tieres (die vorläufig noch sehr schwach ist) wie durch die künstliche Atmung zugeführt wird.

Anders verhält es sich mit dem Nervengewebe. Über die Sauerstoffverwertung im Hirngewebe kann man nicht auf Grund der Werte des allgemeinen Gaswechsels urteilen, da der Gaswechsel des Gehirns einen sehr geringen Anteil des Gesamtgaswechsels ausmacht, der im wesentlichen die Prozesse im Muskelgewebe und in den inneren Organen wiedergibt.

Unsere Versuche haben ergeben, daß in diesem Stadium der Wiederbelebung in dem sich die höheren Abschnitte des Zentralnervensystems noch im Zustande einer tiefen Überlastungshemmung befinden, das Hirngewebe den ihm zugeführten Sauerstoff nur in ganz geringem Maße verwertet. Die arteriell-venöse Differenz für Sauerstoff ist im Blut der Hirngefäße auf 0,4 bis 1,0 Vol.-% und die venös-arterielle Differenz für Kohlensäure bis auf 2,31 Vol.-% vermindert. Äußerst niedrig ist auch der Koeffizient der Sauerstoffutilisation (0,004 bis 0,09). Der Vergleich dieser Zahlen mit den Werten des Gesamtgaswechsels bestätigt, daß im Gehirn im Vergleich zu dem hinreichend intensiven Sauerstoffverbrauch im Muskelgewebe ein starker Sauerstoffmangel besteht. Das Hirngewebe ist nicht imstande, den mit dem Blut zugeführten Sauerstoff aufzunehmen, trotz günstiger Bedingungen, die die Sauerstoffabgabe aus dem Blut erleichtern. Zu diesen Bedingungen gehört vor allem die Acidose. Man kann die Acidose sogar bewerten nach der Verminderung der Kohlensäurebindungsfähigkeit des Blutes, die bis auf ein Minimum absinkt. Sichtbar wird sie im Verlauf der Dissoziationskurve der Kohlensäure im Blut, das aus der Jugularvene entnommen wurde (Abb. 30). Diese Kurve hat im Augenblick der Wiederherstellung der Atmung eines Tieres ihren Tiefpunkt. Der Milchsäuregehalt erreicht zur gleichen Zeit im Hirngewebe (185 mg%) und im Blut (80 mg%) sein Maximum. Dieser hohe Milchsäurespiegel bleibt, wie aus den angeführten Daten zu ersehen ist, auch erhalten, obwohl die venös-arterielle Differenz für Milchsäure positiv wird, d. h., trotzdem große Mengen von Milchsäure aus dem Hirngewebe herausgespült werden. Die Milchsäure des Hirngewebes wird in dieser Periode der Wiederherstellung aus dem freien Zucker des Gehirns gebildet. Seine Menge ist durchschnittlich bis auf 108 mg% erhöht und wird auf diesem Niveau gehalten durch den Nachschub an Zucker, der auf arteriellem Wege in das Gehirn gebracht wird. In diesem Stadium ist die Hyperglykämie gewöhnlich am stärksten ausgeprägt: Der Zuckergehalt im Blut erreicht durchschnittlich 310 mg%. Diese Hyperglykämie hält 3 bis 4 Stunden an. Sie wird offenbar durch die Reizung einiger bulbärer Abschnitte, von denen aus Nervenimpulse unmittelbar zur Leber laufen, hervorgerufen; durch eine Nebennierenexstirpation wird die Entstehung der Hyperglykämie nicht behindert, diese verschwindet nur schneller wieder (M. S. GAJEWSKAJA).

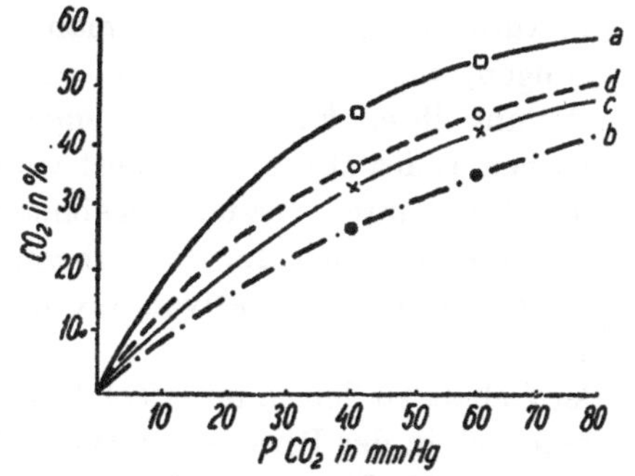

Abb. 30 Dissoziationskurve bei der Wiederbelebung

a — in der Norm; *b* — unmittelbar nach dem Auftreten der Atmung; *c* — unmittelbar nach dem Auftreten der Kornealreflexe; *d* — 3 Stunden nach dem Auftreten der Kornealreflexe

Sehr interessante Daten zu diesem schwerstwiegenden Moment im Prozeß der Wiederbelebung ergaben die Experimente, in denen bei Tieren durch Verabreichung von Barbamyl vor dem Sterben eine Schutzhemmung erzeugt wurde. Ihr günstiger Einfluß äußerte sich darin, daß bei den Hunden, die vor dem Versuch Barbamyl erhielten, die Milchsäureansammlung im Hirngewebe um 33% geringer war (125 mg%) als bei Hunden, die vor der Blutentziehung mit Äther narkotisiert wurden (185 mg%). Bei diesen Hunden war auch im venösen Blut weniger Milchsäure vorhanden.

Bei den Hunden, die Barbamyl erhielten, wurde auch der Zuckergehalt im Hirngewebe vollständiger wiederhergestellt. Im Augenblick des Wiederauftretens der Atmung betrug er bei diesen Hunden 150 mg%, während unter den Bedingungen einer Äthernarkose der Zuckerspiegel 108 mg% nicht überstieg. Während der gleichen Zeit blieb der Glykogengehalt des Hirngewebes bei den Hunden beider Gruppen auf dem gleichen niedrigen Niveau (20 mg%).

Möglicherweise kann man die geringere Anhäufung der Milchsäure im Hirngewebe in diesen Versuchen damit erklären, daß der durch Barbamyl herbeigeführte Schlaf, der dem physiologischen nahekommt, die Aktivität der Oxydationsprozesse im frühesten Stadium der Wiederbelebung steigert. Dadurch wird offenbar die Ausnutzung einer etwas größeren Energiemenge ermöglicht, da gleichzeitig infolge des medikamentösen Schlafes der Bedarf an Energie vermindert ist. Dieses günstige Verhältnis zwischen dem Bedarf an Energie und der Fähigkeit zu ihrer Ausnutzung schützt, wie man annehmen muß, die Hirnzellen vor ernsten Störungen, was sich wieder in einer vollständigeren und schnelleren Wiederherstellung ihrer Funktionen bemerkbar macht, auch wenn die Periode des klinischen Todes etwas verlängert wird.

Auf Grund ihrer Versuchsergebnisse vermuten M. S. Gajewskaja und T. N. Grosdowa, daß sich die Schutzhemmung vor allem dahingehend günstig auswirkt, daß die fermentativen Oxydationssysteme trotz des Sauerstoffmangels besser erhalten bleiben.

Der Gehalt an den summarisch bestimmten organischen Säuren im Blutplasma erhöhte sich in der Periode der Wiederherstellung der Atmung bis auf 28,5 Milliäquivalent. Die Menge der Brenztraubensäure stieg hierbei bis auf 1,8 mg% an (O. N. Bulanowa). Diese Zahlen sprechen auch für eine erhebliche Acidose. Wir hielten es auch für zweckmäßig, die Frage zu klären, welchen Anteil an der Summe der organischen Säuren die Milchsäure in den verschiedenen Stadien des Sterbens und der Wiederbelebung hat und welcher Anteil auf die sogenannten x-Säuren entfällt, deren Natur noch nicht hinreichend erforscht ist (G. Je. Wladimirow). Setzt man die Gesamtmenge der organischen Säuren gleich 100, so entfallen auf den Anteil der Milchsäure vor dem Ausbluten 20% und auf den Anteil der x-Säuren 80%. Während der Agonie erhöht sich der relative Gehalt an Milchsäure bis auf 37%. Im Augenblick der Wiederherstellung der Atmung aber (in einigen Versuchen etwas später), in dem die absolute Menge der organischen Säuren (einschließlich der Milchsäure) ihr Maximum erreicht, beginnt die relative Menge der Milchsäure bereits abzunehmen (33%), die Konzentration der x-Säuren aber entsprechend zuzunehmen. Daraus ist zu schließen, daß der Organismus in dieser Zeit seinen Energiebedarf nicht nur auf Kosten der Kohlehydrate deckt, sondern wahrscheinlich in irgendeinem Maße auch zusätzliche Energiequellen ausnutzt.

Bei der kritischen Auswertung der Ergebnisse dieser chemischen Untersuchungen kann die Frage auftauchen, inwiefern die Schlußfolgerung berechtigt ist, daß die Wiederherstellung der wesentlichsten Lebensfunktionen (Atmung, Herztätigkeit) auf Kosten der Glykolyseenergie erfolgt, da diese Schlußfolgerung auf den Analyseergebnissen der Großhirnrindensubstanz basiert, deren Funktionen in dem betreffenden Stadium des Versuches noch nicht wiederhergestellt sind. M. S. Gajewskaja hat deshalb in einer Reihe von Versuchen, Gewebe aus der medulla oblongata untersucht, das im Augenblick der Wiederherstellung der

Atmung unter Vereisung entnommen worden war. Die Versuche haben ergeben, daß sich das Glykogen, der freie Zucker und die Milchsäure im Gewebe der medulla oblongata und in der Großhirnrinde im gleichen Verhältnis und im gleichen Sinne verändern. Folglich stellen sich die bulbären Funktionen ebenfalls auf Kosten der glykolytischen Spaltung der Kohlehydrate wieder her.

Die Intensität der Glykolyse in der Anfangsperiode der Wiederbelebung ist so erheblich, daß sie die Demineralisation des anorganischen Phosphors und die Resynthese der makroergischen Verbindungen des Hirngewebes gewährleistet. Der gefundene absolute Phosphorgehalt der untersuchten Fraktionen hing, wie oben erwähnt wurde, von den Bedingungen der Vereisung ab, jedoch war die Richtung des Prozesses in sämtlichen Versuchen die gleiche. Während des Wiederauftretens der Atmung sank der Gehalt an anorganischem Phosphor bis auf den Ausgangswert und betrug bei einer Vereisung in situ 11 bis 12 mg%; wurde das schon exstirpierte Hirngewebe vereist, betrug er durchschnittlich 21 bis 22 mg%. Die Menge des organischen Phosphors erhöhte sich bis auf 43 mg%. Das Verhältnis A/B (0,28 bis 0,43) verminderte sich wesentlich im Vergleich zu der Probe, die in der Periode des klinischen Todes entnommen wurde, und zu der Probe, die der Wiederherstellung der Herztätigkeit entsprach.

Die labilen Phosphate wurden ebenfalls wieder rekonstruiert. Die Menge des leichthydrolysierbaren Phosphors der Adenosintriphosphorsäure erhöhte sich bis auf 12 bis 13 mg% und die des Phosphors des Kreatinphosphats durchschnittlich bis auf 4,5 mg%.

In der Versuchsserie, in der die Proben dem Gehirn unmittelbar nach der Wiederherstellung der Herzaktion entnommen wurden, wenn bis zum Auftreten des ersten Atemzuges (auf Grund sehr vieler Beoabachtungen des Laboratoriums) noch 1 bis $1^1/_2$ Minuten verblieben, war der Gehalt sämtlicher untersuchten Phosphorkomponenten der gleiche wie während des klinischen Todes. Folglich muß eine neu geregelte Blutzirkulation eine gewisse Zeit funktionieren, ehe sich der Gehalt der untersuchten Phosphorfraktionen bis zum Ausgangsniveau wiederherstellt. In diesem Stadium des Versuches kann erneut die Frage nach der Natur des gefundenen leicht hydrolysierbaren Phosphors auftauchen, da die Oxydationsprozesse vorläufig stark gehemmt sind und sich erst viel später (eine Stunde nach der Wiederbelebung) wiederherstellen, zu einer Zeit also, wo neue Veränderungen im Gehalt der Phosphorkomponenten bereits nicht mehr auftreten. Eher darf man annehmen, daß dieser leicht hydrolysierbare Phosphor zur Adenosintriphosphorsäure gehört. Dafür spricht, daß der Blutverlust durch die Wiederherstellung der Blutzirkulation beseitigt wird und die Glykolyse trotz des unbedeutenden Energiebedarfs des Hirngewebes, das in seiner Funktion stark gehemmt ist, stark intensiviert ist. Unter diesen Bedingungen kann die Resynthese der Adenosintriphosphorsäure auch durch die Energie der Glykolyse gesichert werden (W. S. Schapot). Zweifellos würde die Anwendung einer spezifischen enzymatischen Methode es erlauben, endgültig zu klären, ob Adenosindiphosphorsäure unter diesen Bedingungen anwesend ist und welcher Teil des leicht hydrolysierbaren Phosphors zur Adenosintriphosphorsäure gehört.

Wir müssen noch kurz bei einer Beobachtung verweilen, die in unserem Laboratorium gemacht worden ist. In unseren Versuchen wurden zwar keine gesetzmäßigen Beziehungen zwischen der Menge des leicht hydrolysierbaren Phosphors, der gegen Ende des klinischen Todes noch erhalten blieb, und dem Ausgang der Wiederbelebung festgestellt (M. I. Schuster). In einer Reihe von Fällen aber, in denen sich die Menge des bestimmbaren und leicht hydrolysierbaren Phosphors während des klinischen Todes bis zu kaum wahrnehmbaren Spuren verminderte, verlief der Prozeß der Wiederbelebung schnell und vollständig. Umgekehrt verlief der Prozeß der Wiederherstellung in einigen Versuchen, in denen gegen Ende des klinischen Todes der leicht hydrolysierbare Phosphor noch in großer Menge vorhanden war (6–7–10 mg$^0/_0$), langsam, und es trat nicht immer eine vollständige und stabile Wiederherstellung der Lebensfunktionen ein. Schließlich fanden wir in den Versuchen, in denen die Probe des Gehirns 20 bis 30 Sekunden vor dem Auftreten der Atmung bei einem hinreichend hohen Niveau des Blutdruckes entnommen wurde, eine Wiederherstellung der Menge des leicht hydrolysierbaren Phosphors (der Adenosintriphosphorsäure) bis zum Ausgangswert und einen normal verlaufenden Prozeß der Demineralisation des Phosphors, unabhängig vom Gehalt zu Beginn der Wiederbelebung. Das äußerte sich auch im Absinken der Menge der anorganischen Phosphorsäure und des Verhältnisses A/B bis auf das normale Niveau. All das unterstreicht noch einmal die Bedeutung der Wiederherstellung der Blutzirkulation im Hirngewebe für die Prozesse der Resynthese der organischen Phosphorverbindungen sowie für das Fehlen einer direkten Beziehung zwischen diesen Prozessen und der vollständigen Wiederherstellung des Oxydationsstoffwechsels in unseren Versuchen.

Beim Studium der quantitativen Veränderungen des Kreatinphosphats und der Adenosintriphosphorsäure im Hirngewebe während des Sterbens und der Wiederbelebung der Tiere tauchte mit Recht die Frage auf, ob das Kreatinphosphat auch im Nervengewebe die Rolle einer Phosphorquelle bei der Resynthese der Adenosintriphosphorsäure spielt. M. I. Schuster hat in eigenen Versuchen festgestellt, daß sich im Verlauf des Sterbens der Gehalt an Adensosintriphosphorsäure im Hirngewebe später zu vermindern beginnt, als der Gehalt an Kreatinphosphat absinkt. Das Letztgenannte verschwindet aus dem Hirngewebe während der terminalen Pause, zu einer Zeit also, wo die Menge der Adenosintriphosphorsäure noch der Ausgangsmenge gleich ist. Der Gehalt an Adenosintriphosphorsäure vermindert sich im Hirngewebe erst während des klinischen Todes, wobei dieses Absinken offenbar mit dem vorausgehenden Zerfall des Kreatinphosphats in Zusammenhang steht. Zu der gleichen Schlußfolgerung sind in ihren letzten Arbeiten auch W. S. Schapot und seine Mitarbeiter gelangt.

Wenn man die in diesem wichtigsten Stadium erhaltenen Ergebnisse der Wiederbelebung zusammenfaßt, läßt sich folgendes sagen. Die Wiederherstellung der

Zentren der medulla oblongata ist eine unentbehrliche Voraussetzung für die Wiederherstellung der Funktionen der höherliegenden Abschnitte des Zentralnervensystems. Die dazu notwendige Energie wird aus der intensiv verlaufenden Glykolyse gewonnen.

Die Unrentabilität einer derartigen Ausnutzung der eigenen energetischen Kohlehydratreserven wird durch eine in dieser Zeit stets auftretende Hyperglykämie sowie durch die günstige Wirkung der Glukose kompensiert, die zur Wiederbelebung eines Tieres mit dem Blut infundiert wird.

Der Organismus befindet sich in diesem Stadium im Zustand eines besonders starken Sauerstoffmangels. Die Veränderung des Blutgasbestandes (das starke Absinken der arteriell-venösen Sauerstoffdifferenz und des Koeffizienten der Sauerstoffutilisation) und die Ansammlung einer ziemlichen Menge organischer Säuren (vor allem der Milchsäure) sprechen dafür, daß das Hirngewebe in den letzten Phasen des Sterbens fast die Fähigkeit verliert, den ihm zugeführten Sauerstoff zu verwerten, und daß der Hirnstoffwechsel umgestaltet wird im Sinne eines Übergangs auf die glykolytische Spaltung der Kohlehydrate. Mit der Rückkehr zum normalen Oxydationsstoffwechsel beginnen sich die Funktionen des Hirnstammes allmählich wiederherzustellen. Das äußert sich insbesondere auch durch das Wiederauftreten der Augenreflexe.

2. *Die Wiederherstellung der Augenreflexe*

Charakteristisch für die Periode der Wiederherstellung der Augenreflexe ist das Wiederauftreten der ersten Anzeichen einer Lebenstätigkeit der Hirnrinde. Gewöhnlich treten diese wenige Minuten nach der Wiederherstellung der Augenreflexe auf. Die Stoffwechselprozesse im Hirngewebe unterscheiden sich aber in dieser Zeit ihrem Charakter nach noch nicht wesentlich von den analogen Prozessen im vorausgegangenen Stadium des Versuches. Immer noch finden wir eine intensive Glykolyse, und der Gehalt an Milchsäure im Hirngewebe (185 mg$^0/_0$) und im Blut (70 mg$^0/_0$) sowie die Gesamtmenge der organischen Säuren des Blutes (25 Milliäquivalent) kommen den in den vorausgegangenen Proben verzeichneten Werten nahe. Die Menge der Brenztraubensäure im Blut erhöht sich sogar bis auf 2,33 mg$^0/_0$. Hoch ist auch noch die Hyperglykämie (266 mg$^0/_0$). Der Oxydationsstoffwechsel beginnt sich gleichzeitig damit aber schon zu verstärken. Dafür sprechen die Erhöhung des Koeffizienten der Sauerstoffutilisation (0,12), die beginnende Zunahme der arteriell-venösen Sauerstoffdifferenz (1,59 Vol.-$^0/_0$) und der venös-arteriellen Kohlensäuredifferenz (3,07 Vol.-$^0/_0$). Den beträchtlichen Gehalt an Milchsäure im Hirngewebe in dieser Periode der Wiederbelebung kann man natürlich nicht mit der Annahme einer unzureichenden Ausschwemmung erklären, da die Blutzirkulation des Tieres schon vollständig wiederhergestellt ist. Offenbar ist das Hirngewebe in dieser Periode noch nicht in der Lage, den Sauerstoff normal zu verwerten. Ähnlich wie im Ablauf einer Wiederbelebung zuerst die phylogenetisch älteren Funktionen wieder in Gang kommen, stellt sich im wiederbelebten Gewebe zunächst der glykolytische Stoffwechsel wieder her, der entwicklungsgeschichtlich älter ist als der Oxydationsstoffwechsel. In den folgenden Stadien der Wiederbelebung, die mit einer vollständigeren Wiederherstellung der Tätigkeit der Hirnrinde einhergehen, überwiegt dann mehr und mehr der jüngere Oxydationsstoffwechsel.

3. *Zustand eine Stunde nach dem Wiederauftreten der Augenreflexe*

Etwa eine Stunde nach dem Wiederauftreten der Augenreflexe beginnen auch der subcorticale Abschnitt des Zentralnervensystems und teilweise auch die Großhirnrinde ihre Funktion wieder aufzunehmen. Das Tier befindet sich dann gewöhnlich in einem Zustand, der sehr an den natürlichen physiologischen Schlaf erinnert: Die Atmung ist gleichmäßig und ruhig, der Blutdruck hält sich stabil auf einem befriedigenden Niveau.

Auch die biochemischen Untersuchungen weisen darauf hin, daß sich der Stoffwechsel zu normalisieren beginnt. Die Glykolyse verschwindet allmählich, und die Oxydationsprozesse nehmen merklich zu. Die Fähigkeit der Gewebe, den Sauerstoff zu verwerten, verbessert sich, obwohl sie noch nicht das normale Niveau erreicht. Der Grad der Grundumsatzsenkung hängt einerseits vom physiologischen Zustand des wiederbelebten Tieres sowie davon ab, ob das Tier mit Äther narkotisiert worden war oder ob der Versuch in Lokalanästhesie durchgeführt wurde.

Bei narkotisierten Tieren ist der allgemeine Gaswechsel bei günstigem Verlauf des Wiederbelebungsprozesses durchschnittlich um 10 bis 24% vermindert und bei nichtnarkotisierten um 30 bis 50%. Ein übernormaler Sauerstoffverbrauch wurde in den Versuchen festgestellt, in denen sich bei den Hunden Erscheinungen einer Dezerebrations-Rigidität entwickelten, was häufiger bei den nichtnarkotisierten Tieren der Fall war.

Der respiratorische Quotient kommt zu dieser Zeit in den meisten Versuchen der Norm nahe (0,7 bis 0,8); die CO_2-Kapazität des Blutes stellt sich wieder her.

In diesem Stadium des Versuches erhöht sich auch der Sauerstoffverbrauch im Hirngewebe, was aus der Vergrößerung der arteriell-venösen Differenz des Sauerstoffes bis auf 10,49 Vol.-% und der venös-arteriellen Differenz der Kohlensäure bis auf 9,48 Vol.-% zu ersehen ist. Der Koeffizient der Sauerstoffutilisation erreicht 0,55, d. h. übersteigt sogar etwas die Norm. Durch diese Veränderungen wird die Acidose abgeschwächt. Im Hirngewebe sinkt der Gehalt an Milchsäure (76 mg%), auch im Blut vermindern sich die Menge der Brenztraubensäure (2,24 mg%) und die Milchsäure (38 mg%). Entsprechend der Abschwächung der Acidose liegt die Dissoziationskurve der Kohlensäure höher als in den vorausgegangenen Stadien der Untersuchung. Der Blutzuckergehalt ist zwar im Vergleich zu den vorausgegangenen Proben vermindert, bleibt jedoch auch weiterhin hoch (198 mg$^0/_0$); das erklärt offenbar auch den hohen Zuckergehalt im Hirngewebe (166 mg$^0/_0$).

Gegen Ende der ersten und zu Beginn der zweiten Stunde nach der Wiederbelebung verschwindet also allmählich der glykolytische Stoffwechsel, und der Organismus kehrt zum Oxydationsstoffwechsel zurück; damit wird einer der wichtigsten physiologischen Mechanismen im Metabolismus der Gewebe, die PASTEUR-Reaktion, die Hemmung der Glykolyse durch die Atmung, wiederhergestellt. Solange ein Sauerstoffmangel besteht, kann die Glykolyse, was die Energieversorgung der Zellen angeht, in gewissem Maße die Atmung ersetzen. Die Anfangsetappen der Umwandlung der Kohlehydratmoleküle sind in beiden Fällen die gleichen: Sowohl während der Glykolyse als auch unter dem Einfluß der Atmung bilden sich gewisse organische Verbindungen der Phosphorsäure (im besonderen die Adenosintriphosphorsäure), die einen starken energetischen Effekt haben und von der Zelle leicht verwertet werden. Mittels der Oxydation wird das energetische Material ökonomischer ausgenutzt, während unter der Glykolyse der Zerfall bei Stoffen stehenbleibt, die noch eine gewisse Menge nicht verwerteter Energie (Milchsäure) enthalten. Der Oxydationsstoffwechsel entspricht insofern besser den biologischen Notwendigkeiten, als unter seinem Einfluß die Geschwindigkeit der Spaltung der Kohlehydrate mit den synthetischen Möglichkeiten der Zelle in Einklang steht (ENGELHARDT, 1944). Während der Glykolyse überwiegen die Zerfallsprozesse gegenüber den Prozessen der Resynthese. Der Mechanismus des PASTEUR-Effektes ist aber, ungeachtet der großen Anzahl von Arbeiten über diese Frage, bis heute noch nicht endgültig geklärt worden.

Es versteht sich von selbst, daß das Gehirn in der Anfangsperiode der Wiederbelebung, in der Periode der stürmischen Rückkehr zum Leben, Sauerstoff benötigt. Dafür spricht auch der erhebliche Überschuß an Milchsäure im Gehirn. Das äußerst niedrige Niveau der Oxydationsprozesse im Gehirn läßt sich aber nicht nur aus den ungünstigen Bedingungen für die Sauerstoffabgabe durch das arterielle Blut erklären. Der Grad der Sauerstoffsättigung des Blutes ist hinreichend hoch (81 bis 89$^0/_0$), außerdem müßte auch die vorhandene Acidose zur Dissoziation des Oxyhämoglobins beitragen. Offenbar ist die schwache Sauerstoffaufnahme der Gewebe auch bedingt durch eine partielle Ausschaltung der Funktionen der Atmungsfermente, die dann zum Auftreten einer Gewebshypoxie führt.

Im Verlauf der Wiederbelebung wird entsprechend der Wiederherstellung der corticalen Regulation des Stoffwechsels der phylogenetisch ältere Mechanismus (der Glykolyse) durch einen jüngeren (Oxydationsmechanismus) ersetzt, d. h. es kommt der PASTEUR-Effekt zustande. Es wäre natürlich, anzunehmen, daß der PASTEUR-Effekt sofort nach der Wiederherstellung der Blutzirkulation und der Atmung einträte, wenn der sich wiederbelebende Organismus infolge der fortdauernd wirksamen künstlichen Beatmung genug Sauerstoff erhält und die Bedingungen für eine Sauerstoffabgabe hinreichend günstig sind (Acidose). Jedoch konnte nachgewiesen werden, daß die arteriell-venöse Differenz des Sauerstoffs zunächst auch weiterhin sehr niedrig bleibt und daß Sauerstoff nur in geringer Menge verbraucht wird. Folglich wird im allerersten Stadium der Wiederbelebung noch kein PASTEUR-Effekt wirksam, und die Glykolyse behält noch eine Zeitlang ihre vorherrschende Bedeutung.

Es ist durchaus wahrscheinlich, daß die verzögerte Einschaltung eines so wichtigen biologischen Mechanismus viele, vorläufig noch unerforschte Ursachen hat. Eine der möglichen Ursachen ist offenbar die reversible Affektion der Atmungsfermentsysteme. Man darf annehmen, daß die Wirkung unserer Versuche ähnlich ist wie eine Vergiftung mit Cyaniden, d. h. daß das Oxydasesystem der Atmungsfermente ausgeschaltet wird. Vorläufig bleibt noch unklar, ob diese Unterdrückung der Fermente durch die Wirkung der nicht vollständig oxydierten Stoffwechselprodukte hervorgerufen wird oder, was wahrscheinlicher sein dürfte, durch die zeitweilige Unterbrechung des Blutkreislaufes in der Periode des klinischen Todes. Auf jeden Fall werden die Funktionen der unteren Abschnitte des Gehirns einschließlich des Mittelhirns hauptsächlich mit Hilfe der Energie aus dem intensiv verlaufenden Glykolyseprozeß wiederhergestellt.

Die Gewebshypoxie ist ein reversibler Zustand, und ungefähr eine Stunde nach dem Auftreten der Augenreflexe, d. h. nach der Wiederherstellung der Funktionen der höheren Abschnitte des Zentralnervensystems, läßt sich nachweisen, daß die Gewebsatmung (und, was besonders wichtig ist, auch im Hirngewebe) sich wieder normalisiert. Dadurch erhalten die Zellen ihre Fähigkeit zur Synthese wieder: Die Glykogenmenge im Hirngewebe erhöht sich wieder bis auf 67 mg%.

Der Glykogengehalt im Hirngewebe hängt in diesem Stadium der Wiederbelebung von der Wiederherstellung der Fähigkeit der Zellen ab, den Sauerstoff zu verbrauchen. Der Grad der Zunahme der Glykogenmenge ist umgekehrt proportional dem Gehalt an Milchsäure. Wurde in einem der Versuche noch ein hoher Gehalt an Milchsäure gefunden (121 mg%), war der Glykogengehalt dem entsprechend niedrig (47 mg%). In einem anderen Versuch, in dem eine Stunde nach der Wiederbelebung die Milchsäuremenge bis auf 43 mg% absank, war der Glykogengehalt entsprechend erhöht (155 mg%).

Die Brenztraubensäure hält noch ihren hohen Blutspiegel (2,24 mg%), wenn auch die Brenztraubensäure ebenso wie die Gesamtmenge der organischen Säuren bereits eine gewisse Tendenz zur Verminderung zeigt.

Obwohl sich im allgemeinen die Menge der Milch- und der Brenztraubensäure im Blut nur gleichzeitig verändert, haben sie während verschiedener Stadien des Wiederbelebungsprozesses ihr Maximum. Der höchste Milchsäurespiegel wird zu Beginn der Wiederbeatmung und das höchste Niveau der Brenztraubensäure zur Zeit des Wiederauftretens der Augenreflexe erreicht. Der hohe Brenztraubensäuregehalt in dieser Periode ist erklärbar erstens aus der überschüssigen Bildung dieser Säure im Verlauf der Milchsäureoxydation, die sich unter den Bedingungen der Hypoxie angehäuft hatte, und zweitens aus dem Herausspülen von früher gebildeter Brenztraubensäure aus den Geweben. Bekanntlich oxydiert die Brenztraubensäure unter aeroben Bedingungen leicht, wobei der Zyklus der Trikarbonsäuren durchlaufen wird. Deshalb muß man, wenn der Brenztraubensäurespiegel im Blut steigt, obwohl Kreislauf und Atmung wieder in Gang gekommen sind, eine Störung im Oxydationssystem annehmen.

Auch wenn der Oxydationsstoffwechsel wieder restauriert ist, bleibt der Hypoxiezustand im Organismus infolge des erhöhten Sauerstoffbedarfes der sich wiederbelebenden Gewebe dennoch vorläufig bestehen.

4. *Zustand 3 bis 6 Stunden nach der Wiederbelebung*

Während allmählich die Funktionen der höheren Abschnitte des Zentralnervensystems immer vollkommener und vollständiger wiederhergestellt werden, wird auch die Sauerstoffverwertung durch das Hirngewebe verbessert. Unter den Bedingungen einer normalen Durchblutungsgeschwindigkeit erhöht sich die arteriell-venöse Differenz des Sauerstoffs bis auf 13,03 Vol.-%, die venös-arterielle Differenz der Kohlensäure bis auf 12,97 Vol.-%, und der Koeffizient der Sauerstoffutilisation beträgt 0,65. Folglich sind die Symptome einer histotoxischen Hypoxie in diesem Stadium bereits beseitigt. Jedoch hört der Sauerstoffhunger des Gehirns noch nicht auf. Er ist bedingt durch eine niedrige Sauerstoffsättigung des Blutes (92 bis 80%), während auch noch Voraussetzungen fehlen, die zur Dissoziation des Oxyhämoglobins beitragen würden, und insbesondere auch durch die fast vollständige Beseitigung der Acidose. Der Michsäuregehalt im Hirngewebe (38 mg%) und im Blut (27 mg%) kehrt zum Ausgangswert zurück, der Gehalt an Brenztraubensäure (1,62 mg%) sinkt ab, und die Dissoziationskurve der Kohlensäure nähert sich der Norm.

Der Sauerstoffhunger dauert noch an, weil der sich belebende Organismus trotz der Veränderung seines funktionellen Zustandes anscheinend noch nicht voll imstande ist, seine sämtlichen Kompensationsmechanismen einzuschalten, um adäquat reagieren zu können. Eine gewisse Ursache der unzulänglichen Sättigung des Blutes mit Sauerstoff ist auch die häufig bei den Versuchstieren zu beobachtende oberflächliche Atmung, die offenbar darauf zurückzuführen ist, daß die corticalen Einflüsse auf den Atmungsvorgang noch nicht vollständig wiederhergestellt sind.

Durch den verstärkten Sauerstoffverbrauch der Gewebe, insbesondere des Gehirns, treten die synthetischen Prozesse gegenüber den Zerfallsprozessen immer mehr in den Vordergrund. So ist es vermutlich zu erklären, daß die Glykogenmenge im Hirngewebe (186 mg%) das Ausgangsniveau erheblich übersteigt. Die Milchsäure hört anscheinend auf, gegenüber dieser überschüssigen Anhäufung von Glykogen noch eine Rolle zu spielen: Das Maximum des Glykogengehalts wird 4 bis 6 und sogar noch mehr Stunden nach der Wiederbelebung erreicht, während die Milchsäuremenge schon bedeutend früher absinkt.

In der Literatur fanden wir schon Angaben darüber, daß die Möglichkeit zu einer Anhäufung von Glykogen in den Hirnzentren unter den Bedingungen verschiedener pathologischer Zustände besteht (A. L. SCHABADASCH). Über die überschüssige Anhäufung von Glykogen bei Hypoxie kann man Hinweise in den Arbeiten von A. W. PALLADIN und seinen Mitarbeitern finden.

Vergleichsweise ist die Beobachtung aufschlußreich, daß bei Hunden, die im Zustand eines medikamentösen Schlafes verendeten, keine überschüssige Anhäufung von Glykogen in den Geweben konstatiert werden konnte; vermutlich normalisiert sich der Kohlehydratstoffwechsel in der Hirnrinde bei diesen Tieren schneller.

Allmählich absinkend, kehrt der Zuckergehalt im Blut (130 mg$^0/_0$) und im Hirngewebe (102 mg$^0/_0$) zum Ausgangsniveau zurück.

Der Stickstoffgehalt der im Blut untersuchten Fraktionen nähert sich gegen Ende der 3. Stunde nach der Wiederbelebung praktisch seinem Ausgangswert. Etwas vermindert bleibt bei einem Teil der Hunde nur die Menge des Aminosäure-Stickstoffes. Die während der Versuche beobachteten Veränderungen im Gehalt der Stickstofffraktionen hingen offenbar nicht mit dem Zustand des durchgemachten klinischen Todes zusammen, sondern wurden hauptsächlich hervorgerufen durch die angewandte Narkose und den Blutverlust, der dem Eintritt des klinischen Todes vorausging. Das bestätigten Kontrollversuche, in denen die narkotisierten Tiere nicht anämisiert wurden.

5. Zustand am 1. bis 5. Tage nach der Wiederbelebung

In unseren meisten Versuchen befanden sich die Hunde gegen Ende des 1. Tages nach der Wiederbelebung noch in einem Zustand, der an Schlaf erinnerte, obwohl man sie zur Fütterung leicht wecken konnte und sie selbständig Nahrung aufnahmen. Folglich wurden die Hemmungsprozesse im Zentralnervensystem während dieser Zeit nicht immer völlig beseitigt. Wurden – wie das manchmal der Fall war – die Lebensfunktionen schneller wiederhergestellt, ähnelten die Tiere gegen Ende des 1. Tages in ihrem Äußeren und im Verhalten normalen Tieren. In anderen Versuchen war die Wiederherstellung verzögert; hier reagierten die Tiere auf jede Reizung mit einer allgemeinen Reaktion, und zwar in Form einer Dezerebrations-Rigidität oder mit epileptoiden Anfällen. Offenbar hing das irgendwie mit der verzögerten Wiederherstellung der Hirnrinde zusammen.

Obwohl die Zahl der in diesem Stadium der Versuche untersuchten Tiere nicht groß ist, glauben wir doch, auf Grund des vorliegenden Materials den Schluß ziehen zu können, daß der Grundumsatz bei den nichtnarkotisierten Tieren gegen Ende des 1. Tages zur Norm zurückkehrt. Bei den narkotisierten Tieren ist er noch etwa um 30$^0/_0$ vermindert, obwohl er auch bei diesen Tieren ansteigt, wenn eine Dezerebrations-Rigidität auftritt. Je weniger also der Hypoxie-Zustand durch irgendwelche Einflüsse während des Versuches verstärkt wird, um so schneller normalisiert sich der Grundumsatz wieder. Bei den nichtnarkotisierten Tieren war das Zentralnervensystem weniger gehemmt als bei den Tieren, die eine Narkose erhalten hatten. Bei narkotisierten Tieren wurde die durch den klinischen Tod hervorgerufene Hypoxie durch die vorausgegangene Vollnarkose vertieft, der Gaswechsel stellte sich bei ihnen erst am 3. bis 5. Tage wieder her. Die Ursache für diese langsame Normalisierung des Grundumsatzes liegt darin, daß der regulierende Einfluß des Zentralnervensystems auf die Stoffwechselprozesse gehemmt ist.

Als Grund für den Sauerstoffhunger gegen Ende des 1. Tages muß man die noch unvollständige Wiederherstellung sämtlicher höheren nervalen regulatorischen Mechanismen ansehen, durch die normalerweise entstehende Störungen im Stoffwechselprozeß kompensiert werden. Gegen Ende des 1. Tages ist die Sauerstoffsättigung des arteriellen Blutes vermindert, während die Acidose fast ganz beseitigt ist. Die arteriell-venöse Differenz des Sauerstoffs (7,08 Vol.-%) und die venös-arterielle Differenz der Kohlensäure (4,82 Vol.-%) nähern sich in dieser Zeit der Norm.

Der Koeffizient der Sauerstoffutilisation (0,55%) bleibt noch etwas erhöht. Der Sauerstoffhunger des Gehirns kann, genau wie die Verminderung des Grundumsatzes, bis zu 5 Tagen dauern.

Allmählich normalisiert sich auch der Kohlehydratstoffwechsel im Hirngewebe der wiederbelebten Tiere. Der Gehalt an Milchsäure (57 mg%) und an Zucker (69 mg%) im Hirngewebe sowie der Gehalt an Milchsäure (25 mg%) und an Zucker (128 mg%) im Blut nähert sich dem Ausgangswert.

In diesem Stadium des Versuches ist die sehr große Glykogenmenge im Hirngewebe beachtenswert.

Wurden die Versuchstiere 24 Stunden nach der Wiederbelebung einer Zuckerbelastung ausgesetzt, stiegen die Blutzuckerkurven meistens höher an als vor dem Versuch.

Diese Ergebnisse weisen darauf hin, daß die in ihrer Funktion erst unvollständig wiederhergestellte Hirnrinde den Kohlehydratstoffwechsel nur unvollkommen reguliert.

Es ist möglich, daß diese unvollkommene Regulation zur Bildung des gegenüber der Norm weniger labilen Glykogens führt, das sich im Hirngewebe aufspeichert (M. S. Gajewskaja).

Erst am 2. bis 3. Tage nach der Wiederbelebung wird gleichlaufend mit der völligen Wiederherstellung der Funktionen der Hirnrinde der Kohlehydratstoffwechsel normalisiert. Der Gehalt an Glykogen (54 mg%), an Milchsäure (24 mg%) und an Zucker (106 mg%) im Gehirn sowie der Gehalt an Milchsäure (10 mg%) und an Zucker (105 mg%) im Blut schwankt nunmehr in den gleichen Grenzen wie vor dem Versuch. Es normalisieren sich auch die Blutzuckerkurven bei Zuckerbelastungen.

J. ZUSAMMENFASSUNG

Wenn man das in diesem Kapitel dargelegte Material zusammenfaßt, kann man sagen, daß der Stoffwechsel im Verlauf des Sterbens und der Wiederbelebung der Tiere erhebliche Veränderungen durchmacht.

Auf Abb. 31 ist zu sehen, wie sich, je nach Blutverlust, die Hypoxie verstärkt und, ungeachtet der Erhöhung des Sauerstoffverbrauches, sich im Organismus eine Acidose entwickelt. In diesem Stadium des Sterbens bleibt die allgemeine Richtung des Stoffwechsels oxydativ.

Während der terminalen Pause, in der eine tiefe Hemmung die Rinde und die subcorticalen Zentren erfaßt (der Blutdruck sinkt bis auf Null ab, die Augenreflexe verschwinden und die Atmung hört vorübergehend auf), beginnt im Stoffwechsel die Glykolyse bedeutend zu überwiegen, und die Spaltungsprozesse verstärken sich.

Im Hirngewebe verschwindet völlig das Kreatinphosphat und der Gehalt an freiem Zucker vermindert sich erheblich (53 mg$^{0}/_{0}$). Gleichzeitig damit wird der Gehalt an anorganischem Phosphor (18 mg$^{0}/_{0}$) und an Milchsäure (101 mg$^{0}/_{0}$) bedeutend erhöht.

In diesem Stadium verändert sich der Gehalt an Glykogen und leicht hydrolysierbarem Phosphor der Adenosintriphosphorsäure im Hirngewebe wenig.

Während der Agonie, bei der der Hemmungsprozeß auch die tieferliegenden Abschnitte des Zentralnervensystems erfaßt und nur die Funktionen der bulbären Zentren noch erhalten bleiben, dauert die intensive Glykolyse an, was aus der Zunahme der Milchsäure im Hirngewebe (112 mg$^{0}/_{0}$) sowie der Verminderung des Glykogengehaltes (83 mg$^{0}/_{0}$) und des freien Zuckers (25 mg$^{0}/_{0}$) zu ersehen ist. Aus diesen Reaktionen der Glykolyse schöpft der Organismus offenbar die Energie für den letzten Kampf um das Leben.

Mit dem Eintritt des klinischen Todes, bei dem die Hemmung sich auch auf die medulla oblongata ausbreitet, nimmt die Intensität der Glykolyse allmählich ab und kann weder die Ausnutzung des freien Zuckers im Hirngewebe gewährleisten, dessen Menge bis auf 42 mg$^{0}/_{0}$ ansteigt, noch die Demineralisation der anorganischen Phosphorsäure, deren Menge sich bis auf 31 mg$^{0}/_{0}$ erhöht. Die energetischen Reserven des Hirngewebes sind während des klinischen Todes sehr arm: Das Kreatinphosphat fehlt völlig, der Gehalt an Glykogen (26 mg$^{0}/_{0}$) und an leicht hydrolysierbarem Phosphor der Adenosintriphosphorsäure (5,6 mg$^{0}/_{0}$) wird minimal.

Während die Herztätigkeit wieder in Gang gebracht wird, bleiben die Stoffwechselprozesse im Hirngewebe praktisch noch auf dem gleichen Niveau wie in der Periode des klinischen Todes. Zumindest bleibt der Gehalt an anorganischer Phosphorsäure wie früher hoch (36 mg$^{0}/_{0}$).

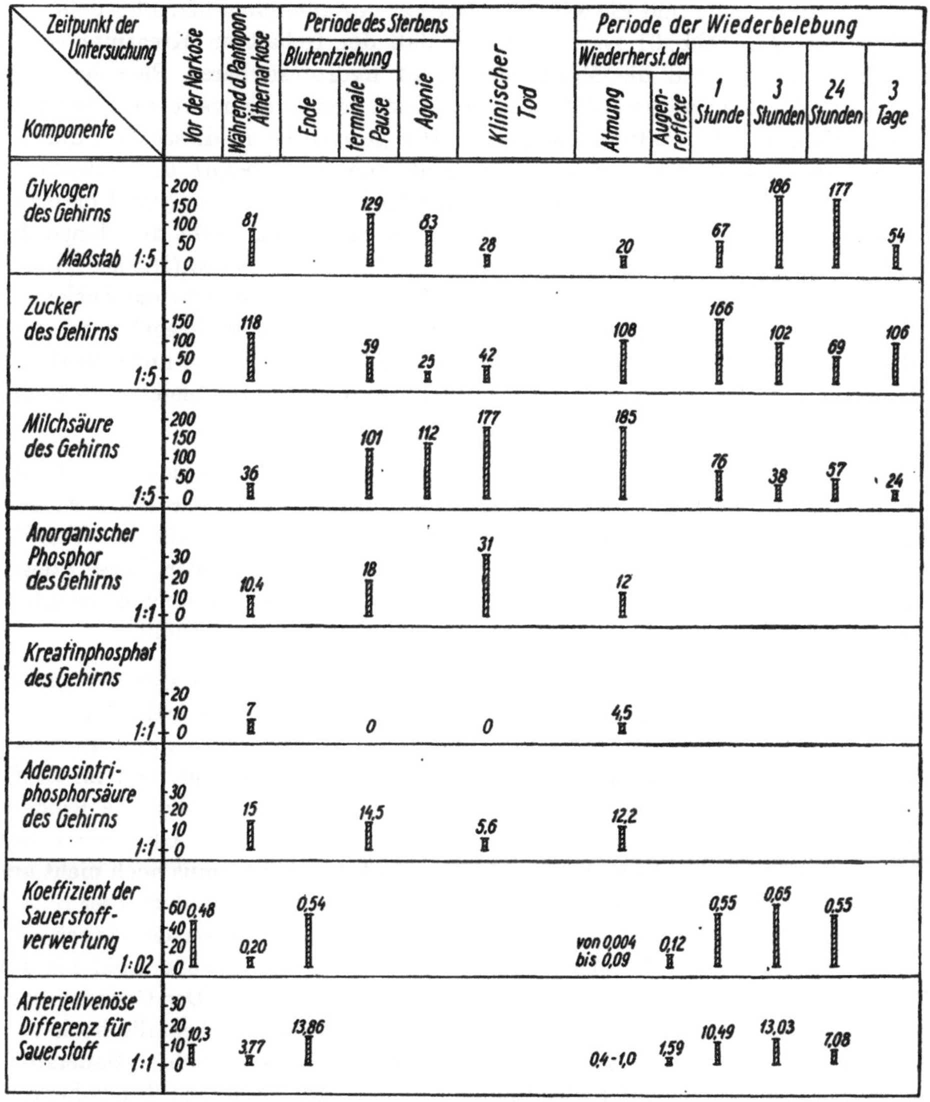

Abb. 31 Veränderungen der biochemischen Grundkomponenten, die beim Sterben und bei der Wiederbelebung des Organismus untersucht wurden

Mit der Wiederherstellung des Blutkreislaufs steigert sich auch der Stoffwechsel, wodurch wieder die Funktionen der bulbären Zentren verbessert werden. Die Richtung des Stoffwechsels bleibt vorläufig im wesentlichen glykolytisch. Jedoch ist jetzt die Intensität der Glykolyse so erheblich, daß sie die Resynthese der makroergischen Verbindungen und die Demineralisation des anorganischen Phosphors gewährleistet. Aus Abb. 31 ist zu ersehen, daß der Gehalt an Kreatinphosphat 4,5 mg$^{0}/_{0}$ beträgt und die Menge des leicht hydrolysierbaren Phosphors der Adenosintriphosphorsäure (12,2 mg$^{0}/_{0}$) praktisch dem Ausgangswert nahekommt. Der Umfang der Oxydationsprozesse im Hirngewebe ist in dieser Zeit äußerst gering. Das zeigen die Werte der arteriell-venösen Differenz des Sauerstoffs (0,4 bis 1 Vol.-$^{0}/_{0}$) und des Koeffizienten der Sauerstoffutilisation (0,004 bis 0,09). Entsprechend einer derart geringen Sauerstoffverwertung bleibt die Menge der Milchsäure die gleiche wie in der Periode des klinischen Todes (185 mg$^{0}/_{0}$). Die Intensität der Glykolyse wird durch das Vorhandensein von freiem Zucker im Hirngewebe (108 mg$^{0}/_{0}$) gesichert, dessen hinreichend hoher Spiegel durch eine erhebliche Hyperglykämie aufrechterhalten wird (310 mg$^{0}/_{0}$), aber nicht durch das Glykogen des Hirngewebes, dessen Gehalt genauso niedrig bleibt wie in der Periode des klinischen Todes (20 mg$^{0}/_{0}$).

Die Oxydationsprozesse nehmen erst etwas später zu, wenn sich unmittelbar nach dem Auftreten der Augenreflexe die Bioströme der Hirnrinde wiederherzustellen beginnen: Die arteriell-venöse Differenz des Sauerstoffs (1,59 Vol.-$^{0}/_{0}$) und der Koeffizient der Sauerstoffutilisation (0,12) werden größer. Diese Steigerung der Oxydationsprozesse fällt noch zusammen mit der Existenz einer intensiven Glykolyse. Auch der Milchsäurespiegel bleibt weiterhin erhöht.

Gegen Ende der 1. Stunde nach der Wiederbelebung breitet sich der Prozeß der Wiederherstellung des Zentralnervensystems auf das subcorticale Gebiet und in der Folge offenbar auf immer weitere Abschnitte des Gehirns aus. In dieser Zeit treten die Bioströme der Hirnrinde vollständig wieder auf, und im Stoffwechsel rücken die Oxydationsprozesse wieder an die erste Stelle. Die Rindenzellen erhalten von neuem die Fähigkeit zur Synthese, und die Glykogenmenge steigt bis auf 67 mg$^{0}/_{0}$. Dessen ungeachtet kommt der Organismus noch nicht aus dem Zustand des Sauerstoffhungers heraus. Bei normaler arteriell-venöser Sauerstoffdifferenz (10,49 Vol.-$^{0}/_{0}$) und ziemlich hohem Koeffizienten der Sauerstoffutilisation (0,55) wird die Menge der Milchsäure im Hirngewebe wohl bis auf 76 mg$^{0}/_{0}$ vermindert, übersteigt jedoch immer noch die Norm. Der Grundumsatz des Organismus ist in diesem Stadium der Wiederbelebung ebenfalls noch vermindert. Der Zustand des Sauerstoffhungers, der durch den erhöhten Sauerstoffbedarf der Zellen infolge der überstandenen Phase des klinischen Todes hervorgerufen worden ist, dauert so lange an, bis die Funktionen der Großhirnrinde mehr oder minder vollständig wiederhergestellt sind und der Organismus die Möglichkeit erhält, notfalls die corticalen kompensatorischen Mechanismen einzuschalten. Der Grundumsatz bleibt, wenn die Wiederherstellung der Rindenfunktion unvollständig ist, auch noch am 3. bis 5. Tage vermindert. Vom Zeitpunkt der Wiederherstellung der Hirnrinde hängt auch die Normalisierung des Kohlehydratstoffwechsels ab.

Je länger sich folglich der Organismus im Zustand der Hypoxie befindet (langdauerndes niedriges Niveau des Blutdruckes, tiefe Narkose in der Periode des Sterbens, Verlängerung der Dauer des klinischen Todes sowie spätes Auftreten einer selbständigen Atmung in der Periode der Wiederherstellung der Lebensfunktionen), um so erheblichere Störungen lassen sich im Stoffwechsel beobachten und um so später tritt seine Normalisierung ein.

III. Wiederherstellung der Funktion des Herz- und Gefäßsystems

In der Periode des klinischen Todes hört die mechanische Herzaktion auf, und das Herz befindet sich in einem Zustand scheinbarer Ruhe.

Es ist jedoch seit langem bekannt, daß auch nach dem Aufhören der mechanischen Herzaktion weiterhin einzelne bioelektrische Komplexe im Elektrokardiogramm rhythmisch auftreten (A. I. Smirnow, L. I. Fogelson). Die nach dem Eintritt des klinischen Todes registrierten Ventrikelkomplexe unterscheiden sich jedoch wesentlich von den normalen und haben die Form monophasischer oder biphasischer Schwankungen, die in einem langsamen Rhythmus, 12- bis 15mal in der Minute, aufeinanderfolgen (G. D. Smirnow und W. A. Negowski, 1943).

Die Mitarbeiter unseres Laboratoriums, N. L. Gurwitsch und D. G. Maximo, haben festgestellt, daß nach dem Aufhören der Herztätigkeit die Dauer der Ventrikelkomplexe bedeutend kürzer ist als bei normaler Herzaktion (0,18 bis 0,2 Sekunden statt 0,22 bis 0,25 Sekunden).

Durch Untersuchungen über die Veränderungen des Elektrokardiogramms während der Wiederherstellungsphase der Herzfunktion unter dem Einfluß zentripetal gerichteter arterieller Blutdruckinfusionen lassen sich sowohl die Ursache dieser starken Verkürzung der Ventrikelkomplexe als auch das Wesen der pathologischen Veränderungen am Herzen während der Zeit des klinischen Todes klären.

Die Wiederherstellung einer normalen Herzstromkurve, in der sich der Prozeß der Wiederherstellung der intrakardialen Überleitung widerspiegelt, geht in folgender Weise vor sich. Zu Beginn der arteriellen Druckinfusion verändert sich die Form der Ventrikelkomplexe; sie sind zunächst in ihrer Dauer verkürzt und nehmen dann an Dauer zu, werden also langsamer. Das Maximum der Dauer (bis zu 0,4 Sekunden und mehr) wird im Augenblick des Auftretens wirksamer Herzkontraktionen erreicht. Danach vermindert sich die Dauer der Ventrikelkomplexe wieder und kehrt nach 10 bis 12 Herzkontraktionen zur Norm zurück.

Die erhebliche Verkürzung der Dauer der Ventrikelkomplexe im Elektrokardiogramm während des klinischen Todes widerspricht zwar scheinbar berechtigten theoretischen Vorstellungen, die eine entgegengesetzte Veränderung –

eine Verlängerung der Dauer der Biopotentiale entsprechend einer Verminderung der Überleitungsgeschwindigkeit bei zunehmender Hypoxie — erwarten lassen, läßt sich aber erklären durch die Einengung der Erregungsprozesse im stillstehenden Herzen allein auf die Elemente des Leitungssystems. Die Richtigkeit einer solchen Annahme wird durch die Tatsache bestätigt, daß die Dauer der Ventrikelkomplexe mit der Wiederherstellung einer wirksamen Funktion des ganzen Ventrikelmyokards allmählich wieder zunimmt.

Mit dem Beginn der arteriellen Druckinfusion wird auch die Funktion des führenden Knotens der Herzautomatie wiederhergestellt. Der langsame Rhythmus der Ventrikelkomplexe, der während des klinischen Todes zu beobachten war, wird rasch von einem schnelleren, bis zu 100 in der Minute, abgelöst. Eine solche Erregungsfrequenz erweist sich jedoch als zu schnell für die Ventrikel, die sich noch im Zustande einer Hypoxie befinden, und gewöhnlich tritt deshalb bald darauf ein partieller atrioventrikulärer Block auf.

Dieser Block erweist sich in solch einem Falle als durchaus vorteilhaft, da er die Anzahl der Ventrikelkontraktionen einschränkt, die Diastole verlängert und hierdurch zur Wiederherstellung wirkungsvoller Herzkontraktionen beiträgt.

Die elektrokardiographischen Untersuchungen zeigen somit, daß während des klinischen Todes im Herzen auch weiterhin periodische Erregungsimpulse entstehen, die jedoch nicht auf das funktionstüchtige Myokard übergehen und deshalb keine effektive Herzkontraktion hervorrufen können.

Das Wesen der Wiederherstellung der Herzfunktion unter dem Einfluß einer arteriellen Druckinfusion besteht offenbar darin, daß vor allem die normalen Wechselbeziehungen zwischen dem Herzleitungssystem und dem sich kontrahierenden Myokard und in der Folge auch zwischen den Herzvorhöfen und den Ventrikeln wiederhergestellt werden.

Maßnahmen zur Wiederherstellung der Lebensfunktionen müssen in erster Linie auf die Wiederingangsetzung einer wirkungsvollen Herzfunktion ausgerichtet sein. Mit Hilfe der arteriellen zentripetalen Druckinfusion von Blut ist es möglich, das Herz schon 1 Minute nach Beginn der Wiederbelebung, genauer 30 bis 40 Sekunden danach, in Bewegung zu setzen, auch wenn der klinische Tod schon 5 bis 6 Minuten andauerte.

Was geschieht nun, wenn Blut unter einem ganz bestimmten Druck arteriell zentripetal infundiert wird? Hierbei sind zwei Hauptmomente hervorzuheben: erstens die Reizung der Angiorezeptoren der Arterienwand sowie der Rezeptoren und der nervalen Formationen des Herzens selbst und zweitens die Versorgung des Herzmuskels mit Sauerstoff und Nährstoffen.

Die Bedeutung der Gefäßrezeption im Rahmen des Wiederherstellungsmechanismus der Herz- und Gefäßfunktion ist sehr groß, und deshalb wäre es genauso naiv, sie zu leugnen, wie wenn man die Tatsache der reflektorischen Regulation physiologischer Funktionen überhaupt bestreiten wollte. Schon

Pawlow stellte fest: „Es ist offensichtlich, daß im Leben des komplizierten Organismus der Reflex die wesentlichste und häufigste nervale Erscheinung ist. Mit seiner Hilfe entsteht die ständige, richtige und genaue Wechselbeziehung der Teile des Organismus untereinander und die Beziehung des ganzen Organismus zu den umgebenden Bedingungen. Der Ausgangspunkt des Reflexes ist eine Reizung der peripheren Endigungen der zentripetalen Nerven. Von diesen Endigungen sind alle Organe und sämtliche Gewebe durchdrungen. Diese Endigungen muß man sich unbedingt als äußerst verschiedenartige, spezifische, den Nervenendigungen der Sinnesorgane ähnliche Vorrichtungen vorstellen, die alle an spezifische Reize mechanischen, physikalischen oder chemischen Charakters angepaßt sind."[1]

Mit Recht äußerte sich auch W. N. Tschernigowski über die Bedeutung der Gefäßrezeption für die Regulation des Blutkreislaufes: „... diese Mechanismen, die im Gefäßsystem auf Wacht stehen, sind eine Informationsquelle des Nervensystems über alle sich im Herz- und Gefäßsystem abspielenden Vorgänge. In ihnen entsteht der Reflex, mit dessen Hilfe das Zentralnervensystem das Herz und den gesamten Blutkreislauf auf das neue Arbeitsniveau abstimmt, indem es über die zentrifugalen Nerven Impulse zum Herzen sendet."[2]

Diese Vorstellungen von der Bedeutung der Interorezeption, auch in den Wänden der Gefäße, für die Funktion des Organismus, haben sich heute in der Physiologie weitgehend durchgesetzt, vor allem dank den Arbeiten von K. M. Bykow, W. N. Tschernigowski, G. P. Konradi, W. S. Galkin, B. I. Lawrentjew, B. A. Dolgo-Saburow, G. F. Iwanow, Je. K. Pletschkowa, A. G. Buchtijarow u. a.

Eine Wiederherstellung der Herzfunktion durch Reizung der Angiorezeptoren der Arterienwand ist möglich, weil sowohl die Erregbarkeit der Arterienrezeptoren wie auch der Schluß des Reflexbogens über die Ganglien des vegetativen Nervensystems viel länger als 5 bis 6 Minuten nach dem Eintritt des klinischen Todes erhalten bleiben. Nach Buchtijarow verschwindet die Erregbarkeit der Arterienrezeptoren sogar erst nach dem Erlöschen der Funktionen des Zentralnervensystems.

Untersuchungen in unserem Laboratorium haben bestätigt, daß neuroreflektorische Mechanismen bei der Wiederherstellung der Herzfunktion während einer arteriellen Druckinfusion von Blut eine wesentliche Rolle spielen. Je. M. Smirenskaja hat vor einer arteriellen Druckinfusion von Blut die Angiorezeptoren des Arteriensystems durch eine zentripetale Druckinfusion einer Novocainlösung in

[1] Aufsätze zur Physiologie des Blutkreislaufs und des Nervensystems. Pawlow, I. P., Sämtliche Werke. Akademie-Verlag, Berlin 1954, Bd. I, S. 394.

[2] Черниговский, В. Н., Работы И. П. Павлова по физиологии кровообращения и их значение для клинической медицины. (Tschernigowski, Die Arbeiten I. P. Pawlows über die Physiologie des Blutkreislaufes und ihre Bedeutung für die klinische Medizin) Leningrad 1951, S. 13.

die A. femoralis gelähmt. Durch Abdrücken der Aorta wurde verhindert, daß Novocain bis in die Kranzgefäße und das Herz gelangte. Nach Einwirken des Novocains auf die Angiorezeptoren wurde die Lösung wieder aus der Arterie entfernt, erst dann wurde die Klemme von der Aorta abgenommen und die arterielle zentripetale Druckinfusion von Blut nach der in unserem Laboratorium üblichen Methodik durchgeführt. Waren die Angiorezeptoren wirklich gelähmt, konnten wir durch eine solche Druckinfusion von Blut gewöhnlich nicht mehr eine effektive Herzfunktion hervorrufen. Eine nur schwache Herzfunktion kam erst nach einer drei- bis viermal so langen Zeit wie in den Kontrollversuchen in Gang und hörte nach 6 bis 11 Minuten wieder auf; auch der allgemeine Gefäßtonus stellte sich nicht wieder her. In einer anderen Serie wurde versucht, Tiere wiederzubeleben, nachdem die Angiorezeptoren vorher durch eine Druckinfusion von Blut nicht in das zentrale, sondern in das periphere Ende der Arterie gereizt worden waren. Schon allein diese Druckinfusion von Blut in das periphere Ende der Arterie löste nach einer gewissen Zeit im EKG registrierte Ventrikelkomplexe aus, wenn diese vorher fehlten, oder beschleunigte sie, wenn schon vorher welche vorhanden, jedoch sehr selten waren. Wurde nach dieser Druckinfusion von Blut in das periphere Ende der Arterie auch noch zentralwärts Blut unter Druck infundiert, stellten sich effektive Herzkontraktionen in einer Reihe von Fällen in kürzeren Zeiträumen wieder ein als in den Kontrollversuchen. Häufig trat schon nach der Druckinfusion einer geringen Blutmenge in das periphere Ende der Arterie Herzflimmern auf.

Aus alledem geht hervor, daß neuroreflektorische Einflüsse für die Wiederherstellung effektiver Herzkontraktionen sehr wesentlich sind.[1]

Man darf jedoch nicht vergessen, daß, wenn auch der neuroreflektorische Mechanismus bei der Wiederherstellung der effektiven Herzfunktion führend ist, als unbedingte Voraussetzung, ohne die eine Wiederherstellung der Funktion auf neuroreflektorischem Wege unmöglich wäre, die Ernährung des Herzmuskels garantiert sein muß.

Um mit Hilfe einer arteriellen Druckinfusion die Herzfunktion wieder in Gang zu setzen, ist es notwendig, daß das infundierte Blut auch in die Kranzarterien eindringt. Diese theoretische Überlegung wurde schon lange durch die Praxis bewiesen. In der Literatur sind jedoch bis jetzt noch Zweifel darüber geäußert worden, daß das Blut einer arteriellen Druckinfusion wirklich in die Kranzgefäße gelangt. Um diese Frage zu klären, führte Je. M. Smirenskaja folgende experimentelle Untersuchungen an toten Tieren und danach gemeinsam mit Ju. W. Maximischina auch an menschlichen Leichen durch.

Infundiert man toten Tieren eine Methylenblaulösung unter Druckinfusion und verfolgt man die Verteilung dieser Flüssigkeit im Organismus sowie die Ver-

[1] Über den reflektorischen Mechanismus der Wirkung der arteriellen Druckinfusion von Blut beim Schock hat der Chirurg L. S. Chawkin schon im Jahre 1944 in einer Abhandlung geschrieben.

änderung des Druckes im Arteriensystem einschließlich der Kranzgefäße (Abb. 32), so stellt sich heraus, daß während einer zentripetalen Druckinfusion von 400 bis 450 ml Flüssigkeit in die linke A. femoralis eines Hundes unter einem Druck von 120 bis 170 mm diese Flüssigkeit stets auch in die Kranzgefäße, in die Gefäße des circulus arteriosus Willisi und in sämtliche Arterien gelangt, die die inneren Organe versorgen. Schon 50 bis 80 ml Flüssigkeit genügen, um unter diesem Druck auch

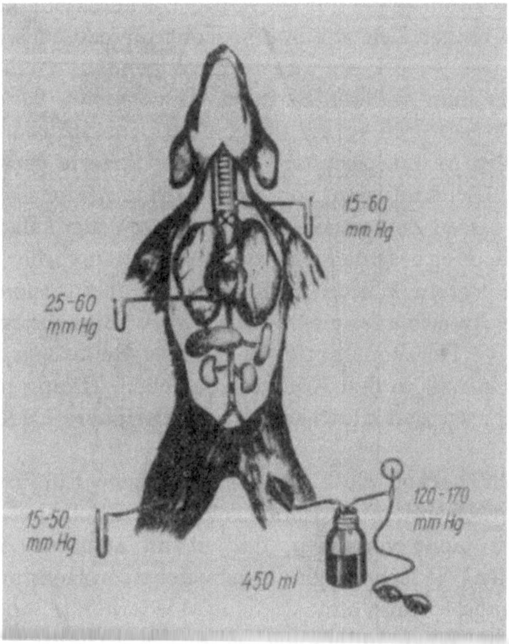

Abb. 32 Richtung des Blutstromes und Verteilung des Druckes bei der Druckinfusion von Blut in das zentrale Ende der A. femoralis (aus den Arbeiten Je. M. Smirendkajas)

die Kranzarterien zu füllen. Die Flüssigkeit erreicht die erwähnten Arterien schon in den ersten 15 Sekunden nach Beginn der Druckinfusion. Der Druck in den Kranzarterien des Hundes schwankt hierbei genau wie der Druck in der rechten Oberschenkelarterie und in den Halsschlagadern zwischen 10 und 60 mm. Dieser geringe Druck ($^1/_3$ bis $^1/_4$ des Normalwertes) in den Kranzgefäßen erweist sich als ausreichend, um die Ernährung des Herzmuskels zu sichern. Ein Kymogramm aus dieser Versuchsreihe ist auf Abb. 33 in zwei Abschnitten dargestellt. Im ersten Abschnitt sind die Blutdruckkurven im absteigenden Ast der rechten Kranzarterie und in der A. femoralis während der ersten Minuten der Wiederbelebung

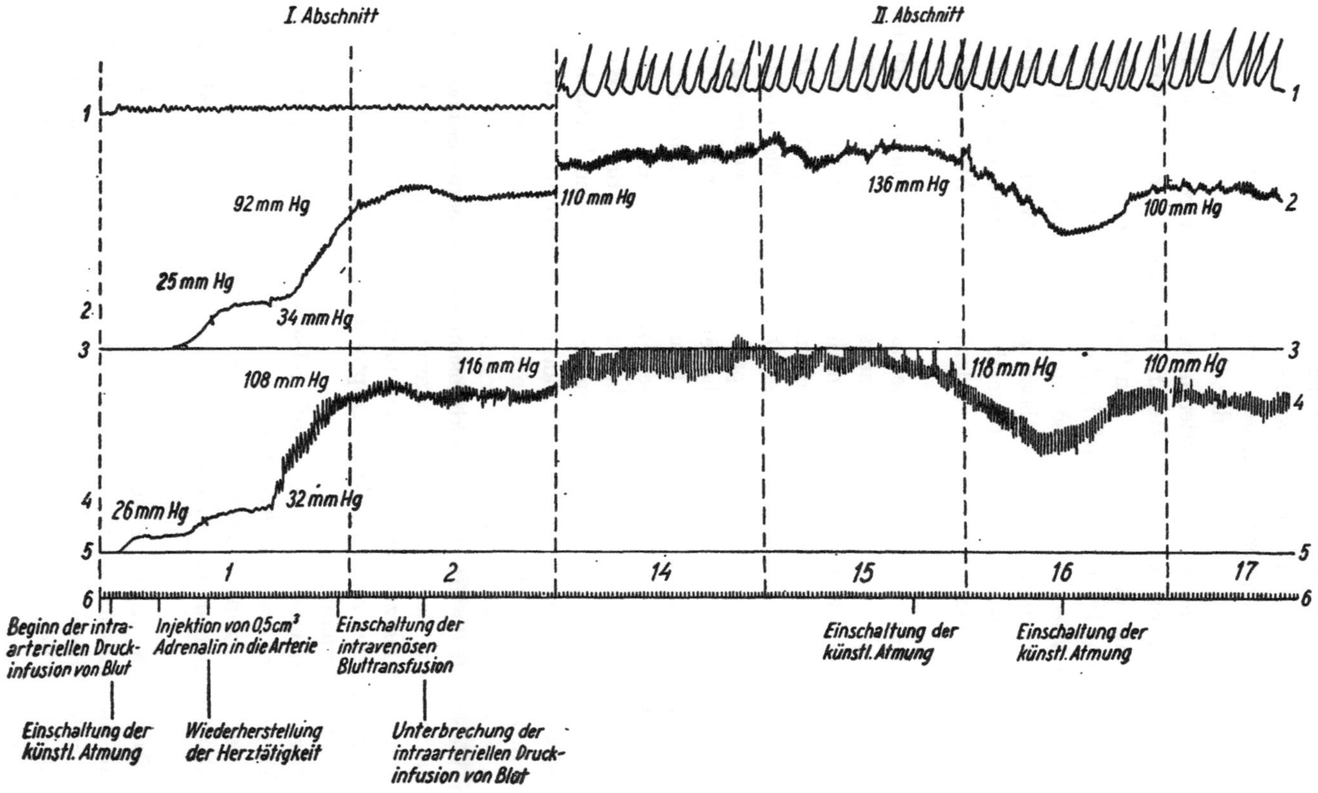

Abb. 33 Kymographische Aufzeichnung des Blutdruckes in der A. femoralis und der Kranzarterie während einer arteriellen Druckinfusion von Blut

1 — Aufzeichnung der Atmung: *a* — der künstlichen Atmung (der Brustkorb ist eröffnet worden); *b* — der selbständigen Atmung; *2* — Aufzeichnung des Blutdruckes in der Kranzarterie; *3* — Nullinie zur Kurve 2; *4* — Aufzeichnung des Blutdruckes in der A. femoralis; *5* — Nullinie zur Kurve 4; *6* — Zeitregistrierung registriert. Zunächst entsteht ein geringer Druckanstieg direkt durch die Druckinfusion. Im Augenblick, wo eine ganz schwache Herzfunktion auftritt, die noch nicht einmal an den Manometern registriert wird, sondern nur im eröffneten Brustkorb wahrzunehmen ist, erhöht sich der Druck bis auf 25 mm. Wenn die Manometer Pulsschwankungen zu registrieren beginnen, erreicht der Druck 34 mm. Von diesem Moment an steigt die Herzfunktion erheblich, der Blutdruck erhöht sich und schwankt in den Grenzen von 92 bis 110 mm. Im zweiten Abschnitt des Kymogramms ist der Blutdruck in den beiden Arterien zwischen der 14. und 17. Minute der Wiederbelebung, also nach der Normalisierung der Herzfunktion, registriert. Aus diesen Meßergebnissen gehen die Wechselbeziehungen zwischen der Höhe des Blutdruckes im absteigenden Ast der rechten Kranz- und der Oberschenkelarterie einerseits und der wiederhergestellten Atmung andererseits deutlich hervor.

Gleiche Untersuchungen an menschlichen Leichen erlaubten im wesentlichen ähnliche Schlußfolgerungen, die auf folgendes hinauslaufen: Während einer zentripetalen arteriellen Druckinfusion in die A. brachialis unter einem Druck von 140 bis 200 mm gelangt die Flüssigkeit 3 bis 20 Sekunden nach Beginn der Druckinfusion in die Kranzarterien. Hierzu genügen 40 bis 100 ml Flüssigkeit, d. h. weniger, als das Volumen einer Standardblutampulle beträgt. In den absteigenden Ästen der beiden Kranzarterien entsteht hierbei ein Druck von 20 bis 50 mm. Gehirnwärts erreicht die Flüssigkeit bei dieser Infusionsmethode nur die Gefäße des circulus arteriosus Willisi, und auch das nicht in allen Fällen.

Die Bedeutung der Herzmuskelernährung als Voraussetzung für eine Wiederherstellung der Herzfunktion ist auch schon durch die erwähnten Versuche von Je. M. Smirenskaja bestätigt worden. Danach kann eine Druckinfusion von Blut in das periphere Ende der Arterie wohl den funktionellen Zustand des Herzens verändern, sie ist jedoch nicht imstande, Kontraktionen hervorzurufen.

In gleicher Weise ruft die arterielle Druckinfusion einer hypertonischen Kochsalzlösung zwar in kurzer Zeit eine starke Steigerung der Bioströme des Herzens hervor, sie kann sogar Herzflimmern erzeugen, niemals aber effektive Kontraktionen. Diese Lösung reizt zwar die Angiorezeptoren beträchtlich, kann jedoch den Herzmuskel nicht ernähren.

Die Wiederherstellung eines normalen Stoffwechsels im Herzen ist folglich ein wesentlicher Faktor, der erst eine Erregung im Herzleitungssystem ermöglicht. Nur unter diesen Bedingungen kann sich die im Leitungssystem aufgetretene Erregung auf das funktionierende Myokard ausbreiten und dessen Kontraktionen hervorrufen.

Auch I. I. Fjodorow hebt in seiner Monographie „Pathophysiologische Grundlagen der Bluttransfusion" (S. 183) ganz richtig nicht nur das Vorhandensein eines neuroreflektorischen Mechanismus, der während einer arteriellen Druckinfusion von Blut durch den Rezeptorenapparat des Gefäßsystems in Gang gesetzt wird, hervor, sondern auch die Bedeutung der Wiederherstellung des koronaren

Kreislaufes. Demzufolge kann man die Frage, ob die Wiederherstellung eines normalen Stoffwechsels in den Geweben, d. h. die Zufuhr von Nährstoffen und Sauerstoff, oder die Reizung des rezeptorischen Apparates wichtiger ist, als gelöst betrachten. Das eine ist ohne das andere nicht möglich.

Ist in einem schweren Schock oder während eines agonalen Zustandes noch ein hinreichend zufriedenstellender Stoffwechsel erhalten geblieben, kann allein die Reizung des rezeptorischen Apparates (ohne zusätzliche Zufuhr von Nährstoffen und Sauerstoff zu den Geweben) die Herzfunktion reflektorisch verstärken.

Daraus wird mitunter der Schluß gezogen, daß eine zentripetale Druckinfusion von Blut während eines schweren Schocks oder während einer Agonie die Herzfunktion auf reflektorischem Wege verstärkt, während beim klinischen Tod diese Maßnahme auf eine Wiederherstellung der Ernährung des Herzmuskels hinausläuft. Das ist ein Irrtum. Sowohl während der Agonie als auch im klinischen Tod wird die Herzfunktion reflektorisch wiederhergestellt, jedoch sind im ersten Falle die Bedingungen, unter denen der Reflex zustande kommt und realisiert werden kann, besser erhalten geblieben als im zweiten Fall. Hieraus ersieht man, wie wichtig es ist, zur Wiederbelebung aus dem klinischen Tod vor allem den koronaren Kreislauf wiederherzustellen. Andererseits kann der Effekt einer Reizung im Schock oder im Zustand der Agonie durch eine gleichzeitige Verbesserung der Ernährung bedeutend gesteigert werden gegenüber einer Reizung unter den Bedingungen einer stark eingeschränkten Ernährung des Herzmuskels. Im klinischen Tod ist der Stoffwechsel so sehr unterdrückt und entstellt, daß allein die Reizung des Herzleitungssystems und der Gefäßrezeptoren durch Stoffe, die außerstande sind, auch die Ernährung zu gewährleisten, nicht die gewünschte Reaktion des Herzmuskels hervorruft.

Demzufolge ist jede isolierte Untersuchung der Reizung der Rezeptoren ohne Beachtung des Stoffwechsels bzw. der anderen Begleiterscheinungen der Reizung falsch.

I. R. Petrow schreibt in seinem Buch „Über die Rolle des Nervensystems beim Sauerstoffhunger" durchaus begründet, daß die neuroreflektorischen Mechanismen die Hauptfaktoren bei der positiven Wirkung einer arteriellen zentripetalen Druckinfusion von Blut auf das Herz- und Gefäßsystem darstellen. Gleichzeitig weist I. R. Petrow ganz richtig darauf hin, wie wichtig es ist, die Ernährung des Herzmuskels zu verbessern. Wir können uns aber trotzdem mit den Anschauungen I. R. Petrows über den Wirkungsmechanismus einer arteriellen Druckinfusion von Blut nicht ganz einverstanden erklären. Der Autor untersuchte mit seinen Mitarbeitern in einer Versuchsreihe den Depressorreflex, der gewöhnlich durch eine Erhöhung des Blutdruckes im Carotissinus ausgelöst wird. Unter den speziellen Bedingungen einer experimentellen Anämie des Gehirns beobachteten der Autor und seine Mitarbeiter (Je. N. Antipenko, A. A. Sorkin, M. G. Danilow und F. I. Markisowa, T. Je. Kudrizkaja u. a.), daß der Depressorreflex nicht nur verschwindet, sondern sogar ins Gegenteil verdreht wird, d. h., es entsteht eine pressorische Reaktion an Stelle einer depressorischen. Auf Grund dieser Ergebnisse nimmt der Autor an, daß der Wirkungsmechanismus einer arteriellen Druckinfusion von Blut in folgendem besteht: „. . . ein besserer therapeutischer Effekt läßt sich durch die intraarterielle Druckinfusion von Blut (gegen den Blutstrom) erzielen im Vergleich zu einer intravenösen Infusion, da infolge einer Umkehr des depressorischen Reflexes eine Erhöhung des Druckes im Gefäßsystem zum schnellen reflektorischen Anstieg des arteriellen Druckes führt" (S. 115). Nach unserer Meinung ist jedoch eine solche Vorstellung vom Wirkungsmechanismus der arteriellen Druckinfusion von Blut auch durch die eigenen Versuche des Autors nur ungenügend begründet. Diese Versuche (z. B. die Ergebnisse von JE. N. ANTIPENKO oder F. I. KOWSCHIKOW) erlauben, von unserem Gesichtspunkt aus betrachtet, nur nachstehende Schlußfolgerungen.

1. Unter besonderen pathologischen Umständen, die I. R. PETROW und seine Mitarbeiter untersucht haben, konnten verschiedene Phasenzustände in der medulla oblongata beobachtet werden (die ausgleichende, paradoxe, Hemmungs- und die ultraparadoxe Phase), die sich durch die Art des Sinusreflexes charakterisieren ließen. Dadurch wird ein weiteres Mal die These der PAWLOWschen Physiologie bestätigt, daß unter bestimmten ungünstigen Bedingungen in der medulla oblongata sowie in den höherliegenden Abschnitten des Zentralnervensystems Phasenerscheinungen beobachtet werden können.
2. Alle oben aufgezählten Phasenzustände können anscheinend jeweils während bestimmter Etappen im Verlauf des Erlöschens und der Wiederherstellung der Lebensfunktionen im Organismus auftreten, auch dann, wenn gerade eine arterielle Druckinfusion von Blut angewandt wird. In dieser Hinsicht stimmen die Ergebnisse der PETROWschen Versuche, in denen der Schock sowie der Blutverlust untersucht wurden, mit den Literaturangaben überein.
3. Wird nun das Blut als arterielle Druckinfusion gerade in einer Periode des Sterbens verabfolgt, in der sich Phasenzustände zeigen, und tritt darüber hinaus gerade noch eine ultraparadoxe Phase auf, so kann in solch einem Ausnahmefall als mechanisch positiver Effekt der arteriellen Druckinfusion offenbar auch einmal der Sinusreflex entstellt werden, d. h., er wird in einen pressorischen Reflex umgewandelt. Diese Möglichkeit ist tatsächlich gegeben, auch M. G. DAWIDOW und F. J. MARKISOWA haben den entstellten Sinusreflex schon „in einzelnen Versuchen" und T. JE. KUDRIZKAJA und F. I. KOWSCHIKOW „in einer Reihe von Versuchen" beobachtet, wie aus den angeführten Arbeiten hervorgeht.

Daraus ergibt sich aber, daß durch eine eben erwähnte, in der klinischen Praxis theoretisch zulässige Möglichkeit nicht die ganze Mannigfaltigkeit der Fälle erklärt werden kann, die erfolgreich in der Klinik mit einer arteriellen Druckinfusion von Blut behandelt wurden und bei denen von einem zufälligen Zusammenfallen der Druckinfusion mit der ultraparadoxen Phase keine Rede sein kann.

Die theoretische Erklärung PETROWS für den Mechanismus der arteriellen Druckinfusion erweist sich als noch unvollkommener, wenn man die Ergebnisse der experimentellen Untersuchungen und die klinischen Daten der Wiederbelebung eines Organismus betrachtet. Die Tatsachen beweisen, daß die indiziert angewandte arterielle Druckinfusion von Blut gewöhnlich während verschiedener Etappen des Sterbens und der Wiederbelebung wirkungsvoll ist, darunter: a) vor Beginn der Phasenzustände in der medulla oblongata, b) im Verlauf jeder beliebigen Phase (nicht nur der ultraparadoxen Phase), c) nach dem Erlöschen sämtlicher Gefäßreflexe in den Endetappen des Sterbens, d) nach völliger Ausschaltung der bulbären Regulation während des klinischen Todes und in der Anfangsperiode der Wiederbelebung, e) im Verlauf beliebiger Phasenzustände zu Beginn der Wiederbelebung, f) während der späteren Etappe der Wiederbelebung, nachdem die medulla oblongata die Phasenzustände bereits überwunden hat.

Die experimentelle und die klinische Praxis der Wiederbelebung zeigten also, daß die von I. R. PETROW vorgeschlagene Erklärung des Wirkungsmechanismus der arteriellen Druckinfusion unzureichend ist und sich lediglich auf einzelne Spezialfälle bezieht.

Die reflektorische Erhöhung des Gefäßtonus sowie die Verstärkung der Herztätigkeit, die während einer arteriellen Druckinfusion von Blut nachweisbar werden, hängen also nicht nur von der vorübergehenden Entstellung des Sinusreflexes ab.

Die Grundlagen für die Wiederherstellung der Funktion des Herz- und Gefäßsystems sind offenbar zunächst die Axonreflexe oder die Reflexe, die sich in den Ganglien des Herzens und des sympathischen Grenzstranges schließen, und später die Gesamtheit der Reflexe, die sich in der medulla oblongata schließen, nachdem deren Aktivität wiederhergestellt worden ist.

Betrachtet man den Wirkungsmechanismus der arteriellen zentripetalen Druckinfusion von Blut und die Bedeutung ihrer verschiedenen Teilstücke so, dann kann man eine Reihe von Schlußfolgerungen ziehen, die geeignet sind, die Wirksamkeit dieser Methode zu erhöhen.

Angaben über ein wirkungsvolles Niveau des Druckes finden sich bereits in dem Kapitel, in dem wir die Methodik der arteriellen Druckinfusion von Blut erläutert haben.

Im Laboratorium schon vor dem Kriege durchgeführte Wiederbelebungsversuche sowie klinische Beobachtungen im Kriege führten uns zu der Schlußfolgerung, daß das Wichtigste bei einer arteriellen Druckinfusion von Blut nicht allein ein bestimmter Infusionsdruck ist. Wesentlich ist auch, daß das Blut in Form eines pulsierenden Strahles infundiert wird, wodurch es mit einem periodisch, in bestimmten Zeitabständen erhöhten Druck in das arterielle Gefäß eintritt. Das ist zu erreichen durch rhythmisches Zusammendrücken des an die Ampulle angeschlossenen Gummiballons, mit dessen Hilfe der notwendige Druck in der Ampulle erzeugt werden soll. Wir haben jedoch keinen Grund, die Bedeutung dieses Faktors zu übertreiben und damit etwa den gesamten Mechanismus der Wiederbelebung zu erklären. Man muß sogar darauf hinweisen, daß die Rhythmik, die während einer Druckinfusion erzeugt wird, in starkem Maße durch die Puffereigenschaften der in der Ampulle befindlichen Luft und durch die Elastizität der Apparatur beeinträchtigt wird. Je. S. Solotokrylina hat in ihren Versuchen gezeigt, daß die Druckschwankungen in der Ampulle, die bei einer rhythmischen Druckinfusion von Blut 100 bis 140 mm betragen, in der Femoralarterie etwa um das 7fache abgeschwächt werden. Sogar wenn die Druckdifferenz in der Ampulle 100 bis 200 mm beträgt, ist die Amplitude der Druckschwankungen in der Arterie nicht größer als 14 bis 16 mm, in der Bauchaorta ist sie überhaupt nicht mehr nachweisbar.

Die Praxis hat auch gezeigt, daß das Herz- und Gefäßsystem sogar nach dem klinischen Tode, ganz zu schweigen von der Agonie oder dem schweren Schock, durch eine nichtrhythmische Druckinfusion mit Erfolg wiederhergestellt werden kann.

Wir haben auch gesehen, daß Tiere sich selbst dann wiederbeleben, wenn das Blut zur Wiederbelebung des Organismus allein aus einem in bestimmter Höhe über dem Operationstisch befindlichen Gefäß, d. h. zwar unter dem erforderlichen Druck, jedoch nicht in Form eines pulsierenden, sondern eines ununterbrochenen Strahles in die Arterie infundiert wird (wie es seinerzeit F. A. Andrejew vorgeschlagen hat). Eine arterielle zentripetale Infusion von Blut ohne den erforderlichen Druck führt aber nicht zur Wiederherstellung der Herztätigkeit. Aus alledem haben wir den Eindruck gewonnen, daß zwar die Rhythmik bei der Druckinfusion von Blut keinen maßgebenden Faktor darstellt, daß sie aber trotzdem eine positive Wirkung auf die Wiederherstellung der Funktion des Herz- und Gefäßsystems ausübt. Aus diesem Grunde haben wir auch schon im Jahre 1945 geschrieben, daß ,,es besser ist, das Zusammendrücken des Gummiballons rhythmisch vorzunehmen, wodurch man sozusagen die Herzarbeit imitiert“[1]. Von einem etwas anderen Gesichtspunkt aus betrachtet, unterstrichen wir diesen Gedanken noch einmal im Jahre 1951[2]. Die Zweckmäßigkeit der rhythmischen Druckinfusion von Blut haben wir dann später auch in der amtlichen Instruktion des Ministeriums für Gesundheitswesen der UdSSR hervorgehoben, die der Methodik der Wiederbelebung des Organismus gewidmet ist.[3]

---

[1] Неговский, В. А., Опыт терапии состояний агонии и клинической смерти в войсковом районе. (Negowski, W. A., Erfahrungen in der Therapie der Agoniezustände und des klinischen Todes beim Heer), Medgis, 1945, S. 20.

[2] Неговский, В. А., Клиническая смерть как обратимый этап умирания. Изд. АМН СССР. (Negowski, W. A., Der klinische Tod als reversible Etappe des Sterbens. Ausg. Akad. Med. Wiss. UdSSR), 1950, S. 7.

[3] Инструкция о внедрении в лечебную практику методов восстановления жизненных функций организма, находящегося в состоянии агонии или клинической смерти. (Instruktion für die praktische Einführung der Methoden der Wiederbelebung der Lebensfunktionen des Organismus, der sich im Zustand der Agonie oder des klinischen Todes befindet), Медгиз, 1952.

Wir waren deshalb äußerst erstaunt, als dieses Detail der komplexen Methodik der Wiederbelebung (die Rhythmik) in den Jahren 1951 und 1952 von neuem „entdeckt" und obendrein durch den Arzt W. M. PROCHOROW zur Grundlage der gesamten Wiederbelebungsmethodik erhoben wurde. Die arterielle Druckinfusion von sauerstoffgesättigtem Blut in Richtung auf das Herz als grundlegende Bedingung für die reflektorische Wiederherstellung seiner Funktion (es ist selbstverständlich, daß das infundierte Blut gleichzeitig den rezeptorischen Apparat der Gefäße und des Herzens reizt) verdient nach der Meinung von W. M. PROCHOROW keine Beachtung. Ein analoger Effekt ließe sich angeblich auch durch eine Druckinfusion von Blut nicht in das herzwärtige, sondern in das kopfwärtige Ende der carotis oder ebenso nicht in das proximale, sondern in das distale Ende der A. brachialis oder femoralis erzielen, denn das Wesen der Sache läge lediglich in der rhythmischen Reizung der Rezeptoren.

Der erste Teil der Überlegungen ist von selbst hinfällig, da der Autor einfach nicht berücksichtigt hat, daß die Äste der rechten und der linken A. carotis miteinander breit und vielfältig anastomosieren. Infolgedessen gelangt z. B. das in das distale Ende der rechten A. carotis infundierte Blut über die linke A. carotis in den Aortenbogen und daraufhin auch in die Coronargefäße.

In gemeinsamen Versuchen mit N. M. RJABOWA konnten wir insbesondere auch zeigen, daß, wenn in dieser Weise mit Methylenblau gefärbte physiologische Lösung oder auch einfach Luft in den Organismus eines Tieres während des klinischen Todes unter Druck infundiert wird, die Farbe in den Coronargefäßen oder eine Luftembolie darin nur 30 bis 60 Sekunden später nachweisbar wird, als dies gewöhnlich bei einer Druckinfusion in das proximale Ende, d. h. zentrale Ende, der A. carotis der Fall ist.

Den zweiten Vorschlag des Autors kann man ebenfalls nicht als begründet ansehen. Beobachtungen von JE. M. SMIRENSKAJA und N. L. GURWITSCH haben gezeigt, daß bei Tieren, die durch eine massive Blutentziehung in den Zustand des klinischen Todes versetzt worden sind, eine rhythmische Druckinfusion von Blut in das periphere Ende der A. femoralis die Funktion des Herz- und Gefäßsystems nicht wiederherstellt, obwohl sie reflektorisch zu einer gewissen Verstärkung der bioelektrischen Aktivität des Herzens führt. Bemerkenswert ist auch, daß L. S. CHAWKIN schon im Jahre 1944 einen Fall beschrieben hat, in dem eine während des klinischen Todes vorgenommene Druckinfusion von Blut in das periphere Ende der zentralwärts unterbundenen A. femoralis zur reflektorischen Wiederherstellung der Herzaktion bei einem Verwundeten führte. Wenn hier tatsächlich ein Herzstillstand vorgelegen hat, so ist eine solche zufällige und äußerst seltene Möglichkeit nicht ausgeschlossen. Verständlicherweise darf man jedoch die therapeutische Praxis nicht auf einer derartigen Zufälligkeit aufbauen.

Die Experimente sowie die breite klinische Praxis führen uns somit zu der Schlußfolgerung, daß man zur Wiederbelebung des Herzens beim klinischen Tod die Druckinfusion von Blut nicht zentrifugal, sondern zentripetal, d. h. in der Richtung auf das Herz, vornehmen soll.

Vielleicht ist aber der zentrifugale Weg der arteriellen Blutinfusion in früheren Stadien des Sterbens, z. B. während extremer Stadien des Schocks, eher begründet als der zentripetale? Zweifellos kann durch eine rhythmische oder nichtrhythmische Druckinfusion von Blut in das periphere Ende der A. brachialis oder femoralis in gewissen Fällen eine reflektorische Verstärkung der erlöschenden Herzfunktion erzeugt werden, wenn der Herzmuskel nicht durch eine anhaltende und starke Anämie oder Asphyxie geschädigt ist.

Was geschieht aber, wenn diese Anämie oder Asphyxie infolge der Dauer und der Schwere des Schockzustandes bereits ziemlich ausgeprägt sind? Die Druckinfusion von Blut in das periphere Ende der Arterie kann auch in diesen Fällen eine gewisse Wiederbelebung der Bioströme des Herzens reflektorisch hervorrufen. Jedoch tritt keine wesentliche Aktivierung der Herzkontraktionen ein, da sich das Herz selbst in einem äußerst ungünstigen Zustand befindet. Bei einem beliebig schweren Schock oder in den Endstadien der Ausblutung benötigt das Herz als ein Organ, das reflektorisch (bei Reizung der Arterienrezeptoren) seine Tätigkeit verstärken soll, eine Verbesserung des Blutstromes, eine erhöhte Zufuhr von Nährstoffen und Sauerstoff über die Coronargefäße. Eine Verbesserung der Ernährung des Herzens ist aber nur durch eine zentripetale und nicht durch eine zentrifugale Druckinfusion von Blut möglich.

Weshalb sollte man aber auf einem indirekten und unzuverlässigen Wege einwirken, wenn man einen direkteren und sichereren Weg benutzen kann? Durch eine zentripetale Druckinfusion von Blut wird doch die Herzfunktion reflektorisch viel stärker stimuliert als durch eine zentrifugale.

Deshalb empfehlen wir, nicht nur im Zustand des klinischen Todes, sondern selbst schon während früherer Etappen des Sterbens (einschließlich des schweren Schocks) eine Druckinfusion von Blut nicht in das periphere Ende der A. brachialis, sondern in das zentrale Ende, d. h. in der Richtung auf das Herz, durchzuführen.[1]

[1] Hierzu muß ich bemerken, daß wir schon viele Jahre vor diesem Vorschlag von W. M. Prochorow Gelegenheit hatten, mit seinen „Vorgängern" zusammenzustoßen, die allerdings nicht so hartnäckig auf ihren Fehlern bestanden. Das war im Jahre 1943 und zu Beginn des Jahres 1944. Als ich zusammen mit Je. M. Smirenskaja an die Front kam, an der als Chefchirurg der Armee Oberstleutnant Pogorelow eingesetzt war, erfuhren wir, daß man in einer Reihe von Lazaretten und Sanitätseinheiten, die ihm unterstellt waren, die arterielle Druckinfusion von Blut anzuwenden begonnen hatte. Jedoch wurde, nach Äußerungen des Genossen Pogorelow, kein positiver Effekt beobachtet. Als wir der Sachlage an Ort und Stelle nachgingen, stellten wir fest, daß auf Grund irgendeines Mißverständnisses die Druckinfusion von Blut nicht in das zentrale, sondern in das periphere Ende der A. brachialis vorgenommen wurde. Nach unserer Aufklärung begann man weitgehend die Druckinfusion von Blut in das zentrale Ende der A. brachialis anzuwenden. Seitdem waren die Ergebnisse positiv. Es ist bedauerlich, daß Genosse Pogorelow sein umfangreiches Material zu dieser Frage bis jetzt noch nicht verallgemeinert und veröffentlicht hat.

Man darf nicht vergessen, daß es außer den Rezeptoren in den peripheren Abschnitten der Arterien erstens noch sterbendes Gewebe und vor allem ein Herz gibt, die Bedingungen brauchen, die ihnen die Möglichkeit einer vollwertigen reflektorischen Antwort garantieren, und zweitens ein Zentralnervensystem, in dem sich der Reflexbogen schließt und das ebenfalls eine Erneuerung der Blutzirkulation benötigt, da andernfalls die Reflexe, die in den Rezeptoren beginnen, nicht geschlossen werden können. Auf Grund des Gesagten halten wir die Unterstützung der Ansichten von W. M. Prochorow durch A. A. Subkow für unbegründet.

Es ist noch vor einem weiteren Fehler zu warnen, der von einigen Forschern bei der arteriellen Druckinfusion von Blut begangen wird. Der Druck in der Ampulle, aus der das Blut in die Arterie tritt, darf nicht zu schnell, gleich in den ersten Sekunden, zu sehr gesteigert werden. Wenn zum Beispiel die Druckinfusion zur Wiederbelebung nach einem tödlichen Blutverlust unter einem Druck von 180 mm erfolgen soll, darf man sie nur unter einem Druck von etwa 100 mm beginnen und diesen nur allmählich innerhalb von 10 bis 15 Sekunden bis zum erforderlichen maximalen Niveau steigern. Nur, wenn man diesen wichtigen methodischen Hinweis beachtet, können schwere Komplikationen vermieden werden, die hauptsächlich als Rupturen der Kapillaren im Rückenmark auftreten. Solche Komplikationen sind bei starker Forcierung einer Druckinfusion möglich.

In früheren Arbeiten aus unserem Laboratorium haben wir darauf hingewiesen, daß man in der Anfangsperiode der Wiederbelebung, besonders vor dem Auftreten einer selbständigen Atmung und sogar noch vor der Wiederherstellung der Kornealreflexe, bestrebt sein soll, den Blutdruck durch beliebige Maßnahmen auf einem hinreichend hohen Niveau (das etwas über dem normalen liegt) zu halten. Dabei wiesen wir darauf hin, daß das Gehirn zu Beginn der Wiederbelebung auf die geringsten Störungen der Blutzirkulation besonders stark reagiert. Ein Abfall des Blutdruckes in der 2. bis 5. Minute der Wiederbelebung verhindert fast regelmäßig eine selbständige Atmung und führt zum Untergang des wiederbelebten Organismus. Beobachtungen aus letzter Zeit (erstmalig wurde das von Je. M. Smirenskaja beschrieben) zeigen, daß auch ein übermäßig hoch getriebener Blutdruck (200 bis 220 mm bei einer Norm von 120 bis 140 mm) zu negativen Ergebnissen führt. Um die Ernährung des Herzmuskels zu verbessern, fügt man zweckmäßig dem infundierten Blut außer Glukose auch Wasserstoffsuperoxyd in einer Menge von 0,5 ml $3^0/_0$iger Lösung auf 250 ml Blut hinzu. Das Wasserstoffsuperoxyd sättigt das Blut mit Sauerstoff und trägt zur schnelleren Wiederherstellung der Herzfunktion bei.

Zum Zwecke der Stimulation des Herzens wird, wie bereits in Kapitel I ausgeführt wurde, empfohlen, dem infundierten Blut auch eine geringe Menge Adrenalin zuzusetzen.

Mitunter, aber besonders bei längerer Dauer des klinischen Todes und bei einer großen Dosis (2 bis 3 ml) des eingeführten Adrenalins geht das Herz gleich zu

Beginn der Infusion in einen Flimmerzustand über, ohne zuvor seine Funktion wieder aufgenommen zu haben, oder aber es beginnt zu flimmern, nach dem es 30 bis 45 Sekunden lang gearbeitet hat. Ähnliches beobachteten auch andere Forscher. Aus diesem Grunde schlagen einige der Autoren, insbesondere A. G. BUCHTIJAROW, vor, auf die Anwendung von Adrenalin bei der Wiederbelebung überhaupt zu verzichten. Das halten wir für falsch. Adrenalin ist ein sehr stark stimulierendes Mittel und unterstützt bei der arteriellen Druckinfusion von Blut die Wiederbelebung des Herzens, wenn sich die Ernährung des Herzmuskels bereits wiederherstellt.

Während der Wiederbelebung soll man stets mit der Möglichkeit des Auftretens von Herzflimmern rechnen. Deshalb muß sich eine Apparatur, mit der defibrilliert werden kann, in jedem Operationssaal, besonders wenn dort Thoraxchirurgie betrieben wird, in Bereitschaft befinden, da während einer Thoraxoperation leicht Herzflimmern auftreten kann.

Als Flimmerkontraktionen des Herzmuskels bezeichnet man bekanntlich die ungleichzeitigen Kontraktionen seiner einzelnen Fasergruppen; solche Kontraktionen sind nicht imstande, das Blut in den Gefäßen fortzubewegen, Das Auftreten von Kammerflimmern ist die häufigste Ursache eines plötzlichen Todes durch ein Elektrotrauma, bei chirurgischen Operationen am Herzen, bei schwerer Basedowscher Krankheit und einigen Herzkrankheiten (Angina pectoris, Myokardinfarkt u. a. m.). Die Beantwortung der Frage, nach welchen Methoden das Herz vor dem Flimmern geschützt werden kann, stellt deshalb ein wichtiges Problem dar und erfordert ein detaillierteres Eingehen auf die Natur dieser pathologischen Form der Herzfunktion.

Die Erscheinung des Herzflimmerns ist seit langem bekannt. Mit seinem Studium befaßt man sich schon seit über 100 Jahren. Jedoch wurde bis heute noch keine wirklich zufriedenstellende Erklärung für den Mechanismus des Überganges der normalen Herzmuskelkontraktion in die pathologische Flimmerkontraktion gefunden. Die alten sogenannten Dissoziationstheorien des Flimmerns haben zwar die Ungleichzeitigkeit der Myokardkontraktionen hervorgehoben, aber die Frage nach der Natur der Störung der normalen Wechselbeziehung zwischen den einzelnen Herzelementen und nach der Ursache des plötzlichen Auftretens neuer, voneinander unabhängiger Erregungsherde beim Herzflimmern offengelassen. Auf die erwähnten Fragen gaben auch spätere Theorien keine Antwort, die unter Berücksichtigung der elektrographischen Ergebnisse über die Ausbreitungswege der Erregung beim Flimmern entwickelt wurden. Diese neueren Theorien versuchten zu beweisen, daß die Ungleichzeitigkeit der Flimmerkontraktionen nur eine scheinbare wäre, und erklärten den schnellen Rhythmus der Flimmerkontraktionen mit der Funktion nur eines einzigen Herdes einer heterotopen Tachykardie oder aber mit einem Kreisrhythmus im Gegensatz zu den alten Theorien des Flimmerns, die die Möglichkeit der Existenz vieler solcher Herde zuließen. Jedoch hat das weitere Studium dieser Frage mit einer vollkommeneren

Technik (multiple Aufzeichnung partieller Elektrogramme, Mikrokinophotoaufnahmen) gezeigt, daß man unmöglich solche Lösungen anerkennen kann, weder wenn sie das Flimmern als eine völlige Ungleichzeitigkeit der Flimmerkontraktionen erklären wollen noch wenn sie das Vorhandensein einer gewissen Koordination dieser Kontraktionen aus einem einzigen Zentrum der Automatie (einem Herd einer heterotopen Tachykardie oder einem Kreisrhythmus) annehmen. Die Schwierigkeiten bei den Versuchen, die Frage nach der Natur der Flimmerkontraktionen zu beantworten, waren dieselben, die sich in den Weg stellten, als es galt, ein Verfahren einer rationellen Therapie zu entwickeln.

Die gegenwärtig bekannten Mittel zur Beseitigung des Herzflimmerns wurden auf empirischem Wege entdeckt, und ebenso empirisch blieb auch der Charakter ihrer Anwendung. Das gilt insbesondere für die seit langem bekannte Möglichkeit der Defibrillation durch Einwirkung von starkem elektrischen Strom auf das Herz.

Schon im Jahre 1899 haben zwei Schweizer Physiologen, PREVOST und BATTELLI, in Versuchen an Hunden gezeigt, daß Herzflimmern, das durch Einwirkung eines Wechselstromes von 110 bis 120 V auf den Organismus entsteht, bei nachfolgender Einwirkung eines Stromes mit höherer Spannung, 2500 bis 4800 V, wieder aufhört. Die entscheidende Bedeutung der Stromstärke hierbei wurde durch folgende Modifikation des Versuches bewiesen: Das Durchleiten eines Stromes mit einer Spannung von 220 V durch den Körper eines Tieres (die Elektroden befanden sich im Maul und im Mastdarm) rief ein Flimmern hervor, das durch einen Strom mit gleicher Spannung aufgehoben wurde, wenn man eine der Elektroden unmittelbar an das Herz anlegte, d. h., wenn man die Stärke des durch dieses Organ geleiteten Stromes erhöhte.

In den 30er Jahren dieses Jahrhunderts wurden in den USA weitere Untersuchungen angestellt, um die Fähigkeit des Starkstromes, die gestörte Herztätigkeit wiederherzustellen, praktisch auszunutzen (HOOKER, 1932; FERRIS, 1936). Bei der Ausarbeitung einer praktisch verwertbaren Methode zur Beseitigung des Flimmerns hat sich herausgestellt, daß man hierzu einen Wechselstrom mit einer Spannung von etwa 3000 V anwenden muß, der im Umgang sehr gefährlich und deshalb bei eiliger Hilfeleistung untauglich ist. Deshalb schlug WIGGERS im Jahre 1940 vor, die Anwendung des Wechselstromes zur Defibrillation auf Fälle der chirurgischen Praxis zu beschränken, bei denen die Möglichkeit besteht, den Brustkorb zu eröffnen und durch unmittelbares Anlegen der Elektroden an das Herz einen Effekt mit bedeutend geringerer Spannung und Stromstärke (110 V, 1 bis 1,5 A) zu erzielen. Die heute in der ausländischen Thoraxchirurgie gebräuchliche Methode zur Beseitigung des Flimmerns durch Wechselstrom aus dem Lichtnetz (auch wenn die Elektroden unmittelbar an das Herz angelegt werden, reicht die Netzspannung zu diesem Zweck mitunter nicht aus) ist infolge der nicht genügend ausgearbeiteten Methodik und der Ungeklärtheit der optimalen Dauer und Einwirkungsstärke nicht immer voll wirksam.

Langjährige Untersuchungen, die N. L. Gurwitsch durchgeführt hat, um den Mechanismus der Entstehung und des Aufhörens des Flimmerns zu klären, haben gezeigt, daß der Übergang der normalen Herzkontraktionen in Flimmerkontraktionen gesetzmäßig dann eintritt, wenn die Frequenz der Reizungen des Herzmuskels seine Labilität übersteigt. Dadurch werden die physiologischen Verhältnisse im Myokard und im Herzleitungssystem gestört mit dem Ergebnis, daß einzelne Gruppen von sich ungleichzeitig kontrahierenden Elementen auftreten, zwischen denen sich in der Folge eine kreisförmige Erregungsübertragung herausbildet, die die unkoordinierten Kontraktionen auch noch nach der Beseitigung der unmittelbaren Ursache ihrer Entstehung aufrechterhält.

Diese Erklärung des Erregungsprozesses beim Flimmern ist aufgebaut unter Berücksichtigung der Besonderheiten der komplizierten Struktur des Herzens und seines Leitungssystems, im Gegensatz zu der allgemein üblichen Vorstellung vom Kreisrhythmus in einem homogenen Gewebe, der in weniger komplizierten Formationen (z. B. in einem aus der Medusenglocke herausgeschnittenen Muskelring) beobachtet wurde. Versteht man den Mechanismus des Herzflimmerns als Folge einer intermittierenden Fortbewegung der Erregungswelle durch einzelne Glieder des Leitungssystems und des Myokards (zwischen denen sich die Leitungsgeschwindigkeit durch die als Folge der häufigen Erregung eintretende parabiotische Hemmung verlangsamt), so deckt man die Einheit zweier widerspruchsvoller Besonderheiten der Flimmerkontraktionen des Herzens auf, und zwar einerseits die Ungleichzeitigkeit, die Unterbrechung dieser Kontraktionen und andererseits die Nichtunterbrechbarkeit des gesamten Prozesses im ganzen.

Im Lichte einer solchen Vorstellung vom Mechanismus der Flimmerkontraktionen wird die besondere Disposition des Herzens für das Flimmern während der Hypoxie verständlich. Bei der in diesem Zustand verminderten Labilität des Herzens können schon die ersten äußeren Reizungen, die auf mechanischem oder chemischem Wege (Einführung von Adrenalin) hervorgerufen werden, offenbar zur Nichteinhaltung des Rhythmus und zur Entstehung nicht koordinierter Flimmerkontraktionen führen.

Von diesen Überlegungen ausgehend, versuchte N. L. Gurwitsch die seit langem bekannte Möglichkeit der Unterbrechung des Flimmerns durch Einwirkung von starkem elektrischen Strom auf das Herz rationell auszunutzen. Im Gegensatz zu Vorstellungen, die dem Starkstrom die Fähigkeit zuschrieben, das beim Flimmern angeblich „übererregte“ Herz zu hemmen, konnte er zeigen, daß das Flimmern aufhört infolge der üblichen erregenden Wirkung des elektrischen Reizes. Das wurde besonders dadurch bestätigt, daß die Abhängigkeitskurve der Reizstärke von der Reizdauer bei Unterbrechung des Flimmerns mit den zeitlichen Parametern elektrischer Reizungen, die imstande sind, während der Diastole eine Herzerregung hervorzurufen, fast zusammenfiel. Als günstigste elektrische Einwirkung zur Aufhebung des Flimmerns erwies sich eine einmalige Kondensatorentladung mit einer Kapazität von 10 bis $20 \mu F$, die durch die

Thoraxwand hindurch erfolgte, bei einer Induktivität von 0,2 bis 0,3 H im Netz. Unter diesen Bedingungen beträgt die Dauer der Entladung etwa 0,007 bis 0,01 Sekunde und stimmt mit der Dauer der Nutzzeit der Herzmuskelarbeit fast überein.

Die Anwendung einer hohen Spannung (3000 bis 5000 V) und einer großen Stromamplitude zur Aufhebung des Flimmerns (bis zu 25 A bei bedecktem Herzen und 5 A bei Auflegung der Elektroden unmittelbar auf das Herz) wird durch die Notwendigkeit erklärt, auf sämtliche erregbaren Elemente des Herzens einzuwirken, die außerdem zum Teil gerade unter diesen Bedingungen relativ refraktär sind. Ist die Stärke der Reizung ungenügend, so wird nicht das gesamte Herz gleichzeitig refraktär, und es bleibt die Ursache für die Fortdauer der unkoordinierten Kontraktionen bestehen. Der für die Aufhebung des Flimmerns erforderliche Reizschwellenwert kann bedeutend (ungefähr um $^1/_3$) herabgesetzt werden, wenn nicht nur ein, sondern 2 bis 3 Impulse auf das Herz einwirken, die nach $1^1/_2$ bis 2 Sekunden wiederholt werden.[1] Ohne dieses Eingreifen führt das Herzflimmern beim Menschen – der Prozeß ist an und für sich irreversibel – unvermeidlich zum Tode. Die einzige zuverlässige Maßnahme in diesen Fällen ist neben der künstlichen Beatmung die Beseitigung des Flimmerns durch eine Kondensatorentladung mit nachfolgender Wiederherstellung der Herzfunktion durch eine arterielle Druckinfusion von Blut, wenn nicht schon die Entladung selbst, nach der Aufhebung des Flimmerns, die Herzaktion wiederherstellt.

Ist kein „Defibrillator" zur Hand, kann versucht werden, das Herzflimmern mit einigen medikamentösen Mitteln aufzuheben: durch die intra-arterielle Einführung von 0,5%iger Chlorkaliumlösung, Procain- oder Novocainlösungen. Man muß sich jedoch darüber im klaren sein, daß diese Präparate keineswegs immer wirksam sind. Außerdem können sie auf das Ergebnis der nachfolgenden arteriellen Druckinfusion von Blut, die nach der Defibrillation die normale Herzaktion wiederherstellen soll, einen negativen Einfluß ausüben.

Wenn bei der Wiederherstellung der Herztätigkeit die neuroreflektorischen Mechanismen eine führende Rolle spielen, so trägt die wiederhergestellte Herzaktion ihrerseits zur Wiederherstellung der Funktionen des Zentralnervensystems bei.

Sobald die Blutzirkulation wieder in Gang gekommen ist und die medulla oblongata ihre Funktion wieder aufgenommen hat, können die interorezeptiven Reflexe wieder auf einem höheren Niveau geschlossen werden; die bulbäre Regulation des Herz- und Gefäßsystems wird wiederhergestellt. Von diesem Zeitpunkt an wird die Funktion des Herz- und Gefäßsystems, die den regulierenden Einflüssen der medulla oblongata untergeordnet ist, merklich besser.

In der Literatur wird darauf hingewiesen, daß auch die primäre Wiederherstellung der Herzfunktion während einer Druckinfusion von Blut in das

[1] Der Mechanismus der Entstehung und Aufhebung des Herzflimmerns ist in der Doktordissertation von N. L. Gurwitsch eingehend erörtert worden.

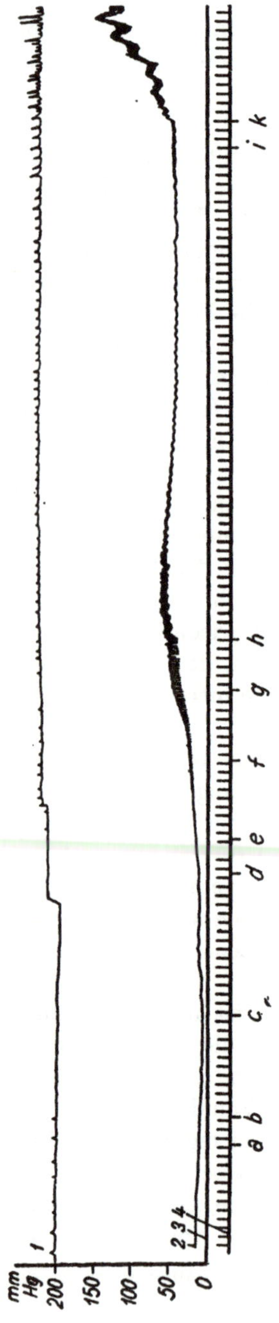

periphere Ende der A. carotis von der Wiederherstellung der vegetativen Zentren des Gehirns abhängen kann und durchaus nicht mit einer reflektorischen und humoralen Einwirkung des infundierten Blutes auf das Herz in Verbindung zu stehen braucht. Durch Arbeiten in unserem Laboratorium (W. A. Negowski, N. M. Rjabowa) haben wir festgestellt, daß durch eine Druckinfusion von Blut in das periphere Ende der A. carotis in einem geringen Prozentsatz der Fälle tatsächlich die Herzfunktion wieder in Gang kommt. So ist z. B. aus dem abgebildeten Kymogramm des Versuches Nr. 569 (Abb. 34) zu ersehen, daß in der 2. Minute des klinischen Todes, 1 Minute nach Beginn der künstlichen Durchblutung des Gehirns, der Blutdruck allmählich anzusteigen begann und das Herz seine Funktion bald wieder aufnahm. In der 3. Minute der künstlichen Blutzirkulation stellte sich auch die Atmung wieder ein. Zunächst waren die Herzkontraktionen zwar rhythmisch, aber noch sehr schwach; in der Blutdruckkurve werden sie in Form kleiner Zacken sichtbar. Nach 4 Minuten nahm jedoch die Stärke der Herzkontraktionen zu, und der Blutdruck stieg bis auf 48 mm an. Die Atmung war in den ersten 2 Minuten nach ihrer Wiederherstellung oberflächlich, Atemzüge wurden auf dem Pneumogramm nicht registriert. Erst mit der 5. Minute der künstlichen Blutzirkulation beginnend, als der Blutdruck 50 mm betrug, nahm die Tiefe der Atmung zu, und die Atemzüge wurden auf dem Kymogramm in Form einzelner

Abb. 34 Kymogramm des Versuches Nr. 569

1 — Aufzeichnung der Atmung; *2* — Aufzeichnung des Blutdruckes; *3* — Nullinie, von der das Niveau des Blutdruckes gerechnet wird; *4* — Zeitmarken mit 6 Sekunden Abstand. *a* — Aufhören der Herzfunktion; *b* — Aufhören der Atmung, Ende der Agonie, Beginn des klinischen Todes; *c* — Beginn der Druckinfusion von Blut in das periphere Ende der A. carotis; *d* — geringer Anstieg des Blutdruckes, Wiederaufnahme der Herzfunktion; *e* — Auftreten einer selbständigen oberflächlichen Atmung; *f* — Verstärkung der Herztätigkeit und stärkerer Anstieg des Blutdruckes; *g* — Verengung der rechten Pupille bis auf 6 mm; *h* — Auftreten einer tieferen selbständigen Atmung; *i* — Ende der Druckinfusion von Blut in das periphere Ende der A. carotis; *k* — Beginn einer arteriellen Druckinfusion von Blut in das zentrale Ende der A. femoralis kleiner Zacken aufgezeichnet. Im weiteren Verlauf wurde die Atmung noch tiefer, und in einer Minute wurden 10 bis 12 Atemzüge registriert. Der Blutdruck hielt sich während dieser Zeit auf einem Niveau von 40 bis 50 mm und konnte erst nach einer weiteren arteriellen Druckinfusion von Blut in das zentrale Ende der A. femoralis (10 Minuten und 12 Sekunden nach Beginn des klinischen Todes) bis auf 120 mm gesteigert werden.

Wir haben bereits erwähnt, daß das Blut während einer Druckinfusion in das periphere Ende der A. carotis auch in den Aortenbogen gelangt, sich in den Coronargefäßen ausbreitet, auf ihren rezeptorischen Apparat einwirkt und die Hypoxie des Herzmuskels vermindert.

Die primäre Wiederherstellung der Funktion des Herz- und Gefäßsystems durch eine Druckinfusion von Blut in das periphere Ende der A. carotis ist demzufolge darauf zurückzuführen, daß sich in tieferen Ebenen von den Gefäßrezeptoren ausgehende vegetative oder Axonreflexe schließen und daß gleichzeitig dem Herzmuskel Blut zugeführt wird. Die stimulierenden Einflüsse auf das Herz- und Gefäßsystem von seiten der Hirnzentren schalten sich hierbei erst später ein, da ihr Auftreten von der Wiederherstellung der Blutzirkulation abhängt, die ihrerseits wieder durch die Wiederaufnahme der Herzfunktion und die Erhöhung des Gefäßtonus bedingt ist.

Das Stadium der Wiederherstellung der Funktionen der bulbären Zentren ähnelt in bezug auf die Funktion des Herz- und Gefäßsystems in gewissem Maße der agonalen Periode.

Die Agonie muß man als ein letztes Aufflackern des Lebens, als eine stürmische Erhöhung der Aktivität der bulbären Zentren, als eine im Verlauf der Evolution ausgebildete Form des Selbstschutzes betrachten. Für gewöhnlich ist eine Erregung, die sich in der medulla oblongata entwickelt, streng lokalisiert und konzentriert, obwohl sie zuweilen auch bis in das Mittelhirn irradieren (Wiederherstellung der Kornealreflexe in der Periode der Agonie) und mitunter auch die Rinde erfassen kann (Fälle der Wiederherstellung des Bewußtseins bei Kranken im Zustand der Agonie).

Die in der agonalen Periode auftretende verstärkte Erregung in der medulla oblongata hat offenbar insofern eine bestimmte biologische Bedeutung, als die medulla oblongata einen Abschnitt des Zentralnervensystems darstellt, der am widerstandsfähigsten ist und die Fähigkeit hat, die Wiederherstellung des erlöschenden Lebens einzuleiten und zu unterhalten.

Unter den Einflüssen, die das Zentralnervensystem auf eine Reihe von Funktionen des Organismus (Verstärkung der Peristaltik, Erbrechen, Defäkation u. a. m.) ausübt, muß man in der agonalen Periode den Einfluß auf das Herz hervorheben. Die Impulse, die von den stark erregten bulbären Zentren zum Herzen gelangen, sind imstande, die Herzaktion in der agonalen Periode wiederherzustellen oder aber bedeutend zu verstärken. Der langsame Herzrhythmus (einzelne, seltene, relativ starke Kontraktionen) ohne nennenswerte (unter den

Bedingungen eines tödlichen Blutverlustes) Erhöhung des Blutdruckes spricht anscheinend ebenfalls für eine Verstärkung der Herzaktion infolge der zentralen Impulse, die über die extrakardialen Nerven geleitet werden. In einer Reihe von Versuchen (38 von 168) konnte auch während der Agonie neben der Wiederherstellung der schon zum Stillstand gekommenen Herzfunktion und der Erhöhung des Blutdruckes das Wiederauftreten der vordem erloschenen Kornealreflexe beobachtet werden. Eine erhebliche Erregung der bulbären Zentren in der Periode der Agonie fanden wir häufiger bei nichtnarkotisierten Tieren (in 18 Versuchen von 42) und bedeutend seltener bei tiefnarkotisierten Tieren (in 20 von 126 Versuchen). Das Gesagte wird durch das hier abgebildete Kymogramm des Versuches Nr. 526 (Abb. 35) gut illustriert. Es wurde in der agonalen Periode aufgenommen, die sich bei einem Hund als Folge einer tödlichen Blutentziehung entwickelte.

Die Herzaktion hörte dabei schon in der 3. Minute des Sterbens auf. Die Blutdruckkurve verwandelte sich in eine gerade Linie, die nur um einige Millimeter von der Nullinie entfernt verlief. Während der 5. Minute des Sterbens nahm mit der eintretenden Agonie das Herz seine Funktion von neuem wieder auf. Zunächst traten einzelne sehr schwache Herzkontraktionen auf. Das zeigte sich an der Blutdruckkurve im Auftreten einzelner kleiner Zacken. Im weiteren Verlauf, gegen Ende der 5. und zu Beginn der 6. Minute des Sterbens, haben sich die Herzkontraktionen zu-

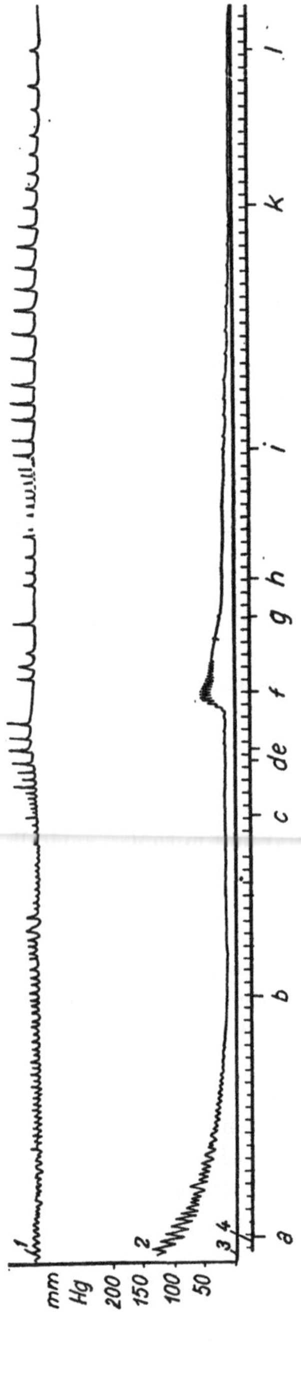

Abb. 35 Kymogramm des Versuches Nr. 526

1 — Aufzeichnung der Atmung; *2* — Aufzeichnung des Blutdruckes; *3* — Nullinie, von der das Niveau des Blutdruckes gerechnet wird; *4* — Zeitmarken mit 6 Sekunden Abstand. *a* — Blutentziehung; *b* — Aufhören der Herzaktion; *c* — Beginn der Agonie; *d* — Auftreten einer schwachen Herzaktion; *e* — Verschwinden der Kornealreflexe; *f* — Erhöhung des Blutdruckes und Verstärkung der Herzfunktion; *g* — Abschwächung der Herzaktion und Verminderung des Blutdruckes; *h* — Auftreten des Kornealreflexes; *i* — Verschwinden des Kornealreflexes; *k* — Aufhören der Herzaktion; *l* — Ende der Agonie, Beginn des klinischen Todes nehmend beträchtlich verstärkt und sind rhythmisch geworden. Gleichzeitig mit der Verstärkung der Herztätigkeit stieg der Blutdruck von 4 auf 26 mm an.

Aller Wahrscheinlichkeit nach hängen diese Wiederbelebung der Herzaktion und die Erhöhung des Blutdruckes mit der Entstehung von Erregungsimpulsen in der medulla oblongata zusammen, die die Herztätigkeit stimulieren. Ungeachtet dessen, daß diese effektive Herztätigkeit nur von sehr kurzer Dauer war (im ganzen 42 Sekunden), erhöhte sie doch die Widerstandsfähigkeit des Organismus gegen den Sauerstoffmangel und gab den Anstoß zur Wiederherstellung einiger Funktionen des Zentralnervensystems. Die vordem schon verschwundenen Augenreflexe traten nach der kurzfristigen Wiederherstellung der Herztätigkeit von neuem auf und waren eine Minute lang zu beobachten.

Wird das Blut bei einem Blutverlust nicht ersetzt, so kann natürlich diese Selbstschutzreaktion des Organismus in der Periode der Agonie nicht ihr Ziel erreichen. Herzfunktion und Atmung hören fast gleichzeitig auf. Nach dem Verschwinden der bulbären Einflüsse lebt das Herz in einem unversehrten Organismus unter den Bedingungen eines tödlichen Blutverlustes nicht mehr lange. Das längere Überleben des Herzens bei einer mechanischen Asphyxie spricht offenbar für ein Erhaltenbleiben der bulbären Einflüsse, d. h. dafür, daß die medulla oblongata unter dieser Bedingung erst später stirbt als während eines Blutverlustes.

Man darf annehmen, daß die wiederhergestellte und gesteigerte Aktivität der bulbären Zentren auch bei der Wiederbelebung eine mächtige Stimulation für das wiederbelebte Herz darstellt.

Als erstes der bulbären Zentren nimmt das Vasomotorenzentrum seine Funktion wieder auf.

Die Wiederbelebung dieses bulbären Vasomotorenzentrums, das im Jahre 1871 F. W. Owsjannikow entdeckt hat, ist offenbar für den erfolgreichen Verlauf der Wiederbelebung des gesamten Organismus von großer Bedeutung. Es übt bekanntlich einen sehr starken Einfluß auf den Tonus sämtlicher Blutgefäße aus und garantiert das schnelle und sichere Zustandekommen zahlreicher pressorischer Reflexe, die von den verschiedensten sensiblen Endorganen, insbesondere von den Angiorezeptoren (W. N. Tschernigowski) ausgehen. Es sichert einen tatsächlichen Einfluß auf den Gefäßtonus durch die humoralen Wirkstoffe (Kohlensäure und Sauerstoff), die sowohl unmittelbar als auch reflektorisch auf das Zentralnervensystem einwirken. Obwohl die pressorischen Reflexe und die automatischen Einflüsse auf den Gefäßtonus bei Tieren in gewissem Ausmaße auch nach einer Durchtrennung des Rückenmarks erhalten bleiben können, tritt eine wirkliche Regulation des Blutkreislaufes bekanntlich nur ein, wenn das bulbäre Vasomotorenzentrum intakt ist.

Über dieses Zentrum kommen nicht nur die pressorischen Effekte auf den Gefäßtonus zustande; durch seine Vermittlung schließen sich auch die phylogenetisch älteren und für die allgemeine Regulation der Blutzirkulation außerordentlich wichtigen depressorischen kardio-aortalen und Carotissinusreflexe.

Demzufolge tritt mit der Wiederbelebung des bulbären Vasomotorenzentrums ein mächtiges System der reflektorischen wie auch der automatischen Regulation des Blutkreislaufes und der Aufrechterhaltung des Gefäßtonus in Tätigkeit.

Wie wir bereits in den früheren Arbeiten hervorgehoben haben, geht die Wiederherstellung des Gefäßtonus gewöhnlich dem Wiederauftreten einer selbständigen Atmung voraus.

Die Abhängigkeit des Atemzentrums vom Vasomotorenzentrum zeigt sich am deutlichsten bei längerer Dauer des klinischen Todes. In einigen unserer Versuche wurden die Funktionen des Organismus mit Hilfe eines Perfusionsapparates wiederhergestellt, der es ermöglichte, das Blut rhythmisch zu infundieren und ab-

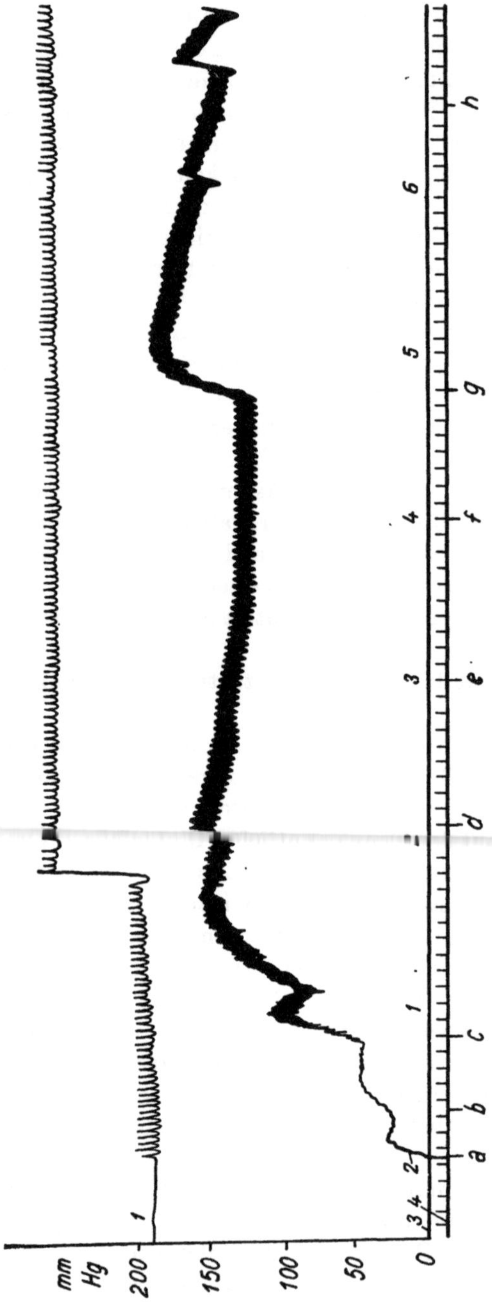

Abb. 36 Kymogramm des Versuches Nr. 513

1 — Aufzeichnung der Atmung; *2* — Aufzeichnung des Blutdruckes; *3* — Nullinie, von der das Niveau des Blutdruckes gerechnet wird; *4* — Zeitmarken mit 6 Sekunden Abstand; *5* — die Ziffern über der Nullinie zeigen die Zeit nach Beginn der Wiederbelebung in Minuten an. *a* — Beginn der Druckinfusion von Blut in das zentrale Ende der A. femoralis und Beginn der künstlichen Beatmung; *b* — Einführung von 0,5 ml Adrenalin (1 : 1000) in die Arterie; *c* — Wiederherstellung der Herztätigkeit; *d* — Anstieg des Blutdruckes bis auf 160 mm; *e* — Absinken des Blutdruckes bis auf 140 mm; *f* — Stabilisierung des Blutdruckes auf dem Niveau von 130 mm; *g* — Wiederherstellung der selbständigen Atmung und Anstieg des Blutdruckes; *h* — einzelne selbständige Einatmungen zusaugen. Wurde der Perfusionsapparat zu Beginn der Wiederbelebung ausgeschaltet, fiel der Blutdruck schnell wieder bis auf Null ab. Schalteten wir den Apparat erst später aus, hielt sich der Blutdruck noch eine gewisse Zeit auf dem Ausgangsniveau, um danach allmählich abzusinken. Wurde der Apparat jedoch zu einem noch späteren Zeitpunkt der Wiederbelebung abgeschaltet, aber noch vor dem Auftreten der selbständigen Atmung, blieb der Blutdruck zunächst stabil auf einem bestimmten Niveau stehen und begann daraufhin sogar anzusteigen, wobei dann auf dieser Basis die erste Einatmung auftrat. Diese Dynamik des Blutdruckes in der Anfangsperiode der Wiederbelebung gab uns Anlaß zu der Annahme, daß die Wiederherstellung des Gefäßtonus dem Auftreten der selbständigen Atmung vorausgeht.

Auch wenn der klinische Tod nicht zu lange andauerte, konnten wir in einigen Versuchen die Wiederherstellung des Gefäßtonus vor dem Auftreten der selbständigen Atmung beobachten. Auf dem Kymogramm des Versuches Nr. 513 (Abb. 36), mit einem schnellen Sterben und einem klinischen Tod, der 5 Minuten andauerte, ist klar zu erkennen, daß der Blutdruck sofort nach der Wiederherstellung der Herzfunktion mit Hilfe einer arteriellen Druckinfusion von Blut mit Zusatz von 0,5 ml 0,1$^0/_0$iger Adrenalinlösung 160 mm erreichte. Jedoch hielt sich der Druck auf diesem Niveau nur einige Sekunden. Sofort nach dem Abklingen der Adrenalinwirkung begann der Druck wieder abzusinken und betrug gegen Ende der 3. Minute der Wiederbelebung 140 mm. Dann hielt er sein Niveau, und ungeachtet dessen, daß eine selbständige Atmung und irgendein zusätzliches Stimulans für das Vasomotorenzentrum noch fehlte, blieb er während der 4. Minute der Wiederbelebung auf 130 mm stehen. Nachdem in der 5. Minute der erste Atemzug auftrat, stieg der Blutdruck stark an und erreichte 184 mm. Dieser Versuch unterstreicht noch ein weiteres Mal die These, daß die Wiederherstellung des Vasomotorenzentrums der Wiederherstellung des Atemzentrums vorausgeht. In Versuchen, in denen wir das zentrale Ende des Vagosympathicus in der Anfangsperiode der Wiederbelebung gereizt hatten, begann der Blutdruck als Antwort auf diese Reizung noch etwas früher anzusteigen, bevor die selbständige Atmung auftrat.

Diese Tatsachen lassen vermuten, daß bei der Wiederbelebung des Organismus zunächst eine Erregung vom Vasomotorenzentrum auf das Atemzentrum irradiiert. Versuche von A. M. Beketajew (Laboratorium von A. P. Polossuchin) haben diese Vermutung bestätigt. Mit der Wiederherstellung der selbständigen Atmung aber, wenn der Gefäßtonus beständig wird und schon bedeutend stärker zuzunehmen beginnt, können sich diese Beziehungen verändern, indem die Impulse, wie I. R. Petrow und P. N. Wesselkin erstmalig gezeigt haben, jetzt vom Atemzentrum auf das Vasomotorenzentrum irradiieren. Für die Praxis der Wiederbelebung ist unter diesen Beobachtungen vor allem wichtig, daß sich der Gefäßtonus mit dem Wiederauftreten der Aktivität des Vasomotorenzentrums der medulla oblongata zu stabilisieren beginnt. Die Wiederherstellung des Gefäßtonus führt dann wieder zu einer erheblichen Verbesserung der Funktion des gesamten Herz- und Gefäßsystems.

Das wiederbelebte Gehirn ist imstande (wie wir das eben für die Periode der Agonie gesehen haben), einen mächtigen regulierenden Einfluß auch auf das Herz auszuüben, indem es ihm nervale Impulse zusendet, die seine Aktion stimulieren und verstärken. Zu Beginn der Wiederbelebung arbeitet das Herz noch unbeständig und unkoordiniert, solange es noch nicht den zentralen nervalen Einflüssen untergeordnet worden ist. Die Praxis der Wiederbelebung zeigt, daß es keinen mächtigeren Stimulator der Herztätigkeit gibt als die wiederaufgetretene selbständige Atmung. Vor allem durch die Wiederherstellung der selbständigen Atmung kann man die erloschene Herztätigkeit unterstützen und verstärken. Es hat sich erwiesen, daß dieser Faktor viel stärker ist als Strophantin, Digitalis und andere Herzmittel, die in dieser Periode verabreicht werden. Wenn wir so vorgehen, daß wir die selbständige Atmung wieder in Gang bringen, also die Aktivität der bulbären Zentren steigern, so richten wir unsere Maßnahmen auf eine Verstärkung der Selbstschutzmechanismen, die der Organismus während der agonalen Periode im Kampf um das Leben benutzt. Das unterstreicht noch ein weiteres Mal die Berechtigung der Maßnahmen, die gleichzeitig eine Wiederherstellung der Herzfunktion und der Atmung bezwecken. Dafür, daß die Wiederherstellung der bulbären Regulation eine wesentliche Bedeutung für eine stabile Wiederbelebung des Herzens hat, sprechen auch Versuche von G. A. Medwedewa und G. M. Pruss, denen es nach einer Durchschneidung der nn. vagi oder nach Verabreichung von Atropin nur selten gelang, bei Hunden die Funktionen des Herz- und Gefäßsystems wiederzuerwecken. Noch seltener konnte hierbei die Atmung wieder in Gang gebracht werden.

Folglich hängt die stabile Wiederherstellung der Herzfunktion von der Wiederherstellung bestimmter Ebenen der zentralen nervalen Regulation ab. Besonders augenscheinlich wurde die Bedeutung der nervalen Einflüsse für die Tätigkeit des Herzens durch die Arbeiten von I. P. Pawlow über den verstärkenden Herznerven.

Bei der Beschreibung der Wirkung des verstärkenden Nerven wies I. P. Pawlow in seinen 1883 und 1888 veröffentlichten klassischen Arbeiten „Zentrifugale Nerven des Herzens“ und „Der verstärkende Nerv des Herzens“ darauf hin, daß unter der Einwirkung des verstärkenden Nerven die Stärke der Herzkontraktionen ansteigt, die Dauer der Systole sich verkürzt, der Tonus des Herzmuskels zunimmt und Störungen der intrakardialen Leitungsfähigkeit aufgehoben werden. Dieser Nerv erwies sich als fähig, die Herztätigkeit für längere Zeit zu verstärken, ohne daß eine Ermüdung auftritt. Die Reizung dieses Nerven hinterließ eine anhaltende Nachwirkung.

Der positive trophische Einfluß des verstärkenden Nerven zeigte sich besonders deutlich an geschwächten und sogar an zum Stillstand gekommenen Herzen, was für das Problem der Wiederbelebung des Organismus von großer Bedeutung ist.

I. P. PAWLOW schrieb: „Der verstärkende Nerv ruft bei mehrfacher Reizung die Erholung eines schon vor dem Stillstand stehenden Herzens für viele Minuten und sogar Stunden hervor.“[1] Sogar bei völligem Stillstand eines Herzens, das eine Stunde und länger nicht mehr arbeitete, „war es möglich“, wie I. P. PAWLOW schrieb, „die lokalen Bewegungen auf nervalem Wege zu erzeugen“.[2] Wesentlich ist auch der Hinweis von I. P. PAWLOW, daß man durch die Reizung des verstärkenden Nerven die vordem entstandene „Disharmonie“ und „Verworrenheit“ der Herztätigkeit beseitigen kann.

Wichtig ist, daß I. P. PAWLOW die Möglichkeit entdeckte, einen stimulierenden Einfluß unmittelbar auf den Muskel der Herzventrikel über das Nervensystem auszuüben.

Die von I. P. PAWLOW festgestellte positive trophische Wirkung des extrakardialen Nervensystems auf das Herz, besonders am geschwächten und am sterbenden Organ, hat in zahlreichen Beobachtungen ihre Bestätigung gefunden.

Schon im vorigen Jahrhundert wurde diese Tatsache durch W. P. DOBROKLONSKI (1886) bestätigt. Die unter der Leitung von I. P. PAWLOW durchgeführten Arbeiten von P. G. SAGRADIN (1894) und M. P. KALMYKOW (1925) bewiesen ebenfalls die Existenz verstärkender Fasern im extrakardialen Nervensystem des Herzens.

N. JE. WEDENSKI zeigte im Jahre 1913, daß es unter gewissen Bedingungen möglich ist, durch die Reizung der nn. vagi eine Verstärkung der Systole und eine Tonussteigerung des Herzmuskels ohne wesentlichen Einfluß auf den Rhythmus des Herzschlages hervorzurufen. Er wies darauf hin, daß die stimulierende Wirkung der nn. vagi besonders deutlich am geschwächten Herzen oder vor seinem vollständigen Sterben in Erscheinung tritt: Die Herzkontraktionen verstärken sich um das 2- bis 3fache, wobei diese Reizungen eine längere positive Nachwirkung hinterlassen. Interessant ist, daß N. JE. WEDENSKI den Umstand, daß man durch die Reizung des n. vagus das stehengebliebene Herz zum Schlagen bringen kann, als eine altbekannte Tatsache bezeichnet.

Seit 1927 hat A. I. SMIRNOW gemeinsam mit seinen Mitarbeitern eine Reihe von wertvollen Untersuchungen durchgeführt, die die Möglichkeit veranschaulichen, durch die Stimulierung des n. vagus eine positive Wirkung auf das Herz auszuüben. Durch eine Tonussteigerung über den n. vagus gelang es dem Autor, dem Flimmern der Herzventrikel vorzubeugen, das gewöhnlich auftritt, wenn Adrenalin während einer Chloroformnarkose gegeben wird. Durch Reizung des peripheren Endes des durchschnittenen n. vagus gelang es, unter bestimmten Bedingungen Rhythmusstörungen, die Dissoziation der Aktion der Herzvorhöfe und der Ventrikel sowie die Allorhythmie zu beseitigen, ferner eine deutliche Ver-

---

[1] Aufsätze zur Physiologie des Blutkreislaufs und des Nervensystems. PAWLOW, I. P., Sämtliche Werke. Akademie-Verlag, Berlin 1954, Bd. I, S. 341.

[2] Павлов И. П., Полное собрание сочинений. Bd. I, 1951, S. 189.

stärkung der Herzkontraktionen und eine Erhöhung des Blutdruckes zu erreichen.

In Übereinstimmung mit den Ergebnissen von PAWLOW und WEDENSKI unterstreicht SMIRNOW, daß das geschwächte, sich in einem pathologischen Zustand befindende Herz ein besonders günstiger Boden für das Zutagetreten des stimulierenden Einflusses des extrakardialen Nervensystems ist. Durch vorherige Reizung des peripheren Endes eines durchschnittenen n. vagus kann sogar das aus dem Körper des Hundes herausgeschnittene und blutleere Herz für die Dauer von 5 bis 10 Minuten zu kräftigem Schlagen gebracht werden.

Die Mitarbeiter SMIRNOWS, P. D. OLIFERENKO und N. P. PJATNIZKI (1929), haben gezeigt, daß ein Herz, das keine beständigen tonischen Impulse aus dem Zentrum des n. vagus erhält, an Widerstandskraft verliert und schnell in seiner Leistung nachläßt. In diesem Zusammenhang muß man auch die Beobachtung von BROWN-SEQUARD (1880) erwähnen, daß eine vorherige Reizung des n. vagus die Dauer der terminalen Herzkontraktionen bei einem durch Blutverlust sterbenden Tier verlängert.

N. A. PODKOPAJEW verglich den Gewichtsverlust von Hundeherzen unter den Bedingungen eines vollständigen Hungerns nach vorheriger Exstirpation beider Stellatumganglien und von Kontrolltieren mit normaler Innervation des Herzens. Er konnte nachweisen, daß ein Herz, das seiner verstärkenden Nerven beraubt ist, die nach I. P. PAWLOW über das Ganglion stellatum verlaufen, beim Hungern durchschnittlich 15% mehr an Gewicht verliert als ein normal innerviertes Herz. N. A. PODKOPAJEW sieht hierin einen Beweis für eine positive trophische Wirkung des von PAWLOW so bezeichneten verstärkenden Nerven auf den Herzmuskel.

In diesem Zusammenhang möchten wir noch eine Äußerung von I. P. PAWLOW anführen, die sich unmittelbar auf die Klinik des terminalen Zustandes bezieht: „Sie sehen, was für eine große Bedeutung der verstärkende Nerv hat! Das sind Tatsachen, und Tatsachen unterliegen natürlich keinem Zweifel. Sie haben gesehen, daß man durch Reizung des verstärkenden Nerven dem Tod des Herzens vorbeugen kann. Sie begreifen, welche große Macht der Arzt besäße, wenn er diesen Nerv leicht erreichen könnte! Ich denke dabei an folgendes. Es gibt doch viele Fälle, in denen eine Verschlechterung der Herztätigkeit einsetzt und diese gewöhnlich nur vorübergehender Natur ist, wie es wenigstens bei der Lungenentzündung der Fall zu sein pflegt. Ein derartig schwieriger Zustand des Herzens dauert oft nur Stunden. Wenn Sie folglich einem solchen Herzen in dieser kritischen Zeit helfen, kann alles günstig verlaufen."[1]

Da bei der Wiederbelebung des ganzen Organismus wesentliche extrakardiale Einflüsse erst entstehen, wenn die bulbären Zentren ihre Funktionen wieder aufgenommen haben, wird man wohl gerade in diesem Zusammenhang verstehen, wi

[1] Vorlesungen über Physiologie. PAWLOW, I. P., Sämtliche Werke. Akademie-Verlag Berlin 1954, Bd. V, S. 247.

wichtig eine schnellstmögliche Wiederherstellung dieser Zentren ist, durch die erst eine erfolgreiche Wiederbelebung des Herzens stabilisiert werden kann.

Bis heute ist man sich noch nicht endgültig im klaren darüber, auf welchen peripheren Wegen ein trophischer Einfluß auf das Herz vom Hirnstamm aus zustande kommt. I. P. Pawlow und seine Mitarbeiter nehmen an, daß der verstärkende Einfluß auf das Herz über Äste weitergegeben wird, die zum System des n. sympathicus gehören, und nur in seltenen Fällen über den Stamm des n. vagus. Wie schon oben erwähnt, konnten in weiteren Versuchen sowjetische Gelehrte nachweisen, daß ein stimulierender Effekt unter bestimmten Bedingungen über den n. vagus zu erzielen ist.

A. I. Smirnow nimmt an, daß „es gegenwärtig keine Gründe gibt, die Wirkung des n. vagus auf die Herzventrikel eines Hundes von der Wirkung des verstärkenden Nerven nach Pawlow zu unterscheiden, da unter gewissen Bedingungen die Herzfasern des n. vagus genau dieselben physiologischen Eigenschaften eines trophischen Nerven zeigen, wie sie Pawlow für den von ihm entdeckten verstärkenden Nerven beschrieben hat. Besonders tritt das bei längerer Reizung des peripheren Abschnittes des n. vagus hervor, wenn die funktionelle Verbindung zwischen den Herzvorhöfen und den Ventrikeln gestört wird".[1]

In einem Vortrag unterstrich A. I. Smirnow die Notwendigkeit, die ständigen zentralen Einflüsse zu berücksichtigen, die im Herzen über die extrakardialen Nerven eintreffen, und nicht die Aufmerksamkeit auf die hämodynamischen Bedingungen zu konzentrieren, die lediglich als sekundärer Faktor betrachtet werden können.

Vom Standpunkt der Ontogenese und der Phylogenese der extrakardialen Innervation des Herzens aus betrachtet – wie es I. A. Arschawski tut – kann man das Auftreten der tonischen Innervation des Herzens über den n. vagus als eine neue, höhere Etappe der Evolution, als das Auftreten eines neuen Mechanismus zur vollkommeneren Umgestaltung und Unterordnung der Herztätigkeit unter die Bedürfnisse des Gesamtorganismus in seinen Wechselbeziehungen zur Umwelt ansehen.

Aller Wahrscheinlichkeit nach wird eine Erregung von den entsprechenden Zentren der medulla oblongata aus auf das Herz sowohl über den n. vagus als auch über das Rückenmark und den sympathischen Grenzstrang geleitet. Für uns ist hier vor allem wichtig, daß, entsprechend der von Pawlow entdeckten mächtigen, dynamischen und trophischen Wirkung des extrakardialen Nervensystems auf das Herz, sich die stimulierenden nervalen Einflüsse auf das Herz bei Wiederherstellung der Lebensfunktionen erst im Augenblick der Wiederbelebung des Hirnstammes zu zeigen beginnen.

[1] Смирнов, А. И., Нервная регуляция кровообращения и дыхания. Изд. АМН СССР. (Smirnow, A. I., Nervale Regulation der Blutzirkulation und der Atmung. Ausg. Akad. d. Med. Wiss. UdSSR, 1952.

Im Verlauf der darauffolgenden Wiederherstellung der höheren Abschnitte des Gehirns wird die Tätigkeit des Herz- und Gefäßsystems immer mehr den nervalen Einflüssen untergeordnet. Es schaltet sich jene von I. P. Pawlow entdeckte reflektorische Selbstregulation des Blutkreislaufes ein, die sämtliche Teile des Herz- und Gefäßsystems zu einem Ganzen verbindet und seine koordinierte Arbeit gewährleistet. Erst wenn die corticale Regulation wieder funktioniert, ist das Herz endgültig wiederhergestellt, da es jetzt erst die Fähigkeit erwirbt, auf sämtliche Veränderungen des äußeren Milieus adäquat zu reagieren.

Spezielle Untersuchungen über die Rolle der Hirnrinde während der Wiederherstellung des Herz- und Gefäßsystems nach dem Austritt aus dem terminalen Zustand sind bis jetzt noch nicht angestellt worden. Solche Untersuchungen sind eine Aufgabe für die allernächste Zeit.

Der allgemeine Einfluß der Großhirnrinde auf die Tätigkeit des Herz- und Gefäßsystems wird dagegen schon seit langem intensiv untersucht. Bereits im vorigen Jahrhundert wurden von mehreren Autoren Symptome entdeckt, die darauf hinweisen, daß das Herz- und Gefäßsystem vom Gehirn aus reguliert wird. Bekannt waren den Autoren die Beziehungen zwischen der Herzaktion und den Gefäßreaktionen einerseits und den verschiedenartigen Emotionen anderseits.

I. R. Tarchanow berichtet von einem Menschen, dem die Fähigkeit eigen war, die Aktion seines Herzens um 30 Schläge in der Minute willkürlich zu beschleunigen, ohne daß die Atmung oder die Anspannung der Muskulatur verändert wurde.

Ja. Danilewski (1874) konnte als erster nachweisen, was dann von zahlreichen russischen Forschern (W. M. Bechterew und N. A. Mislawski, 1886; A. Tscherewkow, 1892) und in der Folge auch von ausländischen Autoren (E. C. Hoff und H. D. Green, 1936; R. L. Crouch und I. K. Thompson, 1939; Hsu Hwang Chu, 1942 u. a.) bestätigt wurde, daß eine elektrische Reizung der Hirnrinde neben Störungen des Blutdruckniveaus auch primäre, von den Schwankungen des Blutdruckes unabhängige Veränderungen der Herzaktion hervorruft.

Besonders interessant sind auch Untersuchungen über Veränderungen der Funktion des Herz- und Gefäßsystems nach der Entfernung verschiedener höherer Hirnabschnitte. A. I. Smirnow (1926) stellte in akuten und chronischen Versuchen an Hunden fest, daß das Herzzentrum des n. vagus, das in der medulla oblongata liegt, ständig unter dem Einfluß corticaler Apparate steht, die sich im Gebiet des gyrus sigmoidalis befinden.

In einer Reihe von Versuchen wiesen andere Autoren (W. Ja. Danilewski; N. A. Popow, 1936; W. Stross, 1928; A. Schweitzer, 1937) nach, daß bei Hunden nach Entfernung der höheren Abschnitte des Gehirns auch der funktionelle Zustand des in der medulla oblongata liegenden bulbären Vasomotorenzentrums unter diesen Bedingungen verändert wird.

W. N. Tschernigowski (1943) konnte beobachten, daß sich nach einer Dezerebration die von den Rezeptoren innerer Organe ausgehenden pressorischen Reflexe bedeutend verstärken. Interessant ist eine Feststellung seiner Mitarbeiterin G. A. KOWALEWA, die eine Reihe interorezeptiver Reflexe, die auf Atmung und Blutzirkulation wirken, bei Reizung verschiedener Hirnrindengebiete (prämotorische Zone, Scheitelgebiet, Hinterhauptslappen) untersuchte. Sie konnte nachweisen, daß durch eine Reizung dieser Regionen mit elektrischem Strom, Eserin, Strychnin oder Acetylcholin die auf Atmung und Blutdruck einwirkenden interorezeptiven Reflexe stark gehemmt werden. Nach der Meinung von G. A. KOWALEWA und W. N. TSCHERNIGOWSKI sprechen diese Ergebnisse dafür, daß die Hirnrinde auf die interorezeptiven Reflexe, die sich in den tieferen Ebenen des Gehirns schließen, einen hemmenden Einfluß ausübt.

Außer diesen Experimentalergebnissen liegt in der Literatur noch ein umfangreiches klinisches Material vor, das veranschaulicht, daß die Beschädigung verschiedener Hirnrindenregionen oder absteigender Bahnen für den Tonuszustand verschiedener Gefäße des Menschen keineswegs gleichgültig ist (G. ROSSOLIMO, 1895; B. JE. SEREBRJANIK, 1928; N. N. ANOSSOW, 1937; SCH. A. ROSSIN und L. S. SCHAFRAI, 1937; S. JU. MINKIN und Mitarbeiter, 1945; A. I. SCHACHNOWITSCH, 1946; A. A. SLAWIN, 1948; PERITZ, 1915; K. GOLDSTEIN, 1918; H. KAHLER, 1922 u. a.).

Auch in neuerer Zeit wurde der Einfluß der Hirnrinde auf die Funktion des Herzens und den Blutdruck in der neurochirurgischen Klinik von L. A. KOREISCHEI (1939) und seinen Mitarbeitern E. I. KANDEL (1950) und W. S. CHRAPOW (1952) untersucht. Sie stellten fest, daß durch die Reizung verschiedener Regionen der Hirnrinde des Menschen das Blutdruckniveau und die Herzaktion verändert werden, wobei die Erregbarkeit des Vasomotorenzentrums rhythmischen Schwankungen unterworfen ist. A. M. GURWITSCH (1951) fand an einem größeren klinischen Material, daß der funktionelle Zustand des bulbären Vasomotorenzentrums auf der Seite verändert ist, die einem pathologischen Herd in der Rinde oder in den cortico-subcorticalen Abschnitten einer Großhirnhemisphäre entgegengesetzt liegt.

Der Mechanismus des Einflusses der Hirnrinde auf Herz- und Gefäßsystem konnte in chronischen, nach der PAWLOWschen Methode der bedingten Reflexe durchgeführten Versuchen geklärt werden.

Durch die Arbeiten von I. S. ZITOWITSCH und K. M. BYKOW mit seinen Mitarbeitern wurde eine tiefgehende Verbindung zwischen der höheren Nerventätigkeit und den Gefäßreaktionen unter normalen wie auch unter pathologischen Verhältnissen aufgedeckt.

Für die Tiefe des Einflusses der Hirnrinde auf den Verlauf der vasomotorischen Reaktionen sprechen auch die Arbeiten von M. A. USSIJEWITSCH und seinen Mitarbeitern sowie die Arbeiten von W. N. TSCHERNIGOWSKI und A. JA. JAROSCHEWSKI, die bei Hunden eine stabile Erhöhung des Blutdruckes durch Einwirkung auf den funktionellen Zustand der Hirnrinde erzielten.

Eine bedingt-reflektorische Veränderung des Rhythmus der Herzaktion bei Menschen beobachteten L. L. WASSILJEW und W. A. PODERNI, G. N. SOROCHTIN, N. I. KRASNOGORSKI, L. I. KOTLJAREWSKI, S. D. KAMINSKI u. a.

In seiner Zusammenfassung des Materials, das über die Frage der bedingt-reflektorischen Einwirkungen auf das Herz vorliegt, hebt K. M. BYKOW hervor, daß die durch die Ausarbeitung zeitweiliger Verbindungen zustande gekommenen Einflüsse der Hirnrinde auf das Herz sich nicht nur auf seine chrono- und inotropischen Veränderungen beschränken, sondern sich auch auf das gesamte Myokard und das Leitungssystem ausbreiten und damit alle Seiten der Herzfunktion erfassen. Dadurch, daß eine corticale Regulation der Herzfunktion besteht, kann diese Funktion nach der Meinung von K. M. BYKOW schon verstärkt und mobilisiert sein, bevor noch eine unmittelbare Einwirkung auf das Blutzirkulationssystem zum Tragen kommt.

Die Bedeutung der corticalen Regulation der Herz- und Gefäßtätigkeit, wie übrigens auch sämtlicher anderen Systeme des Organismus, ist besonders wichtig, wenn man berücksichtigt, daß „die schnellen, periodischen Reaktionen nicht einziger und ausschließlicher Ausdruck der Gehirntätigkeit sind, da auch die Hirnrinde langdauernde, stationär festgehaltene Änderungen im Zustand aller Organe hervorrufen kann".[1]

Demzufolge ist die allmähliche Wiederherstellung immer höherer funktioneller Niveaus die wichtigste Voraussetzung für eine stabile und vollkommene Wiederbelebung der Funktion des Herz- und Gefäßsystems. Die Wiederherstellung des corticalen Niveaus seiner Regulation erscheint hierbei als abschließendes Glied.

---

[1] BYKOW, K. M., Großhirnrinde und innere Organe. VEB Volk und Gesundheit, Berlin 1952, S. 281.

IV. Wiederherstellung der Atmung

Wenn man versucht, einen klinisch toten Organismus wiederzubeleben, so trifft man ein Atemzentrum an, das sich im Zustand einer tiefen Überlastungshemmung befindet. Die Dauer des klinischen Todes ist ein sehr wichtiger Faktor, durch den die Hemmung des Atemzentrums vertieft und die Wiederherstellung der selbständigen Atmung sehr erschwert wird. Deshalb sollte man mit der Wiederbelebung möglichst früh, am besten noch in der agonalen Phase beginnen.

Wie aus Abb. 37 zu ersehen ist,[1] kam die Atmung bei nichtnarkotisierten Hunden, die schnell starben, schon nach höchstens 2 bis $2^1/_2$ Minuten wieder in Gang, wenn der klinische Tod 5 Minuten andauerte, nur in einigen Fällen vergingen 3 bis 4 Minuten nach Wiederbelebungsbeginn; daß die Atmung erst in der 5. Minute und später auftrat, wurde nur ganz selten beobachtet. Dauerte der klinische Tod 7 Minuten an, trat die Wiederherstellung der Atmung unter analogen Bedingungen am häufigsten in der 5. bis 6. Minute nach Beginn der Wiederbelebung ein. Nur wenige Tiere atmeten schon früher unter diesen Versuchsbedingungen. Schon nach 1 Minute setzte die Atmung wieder ein, wenn die Dauer des klinischen Todes 3 Minuten nicht überschritt.

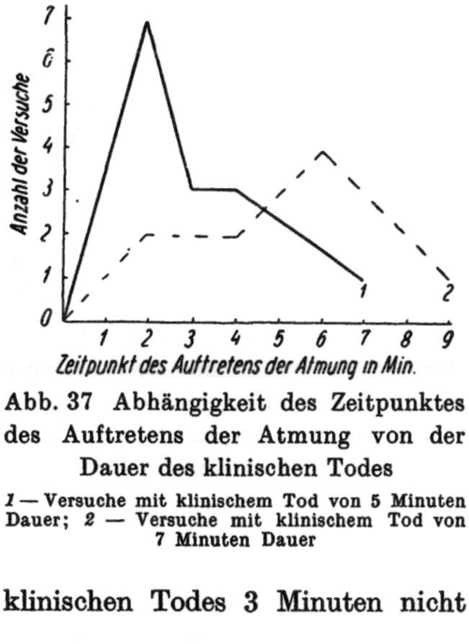

Abb. 37 Abhängigkeit des Zeitpunktes des Auftretens der Atmung von der Dauer des klinischen Todes

1 — Versuche mit klinischem Tod von 5 Minuten Dauer; *2* — Versuche mit klinischem Tod von 7 Minuten Dauer

Eine gleichgroße Bedeutung für die Wiederherstellung der selbständigen Atmung hat auch die Dauer des Sterbens.

---

[1] Die Schlußfolgerungen über die Gesetzmäßigkeit des Erlöschens und der Wiederherstellung der Atmung fußen auf der Analyse von 200 Versuchen über die Wiederherstellung der Lebensfunktionen bei Hunden. In diesen Versuchen wurde das Sterben und die Wiederbelebung ohne Einwirkung irgendwelcher zusätzlicher Agentien hervorgerufen, die die Atmung hemmen oder stimulieren.

So setzte die Atmung in Versuchen mit einer längeren Dauer des Sterbens (10 bis 18 Minuten) am häufigsten erst gegen Ende der 3. oder in der 4. Minute nach Beginn der Wiederbelebung ein. Eine Wiederherstellung der Atmung nach kürzerer Frist wurde selten beobachtet; dagegen stieg die Anzahl der Tiere, bei denen die Atmung erst später auftrat.

Bei narkotisierten Tieren kam die Atmung nach einem 5 Minuten langen klinischen Tod sowohl nach einem weniger als 10 Minuten dauernden als auch nach einem Sterben im Verlaufe von 10 bis 18 Minuten meistens in der 3. Minute

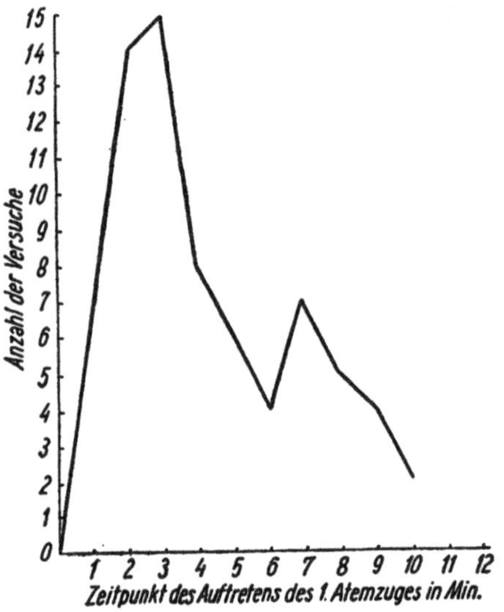

Abb. 38 Zeitpunkt der Wiederherstellung der Atmung bei narkotisierten Tieren nach einem Sterben, das nicht länger als 18 Minuten dauerte, und nach einem klinischen Tod von 5 Minuten Dauer

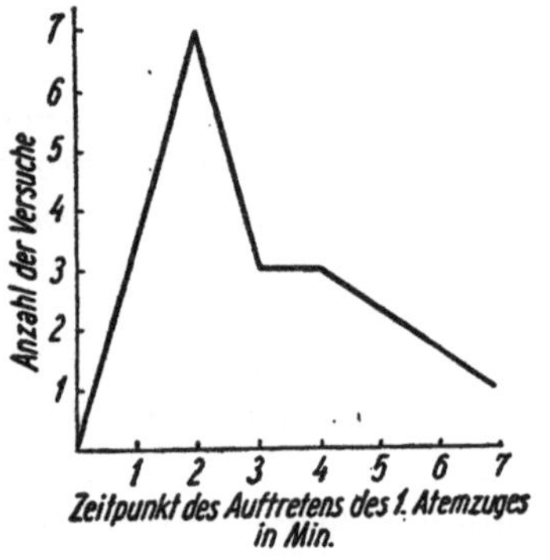

Abb. 39 Zeitpunkt der Wiederherstellung der Spontanatmung bei nichtnarkotisierten Tieren nach einem schnellen Sterben (das 10 Minuten nicht überschritt) und nach einem klinischen Tod von 5 Minuten Dauer

wieder in Gang. Deshalb haben wir diese beiden Versuchsgruppen auf Abb. 38 nebeneinander aufgeführt. Aber auch in diesen Versuchen sahen wir wieder die allgemeine zeitliche Abhängigkeit der Wiederherstellung der Atmung von der Dauer des Sterbens. So setzte die Atmung der narkotisierten Tiere nach einem Sterben, dessen Dauer 18 bis 30 Minuten betrug, erst in der 5. Minute oder sogar später wieder ein.

Vergleicht man die Wiederherstellungszeit der Atmung und die Dauer des Sterbens in den Versuchen an narkotisierten und nichtnarkotisierten Tieren, so fällt auf, daß dann, wenn das Sterben nicht länger als 10 Minuten dauerte, die nichtnarkotisierten Tiere ungefähr 1 Minute früher spontan wieder atmeten (Abb. 39). Während bei nichtnarkotisierten Tieren nach einer Dauer des Sterbens von mehr als 10 Minuten die Wiederherstellung der Atmung merklich gehemmt war, trat dieselbe Hemmung bei narkotisierten Tieren erst auf, wenn das Sterben über 18 Minuten dauerte.

Die beschriebenen Wechselbeziehungen lassen sich möglicherweise daraus erklären, daß bei kurzer Dauer des Sterbens die Wiederherstellung der Atmung durch den Einfluß der Narkose aufgehalten wird. Bei längerer Dauer des Sterbens (10 bis 18 Minuten) zeigt sich offenbar die Schutzwirkung einer flachen Narkose, durch die die Kompensationsmechanismen des Nervensystems besser erhalten bleiben. Eine mitunter in der Periode des Sterbens auftretende Atemnot behindert die Wiederherstellung der Atmung, da dadurch die funktionellen und energetischen Reserven des Atemzentrums erschöpft werden.

Entsprechend unseren heutigen Kenntnissen kann man sich den Mechanismus der Wiederherstellung der Atmung wie folgt vorstellen. Ebenso wie bei der Wiederbelebung der Herzfunktion betrachten wir die Reizung des Atemzentrums auf neuroreflektorischem Wege als das wirksamste Mittel zur Wiederherstellung der Atmung. Sie kann jedoch nur erfolgreich sein, wenn gleichzeitig die Blutzirkulation im Bereich der medulla oblongata wieder normalisiert wird.

Die Blutversorgung des Gehirns ist für die Wiederherstellung der Spontanatmung von großer Bedeutung. War das Gehirn in den ersten Minuten der Wiederbelebung gut durchblutet, setzte die Atmung in den Versuchen mit klinischem Tod von 5 Minuten Dauer in der Regel nicht später als in der 4. Minute der Wiederbelebung ein. Bei ungenügender Blutversorgung des Gehirns stellte sich die Spontanatmung erst viel später wieder ein. Mitunter sank der Blutdruck in dem Moment etwas ab, wo die Spontanatmung wieder in Gang kam, jedoch auch in diesen Versuchen ging der Verminderung des Blutdruckes stets eine Periode einer guten Blutversorgung des Gehirns voraus (bei einem Blutdruck nicht unter 110 mm).

Einen höchst positiven Einfluß auf die Wiederherstellung der Atmung übt eine dem infundierenden Blut hinzugefügte Glukoselösung aus. Das wird verständlich, wenn man bedenkt, daß das blutleere Gehirn, wie bereits ausgeführt wurde, auf Kosten einer Glykolyse lebt und nicht imstande ist, den Sauerstoff des Blutes zu verwerten. Meistens genügt zwar allein die Wiederherstellung der Blutzirkulation im Gehirn, um die Spontanatmung wieder hervorzurufen, sie kommt dabei aber nur langsam in Gang. Starb das Tier schnell und dauerte der klinische Tod nur 1 bis 2 Minuten, konnte man mitunter sogar ohne künstliche Beatmung auskommen. Jedoch in Fällen mit längerem Sterbeprozeß oder einem klinischen Tod von über 3 Minuten Dauer reicht allein die Wiederherstellung der Blutzirkulation im Gehirn für die Wiederherstellung der Atmung nicht aus.

Ein Beweis dafür, daß reflektorische Reizungen die Spontanatmung wieder hervorrufen können, ist die bekannte Methode der „Wiederbelebung durch Erzeugung einer Asphyxie“, bei der in die Lungen Stickstoff eingeblasen wird. Durch das Einblasen des Stickstoffes werden die Lungenendigungen des n. vagus gereizt, wodurch manchmal die Spontanatmung wieder in Gang kommt. Fehlt jedoch die Blutzirkulation im Bereich des Atemzentrums, so daß dieses Zentrum keinen Sauerstoff erhält, so läßt sich durch diese Stickstoffinsufflation die selbständige Atmung nicht stabil wiederherstellen. Die bekannte und manchmal auch wirksame Methode der Stimulation der Atmung durch rhythmisches Ziehen an der Zunge beruht ebenfalls auf einem neuroreflektorischen Mechanismus.

Die reflektorische Stimulation der Atmung durch Reizung der Nervenendigungen des n. vagus in den Lungen, auch als HERING-BREUER-Reflex bezeichnet, ist ein sehr wirksames Mittel zur Wiederherstellung der Atmung nicht nur im Agoniezustand, sondern auch in der Periode des klinischen Todes.

Unsere experimentellen Untersuchungsergebnisse sprechen dafür, daß das Atemzentrum sogar während der Endetappen des Sterbens und in der Anfangsperiode der Wiederbelebung noch empfindlicher auf reflektorische als auf humorale Stimulantien reagiert.

Die Vorstellungen I. P. PAWLOWS von der Priorität der nervalen Regulation gegenüber der humoralen werden auch hierdurch voll bestätigt. Aus der Literatur ist zu entnehmen, daß die Funktion des Atemzentrums im Verlaufe der Evolution immer mehr reflektorischen Einflüssen untergeordnet wird. Die humorale Regulation wurde auf diese Weise zu einer von der reflektorischen abhängigen, sekundären Regulation, die das Atemzentrum zur Aufnahme der neuroreflektorischen Impulse vorbereitet. Sogar im terminalen Zustand, in dem für gewöhnlich ältere Regulationsmechanismen wieder in Funktion treten, bleibt die reflektorische Lenkung des Atemzentrums (bei höheren Säugetieren) der führende Hauptmechanismus.

Hieraus ergibt sich als Schlußfolgerung die Forderung, in der Wiederbelebungspraxis möglichst großzügig verschiedene Beatmungsapparate einzuführen, die ein rhythmisches Einblasen von Luft in die Lungen unter einem bestimmten dosierten Druck und in bestimmter Menge gewährleisten. In einer gemeinsamen Arbeit mit M. S. GAJEWSKAJA konnten wir nachweisen, daß neben der aktiven Einatmung auch die aktive Ausatmung (d. h. das rhythmische Absaugen der Luft aus den Lungen) das Auftreten der Spontanatmung beschleunigt.

In einer Arbeit aus dem Jahre 1943 haben wir die Vermutung ausgesprochen, daß das Atemzentrum hauptsächlich durch humorale Stimulation wiederbelebt wird. Das hat sich nicht bestätigt und muß als falsch bezeichnet werden. Seitdem haben wir nun schon viele Jahre immer wieder darauf hingewiesen, daß es notwendig ist, bei der Wiederbelebung die reflektorische Stimulation des Atemzentrums als wirkungsvollste Methode zur Wiederherstellung der Atmung auszunutzen; dadurch haben wir diesen Fehler bereits berichtigt. Eine künstliche Beatmung nach dem erwähnten Typ ist am wirksamsten. Sie ist imstande, die Spontanatmung wiederherzustellen, auch wenn das Atemzentrum tiefgehend gehemmt ist. Je früher man mit der künstlichen Beatmung beginnt, um so schneller stellt sich auch die Spontanatmung wieder ein. Man muß jedoch darauf achten, daß die künstliche Beatmung zwar hinreichend wirksam, jedoch nicht übermäßig stark ausgeführt wird, da eine Hyperventilation nicht selten das Auftreten der selbständigen Atmung hemmt.

Die wieder in Gang gekommene Spontanatmung ist, wie wir bereits ausgeführt haben, das wirksamste Mittel zur Stimulation der Blutzirkulation. Nach der Wiederherstellung der selbständigen Atmung hält sich der Blutdruck stabil, und die Herzfunktion erlischt nicht mehr.

Auch die Arbeiten der letzten Jahre haben die früher schon festgestellte Tatsache vollauf bestätigt, daß die Prognose des Versuchstieres von der Geschwindigkeit des Auftretens und der Normalisierung der Atmung abhängt. Wenn die selbständige Atmung nach einem 5 bis 6 Minuten dauernden klinischen Tode schon in der 2. bis 3. Minute der Wiederbelebung wieder in Gang kommt und die Amplitude der Atembewegungen schnell zunimmt, so bleiben fast sämtliche Tiere am Leben, wobei auch sämtliche anderen Lebensfunktionen wiederhergestellt werden. Setzt die Spontanatmung unter analogen Versuchsbedingungen erst in der 8. bis 9. Minute der Wiederbelebung wieder ein oder nimmt die Amplitude der Atembewegungen nur langsam zu, so gehen sämtliche wiederbelebten Tiere in der Folge wieder zugrunde. Als Beispiel führen wir die Kymogramme der Versuche Nr. 1011 und 1037 an (Abb. 40 u. 41).

Der erste Versuch wurde an einem narkotisierten Hund, der zweite an einem nichtnarkotisierten angestellt. Die Periode des Sterbens dauerte in beiden Versuchen nicht über 10 Minuten, also nicht lange, und der klinische Tod 5 Minuten. Die Herztätigkeit stellte sich ungefähr zu gleicher Zeit wieder ein. Der erste spontane Atemzug trat im Verlaufe der ersten 3 Minuten der Wiederbelebung auf. Das ist für die weitere Wiederherstellung der Funktionen des Organismus durchaus günstig. Aber trotz der Ähnlichkeit dieser beiden Versuche wurde die Aktivität der bulbären Zentren nicht in gleicher Weise restituiert. Im ersten Versuch nahmen, ungeachtet dessen, daß sich der Hund in Narkose befand, die Amplitude und die Frequenz der Einatmung sehr schnell zu, die zweite selbständige Einatmung wurde schon deutlich auf dem Pneumogramm registriert, die nachfolgenden Einatmungen waren zwar noch etwas krampfhaft, ihre Frequenz betrug 7 bis 9 in der Minute. Im zweiten Versuch nahmen die Amplitude und die Frequenz der Einatmungen sehr langsam zu, die Einatmungen wurden im Verlaufe der ersten 2 Minuten auf dem Kymogramm nicht registriert, ihre Frequenz betrug 3 bis 4 in der Minute. Dementsprechend erfolgte auch die Wiederherstellung der anderen Abschnitte des Zentralnervensystems. Im ersten Versuch (bei schneller Wiederherstellung der Aktivität der bulbären Zentren) stellten sich die spinalen Reflexe nach 8 Minuten, der Kornealreflex nach 10 Minuten 30 Sekunden und der Sehnenreflex in der 13. Minute der Wiederbelebung ein. Gegen Ende des 2. Tages konnte der Hund sehen, hören und laufen und unterschied sich durch

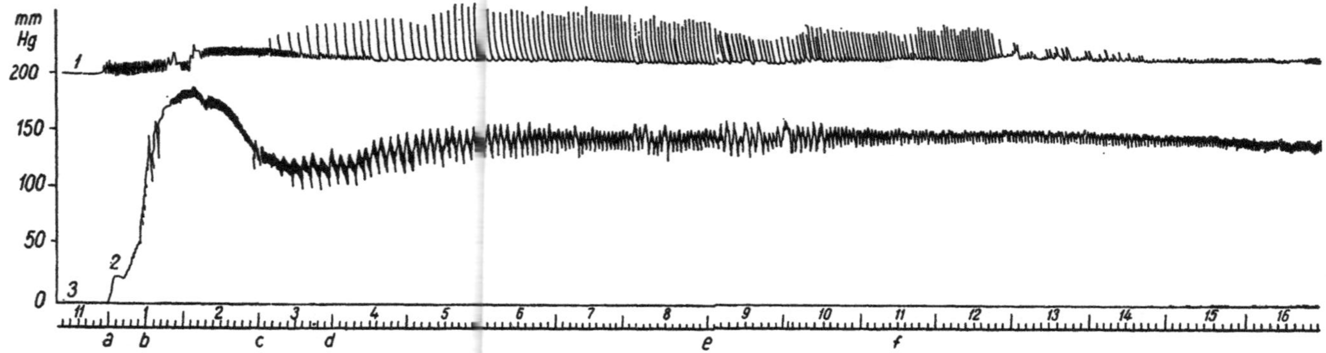

Abb. 40 Kymogramm des Versuches Nr. 1011

1 — Aufzeichnung der Atmung; *2* — Aufzeichnung des Blutdruckes; *3* — Nullinie, von der das Niveau des Blutdruckes gerechnet wird; *4* — Zeitmarken im Abstand von 6 Sekunden. Die Ziffern unter der Nullinie zeigen die Zeit nach Beginn der Wiederbelebung in Minuten an. *a* — Beginn der Druckinfusion von Blut in die A. femoralis und der künstlichen Beatmung nach dem klinischen Tod, der 5 Minuten dauerte; *b* — Wiederherstellung der Herztätigkeit; *c* — Wiederherstellung der Atmung; *p* — Unterbrechung der künstlichen Beatmung; *e* — Auftreten der spinalen Reflexe; *f* — Auftretendes Kornealreflexes

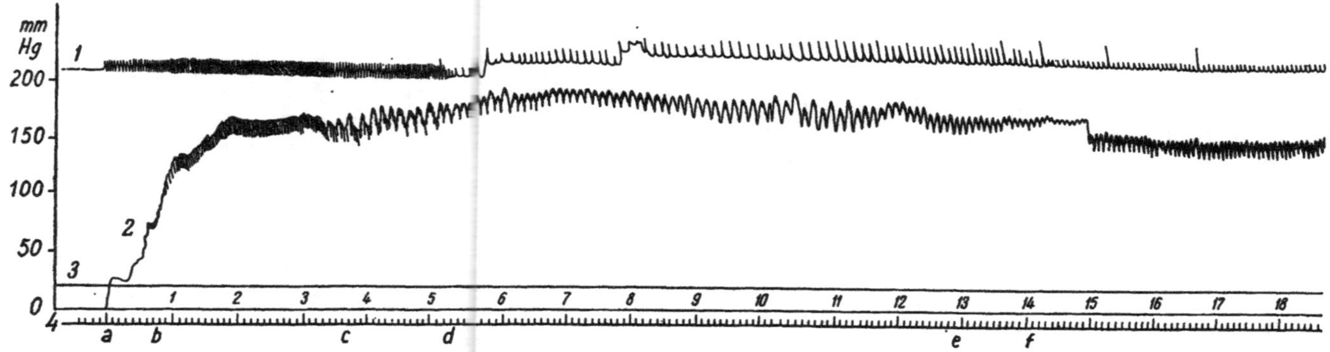

Abb. 41 Kymogramm des Versuches Nr. 1037

1 — Aufzeichnung der Atmung; *2* — Aufzeichnung des Blutdruckes; *3* Nullinie, von der das Niveau des Blutdruckes gerechnet wird; *4* — Zeitmarken im Abstand von 6 Sekunden. Die Ziffern über der Nullinie zeigen die Zeit nach Beginn der Wiederbelebung in Minuten an. *a* — Beginn der Druckinfusion von Blut in die A. femoralis und der künstlichen Beatmung nach dem klinischen Tod, der 5 Minuten dauerte; *b* — Wiederherstellung der Herfunktion; *c* — Wiederherstellung der Atmung; *d* — Unterbrechung der künstlichen Beatmung; *e* — Auftreten der spinalen Reflexe; *f* — Auftreten des Kornealreflexes nichts von einem gesunden Tier. Im zweiten Versuch beobachteten wir eine gewisse Verspätung in der Wiederherstellung der übrigen Abschnitte des Zentralnervensystems. So traten die spinalen Reflexe erst in der 13. Minute, der Kornealreflex in der 15. Minute und der Sehnenreflex in der 16. Minute nach der Wiederbelebung auf. Erst am 3. Tage begann der Hund zu hören und zu laufen, die Sehkraft stellte sich aber auch im Verlaufe von 5 Tagen nicht wieder her.

Die weitverbreitete Anwendung von Analeptika in der Klinik veranlaßte uns, ihre Rolle bei der Wiederherstellung der Atmung und im Prozeß der Wiederbelebung nach tödlichen Blutverlusten zu untersuchen. Wenn pharmakologische Stimulantien in beiden Fällen zu einer früheren Wiederherstellung der Atmung beitragen würden, so könnten sie die künstliche Beatmung ersetzen, deren Anwendung ja in der allgemeinen therapeutischen Praxis viel komplizierter ist, oder sie könnten ein neues zusätzliches Element in der komplexen Methodik der Wiederbelebung darstellen. Zu diesem Zweck wurde die Wirkung von Zytiton (W. A. Negowski), Lobelin (I. S. Kadetowa) sowie Kohlensäure und Karbogen (Je. M. Smirenskaja) untersucht.

Das Zytiton (ein Alkaloid aus einer Goldregenart. D. Red.) wirkt in der Anfangsperiode der Wiederbelebung nur als humoraler Stimulator der Atmung, ungeachtet dessen, daß es auf das Atemzentrum auch auf reflektorischem Wege über den sinus caroticus einwirken kann. Eine reflektorische Wirkung des Zytiton zu Beginn der Wiederbelebung kann jedoch nicht zustande kommen, da Reflexe von den Rezeptoren des Carotissinus, die phylogenetisch relativ jung und wenig widerstandsfähig sind, zu Beginn der Wiederbelebung unmöglich sind.

In 30 Experimenten an Hunden haben wir die Wirkung des Zytiton, das wir in 0,15⁰/₀iger Lösung und einer Dosierung von 0,007 bis 0,166 g auf 1 kg Gewicht intraarteriell und intravenös injizierten, vergleichsweise untersucht.

Das Zytiton wurde in verschiedenen Etappen des Sterbens verabfolgt.

Wurde das Zytiton während der künstlichen Beatmung verabreicht, so übte es in 12 von 21 Versuchen keinen Einfluß auf die Wiederherstellung der selbständigen Atmung aus, in 7 Versuchen hemmte es sogar das Auftreten der „spontanen" Tätigkeit des Atemzentrums, und nur in 2 Versuchen konnten wir ein früheres Einsetzen der selbständigen Atmung beobachten.

Bei der Wiederbelebung der Tiere nach einem 4 bis 7 Minuten dauernden klinischen Tod führte also die künstliche Beatmung mit Hilfe eines Apparates, der Luft in die Lungen einblies, zur Wiederherstellung der Funktion des Atemzentrums. Das Zytiton konnte unter diesen Bedingungen keine reflektorische Stimulation in der Form einer Reizung der Lungenfasern des n. vagus hervorrufen und war deshalb unwirksam.

Zu analogen Ergebnissen führte auch die Untersuchung der Wirkung des Lobelin.

Je. M. Smirenskaja studierte die Wirkung von Kohlensäure und Karbogen auf den Verlauf der Wiederbelebung nach tödlichem Blutverlust. Die Versuche wurden an 25 Hunden mit einem Gewicht von 7 bis 20 kg angestellt. Dabei wurden Gasgemische folgender Zusammensetzung verwendet: a) Karbogen (6,8% CO_2 + 93,2% O_2); b) 1,6% CO_2 + 20,4% O_2; c) 12,6% CO_2 + 16,8% O_2; d) 20,3% CO_2 + 15,4% O_2; e) 26,8% CO_2 + 14% O_2. Die Zusammensetzung der ersten vier Gemische wurde in einem HALDANschen Apparat und die des fünften Gemisches in einem Apparat nach ORS bestimmt. Als Kontrolle dienten Versuche unter künstlicher Beatmung mit Zimmerluft.

Die Untersuchungen haben gezeigt, daß die Anwendung von Gasgemischen mit einem Gehalt an Kohlensäure von 1,6 bis 26,8% und an Sauerstoff von 14 bis 93,2% in der Norm bei Hunden, abhängig von der Konzentration der Kohlensäure, eine Atmungsvertiefung verschiedenen Grades hervorruft. Die Atemfrequenz sinkt ab bei niederiger (1,6%) und nimmt zu bei hoher (20,6 bis 26,8%) Konzentration der Kohlensäure.

Die Einatmung der aufgeführten Gasgemische bei Wiederbelebung der Tiere nach einem tödlichen Blutverlust hemmte das Auftreten der Spontanatmung. Es erwies sich, daß die Hemmung bei der Wiederherstellung der Atmung durch den hohen Kohlensäuregehalt der Gasgemische hervorgerufen wird.

Auf den Zeitpunkt der Wiederherstellung der Herzfunktion übte die Einatmung der angegebenen Gasgemische unter diesen Bedingungen keinen Einfluß aus, hemmte jedoch ihre Normalisierung. Ein späteres Auftreten der Atmung hatte in der Regel eine unvollständigere Wiederherstellung der Funktionen des Zentralnervensystems mit einem schnell nachfolgenden Tod der Tiere zur Folge.

Auf Grund ihrer Untersuchungen gelangte JE. M. SMIRENSKAJA zu dem Schluß, daß das Karbogen wohl sehr wirksam im Kampfe gegen eine Hypoxie sein kann, jedoch nicht zu Beginn der Wiederbelebung angewandt werden soll. Eine adäquate anregende Wirkung der Kohlensäure auf das Atemzentrum konnte sie erst 20 bis 60 Minuten nach Beginn der Wiederbelebung feststellen.

Demzufolge haben unsere in der letzten Zeit vorgenommenen Untersuchungen der verschiedenen pharmakologischen Stimulantien der Atmung noch einmal die Vorstellung von der Priorität der nervalen Faktoren vor den humoralen bei der Regulation der Atmung bestätigt. Es hat sich erwiesen, daß weder das Zytiton oder das Lobelin noch Kohlensäure und Karbogen zur Wiederherstellung der Spontanatmung bei Wiederbelebung nach einem klinischen Tod, der 5 bis 6 Minuten dauerte, beitragen. Zytiton und Lobelin üben meistens gar keine Wirkung aus, vertiefen sogar in manchen Fällen ebenso wie Kohlensäure die Depression des Atemzentrums, verstärken in ihm die Überbelastungshemmung und hemmen das Auftreten der Spontanatmung.

Diese Wirkung der pharmakologischen Stimulantien der Atmung könnte darauf zurückzuführen sein, daß, wie wir bereits in früheren Arbeiten ausführten, die Zellen des Zentralnervensystems im Zustand des klinischen Todes und in der Anfangsperiode der Wiederbelebung ihre Energie nur aus einem äußerst unökonomischen glykolytischen Zerfall der Kohlehydrate schöpfen. Das Gehirn erlebt in dieser Zeit eine schwere Hypoxie. Darüber wurde bereits gesprochen. Unter solchen Bedingungen können die Zellen durch Stimulantien nicht zu einer verstärkten Arbeit gezwungen werden; es handelt sich um Zellen, die zur Aerobiose noch nicht fähig sind und die nur mit Hilfe einer durch Glykolyse gewonnenen Energie leben oder wiederbelebt werden.

Unter dem Gesichtswinkel, daß die Anaerobiose als eine ältere Form der Energiegewinnung nicht nur für den tödlichen Blutverlust, sondern auch für andere Arten terminaler Zustände charakteristisch ist, darf man annehmen, daß die Verabreichung von Stimulantien zur Wiederbelebung nach schwerer Hypoxie häufiger Schaden als Nutzen bringen wird.

Je schwerer die Hypoxie der Zellen war, um so gefährlicher ist die Anwendung von Stimulantien. Zur gleichen Zeit erweist sich die reflektorische Stimulation der Atmung stets als indiziert und wirksam.

Die in Versuchen mit der Wiederbelebung beobachtete Verminderung des Gehaltes an Adenosintriphosphorsäure im Hirngewebe beim Sterben der Tiere nach tödlichem Blutverlust (M. I. SCHUSTER) sowie die Beteiligung der Adenosintriphosphorsäure an der funktionellen Chemodynamik des Gewebes und der Organe (A. JE. GURWITSCH und M. N. LIWANOW, 1946; F. D. SCHEICHON, 1947/48; P. F. MINAJEW, 1947/49 u. a.) regten uns zu einer Serie von Versuchen an, in denen bei der Wiederbelebung des Organismus dem Blut, das man in die Arterie infundierte, ein fertiges Präparat der Adenosintriphosphorsäure hinzugefügt wurde.

Beim traumatischen Schock sah P. F. MINAJEW (1949) nach Verabreichung von 0,3 bis 0,9 mg Adenosintriphosphorsäure auf 1 kg Gewicht des Tieres im Dauertropf einen positiven Effekt. Auch eine Erhöhung der Dosis bis auf 6—8—20 mg pro kg Gewicht, kombiniert mit der Antischockflüssigkeit von ASRATJAN oder Glutaminsäure, rief eine sichtbare Wirkung hervor. Versuche in unserem Laboratorium (M. I. SCHUSTER), haben demgegenüber gezeigt, daß die Adenosintriphosphorsäure[1] in Dosen von 0,5 bis 2 mg auf 1 kg Gewicht die Geschwindigkeit der Wiederherstellung der Lebensfunktionen nicht beeinflußt. Eine gewisse wahrnehmbare Verstärkung der Atmung bei der Einführung des Präparates wirkt sich auf den Wiederbelebungsprozeß im ganzen nicht aus.

Demzufolge unterscheidet sich die Adenosintriphosphorsäure unter den Bedingungen des Experimentes nicht von den anderen pharmakologischen Stimulantien. Im Unterschied zu Lobelin, Zytiton und Ammoniakdämpfen rief die Einführung der Adenosintriphosphorsäure aber auch in späteren Stadien der Wiederbelebung ($1^1/_2$ Stunden nach der Wiederherstellung der Augenreflexe) keine stimulierende Wirkung auf die weitere Wiederbelebung hervor. Auch die Erhöhung der Dosis der Adenosintriphosphorsäure bis auf 7 bis 18 mg auf 1 kg Gewicht des Tieres war ohne Effekt.

---

[1] Bariumsalz der Adenosintriphosphorsäure, hergestellt vom Moskauer Werk für endokrine Präparate entsprechend der technologischen Instruktion von M. N. LJUBIMOWA, Институт биохимии АН СССР (Institut für Biochemie der Akad. Wiss. UdSSR).

Wurde eine Lösung von Adenosintriphosphorsäure während der Blutentziehung infundiert, um im Hirngewebe eine gewisse Reserve davon zu schaffen, so wurde die Periode des Sterbens merklich verlängert, gleichzeitig machte sich jedoch ein schädlicher Einfluß auf die nach dem klinischen Tode durchgeführte Wiederbelebung der Tiere bemerkbar. Wir stellten fest, daß eine schnelle Zuführung der Adenosintriphosphorsäure den Blutdruck erheblich verminderte, was sich auf den Ausgang des Versuches unbedingt auswirken mußte. Wurde die Lösung zu Beginn der Wiederbelebung verabreicht, solange sich der Gefäßtonus noch nicht stabilisiert hatte, konnte man das Fehlen eines Effektes bis zu einem gewissen Grade auf eine lähmende Wirkung der Spuren des Bariums zurückführen (S. Je. Sewerin), das möglicherweise nach der Überführung des Bariumsalzes der Adenosintriphosphorsäure in Natriumsalz zurückgeblieben war.

Wir haben das Fehlen eines Effektes natürlich auch damit zu erklären versucht, daß die Adenosintriphosphatase inaktiviert worden sei. Diese Vermutung wurde jedoch hinfällig, da die Versuche von M. I. Schuster ergaben, daß die Aktivität dieses Ferments in Gehirnproben, die in der Periode des klinischen Todes entnommen wurden, mit der Ausgangsaktivität übereinstimmte.

Offenbar sind also die Ausnutzungsbedingungen eines Präparates, das von außen eingebracht wird, komplizierter als die Resynthese der makroergischen Phosphorverbindungen in den Geweben, insbesondere in einem Hirngewebe, das den Zustand des klinischen Todes durchgemacht hat. Im Hirngewebe wird der Ausgangsgehalt an Adenosintriphosphorsäure nach einer gewissen Periode des klinischen Todes schnell und vollständig wieder rekonstruiert, jedoch nimmt dasselbe Gewebe anscheinend ein Präparat, das mit einer Bluttransfusion herangetragen wird, nicht auf. Wie W. S. Schapot ganz richtig sagt, entstehen als Folge einer Erschöpfung so tiefgreifende und verschiedenartige Verschiebungen des Stoffwechsels, daß sie auf diesem Wege nicht immer beseitigt werden können.

Um das Atemzentrum in Kombination mit der künstlichen Beatmung zusätzlich zu stimulieren, untersuchten Je. M. Smirenskaja und N. M. Rjabowa den Einfluß einer elektrischen Reizung des n. ischiadicus auf den Ausgang der Wiederbelebung. Dazu wurde der Nerv gewöhnlich 5 Minuten nach dem klinischen Tod während einer gleichzeitigen arteriellen Druckinfusion von Blut und künstlicher Beatmung bis zum Auftreten der selbständigen Atmung durch einen Induktionsstrom gereizt. Die Stärke des angewandten Induktionsstromes, die in Zentimetern des Abstandes zwischen der Primär- und Sekundärspule gemessen wurde, schwankte in breiten Grenzen (von 5 bis 14 Zentimetern); die Reizung erfolgte sowohl kontinuierlich als auch periodisch (in 1 Minute setzten wir dann 30 Reizungen, worauf eine Pause von 30 Sekunden eingelegt wurde).

Nach kontinuierlicher Reizung des n. ischiadicus mit starkem Induktionsstrom (Spulenabstand 5 cm) kam die Atmung zu den für die Kontrollversuche üblichen Zeitpunkten wieder in Gang. Die periodische Reizung aber verzögerte in einer Reihe von Versuchen die Wiederherstellung der Atmung. Am häufigsten wurde das spätere Auftreten der Atmung bei Hunden beobachtet, die einer längeren Äthernarkose ausgesetzt waren. Nach Reizung des n. ischiadicus durch schwachen Strom (Spulenabstand 8 bis 14 cm) stellte sich die Atmung zu Zeitpunkten wieder her, die den Kontrollversuchen entsprachen. Somit konnte eine Reizung des n. ischiadicus mit Induktionsstrom während früher Abschnitte der Wiederherstellungsperiode, 5 Minuten nach dem klinischen Tode, die Wiederherstellung der Atmung nicht beschleunigen, in einigen Versuchen (mit längerem Narkoseschlaf) wurde ihr Auftreten sogar gehemmt.

Folglich trägt nicht jede neuroreflektorische Einwirkung zur Wiederherstellung der Spontanatmung bei.

Erfahrungsgemäß verläuft die Wiederherstellung der Atmung bei der Wiederbelebung in umgekehrter Reihenfolge über die gleichen Etappen, die während ihres Erlöschens in der Periode des Sterbens durchlaufen worden sind. Beim Sterben durch tödliche Ausblutung wird die Atmung während der ersten Minute der Blutentziehung gewöhnlich tiefer. Zu Beginn der 2. Minute vertieft sich die Atmung noch mehr und wird gleichzeitig schneller. Die Atembewegungen werden ungleichmäßig. Wenn der Blutdruck auf 16 bis 18 mm abgesunken ist, d. h. gewöhnlich zu Beginn der 3. Minute der Blutentziehung, wird die Atmung besonders tief und häufig. Die Alternation der Atmungsamplituden verschwindet wieder. In der Folge wird die Atmung immer oberflächlicher und seltener, und in der 4. bis 5. Minute der Blutentziehung beginnt die terminale Pause. Der Blutdruck beträgt zu dieser Zeit gewöhnlich 4 bis 5 mm. Nach der terminalen Pause, die 30 bis 60 Sekunden dauert, tritt die agonale Atmung auf, die 3 bis 4 Minuten anhält. In dieser Periode kann man mitunter eine Verzögerung der Inspirationsphase beobachten und manchmal auch eine Verzögerung und Zweiphasigkeit der Exspirationsphase. Das Herz hat seine Tätigkeit in dieser Periode bereits eingestellt. Die Lähmung des Zwerchfells tritt in der 5. bis 7. Minute der Blutentziehung noch vor der Lähmung der übrigen Atemmuskulatur ein. In dieser Periode beobachtet man paradoxe Bewegungen des Zwerchfells, das bei jeder Einatmung hochgezogen wird. Ganz zuletzt werden die Atembewegungen der Halsmuskulatur ausgeschaltet.

Im Verlauf der Wiederbelebung nach einem 5 bis 6 Minuten währenden klinischen Tod stellt sich die Spontanatmung nach der Wiederaufnahme der Herzaktion gewöhnlich in der 2. bis 3. Minute nach Beginn der Wiederbelebung wieder ein. Zunächst treten schwache Atemzüge auf, die sich nach und nach immer mehr vertiefen, bis schließlich die Atmung an die tiefe agonale Atmung erinnert. Unter den Bedingungen der angegebenen Dauer des klinischen Todes ist das in der 4. bis 12. Minute der Wiederbelebung der Fall. Diese Atmung vom agonalen Typ wird allmählich von einer Zwei- und Dreiphasigkeit der Exspirations- und Inspirationsperiode überlagert (zusätzliche Atemzüge). Darauf folgt eine unregelmäßige periodische Atmung (Alternation). Nach und nach kehrt die Atmung zur Norm zurück und wird gleichmäßig und ruhig. Im Unterschied zu der Periode des Sterbens ist die Phase der agonalen Atmung in der Wiederbelebungsperiode relativ ausgedehnt, während die terminale Pause fehlt.

Nach längerem klinischen Tod wird die selbständige Atmung bedeutend später wiederhergestellt (bei 8 Minuten langem klinischen Tod in der 7. bis 12. Minute). Erst 1 Stunde und noch später nach Beginn der Wiederbelebung ist sie wieder normal.

Erwähnenswert ist auch die Aufeinanderfolge der Wiedereinschaltung der Atemmuskulatur in den Atmungsakt im Verlauf der Wiederherstellung der Atmung. Zu Beginn erinnert die sich wiederherstellende Atmung an einen Schluckakt: Das Tier schluckt sozusagen die Luft. Diese Art der Atmung läßt sich aus dem primären Einschalten der Hals- und Mundmuskulatur erklären, die üblicherweise beim Säugetier nicht mehr an der Atmung beteiligt ist. Bei einer Reihe von Tieren stellt sie jedoch auch heute noch die Hauptform der normalen Atmung dar (z. B. bei Fischen und Fröschen). Im Verlauf der Wiederbelebung beginnt diese Muskulatur als erste zu funktionieren und erweckt so den Eindruck des Luftschluckens. In der Folge schalten sich in den Atmungsakt die intercostalen und thorakalen Muskeln und zuletzt das Zwerchfell ein, das im Verlauf der evolutionären Entwicklung der Tierwelt relativ spät entstanden ist. Seine Funktionen sind beim Sterben am empfindlichsten. Die Zwerchfellmuskulatur nimmt ihre Funktion im Verlauf der Wiederbelebung auch später wieder auf als die anderen Muskeln.

Bekanntlich liegt das Hauptatemzentrum in der medulla oblongata. Seine Lage wurde durch N. A. Mislawski (1885) genau beschrieben. Von der Wiederherstellung dieses Zentrums hängt auch die Wiederherstellung der Atmung ab. Heute ist eindeutig bewiesen, daß die über der medulla oblongata liegenden Abschnitte des Zentralnervensystems imstande sind, sich an der Regulation der Atmung zu beteiligen, und es unter normalen Bedingungen zweifellos auch tun.

Nach der Ansicht von Lumsden, die früher von vielen Forschern geteilt wurde, sind in den oberhalb der medulla oblongata liegenden Abschnitten des Zentralnervensystems weitere Atemzentren lokalisiert, von denen jedes verschiedene Funktionen erfüllt. Nachuntersucher (A. G. Teregulow, Barcroft, I. R. Petrow, M. W. Sergijewski) gelangten jedoch zu dem Schluß, daß die Vorstellungen Lumsdens von der Multiplizität der Atemzentren nicht richtig sind. M. W. Sergijewski nimmt an, daß die verschiedenen Typen der pathologischen Atmung, von denen Lumsden annahm, daß sie abhängig seien von der aufeinanderfolgenden Ausschaltung der in verschiedenen Stockwerken des Gehirns liegenden Atemzentren, in Wirklichkeit durch den wechselnden funktionellen Zustand des immer gleichen N. A. Mislawskischen Zentrums, das in der medulla oblongata liegt, zu erklären sind.

Nach der Meinung von M. W. Sergijewski stellen verschiedene Abschnitte des Zentralnervensystems, die über der medulla oblongata liegen und fähig sind, auf die Atmung einzuwirken, nicht Atemzentren dar, sondern „ein zentrales System, das imstande ist, sich an der Regulation der Atmung zu beteiligen".

Der höchste Abschnitt des Gehirns, der sich an der Regulation der Atmung beteiligt, ist seine Rinde. Der Einfluß der Hirnrinde auf die Atmung ist heute nicht mehr zweifelhaft, nicht nur deswegen, weil es möglich ist, die Atmung willkürlich zu verändern, sondern auch weil zahlreiche Experimentalergebnisse vorliegen.

Schon W. JA. DANILEWSKI, A. TSCHEREWKOW, W. M. BECHTEREW und P. OSTANKOW, M. N. SHUKOWSKI, M. N. KUDIJENKO, M. JE. MARSCHAK und viele andere beobachteten deutliche Veränderungen der Atmung, wenn gewisse Gebiete der Hirnrinde eines Tieres gereizt wurden. M. N. SHUKOWSKI verfolgte sogar den anatomischen Weg, der die Rindengebiete mit dem von N. A. MISLAWSKI in der medulla oblongata beschriebenen Atemzentrum verbindet. Jetzt ist der tiefgehende Einfluß, den die Hirnrinde auf die Atmung ausübt, auch durch Arbeiten des Laboratoriums von K. M. BYKOW bewiesen worden. R. P. OLNJANSKAJA, G. P. KONRADI und S. W. BEBESCHINA, JA. M. BRITWAN riefen mit Hilfe bedingter Reize genau die gleiche Veränderung der Atmung hervor, die sie unter dem Einfluß körperlicher Arbeit (in Form der Atmungsverstärkung vor der Arbeit) durch Einwirkung der Kohlensäure beobachtet hatten. Ihnen gelang es auch, reflektorisch eine periodische Atmung vom CHEYNE-STOKESschen Typ hervorzurufen.

Auf Grund der Arbeiten seiner Mitarbeiter nimmt K. M. BYKOW an, daß sich die Hirnrinde an der Regulation der Atmung, sowohl unter normalen als auch unter pathologischen Bedingungen, stark beteiligt. Die Bedeutung der Funktionsstörungen der Hirnrinde als Ursache der Entwicklung pathologischer Zustände der Atmung ist nach der Meinung von K. M. BYKOW viel größer, als üblicherweise angenommen wird; beim Entstehen einiger pathologischer Atmungsformen spielt die Veränderung des Zustandes der Hirnrinde eine wesentliche, vielleicht sogar die Hauptrolle.

Die Normalisierung der Atmung im Verlauf der Wiederbelebung hängt folglich damit zusammen, daß im Prozeß ihrer Wiederherstellung höhere Abschnitte des Gehirns einschließlich der Hirnrinde wiederbelebt werden und zwar in dem Augenblick, in dem sich die Rindenfunktionen wiederherstellen, d. h. sich die corticale Regulation der Atmung einschaltet, die sich bereits nicht mehr von der Atmung des normalen Organismus unterscheidet.

Wenn wir die große Bedeutung einer frühen Restitution der Atmung für den Ausgang der Wiederbelebung hervorheben, meinen wir die frühe Wiederherstellung der Funktionen der bulbären Zentren. Je früher dieses Gebiet zu funktionieren beginnt, das dem terminalen Zustand gegenüber am widerstandsfähigsten ist, zuletzt stirbt und sich zuerst wiederbelebt, um so schneller werden sich auch die höherliegenden, viel leichter verletzbaren Bereiche des Zentralnervensystems wiederherstellen, zu denen man vor allem die Hirnrinde zählen muß.

Wie die statistische Bearbeitung unseres Materials zeigt, hängt das Auftreten der Kornealreflexe vom Zeitpunkt der Wiederherstellung der Atmung ab: Je früher sich die Atmung wiederbelebt, um so schneller stellen sich auch die Kornealreflexe wieder her. So traten die Kornealreflexe in Versuchen mit klinischem Tod, der 5 Minuten dauerte, nach dem Auftreten der Atmung im Verlaufe der ersten 3 Minuten, am häufigsten in der 10. bis 15. Minute der Wiederbelebung wieder auf; setzte die Atmung in der 7. Minute wieder ein, erschienen die Reflexe in der 15. bis 20. Minute, und nach einer noch späteren Wiederherstellung der Atmung wurden die Kornealreflexe gewöhnlich nach der 20. Minute registriert. In einigen Versuchen jedoch stellten sich die Kornealreflexe auch früher oder später als zu den angegebenen Zeitpunkten wieder her. In der Regel war der Blutdruck im Augenblick des Auftretens der Kornealreflexe bereits wieder auf einem bestimmten Niveau (am häufigsten bei 130 bis 150 mm) stabilisiert, die Pupillen waren bis auf 3 bis 4 mm verengt.

Die Wiederherstellung der medulla oblongata ist folglich die erste Vorbedingung zur Wiederherstellung der Funktionen anderer, höherliegender Abschnitte, insbesondere der Hirnrinde. Indem wir bestrebt sind, eine möglichst frühe Wiederherstellung der medulla oblongata zu erreichen, schaffen wir auf diese Weise auch Bedingungen für ein frühes Einschalten der Funktionen der Hirnrinde, durch das letztlich der Ausgang der Wiederbelebung bestimmt wird.

V. Erlöschen und Wiederherstellung der corticalen und subcorticalen Funktionen während des Sterbens und der Wiederbelebung des Organismus

Das Problem der Wiederbelebung eines höheren Lebewesens ist im Grunde das Problem der Wiederherstellung seiner Hirnrindenfunktion. Wenn wir davon sprechen, daß wir mit unseren therapeutischen Maßnahmen bei der Behandlung eines sterbenden Kranken beabsichtigen, den Prozeß des Sterbens aufzuhalten, meinen wir vor allem die Erhaltung der Hirnrindenfunktion. Wir beugen dabei irreversiblen Veränderungen vor, die ihr endgültiges Ende bedeuten würden.

In den Arbeiten von I. P. Pawlow und seinen Schülern (K. M. Bykow, M. K. Petrowa, A. G. Iwanow-Smolenski, E. A. Asratjan, M. A. Ussijewitsch, A. O. Dolin u. a.) konnte nachgewiesen werden, daß die Hirnrinde auf die Tätigkeit sämtlicher Organe und Systeme des Organismus einen großen Einfluß ausübt. Sie ordnet deren Tätigkeit den Interessen des Organismus als Ganzem in seinen Wechselbeziehungen mit dem äußeren Milieu unter.

Bis heute liegen schon eine ganze Reihe experimenteller und klinischer Untersuchungsergebnisse vor, die zeigen, welche besondere Rolle die höheren Abschnitte des Gehirns in den Prozessen des Sterbens und der Wiederbelebung der Tiere wie auch besonders des Menschen spielen.

Sterben heißt, daß die Ganzheit des Organismus zerfällt, daß die reflektorischen Verbindungen, die die Lebenstätigkeit einzelner Teile des Organismus zu einem einheitlichen Ganzen verbinden, zerstört werden. Hieraus ist abzuleiten, daß im Prozeß des Sterbens jene höheren Abschnitte des Zentralnervensystems, die diese Ganzheit bestimmen, d. h. vor allem die Hirnrinde, ausgeschaltet werden.

Die Tatsache, daß im Sterbeprozeß die phylogenetisch und ontogenetisch jüngeren und höherliegenden Abschnitte des Gehirns im Vergleich zu den älteren und tieferliegenden verwundbarer und weniger widerstandsfähig sind, stellt für das Zentralnervensystem eine Gesetzmäßigkeit dar, von der es nur wenige Ausnahmen gibt. Diese Gesetzmäßigkeit haben einmütig alle Forscher, die sich mit dem Studium dieser Frage befaßten (C. Heymanns und Mitarbeiter, I. R. Petrow, L. M. Weinberger, E. A. Asratjan u. a.), anerkannt.

Zahlreiche Arbeiten der Schüler von I. P. Pawlow, die mit dessen Auffassungen übereinstimmen, haben gezeigt, daß die phylogenetisch jüngeren und somit komplizierteren Funktionen des Zentralnervensystems allen schädlichen Einwirkungen gegenüber am empfindlichsten sind und sich auch am schwersten wiederherstellen lassen.

Versuche an Hunden sowie klinische Beobachtungen am Menschen haben gezeigt, daß im Prozeß des Sterbens die corticalen Funktionen zuerst ausgeschaltet werden.

Auf einer bestimmten Anfangsstufe des Sterbens tritt in der Hirnrinde eine diffuse Hemmung auf, die sich nach außen hin als Schlaf auswirkt. Diese Hemmung nimmt immer mehr zu und erinnert an einen komatösen Zustand. Wenn sich der Prozeß des Sterbens hinzieht und nicht rechtzeitig eine Wiederbelebung eintritt, kommt es schließlich zum irreversiblen Zerfall und zur Zerstörung der Hirnrinde. Je weiter der Prozeß des Sterbens fortschreitet, um so sicherer ist zu erwarten, daß die zunächst schützende Hemmung in ein irreversibles Erlöschen der Lebensfunktionen der Rindenzellen übergeht. Dieses Erlöschen zeigt den Beginn der tiefgehenden destruktiven Veränderungen an.

Wie von uns bereits in früheren Arbeiten gezeigt wurde, läßt sich die Gesetzmäßigkeit der funktionellen Ausschaltung der Hirnrinde an der Dynamik der Veränderungen im Elektroenzephalogramm allmählich anämisierter Hunde gut darstellen. Das EEG wird dabei von den Hinterhauptsabschnitten der Hirnrinde abgeleitet.

Das normale Elektroenzephalogramm der Hinterhauptslappen dieser Hunde bestand, nach unseren Beobachtungen, aus Schwankungen von 4 bis 6 Hz, bei einer Spannung der Biopotentiale von 50 bis 200 μV. Gleichzeitig traten schnellere und weniger ausgeprägte Schwankungen von 20 bis 40 Hz auf.

Schon zu Beginn der Blutentziehung zeigten sich gewisse Ungleichmäßigkeiten im Elektroenzephalogramm; die Frequenz beider Wellenarten nahm etwas zu. Während der Blutentziehung zeigten sich im Elektroenzephalogramm langsame Schwankungen mit einer Dauer von 0,5 bis 1,6 Sekunden. Die Amplitude der Wellen von 4 bis 6 Hz verminderte sich, und es traten immer deutlicher langsame Wellen auf. Bei weiterer Blutentziehung nahm auch die Amplitude der langsamen Schwankungen allmählich ab; in dem Augenblick, in dem der Blutdruck bis auf 40 bis 50 mm absank, hörte die Bewegung der Galvanometersaite auf. Aber auch nach dem Verschwinden der corticalen Bioströme atmete der Hund noch weiter, und die Kornealreflexe konnten bei ihm immer noch hervorgerufen werden.

Demzufolge zeigen sich in der Periode, in der die Funktionen des Hirnstammes noch erhalten geblieben sind, nicht nur bereits Hemmungen der Hirnrinde, sondern es fehlt auch jede wahrnehmbare bioelektrische Aktivität.

Die Hirnrinde ist infolge der Schutzhemmung am aktiven Kampf um das Leben, der unmittelbar nach der Entwicklung der Schutzhemmung einsetzt und sich in den tieferliegenden Hirnabschnitten abspielt, nicht beteiligt. Das bewahrt sie zweifellos vor weiterer Erschöpfung. Untersuchungen haben ergeben, daß eine längere agonale Periode, die praktisch schon ohne Beteiligung der Hirnrinde verläuft, zur Erschöpfung und irreversiblen Störung sogar der bei weitem widerstandsfähigeren Funktionen der medulla oblongata führt. Das frühe Ausschalten der Hirnrindenfunktionen wird noch verständlicher, wenn man in Betracht zieht, daß während der Agonie nur noch ein unwirtschaftlicher, wenig Energie liefernder glykolytischer Stoffwechsel besteht, der sogar nur mit Mühe die Bedürfnisse des Hirnstammes sichert.

Obwohl die Ausschaltung der Rindenfunktionen im Prozeß des Sterbens als Schutzmechanismus wirkt, muß sie gleichzeitig als ausgesprochen pathologische Erscheinung gewertet werden, da die tieferliegenden Abschnitte des Zentralnervensystems, die des führenden Einflusses der Rinde sowie des darunterliegenden subcorticalen Bereichs beraubt sind, immer chaotischer zu arbeiten beginnen.

Es muß hervorgehoben werden, daß sich bis jetzt noch niemand speziell mit dem Studium der Bedeutung des funktionellen Zustandes der Hirnrinde im Sterbeprozeß des Organismus befaßt hat. Es sind nur einzelne Beobachtungen bekannt, die auf eine Abhängigkeit der Geschwindigkeit des Sterbens von dem funktionellen Zustand des Zentralnervensystems im ganzen hindeuten. So wissen wir aus den Arbeiten unseres Laboratoriums, daß bei Hunden der Prozeß des Sterbens schon unter dem Einfluß einer geringfügigen rhythmischen Reizung der Haut mit elektrischem Strom aufgehalten wird. Es ist verständlich, daß man in solchen Fällen über den Zustand der Hirnrinde nur indirekt urteilen kann. Man darf lediglich annehmen, daß die Hirnrinde, die sämtliche Funktionen des Organismus kontrolliert, in den letzten Etappen des Kampfes um das Leben dem Untergang des Organismus entgegenwirkt. Ihr unmittelbarer Einfluß ist selbstverständlich nur solange möglich, wie sie nicht unter dem Schutz der Überlastungshemmung steht, die sie allmählich außer Tätigkeit setzt.

Vermutlich bleibt jedoch nach der Entwicklung einer Schutzhemmung in der Hirnrinde noch ihr jetzt schon indirekter Einfluß im Prozeß des Sterbens erhalten.

Wir wiesen schon auf die allgemein bekannte Tatsache hin, daß bei hochentwickelten Lebewesen, insbesondere beim Menschen, die Rinde in der Regel sämtliche Funktionen des Organismus und vor allem die Funktionen der tieferliegenden Nervenzentren kontrolliert. Es fällt uns schwer zu glauben, daß sich dieser ständige corticale Einfluß auf die funktionellen Besonderheiten und Eigenheiten der tieferliegenden subcorticalen Zentren, ja sogar der Stammzentren nicht auch dann auswirkt, wenn die unmittelbare Kontrolle der Rinde über sie aufgehört hat. Es ist möglich, daß gerade die funktionstüchtige Rinde zu gegebener Zeit einen gewissen Einfluß auf die Widerstandsfähigkeit der subcorticalen und der Stammfunktionen des betreffenden Organismus ausgeübt hat. Trifft dies nun zu, so wird auch offensichtlich, daß die funktionellen Eigenheiten der subcorticalen und der Stammzentren bei höheren Organismen mit starkem und schwachem Typ der höheren Nerventätigkeit verschieden sein werden. Daraus ergibt sich aber, daß bei ihnen auch der Prozeß des Sterbens, selbst nach dem Ausfall der Hirnrinde, ebenfalls unterschiedlich verläuft. Diese Erwägungen können nach unserer Meinung beim weiteren Studium der sehr wichtigen Frage nach der Rolle der Hirnrinde bei der Entwicklung der Widerstandsfähigkeit der niederen Nervenzentren gegenüber einem Sauerstoffmangel als Arbeitshypothese dienen.

Wenn die corticalen Einflüsse funktionell ausgeschaltet sind, geht, wie bereits oben ausgeführt wurde, eine grundlegende Veränderung auch in den Stoffwechselprozessen des sterbenden Organismus vor sich: Die Oxydationsprozesse nehmen stark ab, und die Glykolyse verstärkt sich. Infolge der geringeren Rentabilität der glykolytischen Umwandlungen von Kohlehydraten im Hirngewebe, das gegen Sauerstoffmangel am empfindlichsten ist, werden die Reserven der energetischen Quellen (Glukose, Glykogen) und der makroergischen Verbindungen (Adenosintriphosphorsäure, Kreatinphosphat) schnell erschöpft. Jedoch ungeachtet des niedrigen energetischen Effektes schaffen die glykolytischen Reaktionen für den Organismus die Möglichkeit, die Periode des Sterbens zu überstehen.

Am widerstandsfähigsten im Prozeß des Sterbens sind die bulbären Zentren, die eine 40 Minuten, vielleicht aber auch eine noch länger dauernde vollständige Anämisierung überleben können.

In der agonalen Periode verstärkt sich die Erregung des bulbären Gehirnabschnittes, der imstande ist, das erlöschende Leben wiederherzustellen. In Kapitel III führten wir bereits aus, daß nicht selten eine zu diesem Zeitpunkt schon erloschene Herztätigkeit unter dem Einfluß der mächtigen Impulse, die von den in dieser Zeit stark erregten bulbären Zentren ausgehen, für eine kurze Zeitspanne nochmals aufflackert. Selbstverständlich stellt auch die krampfhafte Atmung in der agonalen Periode ebenfalls einen Ausdruck dieser letzten Aktivität der bulbären Zentren dar. Deshalb ist die medulla oblongata als ein Herd anzusehen, in dem das Leben des Organismus nach dem Ausschalten der Rinde und anderer Abschnitte des Zentralnervensystems noch aufrechterhalten wird.

Der klinische Tod ist eine reversible Stufe des Sterbens. Die Störungen der Lebenstätigkeit des Organismus, die in der Periode des klinischen Todes auftreten, können beseitigt werden, natürlich nur, wenn keine mit dem Leben nicht zu vereinbarenden Organschäden vorliegen. Wenn aber keine therapeutischen Maßnahmen eingeleitet werden, gehen nach einer gewissen Zeit in den Organen und Geweben des Organismus irreversible Veränderungen vor sich. Darauf tritt der biologische Tod ein.

Es ist allgemeinbekannt, daß nach Unterbrechung der Ernährung die Überlebensdauer der verschiedenen Organe nicht gleich ist. Die Dauer des klinischen Todes des gesamten Organismus wird von der Lebensdauer des verletzbarsten, am wenigsten widerstandsfähigen Gebildes im Organismus, der Hirnrinde, bestimmt. Die Überlebenszeit der Hirnrinde beträgt während des klinischen Todes nach unseren Experimentalergebnissen nicht mehr als 5 bis 6 Minuten. Das entspricht den Beobachtungen der meisten anderen Autoren (HEYMANNS und Mitarbeiter, WEINBERGER, H. KABAT u. a.).

Demzufolge stellen gegenwärtig 5 bis 6 Minuten jene äußerste Dauer des klinischen Todes dar, bei der die angewandten therapeutischen Maßnahmen den Organismus noch wiederbeleben können.

Man muß daher berücksichtigen, daß die Dauer des klinischen Todes, die nach der Überlebenszeit der Hirnrinde bestimmt wird, von der Geschwindigkeit des Sterbens abhängt. Wenn das Sterben langsam vor sich geht, wenn sich das Gehirn, z. B. bei einer hinausgezogenen Agonie, längere Zeit unter den Bedingungen einer stark eingeschränkten Ernährung befindet, so kann die Hirnrinde auch schon vor dem Aufhören der Atmung und der Herztätigkeit irreversibel zugrunde gehen. In diesen Fällen können sich die therapeutischen Maßnahmen auch dann als unwirksam erweisen, wenn sie schon nach kürzerer Dauer des klinischen Todes (vor Ablauf von 5 bis 6 Minuten) beginnen.

Andererseits kann der klinische Tod bei sehr schnellem Sterben (2 bis 3 Minuten) etwas länger dauern.

S. S. BRJUCHONENKO und W. D. JANKOWSKI haben den klinischen Tod der Tiere durch schnelles Absaugen des Blutes aus dem Organismus mittels eines Perfusionsapparates herbeigeführt. Infolgedessen war die Dauer des Sterbens äußerst kurz (3 bis 4 Minuten). In dieser Zeit können sich noch keine tiefgreifenden Störungen in den Zellen des Zentralnervensystems entwickeln, und deshalb ist natürlich die Wiederherstellung des Organismus in einigen Fällen auch nach einem längeren klinischen Tod (bis zu 10 bis 15 Minuten nach W. D. JANKOWSKI) möglich. Ursache der Verlängerung des klinischen Todes in den Versuchen von S. S. BRJUCHONENKO und seiner Mitarbeiter ist das kurze Sterben, nicht aber der Vorzug des von ihnen angewandten Perfusionsgerätes (des „Autojektors").

Außerdem ist diese Methode, den Tod herbeizuführen sehr weit von der klinischen Praxis entfernt. Bedingt durch das länger dauernde Stadium des Sterbens nähert sich in der Praxis der Organismus in der Periode des klinischen Todes gewöhnlich schon einem stark erschöpften Zustand. Die Erfahrungen bestätigen nicht die Möglichkeit, Menschen nach einem 15 und mehr Minuten dauernden klinischen Tod wiederzubeleben.

Bis jetzt sind noch keine Fälle einer Wiederbelebung des Menschen nach einer so langen Zeit mit völliger Wiederherstellung der Hirnrinde beschrieben worden. Leider haben auch weder S. S. BRJUCHONENKO noch W. D. JANKOWSKI in den vielen Jahren, in denen sie am Problem der Wiederbelebung des Organismus arbeiten, die Ergebnisse ihrer experimentellen Untersuchungen in die Klinik übertragen. Sie haben keinen einzigen Fall der Wiederbelebung eines Menschen nach ihrer Methodik mitgeteilt, auch nicht nach einem weniger als 15 Minuten dauernden klinischen Tod.

Solche unrichtigen Angaben über die Dauer des klinischen Todes verwirren den Arzt, der ganz genau wissen muß, daß sämtliche therapeutischen Maßnahmen nicht später als in der 5. bis 6. Minute des klinischen Todes zu beginnen haben, da sie sich sonst als nutzlos erweisen.

„Das Überleben ist weit über die Grenzen der klassischen 7 Minuten und 30 Sekunden möglich", schreibt Fèvre, „und wir hörten von Beobachtungen, bei denen die Wiederbelebung nach einem Atemstillstand gelang, der 2 Stunden dauerte." Die Wiederherstellung der Lebensfunktionen nach 2stündigem und längerem Atemstillstand ist nur dann möglich, wenn das Herz während dieser Zeit arbeitet oder irgendwelche Maßnahmen durchgeführt werden, die eine künstliche Blutzirkulation sichern. Natürlich können diese rechtzeitig begonnenen Maßnahmen daraufhin sehr lange fortgeführt werden. Jedoch widerspricht das durchaus nicht den Angaben über jene „klassische" Dauer des klinischen Todes, gegen die Fèvre Einwände erhebt.

E. A. Asratjan, der in chronischen Versuchen die Folgen der verschieden langen Anämisierung des Zentralnervensystems untersucht hat, weist darauf hin, daß man bei Hunden eine vollständige und schnelle Wiederherstellung der Rindenfunktionen nur nach einer 6 bis 7 Minuten langen Anämisierung des Gehirns erreichen kann. Nach 10 bis 12 Minuten ist die Wiederherstellung einiger corticaler Funktionen wohl möglich, jedoch bleiben in der Hirnrinde erhebliche und irreversible Störungen zurück.

Demzufolge war eine vollständige Wiederherstellung der Hirnfunktionen sogar bei dem Typ der Anämisierung, den E. A. Asratjan benutzte, d. h. bei dem die Hirnzellen noch einige Zeit Energie schöpfen konnten, indem sie den Sauerstoff aus dem noch in den Hirngefäßen befindlichen Blut ausnutzten, nur nach einer 6 bis 7 Minuten langen Anämisierung möglich. Übrigens können die Ergebnisse, die E. A. Asratjan in Versuchen an Hunden gewonnen hat, nicht vorbehaltlos auf den Menschen übertragen werden. Die Hirnrinde des Menschen, deren Funktionen unermeßlich komplizierter sind als die Funktionen der Hirnrinde des Hundes, ist für das Sterben weitaus empfindlicher. Für die Hirnrinde des Menschen ist die Dauer des klinischen Todes von 5 bis 6 Minuten gegenwärtig die äußerste Grenze.

Neuromorphologische Untersuchungen von Heymanns, G. L. Bohn, B. N. Klossowski und vieler anderer russischer und ausländischer Forscher (W. P. Kurkowski, Gomez und Pike, 1909; Gilded und Cobb, 1930; Grenell und Kabat, 1947; Hanks und Papper, 1951; Löken, Heymaker und Paulson, 1949) haben gezeigt, daß sich in der 5. bis 6. Minute des klinischen Todes in der Hirnrinde irreversible morphologische Veränderungen entwickeln.

Neurohistologische Beobachtungen, die N. P. Romanowa in den letzten Jahren gemacht hat, entsprechen sowohl den Ergebnissen von B. N. Klossowski als auch den wesentlichsten Untersuchungen, die in der russischen und ausländischen Literatur veröffentlicht wurden. Die Art der Veränderungen der Nervenzellen im Gehirn der Tiere, die einen klinischen Tod verschiedener Dauer durchgemacht haben, gehört zum Anoxie-Typ. Die Schwere der Affektion hängt von der Dauer des Sterbens und der Dauer des klinischen Todes ab.

N. P. Romanowa hat histologisch 24 Gehirne von Hunden durchuntersucht, die man nach einem klinischen Tod, der durch massiven Blutverlust herbeigeführt wurde und 5 bis 7 Minuten dauerte, wiederbelebte. Ihre Versuche lassen sich in vier Gruppen einteilen. Der ersten Gruppe sind die Tiere zuzuordnen, bei denen eine Wiederherstellung der Lebensfunktionen ausblieb; der zweiten die Tiere, bei denen der Tod 17 bis 20 Stunden nach Wiederherstellung der Lebensfunktionen eintrat; der dritten die Tiere, bei denen der Tod am 2. bzw. 3. Tage eintrat, und der vierten Gruppe die Tiere, die 14 bis 30 Tage nach Beginn des Versuches bei vollständiger Wiederherstellung der Funktionen getötet wurden.

Das Äußere des Gehirns der Tiere, die nach dem Versuch nicht wiederbelebt wurden, ist durch eine starke Hyperämie der Hirnsubstanz und Hirnhäute charakterisiert. Auf der Schnittfläche ist die graue Substanz rosa getönt. Die Ventrikel des Gehirns sind etwas erweitert. Bei mikroskopischer Untersuchung sind stark erweiterte, blutüberfüllte Gefäße zu sehen. Das Endothel der Gefäße, besonders der kleinen, ist geschwollen. Bei den Tieren, die langsamer starben (42 Minuten), sind einzelne perivasculäre Blutergüsse zu sehen. Die Hauptmasse der Nervenzellen ist nicht verändert, jedoch werden Zellen mit ausgeprägter Karyocytolyse und Schattenzellen angetroffen. Die astrocytäre Glia ist nicht verändert und deutlich ausgeprägt, die Fortsätze sind gut zu sehen. Die Oligodendroglia ist fest, mitunter mit kleinen Fortsätzen; es werden vereinzelte Drainagezellen angetroffen.

Bei Tieren, die noch 18 bis 20 Stunden lebten, sind bei der Obduktion ebenfalls Erscheinungen einer starken Blutfülle sowohl der Hirnhäute als auch der Hirnsubstanz ausgeprägt. Die Hirnventrikel sind erweitert. Auf der Schnittfläche treten Bluttröpfchen hervor. Bei mikroskopischer Untersuchung sind erweiterte blutüberfüllte Gefäße zu sehen, das Kapillarnetz tritt deutlich hervor. Es sind kleine perivasculäre Aufhellungen vorhanden. Das Endothel der kleinen Gefäße ist angeschwollen und ragt in das Gefäßlumen hinein. Nach klinischem Tod von 7 Minuten Dauer sind in verschiedenen Gehirnabschnitten perivasculäre Blutergüsse zu erkennen. Die Nervenzellen enthalten kein Tigroid, ihr Protoplasma ist homogen und sehr blaß gefärbt; die Kerne sind intensiv gefärbt, das Kernkörperchen ist häufig nicht zu sehen. Die Nervenzellen sind angeschwollen, haben eine rundliche Form; Fortsätze sind entweder nicht zu erkennen, oder es ist nur ein kurzer verdickter apikaler Fortsatz wahrzunehmen (Abb. 42). Außer diesen Zellen sind schmale, langgestreckte Zellen vorhanden, ebenfalls mit blassem Protoplasma und dunklem Kern, mit einem gewundenen apikalen Fortsatz und Inkrustationskörnchen am Rande (Abb. 43). In den oberen Schichten der Rinde werden Zellen mit hervortretenden Vacuolen angetroffen. Zu sehen sind Zellen im Zustand der Karyocytolyse und Schattenzellen. In einigen Abschnitten verschwinden die Purkinje-Zellen des Kleinhirns völlig, oder es sind nur einzelne

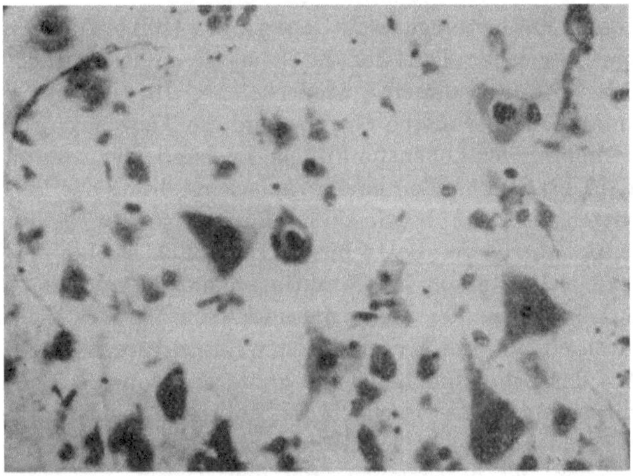

Abb. 42 Stark ausgeprägte Chromatolyse in den Nervenzellen der Hirnrinde (Färbung mit Thionin. Ocular 10, Objektiv 90)

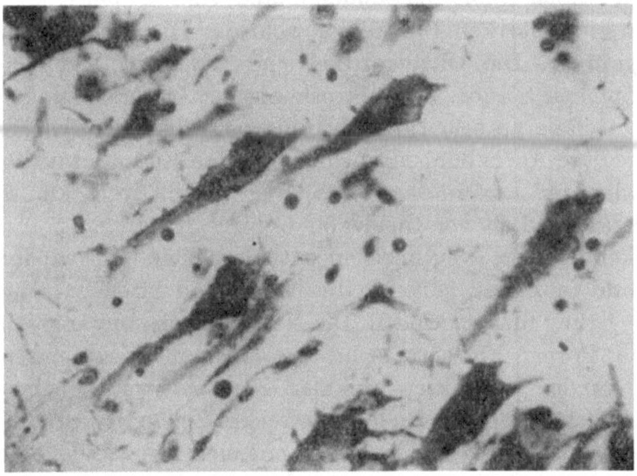

Abb. 43 Inkrustationskörnchen in den Zellen des Ammonshorns

Zellen übriggeblieben, besonders bei Fällen nach längerem Sterben und einem klinischen Tod von 7 Minuten Dauer. Die Zellen des Hirnstammes und der subcorticalen Formationen sind am besten erhalten geblieben, jedoch werden auch hier viele Zellen ohne Tigroid angetroffen. In der astrocytären Glia (Färbung nach P. JE. SNESSAREW) sind neben den erhalten gebliebenen, oft im Teilungszustand befindlichen Zellen Übergangsformen zu amöboiden Zellen und amöboide Zellen mit hellem Protoplasma und dunklem Kern vorhanden (Abb. 44). Bei dieser Färbungsmethode läßt sich in den PURKINJE-Zellen des Kleinhirns eine rosa Färbung der Kerne erzielen (zentrale tinktorielle Acidophilie).

Bei Tieren, die nach $1^1/_2$ bis 2 Tagen eingegangen sind, ist das Auftreten von staubartigen Klümpchen des Tigroids deutlich zu erkennen, obwohl das Protoplasma noch blaß und der Kern dunkel gefärbt ist. Nervenzellen ohne Tigroid werden bereits in geringer Menge angetroffen. Es ist deutlich eine Vacuolisierung des Protoplasmas der Nervenzellen zu sehen. Je später (d. h. am 3. bis 5. Tage) die Tiere starben, um so deutlicher wird die Vacuolisierung. Daneben läßt sich zuweilen ein perinucleäres Ödem feststellen. Mitunter befinden sich in der Zelle ein bis zwei Vacuolen, die so groß sind wie die Zelle selbst, häufiger aber sind so viel Vacuolen vorhanden, daß vom Protoplasma nur schmale hellblaue Zwischenschichten übrigbleiben (Abb. 45). Unter der Masse der vacuolisierten Zellen gelingt es nur selten eine unveränderte Zelle zu finden. Der Kern ist häufig verschoben und deformiert, das Kernkörperchen an die Peripherie gedrängt. Ein Teil der Zellen hat keinen Kern und besteht gänzlich aus Vacuolen, in den meisten Zellen aber sind die Kerne erhalten geblieben. Die beschriebenen Veränderungen beziehen sich auf die Nervenzellen der Rinde, des Ammonshorns und des Kleinhirns. Im Stammhirn, in der medulla oblongata und den subcorticalen Formationen ist der größte Teil der Zellen unverändert. Neben den vacuolisierten, angeschwollenen Zellen gibt es skletorische, zusammengeschrumpfte, schmale, langgezogene Zellen mit korkenzieherförmig gewundenen Fortsätzen von sehr dunkler Farbe. In der astrocytären Glia sind viele angeschwollene, vergrößerte Zellen mit verdickten Fortsätzen zu sehen, die sich häufig im Teilungszustand befinden.

Bei den am Leben gebliebenen Tieren bleibt die Vacuolisierung der Nervenzellen für lange Zeit erhalten. Die Vacuolen werden kleiner, deutlicher umrissen, und es verschwindet die in den ersten Tagen zu beobachtende diffuse Wabenförmigkeit. Eine längere Zeit läßt sich noch eine erhebliche Menge von sklerotischen Zellen feststellen.

Die Veränderungen der Zellen hängen in bedeutendem Maße von der Dauer des klinischen Todes, der Dauer des Sterbens und dem Zeitpunkt des Auftretens des ersten selbständigen Atemzuges ab. So werden bei Tieren, die einen klinischen Tod von 2 Minuten Dauer überstanden haben, schon nach 2 Wochen fast gar keine vacuolisierten Zellen mehr angetroffen, während bei Tieren nach einem klinischen Tod von 5 bis 6 Minuten Dauer noch nach 30 bis 35 Tagen eine große Menge veränderter Zellen festgestellt wird. Bei Tieren mit einer längeren Periode des

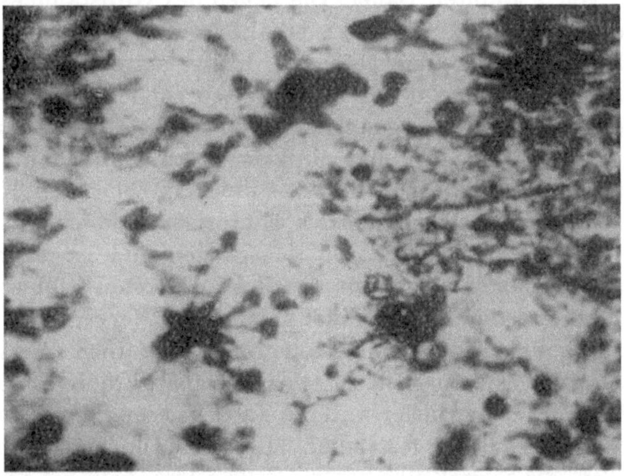

Abb. 44 Astrocytäre Glia. Amöbenartige Formen. Färbung nach P. Je. Snessarew. Ocular 10, Objektiv 90

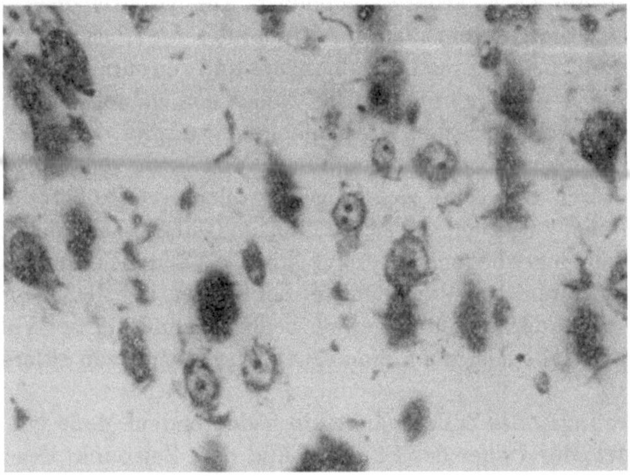

Abb. 45 Stark ausgeprägte Vacuolisierung der Nervenzellen der Hirnrinde. Färbung mit Thionin. Ocular 10, Objektiv 40

Sterbens und einer kurzen Dauer des klinischen Todes sind erhebliche Veränderungen in den Nervenzellen und in den Gefäßen, häufig auch perivasculäre Blutergüsse zu beoabchten. Im Gehirn der Tiere, bei denen die Spontanatmung längere Zeit nicht auftrat, liegen ebenfalls erhebliche Störungen vor.

Eine Mikroglia konnten wir bei Hunden nach der von M. M. Alexandrowskaja modifizierten Methode von Mijogava nicht früher als 12 bis 14 Tage nach Beginn des Versuches feststellen. Wenn sie im Kleinhirn und in der medulla oblongata anzutreffen war, konnte sie in Form von einzelnen Zellen (Abb. 46) oder von Gruppen aus mehreren Zellen beobachtet werden. Es waren Zellen mit zweigartigen Fortsätzen, häufig mit Erscheinungen der Fragmentation.

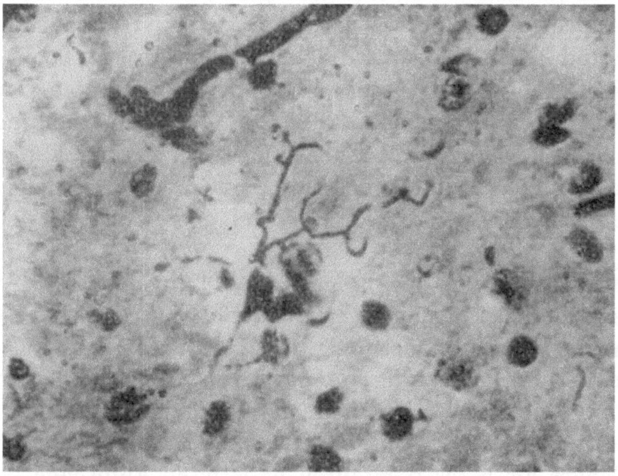

Abb. 46 Zelle der Mikroglia im Kleinhirn. Erscheinungen der Fragmentation. Färbung nach Mijogava in der Modifikation von M. M. Alexandrowskaja. Ocular 15, Objektiv 90

In diesen neurohistologischen Untersuchungen hat N. P. Romanowa eine äußerst wichtige Tatsache festgestellt. Bei Hunden, die man nach einem 7 Minuten langen klinischen Tod wiederbelebte und bald nach der Wiederbelebung für neurohistologische Untersuchungen tötete, war der größte Teil der Rindenzellen irreversibel zerstört. Bei Hunden jedoch, die einen klinischen Tod von gleicher Dauer mit einem analogen Bild der Wiederherstellung der Lebensfunktionen überstanden hatten, aber nicht nur einige Tage, sondern einen Monat und später nach der Wiederbelebung getötet wurden, waren viele Zellen der Rinde wiederhergestellt. Eine ähnliche Wiederherstellung der Rindenzellen bei einem anderen Typ der Anämisierung beobachtete auch E. A. Asratjan. Die Tatsache, daß mit der Zeit viele betroffene Rindenzellen sich wiederherstellen, läßt hoffen, daß es künftig gelingen wird, eine Wiederherstellung der Rinde sogar nach einer etwas längeren Dauer des klinischen Todes (von 6 bis 8 Minuten) zu erreichen.[1]

Bei einem Teil der Hunde erfolgte die Blutentziehung während eines Barbamylschlafes, anderen Hunden wurde das Barbamyl in der Wiederherstellungsperiode gegeben. Ein merklicher Unterschied in den qualitativen Veränderungen der Nervenzellen, der Glia und der Gefäße ließ sich zwischen den Tieren, denen man ein Schlafmittel gegeben hatte, und denen, die keines erhalten hatten, nicht feststellen. Bei sämtlichen Tieren fanden wir die gleichen degenerativen Veränderungen, die in einer Karyocytolyse und Vacuolisierung, in der Bildung von Schattenzellen und im Ausfall einzelner Zellen zum Ausdruck kamen. Man konnte lediglich von rein quantitativen Veränderungen sprechen. Bei Tieren, die Barbamyl erhielten, war höchstens eine etwas geringere Anzahl von Schattenzellen, vacuolisierten Zellen und Zellen im Zustand der Karyocytolyse zu beobachten.

Obgleich die Tiere, die einen klinischen Tod von 7 Minuten Dauer in pharmakologischem Schlaf durchgemacht haben, am Leben bleiben und sich von gesunden Tieren, mit denen keine Versuche angestellt wurden, klinisch nicht unterscheiden, ruft bei ihnen die durchgemachte schwere Hypoxie tiefgehende morphologische Veränderungen hervor, die man noch längere Zeit nach dem Versuch feststellen kann.

Zur völligen Beseitigung der Folgen der durchgemachten Anämie ist eine längere Zeit erforderlich, die sich über Monate erstreckt. Ein Teil der Zellen wird infolge der irreversiblen Veränderungen zerstört, jedoch kann das Zentralnervensystem diesen Verlust vollständig kompensieren. Dann kann man die Tiere von gesunden Tieren funktionell nicht mehr unterscheiden.

In der Literatur ist eine Reihe von Fällen der Wiederbelebung von Menschen nach einem länger als 5 bis 6 Minuten dauernden klinischen Tod beschrieben worden. Diese Kranken belebten sich aber nur „bis zum Rindenniveau", d. h., bei ihnen blieb nur das vegetative Leben erhalten, und es ließen sich keinerlei Symptome der Wiederherstellung der Rinde verzeichnen. Bei partieller Wiederherstellung der Rinde wurden psychotische Zustände beobachtet.

Als Beispiel der Wiederbelebung eines Menschen nach einem klinischen Tod, der länger als 5 bis 6 Minuten dauerte, seien die Beobachtungen von Howkins, McLaughlin und Daniel (1946) angeführt.

Eine Frau von 32 Jahren wurde wegen einer Appendicitis und einer Cyste am rechten Eierstock operiert. Narkose: Pentothal + Gasgemisch + Nupercain. Gegen Ende der Operation trat ein Herzstillstand ein. Die transdiaphragmale Herzmassage von 7 Minuten Dauer und die gleichzeitige intrakardiale Injektion von Adrenalin haben die Herzaktion und die Atmung wiederhergestellt. Der Herzstillstand, einschließlich 7 Minuten Massage, dauerte nicht weniger als 10 bis 11 Minuten.

[1] Eine Reihe ausländischer Autoren schlägt vor, für eine aktivere Wiederherstellung der gestörten Nervenzellen, die eine Anämisierung während des klinischen Todes durchgemacht haben, Glutaminsäure anzuwenden.

6 Stunden nach der Wiederbelebung waren noch eine Reihe neurologischer Störungen vorhanden: Fehlen der Kornealreflexe, Strabismus divergens, Steigerung der Patellarreflexe sowie linksseitiger Fuß- und Patellarklonus, extensorischer Fußsohlenreflex links und rechts.

Nach 10 Stunden: mäßige Dezerebrations-Rigidität, Maskengesicht, Amimie.

Nach 8 Tagen traten bei der Kranken zwei Anfälle tonischer Krämpfe der Hände, Lippenbeißen und Schaum aus dem Mund auf. Gehör und Sehkraft fehlten, auf Stiche und Kniffe reagierte die Kranke mit Zurückzucken. Pupillenreaktion normal, Oberarme angezogen; Flexion und Pronation in den Ellenbogengelenken. Armmuskeltonus erhöht, Finger gekrümmt, Beine in den Hüftgelenken nach auswärts rotiert. Beidseitiger BABINSKI-Reflex.

Nach 3 Wochen: Zustand unverändert; nach einem Transport in eine andere Stadt mit dem Flugzeug war die Kranke wie früher bewußtlos und reagierte auf keinerlei Reizungen; die Haut war trocken und heiß, das Gesicht gerötet, die Augen halbgeschlossen, leichte Cyanose der Lippen, mäßige Schweißabsonderung, geräuschvolle Atmung, passives Aufblasen der Wangen beim Atmen. Augenhintergrund normal. Pupillen mäßig erweitert und leicht exzentrisch, Reaktion auf Licht gut. Unkoordinierte Augenbewegungen mit vorherrschender Neigung zur Divergenz. Eine gewisse Rigidität der Kiefer, Arme angezogen und in den Ellenbogen- sowie Handgelenken gebeugt, Finger gekrümmt. Armmuskeltonus leicht erhöht nach dem plastischen Typ. Finger und Hände lassen sich nicht bis zur Norm auseinanderbiegen. Tonuserhöhung der Beinmuskulatur. Dauerkontraktur der Wadenmuskeln. Eindeutige Atrophie der kleinen Handmuskeln. Bewegungen der Extremitäten fehlen. Sehnenreflexe erhöht. Bauchdeckenreflexe fehlen. Fußsohlenreflexe vom extensorischen Typ. Enuresis.

Das Elektroenzephalogramm (23. Tag) stellte eine fast durchgehende gerade Linie dar. Das einzige Anzeichen einer elektrischen Aktivität waren kurze Sprünge der kleinen Wellen von sehr niedriger Spannung und einer Frequenz von 5 Hz. Sie traten unregelmäßig auf und dauerten je $^1/_2$ Sekunde.

Die Kranke starb am 26. Tage nach der Wiederbelebung an Pneumonie und Pyelonephritis.

Pathomorphologische Untersuchung: Makroskopisch ist die Gehirnfarbe normal; merkliche Verbreiterung der Hirnrindenfurchen; Verminderung der Rindendicke, im Frontalgebiet bis auf 0,25 cm; die Rinde ist am Schnitt ungewöhnlich blaß; die Basalganglien sind mehr oder minder normal, mit Ausnahme einiger blasser Abschnitte von unregelmäßiger Form, von denen der größte sich im rechten corpus striatum befindet; die weiße Substanz der Hemisphären ohne Abweichungen von der Norm, mit Ausnahme der schwachen graurosa Färbung; das Kleinhirn und Rückenmark sind makroskopisch normal. Mikroskopischer Befund: im Rückenmark ausgeprägte Veränderungen der Vorderhörner des lumbalen und thorakalen Abschnittes, geringere im Halsabschnitt; in der medulla oblongata und der pons Varoli pathomorphologische Veränderungen in den Kernen einzelner Zellen; im Kleinhirn starke Verminderung der Anzahl der PURKINJE-Zellen, Gliosis in der Molekularschicht; im Zwischenhirn verhältnismäßig unbedeutende Veränderungen; in den Basalganglien umfangreiche und schwere Veränderungen des nucleus caudatus und des putamen, Proliferation der Gefäße und der Astrocyten; im Sehhügel große Abschnitte ohne Nervenzellen. Besonders erheblich ist der Untergang von Zellen in der Rinde des präzentralen motorischen Gebietes. Unterscheiden kann man nur die V. Schicht, wobei die Anzahl der

Betz-Zellen darin erheblich vermindert ist. In den anderen Schichten fehlen die Pyramidenzellen völlig; in den zurückgebliebenen Zellen lassen sich sämtliche Abstufungen pathomorphologischer Veränderungen feststellen:

Gliosis. In der Rinde des präfrontalen Gebietes ist das gleiche Gesamtbild zu verzeichnen wie im motorischen Gebiet; im Hinterhauptsgebiet ist ein fast völliger Untergang der Ganglienzellen und eine starke Proliferation der Mikroglia zu beobachten; in der Rinde der oberen Schläfenwindung sind die gleichen Veränderungen wie in den anderen Rindengebieten zu sehen.

Wie oben angeführt wurde, stellen sich bei der Wiederbelebung des Organismus zunächst hauptsächlich die älteren Funktionen und die tieferliegenden Abschnitte des Zentralnervensystems und später die jüngeren, funktionell komplizierteren und höherliegenden Abschnitte wieder her. Jedoch gibt es bei dieser absoluten Gesetzmäßigkeit, die von Heymanns, Bohn, Weinberger und I. R. Petrow festgestellt wurde, auch Abweichungen. Sowohl experimentelle als auch klinische Ergebnisse über die Wiederbelebung zeigen, daß erstens sich nicht sämtliche tieferliegenden Niveaus stets früher als die höherliegenden wiederbeleben[1] und daß zweitens die Wiederbelebung von Formationen des gleichen anatomischen Niveaus bei weitem nicht immer gleichzeitig eintritt.

Die Wiederherstellung richtet sich nicht so sehr nach den anatomischen Niveaus (von unten nach oben), sondern nach den funktionellen Systemen, deren Glieder in verschiedenen Abschnitten des Zentralnervensystems lokalisiert sein können, die ein unterschiedliches anatomisches Niveau aufweisen. Hierbei stellen sich in der Regel zunächst die phylogenetisch älteren und gleichzeitig die für die Existenz der Art wesentlichen funktionellen Systeme wieder her. Deshalb erweist es sich häufig, daß einzelne Formationen, die älteren Funktionen entsprechen, noch vor der Wiederherstellung irgendeines anatomischen Gebietes im ganzen nicht nur in diesem Abschnitt, sondern auch in höherliegenden Abschnitten wiederhergestellt werden. So sind zum Beispiel die Formationen, die zum parasympathischen System gehören (etwa der im Mittelhirn liegende Kern des n. oculomotorius), relativ widerstandsfähiger gegen eine Anämie, und ihre Funktion kommt verhältnismäßig früh wieder in Gang. Die untere Olive liegt wohl in der medulla oblongata, entspricht jedoch einer phylogenetisch jüngeren Formation und ist (nach Angaben von B. N. Klossowski) ebenso empfindlich gegen eine Anämie wie die Hirnrindenzellen.

Eine erhebliche Empfindlichkeit gegen eine Anämie können andererseits auch phylogenetisch alte Abschnitte des Zentralnervensystems aufweisen, die jedoch nur noch rudimentär angelegt sind und im Organismus keine wesentliche funktionelle

---

[1] Man soll jedoch im Auge behalten, daß eine relativ späte Wiederherstellung der Funktionen der niederen Abschnitte des Zentralnervensystems (z. B. des Rückenmarks) nicht nur infolge ihrer minderen Widerstandsfähigkeit gegen Anämisierung, sondern auch infolge der von den höherliegenden Abschnitten ausgehenden hemmenden Einflüsse möglich ist (I. R. Petrow).

Rolle mehr spielen. Nach der Meinung von B. N. KLOSSOWSKI muß man zu solchen alten, jedoch durch eine Anämie verletzbaren Formationen beim Menschen das Ammonshorn und den flocculus des Kleinhirns rechnen. Beobachtungen gleicher Art sind auch bei E. A. ASRATJAN zu finden. Besonders empfindlich gegen eine Anämie sind, nach seinen Angaben, auf allen Niveaus des Zentralnervensystems unter anderem die afferenten Glieder der Reflexbögen und in der Hirnrinde die corticalen Endigungen der komplizierteren Analysatoren (des optischen und des akustischen).

I. R. PETROW lenkte in der letzten Zeit die Aufmerksamkeit ebenfalls auf die ungleichzeitige Wiederherstellung der Funktionen der verschiedenen Abschnitte des Zentralnervensystems.

Im Lichte dieser Beobachtungen wird auch das übliche Bild der Wiederherstellung der Funktionen des Zentralnervensystems im Verlaufe einer Wiederbelebung verständlicher, das sich in den Versuchen sämtlicher Forscher ziemlich gleichartig wiederholt.

Zuerst beleben sich die bulbären Zentren wieder, und zwar das motorische Atemzentrum und das Zentrum des n. vagus. Bald darauf beginnen die Pupillen sich zu verengen. Das Mittelhirn ist also schon etwas wiederhergestellt. Bei Hunden gelingt es meistens erst hiernach, mitunter aber auch erst einige Minuten nach dem Auftreten der Kornealreflexe, einen spinalen Reflex in Form der Muskelkontraktion der Pfote durch Kneifen hervorzurufen. Danach folgen die Sehnenreflexe. Demzufolge können sich einige Funktionen der medulla oblongata, der pons Varoli und sogar des Mittelhirns früher wiederherstellen als die Funktionen der spinalen Reflexbögen.

Im nächsten Stadium der Wiederbelebung tritt ein Zeitpunkt ein, in dem der Muskeltonus stark zunimmt und sich ein Bild entwickelt, das sehr an die Dezerebrations-Rigidität erinnert. Dieser Zeitpunkt hängt offenbar von der Wiederherstellung der reflektorischen Apparate des Hirnstammes bei noch nicht funktionierender höherer Regulation des Muskeltonus (rote Kerne) ab. Wichtig ist, zu bemerken, daß bei längerer Dauer des klinischen Todes die Dezerebrationserscheinungen außerordentlich stark ausgeprägt sind und die Tiere in solchen Fällen sehr häufig auf dieser Etappe der Wiederbelebung umkommen. Nach einem klinischen Tod von 5 bis 6 Minuten Dauer sind die Dezerebrationserscheinungen nicht immer stark ausgeprägt, häufig beherrscht nur ein extensorischer Tonus das Bild, der sich allmählich abschwächt. Bald darauf stellt sich auch der flexorische Tonus ein. Die Pupillen verengern sich in dieser Periode beträchtlich. Das zeugt von einer starken Erregung im Gebiet der Kerne des n. oculomotorius. In der Folge erweitern sich allmählich die Pupillen und erreichen eine normale Größe, wobei sie schnell auf Licht reagieren. Im weiteren Verlaufe beginnt die Wiederherstellung der Systeme des Zwischenhirns und später auch der cortico-subcorticalen Systeme. Nach und nach erhöht sich die vordem stark abgesunkene Körpertemperatur. Es entwickelt sich das Bild einer ausgeprägten Erregung des extrapyramidalen

Systems in Form von Zuckungen bzw. Zusammenziehungen einzelner Muskelgruppen, die danach in generalisierte Krämpfe tonischen oder gemischten klonisch-tonischen Charakters übergehen. In dieser Periode werden beim auf der Seite liegenden Hund nicht selten die Erscheinungen eines Laufens auf der Stelle beobachtet. Die Krämpfe können unterschiedlich ausgeprägt sein.

Die Periode der völligen Wiederherstellung der Rinde zieht sich zuweilen, bei längerer Dauer des klinischen Todes aber grundsätzlich, in die Länge. In diesem Fall nehmen die Anzeichen der Erregung des Zwischenhirngebietes zu. Die Temperatur steigt schnell an und erreicht 40 bis 41°; die Atmung wird schnell und oberflächlich. Es entwickelt sich ein typischer epileptischer Status, der bei seiner Fortdauer das Tier zum Ableben führt. Dabei bleiben die Hyperämie und die schnelle oberflächliche Atmung bis zum Tode erhalten. Für Tiere, die einen klinischen Tod von 5 bis 6 Minuten Dauer überstanden haben, ist ein solcher Zustand nicht typisch und erreicht nicht eine derartige Intensität.

Tiere mit einer kurzen Dauer des klinischen Todes verfallen nach einer Periode der motorischen Erregung oder sogar ohne diese in einen schlafähnlichen Zustand. Der Schlaf ist anscheinend in den frühen und den späteren Etappen der Wiederherstellung der Lebensfunktionen des Zentralnervensystems qualitativ verschieden. Zunächst stellt er einen Ausdruck jenes Zustandes dar, bei dem der Wiederherstellungsprozeß der Lebensfunktionen des Organismus noch nicht die Rinde erreicht hat. Der Zustand des Tieres erinnert in dieser Zeit an ein Koma. Die zweite Etappe ist ein echter heilender Schutzschlaf der wiederbelebten Hirnrinde, der an den Zustand erinnert, den die Rinde zu Beginn der Periode des Sterbens des Organismus durchgemacht hat. Nach einem klinischen Tod von 5 bis 6 Minuten Dauer beginnt sich die Rinde von der heilenden Schutzhemmung etwa gegen Ende des ersten oder am Anfang des zweiten Tages nach der Wiederbelebung allmählich zu befreien.

Darauf stellen sich allmählich die Funktionen des Kleinhirns und weiterer Teile der Hirnrinde wieder ein.

Vorerst entsteht der Eindruck, daß die noch nicht vollständig wiederhergestellte Rinde in gewissen Fällen die Wiederherstellung der Funktionen der subcorticalen Abschnitte hemmt.

Daß im Verlauf der Wiederbelebung die Störungen der Hirnrindenfunktionen am längsten bestehen bleiben, wird sowohl durch neurologische Beobachtungen als auch durch Untersuchungen der histomorphologischen Veränderungen der Rinde und durch das Elektroenzephalogramm bestätigt. Das Enzephalogramm stellt, wenn man es von der Hirnrinde in der Periode der Wiederbelebung aufnimmt, längere Zeit eine gerade Linie dar. Bei einem klinischen Tod von 3 bis 6 Minuten Dauer beginnen kaum einige Minuten nach dem Auftreten der Spontanatmung und der Kornealreflexe, und zwar etwa 15 bis 23 Minuten nach Beginn der Wiederbelebung, im Prozeß der allmählichen Wiederherstellung der Lebensfunktionen von der Hirnrinde Schwankungen mit niedriger Frequenz und kleiner

Amplitude auszugehen. Schwankungen normaler Frequenz lassen sich auf dem corticalen Elektroenzephalogramm erst längere Zeit nach Beginn der Wiederbelebung feststellen.

Die Wiederherstellung der Rindenfunktionen geht ebenfalls bei weitem nicht gleichzeitig vor sich; ähnlich dem oben Dargelegten stellen sich zunächst die einfacheren und älteren Funktionen wieder her und dann die jüngeren und komplizierteren. Der Hund beginnt zu sitzen und aufzustehen, jedoch sind seine Bewegungen immer noch schlecht koordiniert. Die vollkommene Koordination der Bewegungen, die nicht nur mit den Funktionen des Kleinhirns, sondern auch mit denen der Rinde zusammenhängt, stellt sich sehr langsam wieder her. Besonders zieht sich die Wiederherstellung solcher komplizierter Formen der Empfindungsfähigkeit in die Länge, wie das Gehör und die Sehkraft. Die Wiederherstellung der Funktionen dieser Analysatoren ist in engster Weise von der völligen Wiederherstellung ihres corticalen Endapparates abhängig. Sogar bei einem günstigen Verlauf der Wiederbelebung erscheinen die Sehkraft und das Gehör, die Koordination der Bewegungen und schließlich die natürliche bedingt-reflektorische Tätigkeit erst am 2. bis 4. Tage wieder, mitunter aber auch noch später.

Ähnlich wie das E. A. Asratjan in seinen Versuchen mit der Anämisierung des Zentralnervensystems beobachtete, konnten wir ebenfalls bei Tieren nach der Wiederbelebung Anzeichen einer Asthenie, einer Schwäche des Zentralnervensystems, verzeichnen. In bestimmten Etappen der Wiederbelebung erlöschen gewöhnlich sogar die Stammreflexe schnell, erscheinen jedoch nach einiger Zeit wieder. Tiere mit einer schon wiederhergestellten corticalen Funktion antworten zunächst auf akustische und optische Reize. Danach hören sie nicht selten für einige Zeit auf, darauf zu reagieren. Sie beginnen zu laufen, werden aber schnell müde, sie beginnen zu fressen und hören damit bald auf. Offenbar werden die Nervenzellen noch sehr leicht erschöpft. Dadurch entwickeln sich deutliche Erscheinungen einer Überlastungshemmung. Andererseits kann man nicht selten, besonders am ersten bis zweiten Tage nach der Wiederbelebung, beobachten, wie das Tier, nachdem es den Freßnapf leergefressen hat, viele Minuten lang mechanisch fortfährt, den Napf zu belecken und Kaubewegungen auszuführen. Das spiegelt offenbar die Stagnation, die Trägheit der Erregung wider.

Spezielle Beobachtungen der Dynamik der Wiederherstellung der höheren Nerventätigkeit nach dem Wiederbeleben haben wir erst unlängst begonnen, aber vorläufig noch in geringer Zahl. Diese wenigen Beobachtungen zeigen aber schon, daß die Wiederherstellung der höheren Nerventätigkeit mit der allmählichen Normalisierung der Funktionen des gesamten Zentralnervensystems vor sich geht. Das stimmt mit den Gesetzmäßigkeiten überein, die I. P. Pawlow und seine Schule festgestellt haben.

Das ältere System ist bekanntlich, wie I. P. Pawlow gezeigt hat, das System der unbedingten, angeborenen Reaktionen, als dessen Substrat das subcorticale Gebiet dient. Gleichzeitig mit der Entwicklung dieser Reaktionen tritt bei den

Tieren eine neue Form der Wechselbeziehungen mit der Umwelt, der bedingte Reflex auf, es entwickelt sich das erste Signalsystem. Mit dem Auftreten dieses Systems bzw. mit dem Entstehen der bedingten Reflexe entwickelt sich eine neue, höhere Form der Hemmung, und zwar die rein corticale, aktive, bedingte innere Hemmung, die dazu beiträgt, vollkommenere und subtilere Wechselbeziehungen zwischen dem Organismus und der Umwelt zu bilden. Zahlreiche Arbeiten aus der Schule von I. P. Pawlow haben gezeigt, daß sich die jüngeren und komplizierteren Funktionen der Hirnrinde am schwersten wiederherstellen.

Die obenerwähnte motorische Erregung mit dem Auftreten verschiedener motorischer Automatismen ist für die enthemmten, übererregten subcorticalen Abschnitte charakteristisch, wenn die aufhaltenden hemmenden Einflüsse von seiten der noch nicht wiederhergestellten Rinde fehlen. Die bedingten Reflexe, sogar die natürlichen Nahrungsreflexe, fehlen in dieser Periode völlig. Nicht selten schluckt der Hund die Nahrung nur dann, wenn der Experimentator sie ihm ins Maul legt.

In der Folge stellt sich die bedingt-reflektorische Tätigkeit allmählich wieder her. Dabei tritt eine Phase ein, in der auf Grund der geschwächten natürlichen bedingten Reflexe der unbedingte Nahrungsreflex stark erhöht ist. Besonders anschaulich in dieser Beziehung sind Versuche, in denen die besagte Wechselbeziehung zwischen den bedingten und unbedingten Reflexen erst nach der Wiederherstellung der Funktionen der corticalen Analysatoren, des optischen und des akustischen, beobachtet wurde. In diesen Fällen konnte das Abschwächen der bedingten Reflexe nicht davon abhängen, daß die natürlichen bedingten Reize nicht rezipiert wurden, sondern es war durch die Störung der Dynamik der Hemmungs- und Erregungsprozesse in der Hirnrinde hervorgerufen.

Um das zu veranschaulichen, führen wir den Versuch Nr. 247/1 vom 26. 1. 1949 an.

Ein Hund von 16 kg Gewicht wurde unter der Wirkung von intravenös eingeführter Asratjanscher Flüssigkeit tödlich anämisiert. Die Blutentziehung und die Wiederbelebung verliefen nach der im Laboratorium üblichen komplexen Methodik.

Das Sterben dauerte 8 Minuten 53 Sekunden. Die Agonie war ausgedehnt und zog sich 3 Minuten 34 Sekunden hin. Der klinische Tod dauerte 7 Minuten 8 Sekunden. Die Herztätigkeit stellte sich 27 Sekunden nach Beginn der arteriellen Druckinfusion von Blut wieder her. Die erste spontane Einatmung trat 7 Minuten 20 Sekunden nach Beginn der Wiederbelebung auf. Die Atmung hatte zunächst einen krampfhaften Charakter. Mit der 15. Minute zeigten sich zusätzliche Atemzüge, und in der 23. Minute normalisierte sich die Atmung vollständig. Der Kornealreflex stellte sich nach 10 Minuten 16 Sekunden, der Pupillenreflex nach 15 Minuten 30 Sekunden und der Lidreflex auf Anblasen nach 18 Minuten 32 Sekunden wieder her.

19 Minuten nach Beginn der Wiederbelebung erschienen die spinalen Reflexe, nach 24 Minuten erhöhte sich der Muskeltonus, nach 38 Minuten wurden tonische Halsreflexe verzeichnet, und nach 51 Minuten stellte sich die Phonation ein. Eine motorische Unruhe trat von Zeit zu Zeit in der 2. Stunde nach der Wiederbelebung auf. In der Folge schlief der Hund ein. Nach 21 Stunden lag der Hund auf der Seite mit leicht angezogenen gekrümmten Pfoten. Drückte man die Schnauze gewaltsam ins Wasser, so soff er nicht sofort,

jedoch gierig. Darauf geriet er in motorische Erregung, rannte im Zimmer hin und her und verkroch sich unter die Möbel. Der Hund reagierte auf Pfeifen; die Bewegungen eines Gegenstandes vor seinen Augen verfolgte er nicht. Die motorischen Störungen, mit Ausnahme einer erheblichen allgemeinen Schlaffheit, verschwanden schon nach 2 Tagen. Zum gleichen Zeitpunkt waren die Sehkraft und das Gehör wiederhergestellt. Nach 5 Tagen beschnupperte und beleckte der Hund sehr lange das ihm gereichte rohe Fleisch und wandte sich daraufhin gleichgültig davon ab; aber ins Maul gelegtes Fleisch fraß er gierig, das nächste Stück ergriff er mit dem Maul fast im Fluge und verschlang es sofort. 6 Tage nach der Wiederbelebung verschlang der Hund das Fleisch ebenso gierig, jedoch erst nach längerem Beschnuppern.

Analoge Erscheinungen ließen sich im Versuch Nr. 558 vom 7. 6. 1950 beobachten.

Ein Hund von 12 kg Gewicht wurde der tödlichen Anämisierung unter Pantoponnarkose in Kombination mit einer intravenösen Tropfinfusion von 100 ml 0,5%igem Barbamyl unterworfen. Die Wiederbelebung erfolgte nach der Standardmethodik. Das Sterben dauerte 10 Minuten 22 Sekunden und der klinische Tod 7 Minuten 20 Sekunden. Die Herzaktion setzte 44 Sekunden nach Beginn der arteriellen Druckinfusion von Blut wieder ein, die Spontanatmung nach 3 Minuten 42 Sekunden, sie normalisierte sich in der 33. Minute. Die Pupillenreaktion war nach 12 Minuten und der Kornealreflex nach 14 Minuten 47 Sekunden wiederhergestellt, die Sehnenreflexe traten nach 25 Minuten auf.

In einer Zeitspanne von 11 Stunden 26 Minuten nach der Wiederbelebung befand sich der Hund im Schlafzustand. Nach 14 bis 15 Stunden hatten sich der Geruch, das Gehör und die Sehkraft wiederhergestellt. Beim Hinreichen von Wurst strebte er danach, beleckte sie, fraß sie aber nicht. 22 Stunden nach der Wiederbelebung wachte er beim Anruf auf, hob den Kopf, verfolgte den Experimentator mit den Augen. Gekochtes Fleisch beleckte und beschnupperte er mehrmals, bevor er es auffraß, nach dem Verschlucken des ersten Stückes aber riß er die übrigen Stücke gierig aus der Hand. Nach 48 Stunden hatte sich der Zustand des Hundes vollständig normalisiert.

Eine Reihe von Störungen der höheren Nerventätigkeit bei wiederbelebten Hunden beobachtete L. I. Murski, der gemeinschaftlich mit unserem Laboratorium arbeitete. Zur Zahl derartiger Störungen kann man insbesondere auch die Rindentaubheit rechnen.

So konnte bei dem Hund Jack (Versuch Nr. 16 vom 29. 3. 1952) mit einem Gewicht von 14 kg, der nach tödlicher Anämisierung, nach einem Sterben von 13 Minuten und einem klinischen Tod von $3^1/_2$ Minuten Dauer entsprechend der komplexen Methodik wiederbelebt wurde, folgendes Bild von Störungen der Nerventätigkeit verzeichnet werden:

Einen Tag nach der Wiederbelebung: 9 Uhr. Der Hund schläft, zuckt periodisch zusammen, winselt; die Atmung ist unregelmäßig, bald schneller, bald langsamer.

12 Uhr. Der Hund hebt den Kopf, nimmt Nahrung zu sich; die Sehnenreflexe sind normal.

21 Uhr. Der Hund hebt sich selbständig auf die Vorderpfoten hoch, versucht aufzustehen, kann jedoch die Hinterpfoten nicht bewegen; das Gehör ist teilweise hergestellt: Beim Einschalten eines Motors zuckt er zusammen, das Klopfen an die Tür ruft einen Orientierungsreflex hervor.

23 Uhr 30 Minuten. Der Hund läuft, die Bewegungen sind aber unkoordiniert, er fällt häufig hin; das Gehör ist wiederhergestellt, jedoch reagiert er nicht auf seinen Rufnamen; das Pfeifen und das Klopfen an die Tür lassen ihn zusammenzucken und rufen ein ängstliches Hinkauern am Boden hervor; der Hund beschnuppert lange die Gegenstände im Laboratorium, als ob er sie das erstemal sieht.

Zwei Tage nach der Wiederbelebung läuft er vollkommen sicher, ohne zu fallen, reagiert aber immer noch nicht auf den Rufnamen; das Temperament des Hundes hat sich charakteristisch verändert: Er ist phlegmatischer geworden und schläft viel; bei der Überführung in das Vivarium, wo sich der Hund vor dem Versuch befand, verhält er sich sehr unruhig.

Vier Tage nach der Wiederbelebung reagiert er gut auf seinen Rufnamen, schläft wie früher viel und folgt dem Ruf ruhiger als vor der Anämisierung.

Ernste Störungen der Wechselbeziehungen zwischen den Prozessen der Hemmung und der Erregung in Form eines starken Vorherrschens der Erregung wurden von L. I. Murski in einem anderen Versuch beobachtet, der nachstehend beschrieben wird.

Der Hund Owtschar mit einem Gewicht von 15 kg, der vor der tödlichen Anämisierung sehr ruhig war, wurde nach der komplexen Methodik wiederbelebt. Die Dauer des klinischen Todes betrug etwa 8 Minuten. Die Herzaktion stellte sich 52 Sekunden, die erste spontane Einatmung 4 Minuten 4 Sekunden und der Kornealreflex 11 Minuten 4 Sekunden nach Beginn der Wiederbelebung wieder ein.

Einen Tag nach der Wiederbelebung befand sich der Hund um 9 Uhr in einem Zustand tiefen Schlafes, winselte periodisch und bellte mitunter; von Zeit zu Zeit traten Zuckungen des Kopfes und der vorderen Extremitäten auf.

Zwei Tage nach der Wiederbelebung war er ruhig, versuchte hin und wieder aufzustehen, soff selbständig, sah nicht, stieß gegen die herumstehenden Gegenstände und schlief viel.

Drei Tage nach der Wiederbelebung stellte sich das Gehör wieder her, der Hund reagierte auf Pfeifen und Klopfen; die Sehkraft war noch nicht zurückgekehrt: Das Heranbringen des Fingers an das Auge rief keine Antwortreaktion hervor; sich bewegende Gegenstände verfolgte er nicht.

Vier Tage nach der Wiederbelebung stützte sich der Hund auf den Vorderpfoten hoch; der Muskeltonus war normal; er erkannte die Nahrung auf Distanz und wurde erregt, schlief den größten Teil des Tages und konnte immer noch nicht sehen.

Zehn Tage nach der Wiederbelebung beobachtete er aufmerksam die Gegenstände, die neben ihm bewegt wurden; als Antwort auf die Annäherung der Finger an die Augen zog er den Kopf zurück.

17 Tage nach der Wiederbelebung waren sämtliche Lebensfunktionen offensichtlich wiederhergestellt. Wie früher ließ sich bei dem Hund eine erhebliche motorische Erregung beobachten.

Die Überprüfung der Unversehrtheit eines bedingten motorischen elektrischen Abwehrreflexes, der bei dem Hund vor der Blutentziehung eingeschliffen wurde, begann am 28. Tage nach der Wiederbelebung. Vor dem Sterben war täglich ein Versuch ausgeführt worden. Die erste Antwort auf den bedingten Reiz (Klingel) wurde nach 10 Kombinationen erhalten. Im Verlaufe von 4 Tagen vor der Blutentziehung blieb der Reflex stabil. Mit der

Untersuchung der Unversehrtheit des bedingten Reflexes begann man, als es möglich wurde, den Hund in das Gestell zu bringen, d. h. am 28. Tage nach der Wiederbelebung.

Am ersten Tage der Beobachtung blieb der Hund nicht im Gestell stehen; nachdem man ihn mit großer Mühe beruhigt hatte, wurde der bedingte Reiz gesetzt; die Pfote blieb unbeweglich; nach der Bekräftigung hob sie sich, jedoch geriet der Hund in einen Zustand äußerster Erregung.

Am 30. Tage nach der Wiederbelebung waren 12 Minuten dazu erforderlich, den Hund im Gestell zu beruhigen; beim Auflegen der Elektrode auf die Pfote wurde die Erregung noch stärker; die Klingel rief ein Hochheben der Pfote ohne Bekräftigung hervor. Im Verlaufe der nächsten 22 Tage wurde der Hund nach je 2 Tagen zum Versuch genommen. Es ließ sich eine erhebliche Erregung verzeichnen. Am 23. Tage nach Beginn der Versuche zum Studium der elektrischen Abwehrreaktion, d. h. am 52. Tage nach der Wiederbelebung, war die Erregung so stark, daß der Hund das Gestell umkippte und, nachdem er die Fensterscheibe zerschlagen hatte, aus dem 3 m hoch liegenden Laboratorium hinaussprang.

Die bei Hunden nach der Wiederbelebung häufig zu beobachtende Agressivität gegenüber dem Experimentator und dem Mitarbeiter des Vivariums ist anscheinend ebenfalls das Anzeichen einer gewissen Enthemmung der subcorticalen Mechanismen infolge der in einigen Fällen in der Rinde zurückbleibenden Schutzhemmung.

Diese Besonderheiten der höheren Nerventätigkeit der Hunde treten gewöhnlich nach einer längeren Dauer des klinischen Todes auf und verschwinden zuweilen allmählich im Verlaufe von 6 bis 10 Tagen spurlos.

Im Versuch Nr. 358/57 vom 11. 8. 1949 wurde ein Hund von 16,5 kg Gewicht nach einem klinischen Tod von 7 Minuten 2 Sekunden Dauer nach der komplexen Methodik wiederbelebt. Bei diesem Hund blieb 4 bis 5 Tage lang nach der Wiederbelebung bei sichtlicher Wiederherstellung sämtlicher übrigen neurologischen Funktionen eine starke Aggressivität zurück, die nach dem Versuch entstanden war. Der Hund ließ niemanden an sich heran, verkroch sich knurrend mit eingezogenem Schwanz in die Ecke und fraß die Nahrung nur dann, wenn er allein blieb. Später verschwand die Aggressivität vollständig.

Analoge Fälle werden nicht selten beobachtet. Zu bemerken ist, daß sich die Aggressivität häufig als das stabilste Symptom der Funktionsstörung der höheren Hirnabschnitte an dem wiederbelebten Hunde erweist.

Dieser von uns festgestellte Ablauf der Wiederherstellung der höheren Nerventätigkeit nach einer tödlichen Anämisierung stimmt völlig überein mit den Ergebnissen der Schule Pawlow bei ihren Untersuchungen über den Einfluß verschiedener Intoxikationen und des Sauerstoffmangels auf die höhere Nerventätigkeit.

Das Material verschiedener Forscher (M. K. Petrowa, A. G. Iwanow-Smolenski und Mitarbeiter, I. S. Zitowitsch, Ju. P. Frolow, W. S. Derjabin u. a.) zusammenfassend, stellt Iwanow-Smolenski fest, daß die Störungen der Prozesse der inneren Hemmung gewöhnlich zuerst erscheinen und am längsten erhalten bleiben, d. h. also der Hemmung, die in evolutionärer Hinsicht die jüngste Form einer nervalen Hemmung darstellt. Hierdurch läßt sich offenbar auch ihre besondere Verletzbarkeit erklären. Mit einer Störung des normalen Prozesses der inneren Hemmung hängt anscheinend auch das gewöhnlich zu Beginn einer Giftwirkung zu beobachtende Stadium zusammen, in dem die corticale Erregbarkeit zunimmt. Hat die Intoxikation dann ihren Höhepunkt erreicht, lassen sich Erscheinungen einer diffusen Schutzhemmung der Rinde mit Phasenzuständen beobachten. Iwanow-Smolenski schließt aber die Möglichkeit nicht aus, daß auch andere Formen eines Hemmungsprozesses in dieser Periode auftreten können.

Die Hemmung, die sich in der Rinde auf dem Höhepunkt der Intoxikation ausbreitet, erfaßt zunächst die jüngeren und unbeständigeren bedingten Verbindungen und später auch die verwurzelten bedingten Reflexe. Vertieft sich die Intoxikation, erfaßt die Hemmung auch die unbedingt-reflektorische Tätigkeit. Infolgedessen breitet sich die Hemmung, wie A. G. Iwanow-Smolenski bemerkt, von den evolutionär jüngeren Formen der Nerventätigkeit auf ihre älteren Formen aus.

Die Wirkung einiger Intoxikationen auf die höhere Nerventätigkeit ist ziemlich eingehend erforscht. Von ihnen stehen die Intoxikationen durch Cyanide und Kohlenoxyd, die vor allem die Gewebsatmung schädigen, in nächster Beziehung zu der hier erörterten Frage.

Der Ablauf der höheren Nerventätigkeit bei mit Cyannatrium vergifteten Hunden wurde von Ju. P. Frolow und A. Ju. Isergina eingehend untersucht. Nach der Vergiftung mit Cyannatrium stellten sich zuerst die unbedingten Reflexe wieder ein. Es wurde zum Beispiel eine Phase beobachtet, in der der Hund Milch erst trank, nachdem sie ihm ins Maul gegossen wurde. Später begannen sich auch die bedingten Reflexe wieder einzustellen, und zwar in erster Linie die natürlichen bedingten Reflexe und erst später die im Versuch ausgearbeiteten Reflexe. Zunächst erschöpften sich die bedingten Reflexe leicht und waren in ihrer Stärke vermindert. Wurden die Beziehungen der Stärke verschiedener bedingter Reflexe in dieser Periode untersucht, trat mitunter eine paradoxe Phase ein, in der die starken bedingten Reize einen Hemmungseffekt und die schwachen einen deutlich gesteigerten Effekt ergaben.

Unsere Untersuchungen haben gezeigt, daß man die gleiche aufeinanderfolgende „Abspaltung" einzelner Teile der Tätigkeit des Zentralnervensystems bei Tieren auch durch eine Anämisierung verschiedener Stärke und Dauer hervorrufen kann. Während man bei der Intoxikation von einem „chemischen Messer" spricht, kann man bei der Anämisierung von einem „anämischen Messer" sprechen.

Auf Grund der Untersuchungen von L. S. Gorschelewa u. a. ist bei einer akuten Kohlenoxydvergiftung der Hunde ebenfalls vor allem der corticale Prozeß der inneren Hemmung in Mitleidenschaft gezogen mit nachfolgender Entwicklung einer Schutzhemmung in der Rinde.

Zu völlig gleichen Ergebnissen sind eine Reihe von Autoren gelangt, die die höhere Nerventätigkeit der Hunde und des Menschen unter der Einwirkung eines verminderten partiellen Sauerstoffdruckes in der Unterdruckkammer und beim Ersteigen eines Berges untersuchten (A. W. Lifschiz, W. N. Sworykin, G. I.

MILCHSTEIN, A. S. KOLTSCHINSKAJA). Sie haben festgestellt, daß unter einer Verminderung des partiellen Sauerstoffdruckes vor allem der Prozeß der inneren Hemmung leidet. Die Differenzierung wird abgeschwächt und die Erregbarkeit etwas erhöht. Darauf entwickeln sich in der Rinde verschiedene hypnotische Phasen der Schutzhemmung und Schläfrigkeit. In diesem Zustand kann sich eine Dissoziation der Tätigkeit verschiedener corticaler Systeme, zum Beispiel des motorischen und des sekretorischen Systems, zeigen. Vor allem leiden die später ausgearbeiteten bedingten Reflexe. Der in der Rinde entwickelte Prozeß der Schutzhemmung wird zuweilen von einer motorischen Erregung und einer vermehrten, unbedingt-reflektorischen Speichelabsonderung, d. h. von einer Enthemmung des Subcortex, begleitet (W. N. SWORYKIN).

S. W. KLETSCHOW und JE. A. JAKOWLEWA untersuchten an Hunden die nach einem akuten Blutverlust eintretenden Störungen der höheren Nerventätigkeit. Sie stellten fest, daß sich bei diesen Hunden, bei denen ein System bedingter Reflexe ausgebildet worden war, nach dem Verlust von $^1/_3$ bis $^1/_2$ der gesamten Blutmenge in der Hirnrinde eine Schutzhemmung entwickelte, die in Form verschiedener hypnotischer Phasen zum Ausdruck kam. Nach einmaligem Blutverlust verstärkten sich die Störungen der höheren Nerventätigkeit im Verlaufe einiger Tage bis zu 2 bzw. 3 Wochen. Eine sofort nach dem Blutverlust eingeführte physiologische Lösung hat bei einem Tier diese Störungen vollständig beseitigt.

Demnach entspricht die bei Intoxikationen und bei Sauerstoffmangel des Gehirns beschriebene Aufeinanderfolge der Wiederherstellung der höheren Funktionen des Zentralnervensystems in vollem Umfange den Ergebnissen an Tieren, die nach tödlichem Blutverlust wiederbelebt wurden.

Bemerkenswerterweise ist die Widerstandsfähigkeit des Organismus gegen eine tödliche Anämisierung auch vom Typ der höheren Nerventätigkeit abhängig. Obwohl wir vorläufig keine speziellen Untersuchungen in dieser Richtung angestellt haben, konnten wir beobachten, daß ruhige Tiere den klinischen Tod leichter überstehen und sich schneller wiederbeleben als erregbare.

Die Ergebnisse von A. G. IWANOW-SMOLENSKI sprechen ebenfalls dafür, daß Tiere mit einen starken Typ der höheren Nerventätigkeit gegen eine Reihe von Intoxikationen und gegen Sauerstoffmangel widerstandsfähiger sind. A. JU. ISERGINA weist darauf hin, daß nach einer Vergiftung mit Cyannatrium die Dauer der Wiederherstellungsperiode bei schwachen, hemmbaren Tieren sich über 5 bis 8 Tage hinzieht, während bei starken, ausgeglichenen Tieren die bedingten Reflexe schon 2 bis 3 Stunden nach der Vergiftung zur Norm zurückkehren. E. A. ASRATJAN stellte ebenfalls Wechselbeziehungen zwischen der Widerstandsfähigkeit des Zentralnervensystems gegen eine Anämie und den Besonderheiten der höheren Nerventätigkeit der Tiere fest.

Besonders deutlich tritt die hohe Empfindlichkeit der Hirnrinde und speziell ihrer jüngeren Funktionen in Beobachtungen an Menschen hervor, die nach einer relativ langen Periode des klinischen Todes wiederbelebt wurden.

Eine Analyse der Wiederbelebungsfälle von Menschen zeigt, daß dieser Prozeß bei ihnen im wesentlichen über die gleichen Stadien verläuft wie im Tierversuch. Unmittelbar nach der Wiederbelebung, d. h. nach der Wiederherstellung der Herztätigkeit und der Atmung, befinden sich die Patienten sozusagen in einem komatösen Zustand, in dem bei ihnen allmählich die Sehnenreflexe, die Pupillenreflexe, die Conjunktivalreflexe und der Muskeltonus wiederhergestellt werden. Fast sämtliche wiederbelebten Patienten, insbesondere die, deren Wiederbelebung unvollständig war und die später starben, machen das Stadium der Dezerebrations-Rigidität durch. Dabei entwickelt sich unmittelbar darauf eine starke motorische Erregung mit Krämpfen und Hyperthermie. Verläuft die Wiederbelebung günstig, erlangen die Patienten allmählich das Bewußtsein wieder; das unwillkürliche Harnlassen und die unwillkürliche Defäkation verschwinden wieder ebenso wie die Zeichen von Paresen oder Paralysen der Extremitäten und die Symptome der Pyramidenbahnenaffektion. Als die hartnäckigsten erweisen sich die Störungen der Sehkraft, der komplizierten Formen der Empfindungsfähigkeit (Astereognosie, Störung der Unterscheidung von Empfindungen) und der Bewegungskoordination, deren Wiederherstellung sich über eine ziemlich lange Zeit hinziehen kann. Charakteristisch ist, daß sich sämtliche wiederbelebten Patienten an nichts mehr erinnern können, was mit ihnen geschah. Nach einer erfolgreichen Wiederbelebung haften die Perioden der Agonie, des klinischen Todes und der darauffolgenden Wiederherstellung in der Erinnerung des Patienten als eine Periode des tiefen Schlafes.

Am schwersten stellt sich bei wiederbelebten Menschen die höhere Nerventätigkeit wieder her. Besonders empfindlich sind die Funktionen des zweiten Signalsystems, das zuerst erlischt und zuletzt wiederhergestellt wird. „Dieses zweite Signalsystem", schrieb I. P. PAWLOW, „und sein Organ müssen als die allerletzte Errungenschaft des Evolutionsprozesses besonders fein sein. Sie müssen einer ausgebreiteten Hemmung in erster Linie nachgeben . . .".[1] Bekanntlich ist die Lehre von der Wechselwirkung zwischen erstem und zweitem Signalsystem nach dem Tode I. P. PAWLOWS in den Arbeiten von A. G. IWANOW-SMOLENSKI und seinen Mitarbeitern weiter entwickelt worden.

Leider wurde aber bis heute der Ablauf der Wiederherstellung der höheren Nerventätigkeit bei Menschen während der Wiederbelebung nicht speziell untersucht. Jedoch bestätigt die Analyse des bis heute vorliegenden klinischen Materials vollständig die obenangeführte These von I. P. PAWLOW. Die Sprache und die mit ihr eng verbundenen psychischen Funktionen stellen sich bei den wiederbelebten Menschen viel später wieder her als die Funktionen der medulla oblongata und des Mittelhirns, als das Sitzen und das Gehen, später, als das Interesse für die Umwelt und eine Orientierung darin wieder anfängt.

[1] Zwanzigjährige Erfahrungen mit dem objektiven Studium der höheren Nerventätigkeit (des Verhaltes) der Tiere. PAWLOW, I. P., Sämtliche Werke. Akademie-Verlag, Berlin 1953, Bd. III/2, S. 451.

Um das Gesagte zu bestätigen, führen wir einige klinische Wiederbelebungsfälle an.

Charakteristisch ist ein Fall, den I. M. SINKEWITSCH (1932) beschrieben hat. Bei einer Kranken, die wegen eines pes equinovarus in allgemeiner Chloroformnarkose operiert wurde, verschwand unmittelbar nach der 15 Minuten dauernden Operation der Puls. Es waren keine Herztöne mehr zu hören. Die Atmung wurde selten und oberflächlich. Man begann sofort mit künstlicher Beatmung nach SILVESTER, wandte die indirekte Herzmassage nach KÖNIG-MAAS an und injizierte intravenös Coffein und Campher. Nach einigen Minuten wurde zweimal intrakardial Adrenalin injiziert. Da keine Wirkung zu bemerken war, wurde die Bauchhöhle eröffnet und das Herz subdiaphragmal massiert; in den linken Ventrikel injizierte man 2 g Coffeinlösung. 1 bis 2 Minuten darauf setzten Herzkontraktionen ein, die nach und nach regelmäßig wurden. Nach Meinung des Autors stand das Herz insgesamt 55 bis 58 Minuten[1] still.

Der komatöse Zustand dauerte 3 Tage. Die Extremitäten wurden am 4. Tage wieder bewegt. Zu gleicher Zeit begann die Kranke wieder Wasser und flüssige Nahrung zu schlucken.

Am 5. Tage wurde die Kranke motorisch unruhig, sie änderte häufig ihre Lage; die Bewegungen waren automatisch, erinnerten an eine Chorea; sie hatte ein Maskengesicht und gab keine Antwort auf Fragen. Von diesem Tage an begann sie, feste Nahrung zu sich zu nehmen.

Am 6. Tage sprach sie das Wort „trinken“ aus. Die Aufmerksamkeit für die Umgebung trat am 8. Tage auf. An den folgenden Tagen fand eine äußerst langsame Wiederherstellung der primitiven Sprache statt. Am 10. Tage nannte sie ihren Namen, aber nur, nachdem sie ihn von anderen hörte, und vergaß ihn sofort wieder. Erst 25 Tage nach der Operation konnte sie wieder willkürlich Harn lassen und willkürlich defäkieren.

In der Folge begann sie sich allmählich auf einzelne Wörter zu besinnen. An das russische Alphabet erinnerte sie sich erst gegen Ende des 1. Monats und an das deutsche 2 Monate nach der Operation. Starke Gedächtnisstörungen blieben sehr lange bestehen.

Sogar nach fast 2 Monaten konnte sie sich bei der Untersuchung in der psychiatrischen Klinik über Ort und Zeit nur schlecht orientieren. Sie kannte nicht ihr Bett, erinnerte sich nicht an ihr Alter, hörte mit Erstaunen die Erzählung über ihre Operation und konnte sich nicht entsinnen, wann und was sie gelernt hat. Das Versagen des Gedächtnisses betraf besonders die Mathematik, die sie in der Schule sehr gern hatte. Die Kranke hatte keinen Begriff von Zahlen, wußte nicht,

[1] Die Angaben des Autors über den Herzstillstand von 55 bis 58 Minuten sind anzuzweifeln. Auf jeden Fall ist zu berücksichtigen, daß man die Maßnahmen zur Wiederbelebung bald nach Eintritt des klinischen Todes begann und daß mittels Herzmassage in Kombination mit künstlicher Beatmung die Ernährung des Zentralnervensystems aufrechterhalten wurde.

ob 5 oder 10 mehr ist, und erkannte keine geometrischen Figuren. Sie war verschlossen und zankte sich häufig mit den anderen Patienten wegen Kleinigkeiten. Später nahm die Gedächtnisfähigkeit nach und nach zu, einige Kenntnisse, die Orientierung über Ort und Zeit stellten sich wieder her, sie wurde sich ihres Gedächtnisfehlers bewußt. Später wurde die Kranke vollständig wiederhergestellt.

Fox (1949) berichtet über einen Fall der Wiederherstellung der Lebensfunktionen bei einem 7jährigen Kind, bei dem gegen Ende des Zunähens einer Fußwunde unter Äther-Zyklopropan-Narkose plötzlich der Puls verschwand, das Herz stehenblieb und die Atmung aufhörte.

Die Wiederbelebung erfolgte durch eine $2^1/_2$ Minuten nach dem Eintritt des klinischen Todes begonnene Herzmassage in Kombination mit künstlicher Beatmung und einigen medikamentösen Einwirkungen. Die Spontanatmung setzte 15 Minuten nach dem Herzstillstand wieder ein, und regelmäßige Herzkontraktionen traten 12 Minuten nach Beginn der Spontanatmung auf. Nach der Wiederbelebung wurde das Kind in der Sauerstoffkammer untergebracht. Ein komatöser Zustand dauerte 10 Stunden. Einen Tag nach der Operation befand sich das Kind in halb bewußtlosem Zustand. Der Muskeltonus war vermindert, die Sehnenreflexe geschwächt; es ließen sich pathologische Babinski-Reflexe auslösen. Die Pupillen waren gleichmäßig erweitert und reagierten schnell auf Licht. Das Kind verfiel von Zeit zu Zeit in einen Schlafzustand; es führte mitunter mit den Kiefern und Lippen Kaubewegungen aus. Harn und Stuhl gingen unwillkürlich ab. Erst gegen Ende des Tages traten deutliche Anzeichen der Wiederherstellung der Sprachfunktionen auf: Das Kind nannte seinen Namen.

Am 3. Tage nach der Wiederbelebung war der normale Fußsohlenreflex wieder auslösbar. In dieser Periode konnten aber noch eine Astereognosie und starke Störungen der Sehkraft beobachtet werden. Das Kind war verwirrt, erregt und phantasierte. Am 4. Tage hatte das Kind während des Schlafes einen allgemeinen Krampfanfall.

85 bis 90 Stunden nach der Wiederbelebung waren im neurologischen Status nur folgende Störungen übriggeblieben: Verminderung der Sehschärfe, eine leichte Astereognosie und die damit verbundenen Koordinationsstörungen komplizierter Bewegungen, eine geringe Verminderung des Muskeltonus und eine geringe Abschwächung der Sehnenreflexe.

In dieser Periode traten die Störungen in der Sphäre der höheren Nervenfunktionen in den Vordergrund. Die Konzentrationsfähigkeit des Kindes war stark gestört; obwohl es in der Umgebung gut orientiert war, sein Alter und seinen Geburtstag, seine Schule und Klasse nannte, sogar einfache Additions- und Subtraktionsaufgaben löste, konnte es seinen Namen nicht schreiben und weigerte sich zu lesen.

In den folgenden 10 Tagen hörte das unwillkürliche Harnlassen auf, das Kind begann, seine Hände zu gebrauchen, das Unterscheidungsgefühl stellte sich wieder ein. Jedoch weigerte sich das Kind, zu schreiben und zu lesen, und sagte hierbei: „Ich habe vergessen. wie man es macht.“ Es zeigte eine erhöhte Aktivität, Schwatzhaftigkeit und Furchtsamkeit. Das Kind war von Zeit zu Zeit ungezogen. Nach 14 Tagen konnte es schon selbständig essen und sich anziehen, obwohl die Bewegungen noch plump waren; die Sehkraft war schlecht. Erst 20 Tage nach der Wiederbelebung begann das Kind zu schreiben, wurde lebhafter und fröhlicher und zeigte Interesse für die Umgebung. Vier Monate nach der Wiederbelebung, als neurologisch schon keine Abweichungen von der Norm mehr zu verzeichnen waren, blieb immer noch eine schnelle Erschöpfbarkeit der Aufmerksamkeit übrig, das Kind war etwas erregbar und negativistisch, seine Sprache undeutlich. Vollständig normalisiert war das Kind erst 5 Monate nach der Wiederbelebung.

Beobachtung von Towroff und Adelmann (1949).

Ein junger Mann von 16 Jahren wurde auf Grund eines Fibrosarkoms der linken Lunge in kombinierter rektal-intratrachealer Narkose operiert. Im Augenblick der Unterbindung der Lungenarterie setzte bei dem Patienten plötzlich die Herztätigkeit und die Atmung aus. Unverzüglich wurde er künstlich mit 100%igem Sauerstoff aus dem Atembeutel des Narkoseapparates beatmet und das Herz durch das unbeschädigte' Perikard massiert. Gleichzeitig infundierte man 750 ml Citratblut. Ein regelmäßiger Herzrhythmus stellte sich 40 Minuten nach dem Stillstand wieder ein. Bald darauf atmete er auch wieder spontan. Die Operation wurde beendet. Der Blutdruck betrug bei Beendigung der Operation 90/100 mm, der Puls 120 bis 140 in der Minute.

In der postoperativen Phase blieb ein komatöser Zustand 10 Stunden lang bestehen. Dann begann er seine Extremitäten zu bewegen. Harn und Stuhl gingen unwillkürlich ab. 12 Stunden nach Operationsende verlangte der Patient Wasser. Einen Tag nach der Operation war er schläfrig, reagierte aber auf seinen Namen, gegen Abend antwortete er aktiv auf Fragen und konnte trinken. Das unwillkürliche Harnlassen und die unwillkürliche Defäkation hörten auf. Beiderseits war ein Babinski-Symptom auslösbar. Am 2. Tage nach der Operation war die Sprache undeutlich und beschwerlich. Der Patient war erheblich emotionell erregt und das Gedächtnis gestört. Am 4. Tage nach der Operation ließen sich bei sorgfältiger neurologischer Untersuchung keine Abweichungen von der Norm feststellen, mit Ausnahme einer undeutlichen Aussprache, einer emotionellen Labilität und einiger Gedächtnisstörungen.

Mit dem 5. Tage begann sich der Zustand des Kranken schnell zu bessern. Am 8. Tage stand der Kranke auf. Die völlige Genesung war am 12. Tage erreicht, als die Sprachstörungen verschwanden und eine emotionelle Ausgeglichenheit sich wiederherstellte.

Elektroenzepahlogramm: Am 5. Tage eine fast ununterbrochene und diffuse, jedoch nicht ganz symmetrische Delta-Aktivität mit einer Frequenz von nicht über 1,5 Hz. Am 12. Tage war das Elektroenzephalogramm fast symmetrisch mit einer Frequenz von 4 bis 6 Hz ohne Herdsymptome. Nach 4 Wochen lag eine diffuse symmetrische Aktivität von 6 Hz vor. Nach 11 Monaten wurde das Elektroenzephalogramm normal.

Beobachtungen von Jwory und Rinzler (1951).

Eine Frau von 25 Jahren wurde wegen einer Cyste des rechten Eierstocks in Spinalanästhesie mit nachfolgender intravenöser Injektion von Pentothal operiert. Während der Operation trat ein Stillstand der Atmung ein, und 3 Minuten später hörte der Herzschlag auf. 11 Minuten darauf wurde der Brustkorb eröffnet und mit der Herzmassage ohne Eröffnung des Perikards begonnen. Regelmäßige Herzkontraktionen kamen 5 Minuten nach dem Beginn der Massage wieder in Gang. Schon vom Beginn der Wiederbelebung an war künstlich beatmet worden. Die erste spontane Einatmung trat in der 5. Minute der Wiederbelebung auf.

Der komatöse Zustand dauerte 4 Tage. Am Morgen des 5. Tages öffnete die Kranke die Augen, begann zu lächeln und die Extremitäten zu bewegen, am 6. Tage richtete sie sich im Bett auf und nahm flüssige Nahrung vom Löffel. Am 16. Tage nach der Wiederbelebung wollte die Kranke gern Radio hören. Bis zum 21. Tage waren die Bewegungen hastig und spastisch mit häufigen Krämpfen der Extremitäten. Von diesem Tage an begann man, der Kranken Glutaminsäure zu verabreichen, worauf die Bewegungen weniger spastisch und geschickter wurden, sie begann sicherer zu laufen, jedoch war noch Unterstützung nötig.

Nach der Operation versuchte die Kranke zunächst erfolglos zu sprechen. Erst vom 27. Tage an begann sie wieder zu reden, fand die Wörter jedoch nur mit Mühe; sie war sehr aufmerksam zu den umgebenden Personen und versuchte, sich mit ihnen durch Handbewegungen und Mimik zu verständigen. Nach einer Woche konnte die Kranke wieder ganze Sätze aussprechen, es fiel ihr aber immer noch etwas schwer. Ein Tremor der Hände blieb noch lange erhalten. Sonst zeigte die neurologische Untersuchung keine Abweichungen mehr von der Norm.

Beachtenswert ist, daß in Fällen, in denen die Wiederbelebung von Menschen nach einem langdauernden klinischen Tod erfolgte, anhaltende Störungen in der Sphäre der höheren Nerventätigkeit auftraten.[1]

Unsere Beobachtungen zeigen, daß nach kurzer Dauer des klinischen Todes die Wiederherstellung der höheren Nerventätigkeit schnell und ohne irgendwelche anhaltende Störungen eintritt, obwohl sie über die gleichen Stadien und in der gleichen oben angegebenen Reihenfolge verläuft.

R. M. Pen und M. A. Dshagarow studierten im Laboratorium von A. G. Iwanow-Smolenski den Verlauf vorher ausgearbeiteter positiver und negativer bedingter Reflexe im hypnotischen Zustand. Hierbei wurde festgestellt, daß sich mit der Vertiefung des hypnotischen Schlafes oder beim Erwachen aus diesem Schlaf eine Phase beobachten läßt, in der die Reaktion auf einen verbalen bedingten Reiz verschwindet, während die bedingte Reaktion auf einen unmittelbaren Reiz vollständig erhalten bleibt. In dieser Phase erfaßt die Hemmung hauptsächlich das in funktionell-genetischer Hinsicht jüngere Sprachsystem der Rinde.

I. A. Poworinski und N. N. Traugot haben bei der Untersuchung der Dynamik der höheren Nerventätigkeit im hypnotischen Schlaf an 9 Personen festgestellt, daß während des Schlafes die bedingte Sprachreaktion in der Regel verlorenging, wenn auch die motorische bedingte Reaktion erhaltenblieb. In einer Reihe von Fällen fehlte bei einer bestimmten Tiefe der Hemmung die Reaktion auf einen verbalen bedingten Reiz, während die Reaktion auf unmittelbare Reize vorhanden war. Die Autoren nehmen an, daß die von ihnen angeführten Tatsachen davon zeugen, daß das zweite Signalsystem im hypnotischen Zustand intensiver gehemmt ist als die corticalen Projektionen der unmittelbaren Reize.

Die besondere Empfindlichkeit des zweiten Signalsystems tritt bei der Untersuchung seiner Wechselwirkungen mit dem ersten Signalsystem am Menschen in

---

[1] Verschiedene neurologische Störungen bei der Wiederbelebung des Organismus beobachteten in der Klinik auch andere Autoren (Ciliberti und Dickler, Hydè und Moore, Bailey, M. Thorek, Thomeret, Charlewood, Vanpeperstracts und Marion, Wilkinson, E. Forster u. a.).

der Klinik für Nerven- und Geisteskrankheiten deutlich hervor. So stellte A. G. Iwanow-Smolenski beim Studium des Verlaufs der Wiederherstellung der höheren Nerventätigkeit nach einem Contusio-Commotio-Syndrom fest, daß das zweite Signalsystem stärker gestört und von einer tieferen Schutzhemmung erfaßt wird. Hierbei bleibt diese Hemmung am längsten bestehen, und deshalb überwiegen während einer bestimmten Zeitspanne die Funktionen des ersten Signalsystems.

Die Reihenfolge der Wiederherstellung der Funktionen der höheren Hirnabschnitte des Menschen beim Rückgang eines Komas, das durch einen epileptischen Anfall hervorgerufen wurde, ist von M. I. Seredina (1952) beschrieben worden. Nach ihren Angaben sind die Hirnrinde und die tieferliegenden motorischen Abschnitte unmittelbar nach Beendigung des Krampfanfalles von einer vollständigen Hemmung erfaßt. Das kommt klinisch in einer völligen Acinesie, Areflexie, in einem komatösen Zustand und später in einem tiefen Schlafzustand zum Ausdruck.

Auf dem Hintergrund der bereits wiederhergestellten unbedingt-reflektorischen Tätigkeit kommen allmählich auch die corticalen Funktionen wieder in Gang, wobei sich zu allererst die einfacheren, ontogenetisch älteren und am stärksten gefestigten corticalen Verbindungen von der Hemmung befreien. So stellen sich die bedingten Verbindungen zwischen einem unmittelbaren Reiz und der motorischen Reaktion früher wieder her als die Verbindungen zwischen einer motorischen Reaktion und einem verbalen Reiz, die die Beteiligung des zweiten Signalsystems erfordern.

M. I. Seredina untersuchte die Reihenfolge der Wiederherstellung der in der Ontogenese ausgebildeten corticalen Verbindungen, die zur gemeinsamen Tätigkeit des ersten und zweiten Signalsystems gehören. Sie hat festgestellt, daß sich zuerst die Verbindungen zwischen dem sprachrezipierenden Gebiet und dem motorisch-kinästhetischen Analysator von der Hemmung befreien (der Kranke führt richtig die Befehle aus); hiernach treten erst die Verbindungen zwischen dem optischen und sprechmotorischen Analysator auf (der Kranke bezeichnet richtig die ihm vorgeführten Gegenstände), und zuletzt werden die Verbindungen zwischen dem gehörsprachlichen und dem sprechmotorischen Analysator wiederhergestellt (der Kranke beantwortet richtig sämtliche Fragen).

A. G. Iwanow-Smolenski nimmt an, daß sowohl bei einer Hysterie als auch bei der Psychasthenie am stärksten das zweite Signalsystem in Mitleidenschaft gezogen wird, das im ersten Fall pathologisch geschwächt ist und im zweiten in Verbindung mit einer pathologischen Erregungsstagnation krankhaft verstärkt ist. In gleicher Weise sind nach Angaben von I. W. Streltschuk die pathologischen Veränderungen der corticalen Dynamik in schweren und anhaltenden Fällen von Alkoholismus am stärksten im zweiten Signalsystem ausgeprägt.

Nachdem I. W. Streltschuk die Gesetzmäßigkeiten der Wiederherstellung der höheren Nerventätigkeit bei der Beseitigung von komatösen Zuständen verschiedenen Ursprungs untersucht hat, weist er, übereinstimmend mit den obenangeführten Ergebnissen, ebenfalls darauf hin, daß im Bereich der höheren Nerventätigkeit sich die Funktionen des zweiten Signalsystems später als die unbedingten Reflexe und die vegetativen Funktionen wiederherstellen. Im zweiten Signalsystem treten bei der Beseitigung des komatösen Zustandes zuerst die in ontogenetischer Hinsicht älteren verbalen Reaktionen wieder auf. Die Kranken können zunächst nur die ihnen gut bekannten Gegenstände bezeichnen. Die Übermittlung von Impulsen aus dem ersten Signalsystem in das zweite ist erschwert. Ganz zuletzt befreien sich von der Hemmung die verbalen Reaktionen und Assoziationen, die erst spät im Verlauf der Ontogenese entwickelt worden sind. Erst nachdem die Hirnrinde vollständig von der diffusen Hemmung befreit ist, stellt sich die normale Wechselwirkung zwischen dem ersten und dem zweiten Signalsystem wieder ein.

Demzufolge ist das zweite Signalsystem als das jüngere und subtilere bei einer Reihe pathologischer Zustände verletzbarer und wird leichter und vollständiger von der Schutzhemmung erfaßt. Dabei werden am stärksten die später entwickelten Funktionen gestört.

Die Analyse des verfügbaren experimentellen und klinischen Materials, sowohl des eigenen als auch des Materials aus der Literatur, zeigt somit voll übereinstimmend mit den Angaben der Schule I. P. Pawlows, daß die Funktionen der Hirnrinde beim Sterben am empfindlichsten sind und sich im Verlauf der Wiederbelebung am schwersten wiederherstellen lassen. Beim Menschen bezieht sich das hauptsächlich auf die Funktionen des zweiten Signalsystems und auf die Wiederherstellung seiner normalen Wechselbeziehungen zum ersten System.

Alle Untersuchungsergebnisse über die Gesetzmäßigkeiten der Wiederherstellung des Organismus nach tödlichem Blutverlust sprechen dafür, daß die Wiederaufnahme der Hirnrindentätigkeit nicht nur ausschlaggebend ist für den Erfolg der Wiederherstellung der höheren Nerventätigkeit, sondern in bedeutendem Maße auch für die Funktion einzelner Organe und der Organsysteme des Gesamtorganismus.

Die Funktionen des Herz- und Gefäßsystems und der Atmung können erst nach Wiederaufnahme der Hirnrindentätigkeit als wiederhergestellt angesehen werden. Durch sie werden die Ganzheit des Organismus und seine Einheit mit dem umgebenden Milieu wiederhergestellt. Dadurch wird das Zustandekommen adäquater Anpassungsreaktionen sämtlicher Organe und Systeme des Organismus als Antwort auf die Einwirkungen des äußeren Milieus möglich. Wenn nach einer längeren Dauer des klinischen Todes sich die Tätigkeit sämtlicher Abschnitte des Zentralnervensystems, außer der Rinde, wiederherstellt, so bleibt ein solcher Organismus, der des regulierenden Einflusses der Rinde beraubt ist, im höchsten Grade verletzbar und arbeitet wie eine schlecht zusammengesetzte, nicht intakte Maschine.

Eine wesentliche Rolle spielt die Hirnrinde auch bei der Kompensation der durch das Sterben gestörten Funktionen.

Wenn die corticale Regulation wieder arbeitet, verläuft der Wiederherstellungsprozeß der während des Sterbens und des klinischen Todes gestörten physiologischen Funktionen nach unseren Beobachtungen schneller und vollkommener. So beginnt ein wiederbelebter Hund mit schnell wiederhergestellten Hirnrindenfunktionen schon vom 2. Tage an zu laufen; wenn aber die Wiederherstellung der Rinde gehemmt wird oder überhaupt nicht gelingt, kann das Tier erst 2 bis 3 Wochen nach dem Wiederbeleben anfangen zu laufen.

Wenn die Hirnrinde wieder arbeitet, werden die Regulation des Kohlehydrat-Phosphor-Stoffwechsels wiederhergestellt und die Oxydationsprozesse im Organismus erheblich verstärkt. Dadurch wird der Intermediärstoffwechsel wieder normalisiert. Unter anderem kann eine normale Glykogenmenge in der Hirnrinde nur gebildet werden, wenn ihre Funktionen vollständig wiederhergestellt sind (M. S. Gajewskaja).

Wie Je. M. Smirenskaja und Je. S. Solotokrylina gezeigt haben, kehrt der Gaswechsel erst nach der Normalisierung der Grundfunktionen der Großhirnrinde zum Ausgangsniveau zurück. In den Fällen, in denen bei Tieren der Wiederherstellungsprozeß der höheren Abschnitte des Zentralnervensystems gestört ist (Störung der Statik, unvollständige Rückkehr der Sehkraft usw.), bleibt der Gaswechsel auch noch 5 bis 7 Tage nach der Wiederbelebung unbeständig.

Die Rolle der Rinde bei der Kompensation der im Verlauf des Sterbens entstandenen Störungen erstreckt sich auch auf Störungen, die sich in der Rinde selbst entwickelt haben.

Histologische Untersuchungen in unserem Laboratorium (B. N. Klossowski, N. P. Romanowa) sowie die Untersuchungen von I. R. Petrow und seinen Mitarbeitern haben gezeigt, daß in der Hirnrinde, besonders bei ungünstigem Verlauf der Wiederbelebung oder bei etwas längerer Dauer des klinischen Todes, nicht selten ziemlich ausgeprägte morphologische Veränderungen eines Teiles der Rindenzellen auftreten. Ungeachtet der bei ihnen wahrscheinlich analog vorhandenen Veränderungen in der Hirnrinde, stellen sich bei manchen Tieren die corticalen Funktionen mit der Zeit vollständig wieder her. Das kann man nur im Lichte der Pawlowschen Theorie von der dynamischen Lokalisation der Funktionen in der Rinde und unter Berücksichtigung der bedeutenden in der Rinde vorhandenen kompensatorischen Möglichkeiten verstehen.

Von der Bedeutung der Hirnrinde und ihrer normalen Wechselbeziehungen zu den subcorticalen Abschnitten für die Tätigkeit des Organismus zeugt auch die Tatsache, daß sich bei Tieren, die nicht hinreichend vollwertig wiederbelebt werden, neben der unvollständigen Wiederherstellung der Rinde häufig schwere trophische Störungen entwickeln: katastrophal schnelles Abmagern, Geschwüre, längere Zeit nicht heilender Decubitus. Besonders deutlich tritt auch die Rolle der Rinde bei Menschen hervor, die einen längeren klinischen Tod durchgemacht haben, wenn es darum geht, die Ganzheit des Organismus zu sichern. Während rindenlose Hunde bei bestimmter Pflege noch Monate und Jahre leben können,

können Menschen, bei denen die Hirnrinde infolge eines hingezogenen klinischen Todes oder einer unvollständigen Wiederbelebung irreversibel geschädigt ist, trotz günstigster Pflegebedingungen überhaupt nicht leben; sie sterben, wie die Praxis zeigt, nach kurzer Zeit meistenteils an interkurrenten Erkrankungen. Unsere dementsprechenden Beobachtungen stimmen sowohl mit den Vorstellungen I. P. PAWLOWS von der Rolle der Hirnrinde bei der Kompensation gestörter Funktionen als auch mit den einschlägigen Untersuchungen von E. A. ASRATJAN und seinen Mitarbeitern überein.

E. A. ASRATJAN schreibt: „Wenn die klassischen Untersuchungen unseres genialen Lehrers IWAN PETROWITSCH PAWLOW feststellten, daß die Großhirnrinde ein Organ der vollkommensten, subtilsten und genauesten Anpassung des gesunden Organismus an die Existenzbedingungen ist, so veranlassen uns unsere Ergebnisse, diese seine prinzipielle These auch auf jene besondere Art der Anpassungsveränderungen auszudehnen, die im geschädigten Organismus entstehen."

Im III. Band der „PAWLOWschen Mittwochskolloqiuen" werden die Äußerungen von I. P. PAWLOW gegen BETHE angeführt, der die Rolle der Rinde bei der Wiederherstellung gestörter physiologischer Funktionen nicht anerkannte. In diesem Zusammenhang ist die Rede von der Wiederherstellung der gestörten Lokomotion bei normalen und bei rindenlosen Hunden." ... „Folglich hätte er als erstes", sagt I. P. PAWLOW, „wenn er nicht der Macht der dualistischen Weltanschauung verfallen gewesen wäre, sondern die Aufmerksamkeit ein wenig auf unsere bedingten Reflexe gerichtet hätte, sich fragen müssen, als diese Hunde schließlich lernten, sich zu bewegen, die Lokomotion sich wiederherstellte, ob sie nicht diese Tätigkeit verlieren, wenn man die Großhirnhemisphären entfernt. Dann wäre die ganze Sache auf die bedingten Reflexe der Großhirnrinde zurückgeführt worden. Er hat das nicht getan, aber E. A.[1] hat es getan, und es erwies sich als richtig."[2]

Tatsächlich bestätigte eine Untersuchungsserie von E. A. ASRATJAN und seinen Mitarbeitern die These I. P. PAWLOWS über die führende Rolle der Großhirnrinde im Rahmen der kompensatorischen Anpassungen des beschädigten Organismus. Das oben über die hohe Verletzbarkeit der Hirnrinde im Verlauf des Sterbens des Organismus Dargelegte macht es notwendig, Methoden zu ermitteln, die die Lebensfähigkeit der Rinde erhalten. Die Bedeutung der Rinde im Verlauf des Sterbens des Organismus und in der Phase der Wiederherstellung seiner Lebensfunktionen gibt zugleich Anlaß, Verfahren zu suchen, mit deren Hilfe die funktionellen Möglichkeiten der Rinde im Kampf um das Leben des Organismus ausgenutzt werden können. Hierbei wird eine Reihe komplizierter, noch völlig ungelöster Fragen aufgeworfen, die die Praxis der Wiederbelebung mit sich bringt.

---

1 ASRATJAN, E. A.,

2 PAWLOW, I. P., Ausgewählte Werke. Akademie-Verlag, Berlin 1955, S. 455.

Diese Fragen können nur auf der Grundlage der PAWLOWschen Physiologie gelöst werden.

Bis jetzt wurde in der Klinik der terminalen Zustände auf die folgende Frage noch keine endgültige Antwort gegeben: Soll man in der Periode des Erlöschens der Lebensfunktionen des Organismus das Zentralnervensystem stimulieren (wobei man die Erregung sowohl der Stamm- als auch der Rindenfunktionen im Auge hat), oder aber soll man in ihm einen Zustand der Schutzhemmung erzeugen und gleichzeitig die vegetativen Funktionen stimulieren?

In der Periode des Erlöschens der Lebensfunktionen kann man die Frage der Verstärkung der Erregung oder der Hemmung nur lösen, wenn man von der Grundaufgabe ausgeht, den Organismus nicht in den klinischen Tod verfallen zu lassen, den Prozeß vielmehr in einem möglichst frühen Stadium des Sterbens in die entgegengesetzte Richtung zu lenken.

Das Experiment und die Klinik liefern heute bestimmtes Material, um diese Frage zu lösen. Wir erwähnten bereits, daß man das Erlöschen der Funktionen des Organismus durch eine geringe Schmerz- oder elektrische Reizung für längere Zeit aufhalten kann. Inwiefern das jedoch für den Organismus von Nutzen sein wird und ob das insbesondere für die Hirnrinde nützlich ist, in der zu diesem Zeitpunkt bereits eine Überlastungshemmung eintreten kann, ist noch nicht vollständig klar.

Die Erregung der cortical-subcorticalen Abschnitte zu Beginn des Sterbens ist, wie wir bereits ausgeführt haben, anscheinend eine Form des aktiven Kampfes des Organismus um das Leben, eine Form der Mobilisierung sämtlicher Möglichkeiten für den Kampf gegen das Sterben; mit anderen Worten: Die Erregung verhindert das Sterben.

Indem die Rinde den Subcortex und den Hirnstamm tonisiert, das vasomotorische, das Atemzentrum und andere die vegetativen Funktionen regulierenden Zentren erregt, erzeugt sie zugleich auch bessere Bedingungen für ihr eigenes Funktionieren.

Natürlich taucht der Gedanke auf, daß es für die Rettung des sterbenden Organismus zweckmäßig sein müßte, die Erregung der höheren Abschnitte des Zentralnervensystems zu verstärken. Es erscheint verlockend, die corticale Regulation der physiologischen Funktionen als vollkommenste Regulation, die imstande ist, jene während des Sterbens auftretenden Störungen zu kompensieren, zu stimulieren und so länger zu erhalten.

Jedoch zwingen die bis heute bekannten Tatsachen, diese Frage mit großer Vorsicht zu behandeln. Die Erregung zu verstärken, ist offenbar nur in den frühen Stadien des Sterbens vertretbar, wenn sich in der Rinde noch keine Überlastungshemmung entwickelt hat. Unter den oben angegebenen Bedingungen kann die Stimulation der höheren Abschnitte des Zentralnervensystems dem Organismus helfen, mit der zum Sterben führenden pathogenen Ursache fertigzuwerden, oder aber den Prozeß des Sterbens aufzuhalten. Das ermöglicht es, den Kranken an die Stelle zu bringen, wo radikale Hilfe geleistet werden kann.

Die Erregung der Rinde zu verstärken, kann dann von Nutzen sein, wenn gleichzeitig Maßnahmen getroffen werden, ihre Funktionsbedingungen zu verbessern, damit sie wie auch das gesamte Zentralnervensystem stärker mit Nährstoffen und Sauerstoff versorgt werden. Außerdem wird die Erregung nur dann zweckmäßig sein, wenn gleichzeitig der Einfluß der Ursache, die das Sterben hervorgerufen hat, bedeutend abgeschwächt oder vollständig beseitigt wird.

Versuche von Je. M. Smirenskaja haben folgendes gezeigt: Wenn man während des Sterbens durch Blutverlust auf einer bestimmten Etappe der Anämisierung die Gefäße unterbindet, d. h. das Funktionieren des Zentralnervensystems verbessert, kupiert eine Gabe von Karbogen nicht nur die Hypoxie, sondern erregt gleichzeitig auch das Zentralnervensystem einschließlich der Hirnrinde. Dabei hält das Karbogen auch den Prozeß des Sterbens auf und ermöglicht so, Maßnahmen zur Wiederherstellung der Lebensfunktionen des Organismus zu ergreifen. Die Erregung darf aber nicht zu stark sein und nicht zu lange dauern; sie ist nur eine bestimmte Zeitlang zweckmäßig. Danach ist nicht mehr eine Stimulation der Erregung, sondern die Vertiefung der Hemmung nützlich, die sich während bestimmter Stadien des Sterbens naturgemäß entwickelt.

Die Laboratoriumsergebnisse erlauben es, anzunehmen, daß die Anwendung von Karbogen in der Periode des Sterbens im Tierversuch nur bis zum Augenblick des Erlöschens der Kornealreflexe indiziert ist.

Wenn der Organismus durch Erregung des Zentralnervensystems den kritischen Zustand nicht überwinden kann, die ärztliche Hilfe zu spät kommt oder die Erregung der Rinde zu lange und zu stark ist, werden sämtliche energetischen und funktionellen Möglichkeiten des Organismus völlig erschöpft und die kompensatorischen Mechanismen des Zentralnervensystems, vor allem der Hirnrinde, endgültig zerrüttet. Dadurch haben die nachfolgenden Maßnahmen zur Wiederbelebung wenig, mitunter aber auch gar keinen Erfolg.

Eine in der Rinde zu Beginn des Sterbens verstärkte Erregung breitet sich später auf den Subcortex und den Hirnstamm aus und bleibt am längsten im Gebiet der bulbären Zentren erhalten. Jedoch entwickelt sich zu einem Zeitpunkt, in dem sich das bulbäre Gebiet noch im Zustand einer starken Erregung befindet, in der Hirnrinde gewöhnlich schon ein Hemmungsprozeß, der ihre Zellen in einen Zustand einer immer stärker werdenden Überlastungshemmung versetzt.

Die Tatsache, daß die Funktionen der Rinde im Verlauf des Sterbens des Organismus zuerst ausgeschaltet werden (der Mensch verliert das Bewußtsein) und sich diese Funktionen im Verlauf der Wiederbelebung zuletzt wiederherstellen, spricht nicht nur für eine größere Verletzbarkeit dieses Gehirnabschnittes, sondern auch dafür, daß sich die Hirnrinde auf diese Weise sozusagen vor der Zerstörung in der für den Organismus bedenklichsten Periode schützt.

In solchen Fällen erweist sich nicht eine Erregung als nützlich, sondern, umgekehrt, die Verstärkung der sich naturgemäß entwickelnden Schutzhemmung. Wenn zum Beispiel das Tier angeschnallt ist und die Blutgefäße eröffnet sind, verstärkt die Erregung den Blutverlust, beschleunigt das Sterben und stellt damit einen negativen Faktor dar. Hier findet einerseits eine Erregung statt, die großen Energieaufwand erfordert, andererseits aber machen die sich ununterbrochen verschlechternden Funktionsbedingungen der Rinde deren aktive Tätigkeit unmöglich; dadurch wird ihr Untergang unvermeidbar beschleunigt. Eine Verstärkung der Hemmungsprozesse gestaltet unter diesen Bedingungen den Prozeß des Sterbens im Sinne des Energieverbrauches wirtschaftlicher und hält ihn auf, sie erreicht dabei einen Zeitgewinn und schützt die empfindlichsten Abschnitte des Zentralnervensystems besser vor einer irreversiblen Erschöpfung.

Nach der These I. P. Pawlows über die schützende Überlastungshemmung und den Hinweisen von A. G. Iwanow-Smolenski ist eine Anwendung von Schlafmitteln nur dann zweckmäßig, wenn die Schutzhemmung während eines pathologischen Prozesses von selbst entsteht. Schlafmittel vertiefen hierbei nur die in der Rinde naturgemäß entwickelte Schutzhemmung.

Die Laboratoriumsbeobachtungen zeigen, daß ein nichtnarkotisiertes, an das Gestell geschnalltes Tier schneller am Blutverlust stirbt als ein Tier, das sich in einer Äther-Pantoponnarkose befindet. Im ersten Falle dauert der Blutverlust und das Sterben durchschnittlich nur etwa 11 Minuten, im zweiten etwa 14 Minuten.

Aus Tabelle 2 ist zu ersehen, daß in den meisten Versuchen sowohl die narkotisierten als auch die nichtnarkotisierten Tiere schnell sterben (im Verlaufe der ersten 10 Minuten der Blutentziehung).

Jedoch zieht sich das Sterben in einem großen Prozentsatz der Fälle unter Äther-Pantoponnarkose in die Länge und dauert dann über 18 Minuten.

Mit anderen Worten: Die Erschöpfung der Kompensationsmechanismen des Zentralnervensystems und der klinische Tod auf Grund der weiter wirkenden und zum Tode führenden Ursache treten in den Versuchen ohne Narkose schneller ein.

Tabelle 2

Dauer des Sterbens nichtnarkotisierter und narkotisierter Hunde

Zustand der Tiere zu Beginn der Anämisierung	Anzahl der Versuche	Sterben bis 10 Minuten		Sterben 10 bis 18 Minuten		Sterben länger als 18 Minuten	
		Anzahl der Versuche	%	Anzahl der Versuche	%	Anzahl der Versuche	%
Narkotisierte Tiere	351	158	45,2	129	36,75	64	18,23
Nichtkarkotisierte Tiere	171	100	58,52	55	32,14	16	9,34

Indem der Hemmungsprozeß (die Narkose) die in den Versuchen ohne Narkose zu beobachtende extreme Erregung der Rinde und des gesamten Zentralnervensystems aufhebt, spart er sozusagen Kräfte, hemmt den Prozeß des Sterbens und zögert den Zeitpunkt der endgültigen Zerrüttung der Kompensationsmechanismen sowie den des klinischen Todes etwas hinaus.

Bemerkenswert ist, daß die besten Ergebnisse in bezug auf eine nachfolgende Wiederhestellung der Funktionen in einer mitteltiefen Äther-Pantoponnarkose zu erzielen sind. Das wies G. T. SACHIULINA (1951) nach, die die Anämisierung des Gehirns in ihren Versuchen auf etwas andere Art hervorrief. Offenbar erzeugt eine mitteltiefe Narkose gerade die Schutzhemmung in der Hirnrinde, die in der Periode des Sterbens vor besonders starken Zerstörungen schützt.

A. F. FATIN hat eine Methode der intravenösen Mikrostrahlinjektion von Hexenal unter Glukosezusatz angegeben, nach der es möglich ist, eine Narkose von notwendiger Tiefe und Dauer ohne Schäden an den anämisierten Zellen des Zentralnervensystems zu erzielen.

Hieraus ergibt sich die praktische Frage, wie sich eine Verstärkung der Erregung oder der Schutzhemmung des Zentralnervensystems in der Periode des Sterbens auf die nachfolgende Wiederbelebung des Organismus auswirkt, besonders wenn schon ein klinischer Tod eingetreten war. Die experimentellen Erfahrungen besagen, daß der Ausgang der Wiederbelebung davon abhängen wird, in welchem Zustand sich die Rinde im Augenblick der Wiederbelebung befindet, welche Veränderungen in ihr während des Sterbens und des klinischen Todes stattgefunden haben und in welchem Maße ihre funktionellen und energetischen Möglichkeiten bei Beginn der Maßnahmen zur Wiederherstellung der Lebensfunktionen des Organismus erhalten geblieben sind.

Einer der wesentlichsten Faktoren, die einen Einfluß auf den Prozeß der Wiederherstellung der Funktionen des Organismus ausüben, ist die Dauer des Sterbens (die Zeit von Beginn der Blutentziehung bis zum letzten agonalen Atemzug).

Die statistische Auswertung unseres experimentellen Materials ergibt, daß die Kornealreflexe desto früher wieder auftreten, je kürzer die Hypoxie andauerte. Unter 13 Versuchen, in denen die Kornealreflexe im Verlauf der Wiederbelebung außerordentlich früh auftraten (nach 7,5 bis 10 Minuten) waren die Tiere in 10 Versuchen sehr schnell gestorben, und auch in den übrigen 3 Versuchen dauerte das Sterben nicht länger als 13 Minuten. Die Dauer der Agonie war ebenfalls kurz und überschritt nur in einzelnen Versuchen 3 Minuten.

Eine verzögerte Wiederherstellung der Funktionen des Organismus oder der Untergang der Tiere in Versuchen mit längerdauerndem Sterben ist meistens durch pathologische Störungen im Zentralnervensystem und vor allem in der Hirnrinde bedingt – Störungen, die sich unter dem Einfluß eines für längere Zeit stark verminderten Blutdruckes noch vor dem Eintritt des klinischen Todes in der Rinde entwickelten.

An umfangreichem experimentellem Material ist festgestellt worden, daß der Organismus nur in solchen Versuchen schnell wiederbelebt werden konnte, in denen das Sterben nicht länger als 10 Minuten dauerte. Nach einem längeren Sterben (18 Minuten und mehr) wurde die vollständige und stabile Wiederherstellung des Organismus gewöhnlich verzögert oder trat überhaupt nicht ein.

Unter den Bedingungen einer tödlichen Anämisierung der mit Pantopon-Äther narkotisierten Tiere hat ein Sterbeprozeß als lang zu gelten, wenn er sich über 18 und mehr Minuten hinzieht. Wird der Versuch aber ohne Narkose durchgeführt (genauer gesagt: wird nur Pantopon verabreicht), ist schon ein Sterben als lang anzusehen, das 10 Minuten überschreitet.

Weiter oben haben wir bereits ausgeführt, unter welchen Bedingungen eine längere und übermäßige Erregung die Rinde ausschalten, d. h. einen negativen Ausgang der Wiederbelebung bedingen kann. Dabei folgerten wir aus den Versuchen von Je. M. Smirenskaja, daß die Wiederbelebung von Versuchstieren, die während des Sterbens durch verabfolgtes Karbogen einer zu lange dauernden Erregung ausgesetzt waren, nur unvollständig gelang, besonders wenn schon der klinische Tod eingetreten war.

Eine Reihe von Tatsachen bestätigt die Vermutung, daß ein Zusammenhang besteht zwischen dem frühen Erlöschen der Funktionen der Hirnrinde und der Entwicklung einer Hemmung, die einen heilsamen Schutz darstellt. In unseren Versuchen haben wir wiederholt festgestellt, daß die Tiere sogar einen klinischen Tod von kurzer Dauer nur mit Mühe überstehen, wenn während des Sterbens eine länger dauernde Erregung auf sie einwirkte; die Rindenfunktion stellt sich in diesen Fällen nicht vollständig wieder her. Dem entspricht auch die Beobachtung, daß „Frühlings"-Hunde, die gewöhnlich stärker erregt sind und auf das experimentelle Trauma, das sie in den Zustand des klinischen Todes versetzt, heftig reagieren, sich viel schlechter wiederbeleben lassen, wobei ihre Hirnrinde oft nur unvollständig wiederhergestellt werden kann. Einige Autoren haben darauf hingewiesen, daß ein Mensch, der im leicht berauschten Zustand oder unter schnellem Verlust seines Bewußtseins ertrinkt, der also nicht heftig um sein Leben kämpft, leichter wiederzubeleben ist. In demselben Sinne sind auch die Ergebnisse von I. R. Petrow und seinen Mitarbeitern zu werten, die nachgewiesen haben, daß eine Unterkühlung, Überhitzung oder ein starker Schmerzreiz die Widerstandsfähigkeit der Tiere gegen einen Blutverlust herabsetzen.

Aus alledem geht hervor, daß ein in indizierten Fällen und in bestimmten Phasen des Sterbens angewandter medikamentöser Schlaf die Prognose der Wiederbelebung verbessert, auch wenn damit erst nach einer bestimmten Dauer des klinischen Todes begonnen wird.

In Versuchen an Fröschen mit zeitweiliger Anämisierung des Gehirns nach der Methode von Asratjan konnte die Mitarbeiterin unseres Laboratoriums, W. I. Sobolewa, nachweisen, daß eine Urethan-Einspritzung vor dem Anlegen einer Ligatur an der Aorta dazu beitrug, daß die gestörten Funktionen des Zentralnervensystems nach dem Wiedereinsetzen des Blutkreislaufes schneller wiederhergestellt wurden. Diese positive Wirkung des Urethans zeigte sich jedoch nur unter bestimmten Temperaturbedingungen (+ 2 bis + 11°). Der Wirkungsmechanismus des Urethans besteht offensichtlich darin, daß dieses in der Periode der zeitweiligen Unterbrechung des Blutkreislaufes einen stärkeren Schutz der Zellen des Zentralnervensystems vor Zerstörung bewirkt und dadurch eine kräftigere und schnellere Wiederherstellung der Funktionen sichert.

Die Ergebnisse von W. I. Sobolewa stimmen mit denen ähnlicher Untersuchungen überein, die schon früher G. T. Sachiulina im Laboratorium von E. A. Asratjan durchgeführt hat.

Nach Experimenten von L. W. Lebedewa aus unserem Laboratorium kann ein Tier, das sich beim Ertränken im Zustand eines oberflächlichen narkotischen Schlafes befand, noch nach längerem Verbleiben unter Wasser wiederbelebt werden als ein Tier, das ohne Narkose ertränkt wurde.

T. N. Grosdowa verabreichte in Versuchen mit tödlicher Anämisierung und nachfolgender Wiederbelebung ihren Hunden Barbamyl und eine narkotisierende Flüssigkeit nach Asratjan. Sie hat dabei festgestellt, daß vor der tödlichen Anämisierung gegebene Schlafmittel (Barbamyl) in Dosen, die einen dem physiologischen ähnlichen medikamentösen Schlaf herbeiführen, während des Sterbens die Rindenzellen vor der Zerstörung schützen. Zugleich ermöglichte diese Schlafmittelapplikation in $100^0/_0$ der Fälle eine stabile und vollständige Wiederherstellung der Rindenfunktionen sogar dann, wenn der klinische Tod sich auf 7 bis $7^1/_2$ Minuten verlängert hatte. Diese Feststellungen werden unterstrichen durch die obigen Protokolle von Versuchen, in denen die vollständige Wiederherstellung der Funktionen des Zentralnervensystems nach einem 7 Minuten dauernden klinischen Tod nur dadurch möglich war, daß 1 bis $1^1/_2$ Stunden vor dem Blutentzug ein medikamentöser Schlaf erzeugt wurde.

Geringere Dosen von Schlafmitteln, die nur einen oberflächlichen Schlaf bewirkten, führten nach einer vorausgehenden Erregungsperiode und unter Erregungsanfällen während des Schlafes zu einer schweren Erschöpfung der Nervenzentren schon vor dem Sterben. Hierdurch wurde der Verlauf der Wiederherstellungsperiode nach Überwindung des klinischen Todes erschwert. Neben dem positiven Einfluß des medikamentösen Schlafes, der darin besteht, daß die Hirnrinde eine längere Sterbenszeit und einen längeren klinischen Tod überdauert, muß jedoch auch seine toxische Wirkung auf die Hirnrindenzellen hervorgehoben werden. Deshalb ist, wie bereits in Kapitel IV erwähnt, die Wiederherstellung der Lebensfunktionen des Organismus viel rascher, wenn das Sterben der Tiere durch tödliche Anämisierung ohne Narkose (oder nur unter leichter Pantoponnarkose), dabei ohne heftige Erregung und langes Hinauszögern verläuft, als wenn der Sterbeprozeß unter Narkose vor sich geht.

Die Erforschung der Bedingungen und Vorgänge, die im Anfangsprozeß der Wiederherstellung der Lebensfunktionen des Organismus nach dem klinischen

Tod die Erregungen im Stammteil des Gehirns schnell wieder entstehen lassen und ihre Weiterleitung zur Hirnrinde bewirken, erscheint uns als eine äußerst wichtige Aufgabe.

Im Kapitel über die Atmung wurde erwähnt, daß die Wiederherstellung der höherliegenden Abschnitte des Zentralnervensystems einschließlich der Hirnrinde

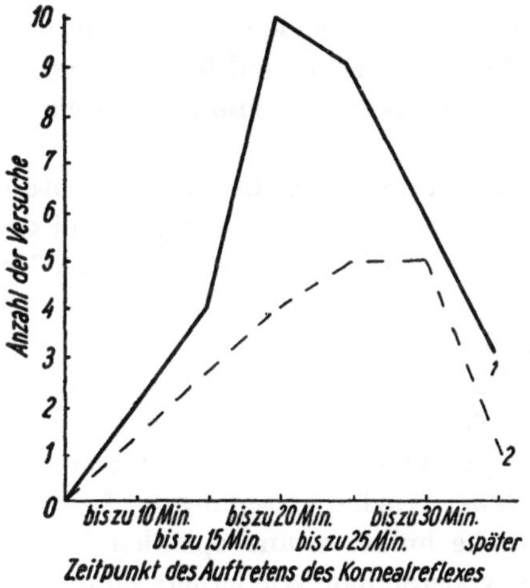

Abb. 47 Abhängigkeit des Zeitpunktes der Wiederherstellung der Kornealreflexe von der Geschwindigkeit der Zunahme der Amplitude der Atembewegungen in der Versuchsreihe über die Wiederherstellung der Atmung in der 5. Minute der Wiederbelebung

1 — Schnelle Vergrößerung der Amplitude der Atembewegungen; *2* — langsame Vergrößerung der Amplitude der Atembewegungen

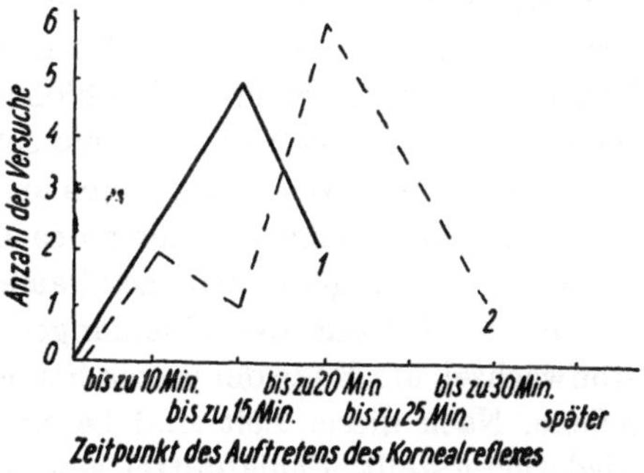

Abb. 48 Abhängigkeit der Zeit des Auftretens der Kornealreflexe von der Geschwindigkeit, mit der sich die Amplitude der Atembewegungen in Versuchen mit der Wiederherstellung der Atmung in der 6. Minute der Wiederbelebung vergrößert. Bezeichnungen wie auf Abb. 47

um so schneller vor sich geht, je eher ein Erregungsherd in der medulla oblongata entsteht.

Dafür spricht überzeugend das frühe Auftreten der Kornealreflexe. In den Versuchen zeigt sich nämlich ziemlich deutlich, daß der Zeitpunkt des Auftretens der Kornealreflexe von der Intensität der Wiederherstellung des Atemzentrums abhängt. Die Abbildungen 47 und 48 veranschaulichen, daß bei schneller Zunahme der Amplitude der Atembewegungen die Kornealreflexe sich schneller wiederherstellen als bei langsamer Zunahme. Es ist klar, daß das frühe Auftreten der Kornealreflexe, das ein frühes Entstehen von Erregungsprozessen im Hirnstamm anzeigt, außerordentlich günstig für den weiteren Verlauf der Wiederherstellung der Lebensfunktionen des Organismus ist, und zwar nicht nur in Verbindung mit einer frühen Wiederherstellung der Atmung, sondern auch dann, wenn diese sich lange hinauszögert. Als markantes Beispiel, das die Richtigkeit dieser Annahme bestätigt, dienen die Versuche Nr. 491 und 1005, in denen die Atmung in der 5. Minute der Wiederbelebung einsetzte, die Kornealreflexe in der 9. Minute auftraten und die vollständige Wiederherstellung der Lebensfunktionen am 1. bzw. 2. Tage erfolgte.

Möglicherweise ist die Verabreichung der narkotisierenden Flüssigkeit nach Asratjan in den ersten Minuten der Wiederbelebung der Grund für negative Ergebnisse, da sie den durch die Hypoxie hervorgerufenen Hemmungsprozeß der bulbären Zentren noch vertiefen.

Somit ist es äußerst wichtig, die Vorgänge zu erforschen, die die Ausbreitung der Erregung vom Stammteil des Gehirns auf die Rinde beschleunigen und den Erregungsherd in der medulla oblongata und im Mittelhirn verstärken, um Methoden für eine vollkommenere und schnellere Wiederherstellung der höheren Abschnitte des Zentralnervensystems auszuarbeiten.

Die heilsame Schutzwirkung des durch Barbamyl oder die Flüssigkeit von Asratjan hervorgerufenen medikamentösen Schlafes zeigt sich besonders deutlich in der Periode des Überganges vom glykolytischen auf den Oxydationsstoffwechsel, am Ende der ersten Stunde nach der Wiederherstellung der Kornealreflexe. Nach dieser Zeit sind bereits sämtliche bulbären und spinalen Reflexe wiederhergestellt. Schlafmittel sind für die vollständige Wiederherstellung der Hirnrindenfunktionen offensichtlich nur in jener Etappe zweckmäßig, in der sich die Schutzhemmung in der Rinde vertieft und die wiederbelebten Zellen der Rinde gegenüber der toxischen Wirkung der Narkotika weniger empfindlich sind. Wie bereits gesagt wurde, verabreichte Je. M. Smirenskaja den sich wiederbelebenden Tieren Karbogen, um den in der Wiederherstellungsperiode entstehenden Hypoxiezustand zu kupieren. Solche Tiere erwachten viel schneller, und man konnte bei ihnen schon 2 bis 3 Stunden nach der Wiederbelebung Anzeichen der Wiederherstellung der höheren Abschnitte des Zentralnervensystems beobachten. Jedoch gingen alle diese Tiere in der Regel später ein. Das bestätigt die Tatsache, daß in den späteren Etappen der Wiederbelebung eine Verstärkung der Schutzhemmung nützlicher ist als eine aktive Erregung der wiederbelebten Rinde.

Vergleicht man den heilsamen Schutzeffekt des durch die Flüssigkeit von Asratjan einerseits und durch Barbamyl andererseits hervorgerufenen medikamentösen Schlafes, so fällt auf, daß Barbamyl schneller wirkt und länger anhält. Jedoch sichert die Flüssigkeit von Asratjan, die gleichzeitig auch eine Normalisierung des Stoffwechsels bewirkt, eine gleichmäßigere Wiederherstellung der Funktionen des Zentralnervensystems der Versuchstiere. Die Anwendung der Schlaftherapie in späteren Etappen der Wiederbelebung wird gegenwärtig noch studiert.

Einige Beobachtungen geben aber Anlaß zur Annahme, daß es sehr zweckmäßig ist, die Schlaftherapie im Sterbeprozeß anzuwenden, wobei sie ernsten

Störungen der Zellen und der Funktionen des Zentralnervensystems entgegenwirken kann.

Aus dem bisher Dargelegten können folgende Schlußfolgerungen gezogen werden:

Die Hirnrinde ist das verwundbarste Gebilde des Zentralnervensystems, ihr Schutz vor tiefgreifenden Störungen in terminalen Zuständen stellt eine sehr schwierige Aufgabe dar. Und doch müssen gerade auf ihre Lösung sämtliche Maßnahmen der Wiederbelebung des Organismus gerichtet sein.

Wir versuchen, einen Sterbenden möglichst frühzeitig in unsere Behandlung zu bekommen, die Dauer des Sterbens und noch mehr die des klinischen Todes zu verkürzen, durch alle möglichen Mittel wenigstens eine schwache Blutzirkulation in der Periode, in der die Herzaktion noch nicht wieder in Gang gekommen ist, künstlich aufrechtzuerhalten, und streben danach, die spontane Herzaktion und Atmung möglichst schnell wiederherzustellen. Durch alle diese Maßnahmen versuchen wir aber vor allem, die Grundaufgabe zu lösen, nämlich die Hirnrinde vor irreversiblen Störungen zu schützen. Die Praxis der Wiederbelebung zeigt, daß eine längere, sogar nur partielle, um so mehr aber eine vollständige Anämisierung des Zentralnervensystems (d. h. ein längerer klinischer Tod) oder irgendwelche anderen Faktoren, die tiefgreifende Störungen der Hirnrinde hervorrufen, einschließlich der unvollkommenen Wiederbelebungsmethoden, dazu führen, daß der Mensch trotz Wiederherstellung der Lebensfunktionen ohne corticale Regulation bleibt, d. h., daß die Wiederbelebung sich als zwecklos erweist. Je früher und vollkommener die Funktionen der Hirnrinde wiederhergestellt werden, um so vollkommener arbeitet auch der Gesamtorganismus wieder.

VI. Hypothermie und künstlicher Winterschlaf im Rahmen der Therapie terminaler Zustände

Die Dauer des klinischen Todes wird bestimmt durch die Zeit des Überlebens unter den Bedingungen der Anoxie der darauf am empfindlichsten reagierenden Gewebe (Gehirn, Leber, Nieren usw.). Deshalb ist die Frage der Verlängerung der Dauer des klinischen Todes, also der Zeit, in der es noch möglich ist, eine vollkommene und dauerhafte Wiederherstellung der Lebensfunktionen des Organismus zu erreichen, eines der kompliziertesten Probleme. Im Verlauf einer langen, erschöpfenden Sterbeperiode treten häufig – auch bei erhaltener Atmung und Herztätigkeit – schwere Gewebsschäden auf, die zur Ursache eines negativen Verlaufs der Wiederbelebung werden können. In diesem Zusammenhang tauchte der Gedanke auf, durch eine künstliche Hypothermie die Entwicklung von Zerstörungsprozessen im Gewebe, die im Verlauf der Agonie und des klinischen Todes des Organismus auftreten, zu verzögern.

Der Gedanke, den künstlichen Winterschlaf für therapeutische Zwecke anzuwenden, wurde erstmalig von Baxmatjew, dem Begründer der Lehre von der Anabiose, entwickelt. Es dauerte jedoch noch ca. 30 Jahre, bis dieser Gedanke die Aufmerksamkeit der Experimentatoren und Kliniker auf sich zog. Eine Reihe von Beobachtungen in chirurgischen, gynäkologischen und anderen Kliniken bestätigte dann den großen therapeutischen Wert des künstlichen Winterschlafes. Der Mensch wie das Tier können mit Hilfe dieser therapeutischen Maßnahme auch sehr schwere Krankheitszustände überwinden. Vor allem kann durch eine Hypothermie die Lebensdauer des anämisierten Zentralnervensystems über die Zeit hinaus verlängert werden, die es unter normalen Temperaturbedingungen überleben würde (Ch. Bailey, Bigelow, Schmidt, Girgolaw, Bakuljew, Petrow, Giaja, Golland, Smith und Fay, Swan u. a.).

In experimentellen Arbeiten, die wir Ende 1954 begonnen haben (W. A. Negowski, W. I. Sobalewa, I. S. Gajewskaja, N. L. Gurwitsch, L. I. Murski, N. S. Kolganowa, N. P. Romanowa, M. S. Boguschewitsch) stand vor uns die Aufgabe, durch künstliche Hypothermie den Sterbeprozeß eines akut anämisierten Organismus aufzuhalten, um dann eine vollkommen stabile Wiederherstellung seiner Lebensfunktionen auch nach einer längeren Periode des klinischen Todes zu erreichen.

Durch physikalische Unterkühlung in Verbindung mit einer Pentotal-Infusion konnte eine Senkung der Körpertemperatur bei Hunden erzielt werden. Sie betrug im Verlauf von 2 bis 4 Stunden 24,5 bis 26,5° C. Dann ließen wir die Tiere ausbluten. Wie zu erwarten, wurden dabei die Atemzüge seltener (2 bis 8 Atemzüge in der Minute), der Blutdruck sank auf 15 bis 20 mm Hg ab, und der Herzschlag verlangsamte sich von 150 auf 60 bis 70 Herzsystolen pro Minute. Gleichzeitig verlängerte sich die Dauer der elektrischen Systole (Q — T) der Ventrikel von 0,22 bis 0,25 auf 0,5 Sekunden. Interessant ist, daß die Geschwindigkeit des Bluteinlaufs in Herzvorhöfe und Ventrikel beinahe der Norm — ca. 0,12 Sekunden — entsprach. Unter den Bedingungen einer Unterkühlung wurde eine Sterbezeit von 7 bis 30 Minuten erzielt. Die Unterkühlung konnte aber den durch die Ausblutung hervorgerufenen Sterbeprozeß des Versuchstieres, dessen Dauer ungefähr der der Kontrolltiere entsprach, nicht aufhalten. Ca. 2 bis 3 Minuten nach Aufhören der Herztätigkeit trat gewöhnlich auch ein Stillstand der Atmung ein. Bei einigen Hunden setzten Atmung und Herztätigkeit gleichzeitig aus. Hervorzuheben ist, daß beim unterkühlten Tier nie ein typischer Agoniezustand auftritt, wie wir ihn beim Normaltod beobachten können. Deshalb ist es auch schwierig, den Augenblick des Atemstillstandes genau festzustellen. Der klinische Tod der Versuchstiere dauerte zwischen 15 Minuten und 1 Stunde 20 Minuten. Während dieser Zeit sank die Körpertemperatur der Tiere noch um 0,5 bis 6° C ab. Besonders beachtlich war der Temperaturrückgang bei Tieren, deren klinischer Tod sich lange, 40 bis 60 Minuten bis 1 Stunde 20 Minuten, hinzog. Bei allen Versuchstieren wurde 10 bis 15 Minuten vor Beginn der Wiederbelebung die Unterkühlung eingestellt.

In der Periode des Sterbens und nach Eintritt des klinischen Todes traten neben einer Verlängerung der Dauer des Ventrikelkomplexes auf 0,6 bis 0,8 Sekunden und mehr starke Schwankungen der Elektrokardiogramm-Komplexe auf (1 bis 2 in der Minute). Bei anderen Tieren wieder sahen wir gruppenweise auftretende Extrasystolen, die dann gewöhnlich in ein pausenloses Flimmern geringer Amplitude und verhältnismäßig niedriger Frequenz (80 bis 120 in der Minute) übergingen.

In Zeiträumen von 30 Sekunden bis 6 Minuten (von Beginn der Wiederbelebung an gerechnet) kam bei Körpertemperaturen von 19 bis 29° C die Herzaktion der Tiere wieder in Gang. Bei der Mehrzahl der Tiere, deren Herztätigkeit erst nach verhältnismäßig langer Zeit (nach 3 bis 6 Minuten Wiederbelebungszeit) wieder begann, kam es zu Beginn der Wiederbelebung oder am Ende des klinischen Todes zum Kammerflimmern. In einigen Fällen trat das Flimmern erst in späteren Etappen der Wiederbelebung (zwischen 1 Stunde bis 1 Stunde 30 Minuten) auf. Während der ersten 10 bis 20 Minuten der durch Adrenalin- und Ephedrin-Infusionen unterstützten Wiederbelebung beobachteten wir eine verlangsamte, geschwächte und manchmal unnatürliche Reaktion des Herzens. Elektrokardiogramme, die während der Wiederherstellung der Herztätigkeit und in späteren Etappen der Wiederbelebung der Tiere aufgenommen wurden, zeigten, daß sich die Form der Ventrikelkomplexe schrittweise wieder ihrer Ausgangsform nähert.

Im Verlauf einer Wiederbelebung des Organismus unter Hypothermiebedingungen muß der Erwärmung der Tiere besondere Aufmerksamkeit gewidmet werden. Nach unseren Beobachtungen ist es zweckmäßig, mit der langsamen Wiedererwärmung (die sich über 2 bis 2 Stunden 30 Minuten hinziehen soll) zu beginnen, sobald die Herztätigkeit wieder in Gang gekommen ist. Wenn die Rektaltemperatur der Tiere 31 bis 32° C erreicht hat, kann die Erwärmung eingestellt werden. Eine zu lange oder zu intensive Erwärmung der Tiere wirkt sich bei der Wiederbelebung schädlich aus. Andererseits würde aber auch ein Unterlassen der Erwärmung den Ausgang des Versuchs negativ beeinflussen.

Die Atmung der Tiere setzte nach 6 Minuten bis 1 Stunde 28 Minuten – von Beginn der Wiederbelebung an gerechnet – bei Körpertemperaturen zwischen 22 und 30,5° C wieder ein. Dadurch, daß Tiefe und Frequenz der Atmung besonders bei solchen Tieren, deren klinischer Tod sich lange hingezogen hatte, nur langsam zunahmen, mußte die künstliche Beatmung während einer langen Zeit fortgesetzt werden (1 Stunde 30 Minuten bis 2 Stunden 30 Minuten). Eine Besonderheit der Wiederbelebung von Tieren in Unterkühlung scheint zu sein, daß der Zeitpunkt der Wiederherstellung der Atmung kein Prognosekriterium darstellt, wie das bei Versuchen unter normalen Temperaturbedingungen der Fall ist. So kommt es, daß selbst dann, wenn die selbständige Atmung erst spät (d. h. nach 30 Minuten bis 1 Stunde 28 Minuten) wieder in Gang kam, bei den meisten Tieren auch gleich die übrigen Lebensfunktionen wieder einsetzten.

Die Kornealreflexe stellten sich nach 27 Minuten bis 1 Stunde 38 Minuten, vom Beginn der Wiederbelebung an gerechnet, wieder ein, bei Körpertemperaturen zwischen 25 und 32° C. Während der ersten 5 bis 15 Stunden, vom Beginn der Wiederbelebung an gerechnet, befanden sich die Tiere in einem Dämmerzustand. Gehör und Gesicht funktionierten nach 4 bis 19 Stunden wieder. Nach Ablauf von 16 bis 22 Stunden begannen die Tiere wieder zu gehen und selbständig Nahrung zu sich zu nehmen. Nach 1 bis 4 Tagen unterschieden sich die Versuchstiere in ihrem Äußeren kaum von anderen Tieren.

Um festzustellen, ob während der Wiederherstellung der Hirnrindenfunktion Besonderheiten auftreten, wurde bei den Untersuchungen der höheren Nerventätigkeit dieser Tiere die Methode I. P. Pawlows (Sekretionsmethode) angewendet. So konnten wir nachweisen, daß eine vollkommene Wiederherstellung der Reflexe nach der Wiederbelebung bei Hunden möglich ist. In der Restitutionsperiode konstatierten wir jedoch bei einigen Tieren starke Erschöpfungserscheinungen der Hirnrindenzellen. Manchmal wurden die Wechselbeziehungen zwischen den wichtigsten Nervenprozessen — Reizung und Hemmung — auf verschiedene Weise gestört. Eine verminderte Funktionsfähigkeit der Nervenzellen führte zu verschiedenen Phasenerscheinungen, von geringfügigen Paradoxalphasen bis zu den turbulenten Formen einer Ultraparadoxalphase.

Während bei der Wiederbelebung von Tieren, die einen klinischen Sterbeprozeß bis zu einer Stunde überdauert hatten, eine vollkommene Wiederherstellung der Funktionen der höheren Abschnitte des Zentralnervensystems erreicht wurde, konnte man bei Tieren, bei denen die Dauer des klinischen Todes 1 Stunde überschritt (1 Stunde 20 Minuten) lediglich eine vorübergehende Wiederherstellung der Herztätigkeit, der Atmung und einiger Funktionen des Hirnstammes erzielen. Die Funktion der höheren Abschnitte des Zentralnervensystems konnte nicht wiederhergestellt werden. Die Herzaktion kam bei diesen Tieren erst viel später wieder in Gang als bei solchen, bei denen der klinische Tod weniger als 1 Stunde gedauert hatte. Das ist darauf zurückzuführen, daß wiederholt gleich zu Beginn der Wiederbelebung Herzflimmern auftrat. Dabei ist zu beachten, daß es bei solchen Tieren bedeutend schwieriger ist, das Herzflimmern zum Aufhören zu bringen. Während bei Tieren, deren klinischer Tod nicht länger als eine Stunde gedauert hatte, die Defibrillation des erkalteten Herzens mit einer Kondensatorentladung von 1500 bis 3000 V zu erreichen war, ging das Flimmern bei letzteren Tieren meist nur unter dem Einfluß kurz aufeinanderfolgender Kondensatorentladungen bei höherer Spannung (3000 V und mehr) zurück. Alle Hunde, deren klinischer Tod länger als eine Stunde gedauert hatte, starben in der ersten Stunde nach der Wiederbelebung.

Untersuchungen im biochemischen Laboratorium ergaben, daß bei künstlicher Unterkühlung von Tieren, deren Tod durch Ausblutung hervorgerufen worden war, der Verfall der Energiereserven des Hirngewebes viel langsamer (manchmal um das Zehnfache) vor sich geht als bei Normaltemperaturen. Während also bei gewöhnlicher Körpertemperatur die Energiereserve der Hirnrinde nach 5 bis 6 Minuten dauerndem klinischem Tod aufgebraucht ist, tritt unter der Hypothermie eine Erschöpfung dieser Reserve erst nach 45 bis 60 Minuten währendem klinischem Tod ein. Die Erschöpfung der Energiereserven der Hirnrinde nach Ablauf einer Stunde im Zustand des klinischen Todes scheint die Hauptursache für die erschwerte Wiederherstellung der Funktionen der höheren Abschnitte des Zentralnervensystems bei längerem klinischem Tod zu sein. Die Wiederherstellung des Kohlensäure-Phosphor-Austausches im Gehirn bei der Wiederbelebung der Tiere, die einen 30 Minuten währenden klinischen Tod unter Hypothermiebedingungen überdauert haben, geschieht fast ebenso rasch wie bei einer Wiederbelebung nach 3 bis 5 Minuten dauerndem klinischem Tod unter normalen Temperaturbedingungen.

Die anatomisch-pathologischen Veränderungen im Gehirn von Tieren, die nach klinischem Tod wiederbelebt wurden, und deren Tod durch Ausblutung unter

Hypothermiebedingungen hervorgerufen worden war, tragen keinen spezifischen Charakter und sind rein degenerativer Art. Die morphologischen Veränderungen im Gehirn dieser Tiere sind sogar bei längerer Dauer des klinischen Todes weniger ausgeprägt als bei Tieren, die unter normalen Temperaturbedingungen nach 5 Minuten wiederbelebt wurden. Die Untersuchungen wurden in beiden Fällen zum gleichen Zeitpunkt nach der Wiederbelebung vorgenommen.

Interessant ist auch die Untersuchung der Frage, inwieweit die Wiederherstellung der Herztätigkeit bei Tieren, die einen klinischen Tod während starker und lang anhaltender Unterkühlung erlitten hatten, mit elektrischen Strömen stimuliert werden kann. Die Forschungsversuche ergaben, daß elektrische Impulse von 10-Millisekunden-Dauer bei einer Spannung von 20 bis 40 V, transthorakal in Herzrichtung geleitet, aktive Herzkontraktionen hervorrufen. Auch bei sehr langsamer Herztätigkeit (weniger als 10 Kontraktionen in der Minute) hebt diese künstliche Stimulierung den Blutdruck auf eine Höhe, die unter Hypothermiebedingungen zur Erhaltung der Lebensfunktionen ausreicht, bis ein rascherer Herzrhythmus einsetzt und die normale Automatik der Herztätigkeit wiederhergestellt ist. Sogar wenn die Herztätigkeit ganz aussetzt (bei Körpertemperaturen unter 18° C), kann die Elektrostimulierung aktive Kontraktionen des Herzens bis zur Wiederherstellung der natürlichen Automatik bewirken und unterstützen. Dabei muß selbstverständlich gleichzeitig eine Erwärmung der Tiere erfolgen. Anschließend gewinnen diese Tiere alle ihre Lebensfunktionen vollkommen wieder.

Neben der Anwendung des „künstlichen Winterschlafes" durch Unterkühlung eines narkotisierten Organismus wurde eine neue Richtung entwickelt, deren Anhänger ihr Hauptaugenmerk auf die pharmakologische „Ausschaltung" des peripheren und zentralen Nervensystsms richteten (Laborit, Hyguenard u. a.). Deshalb wurde es notwendig, neben der Frage des Einflusses der physikalischen Unterkühlung der Tierkörper bei Wiederbelebungsversuchen die Frage der Wirkung einiger pharmakologischer Mittel, die die Eigenschaft haben, den Organismus in einen künstlichen Winterschlaf zu versetzen, unter gleichbleibenden Temperaturbedingungen zu untersuchen. Zu den neurolytischen Präparaten dieser Art gehören: Phenothiazin, Aminasin, Diprasin, Etisin in Dosen von 1,25 bis 2,5 mg/kg sowie Promedol, Pantopon, Pyramidon, Atropin und Vitamin Bl. Die Versuchsergebnisse zeigten, daß ein vor dem Sterben der Tiere durch Ausblutung mit pharmakologischen Mitteln hervorgerufener Winterschlaf während der Wiederbelebungsperiode eine Hemmung der Wiederaufnahme der wichtigsten Lebensfunktionen bewirkt.

Die negative Wirkung des durch solche Medikamente hervorgerufenen Winterschlafes beruht offensichtlich darauf, daß diese Präparate die während des Sterbeprozesses oder des klinischen Todes noch vorhandene Reaktionsfähigkeit des Organismus so stark ausschalten (blockieren), daß sie die Wiederbelebung, deren wichtigstes Element die Stimulierung der Lebensfunktionen ist, äußerst erschweren. Wie bereits erwähnt, treten bei künstlicher Unterkühlung solche Schwierigkeiten bei der Wiederbelebung nicht auf, im Gegenteil: die Hypothermie wirkt sich günstig auf den Verlauf aus.

Diese Experimente lassen die Annahme zu, daß bei terminalen Zuständen von Kranken unter den Bedingungen einer künstlichen Hypothermie die Periode des klinischen Todes wesentlich über die klassische 5-bis-6-Minutengrenze hinaus verlängert werden kann.

VII. Anwendung der komplexen Methodik der Wiederherstellung der Lebensfunktionen bei schwerem Schock, Agonie und klinischem Tod

Maßnahmen zum Kampfe gegen terminale Zustände durchzuführen, ist vom Ministerium für Gesundheitswesen der UdSSR in der „Instruktion über die Anwendung der Methoden zur Wiederherstellung der Lebensfunktionen des Organismus im Zustand der Agonie oder des klinischen Todes“ empfohlen worden. Unter „terminalen Zuständen“ werden die Endstadien des Sterbens verstanden, zu denen, strenggenommen, auch die Agonie und der klinische Tod gehören. Andererseits treten auch beim Schock in seinem dritten, nach anderen Klassifikationen aber in seinem vierten und fünften Stadium, eine Reihe Merkmale auf, die es erlauben, auch ihn den terminalen Zuständen zuzuordnen, obwohl sich die Stadien des schweren Schocks von der Agonie und vom klinischen Tod durch wesentliche Besonderheiten unterscheiden. Zur Kategorie der terminalen Zustände rechnen wir:

1. die Stadien des schweren traumatischen, hämorrhagischen, Verbrennungs-, Operations- oder postoperativen Schocks, die nach der Schwere des Zustandes einem präagonalen Zustand gleichzusetzen sind und sich auf die allgemein übliche Weise (Narkotika, Erwärmung, schockwidrige Flüssigkeitsapplikation, intravenöse Bluttransfusion usw.) nicht behandeln lassen;
2. die agonalen Zustände, die durch Traumen, Blutverlust, Operations- oder postoperativen Schock, Asphyxie, einige Formen der Intoxikation, Elektrotrauma u. a. m. hervorgerufen werden;
3. den Zustand des durch sämtliche aufgezählten Ursachen hervorgerufenen klinischen Todes.

Terminale Zustände, die durch eine beliebige der angegebenen Ursachen bedingt werden, sind Grundindikationen für die Anwendung der komplexen Methodik zur Wiederherstellung der Lebensfunktionen. Wir empfehlen diese Methodik nur dann nicht, wenn Schäden oder pathologische Veränderungen vorhanden sind, die eindeutig mit dem Leben nicht zu vereinbaren sind. Ob diese Methodik auch bei Schädeltraumen angewendet werden kann, muß noch durch weitere Untersuchungen geklärt werden.

Bekanntlich waren es sowjetische Wissenschaftler – N. N. Burdenko, E. A. Asratjan, I. R. Petrow u. a. –, die nachweisen konnten, daß der Schock auf neuroreflektorischem Wege entsteht. Das Primäre ist eine Funktionsstörung des Zentralnervensystems. Sie entwickelt sich unter dem Einfluß nervaler Schmerzimpulse, die an der Wirkungsstelle des schockogenen Traumas entstehen und sich anfangs in einer Erregung des Zentralnervensystems äußern. Durch die sich daraufhin entwickelnde Hemmung des Zentralnervensystems werden Atemstörungen, Blutdruckabfall und Störungen der Herztätigkeit hervorgerufen. Der von der Störung der Hämodynamik und der Atmung verursachte Sauerstoffhunger des Organismus vertieft seinerseits wieder die funktionellen Störungen im Zentralnervensystem. Jedoch sind zu dieser Zeit die Blutzirkulation und die Atmung im Schockzustand noch imstande, die Ernährung des Zentralnervensystems zu sichern, die zur Aufrechterhaltung der neuroreflektorischen und insbesondere der corticalen Regulation der physiologischen Funktionen erforderlich ist. Dadurch, daß diese Regulationen erhalten bleiben, unterscheidet sich vor allem der Schockzustand von der Agonie und dem klinischen Tod.

Vertieft sich der Schock, so treten Zerrüttungserscheinungen an den Kompensationsmechanismen des Zentralnervensystems, Störungen der reflektorischen Regulation und ein deutliches Absinken sämtlicher Lebensfunktionen des Organismus in den Vordergrund, d. h. Erscheinungen, die für jedes Sterben charakteristisch sind. In den Endstadien des Schocks verwischen sich also die spezifischen Besonderheiten dieses pathologischen Prozesses immer mehr, er wird dem agonalen Zustand immer ähnlicher.

Aus diesen Gründen ist es erklärlich, daß therapeutische Maßnahmen, die während des terminalen Zustandes einsetzen und vorwiegend neuroreflektorisch angreifen, sich als besonders wirksam bei der Behandlung von Kranken in den Endstadien des Schocks erweisen. Dadurch, daß die Pressorezeptoren der Arterien durch arterielle Blutinfusion unter erhöhtem Druck (160 bis 180 mm) gereizt werden, steigt der Blutdruck schnell an, die Herzaktion wird kräftiger und die Atmung wieder normal. Infolge der Wiederherstellung von Kreislauf und Atmung vermindert sich die Hypoxie sowohl im Zentralnervensystem als auch im gesamten Organismus.

In der Agonie sind die gleichen Funktionsmechanismen des Organismus gestört wie im Schockzustand. Nur ist die Hemmung des Zentralnervensystems in der Agonie bedeutend tiefer und erfaßt, indem sie von der Hirnrinde aus irradiiert, allmählich auch die Stammhirn- und bulbären Zentren. Die Herztätigkeit wird auf ein Minimum eingeschränkt, und die Atmung ist stark verändert. Der Stoffwechsel ist quantitativ und qualitativ ebenfalls erheblich gestört.

Eine Reizung der Interorezeptoren der arteriellen Strombahn läßt infolge ihrer reflektorischen Einwirkung auf das Vasomotorenzentrum, das Herz und das Atemzentrum auch in der Agonie den Blutdruck schnell ansteigen, wobei die Herzaktion und die Atmung verbessert werden.

Sowohl während eines Schocks als auch in einem noch viel ausgeprägteren Maße während der Agonie verbessert eine arterielle Druckinfusion sozusagen als Nebenwirkung der reflektorischen Stimulation des Gefäßtonus die Ernährung des Herzmuskels, weil der Blutdruck in der Aorta ansteigt und dadurch auch die coronare Durchblutung verstärkt wird. Es genügt zur Erzeugung dieses Effektes schon eine relativ geringe Flüssigkeitsmenge (die nicht einmal in die Coronargefäße gelangen kann); durch das Einspritzen gegen den arteriellen Strom werden nicht nur die Gefäßrezeptoren gereizt, sondern auch der Druck im Aortenbogen erhöht und dadurch wieder bis zu einem gewissen Grade die Blutzirkulationsverhältnisse in den Coronararterien verbessert.

Der klinische Tod ist eine 5 bis 6 Minuten dauernde reversible Endetappe des Sterbens. Er wird durch das Fehlen äußerer Lebenszeichen (Fehlen der Herztätigkeit und der Atmung) charakterisiert, wobei jedoch die Stoffwechselprozesse in den Geweben, wenn auch auf einem minimal niedrigen Niveau, erhalten sind. Daß die Komplexe des Elektrokardiogramms durch eine starke Reizung der Gefäßwandrezeptoren in irgendeiner peripheren Arterie auch in dieser Phase noch beschleunigt werden, ist ein Beweis dafür, daß eine einfache reflektorische Tätigkeit, die den äußeren Reiz beantwortet, immer noch möglich ist.

Um die Funktionen eines Organismus, der sich im Zustand des klinischen Todes befindet, wiederherzustellen, muß man vor allem die Herzaktion wieder in Gang bringen. Die arterielle Druckinfusion von Blut ist dabei eine Methode, die sowohl reflektorisch den Tonus im Herz- und Gefäßsystem durch eine Reizung der Angiorezeptoren stimuliert als auch die Asphyxie des Herzmuskels durch eine schnelle Wiederherstellung des Blutstromes in den Kranzgefäßen beseitigt.

Während der arteriellen Druckinfusion von Blut muß der Organismus gleichzeitig künstlich, mit Hilfe eines Gerätes, beatmet werden. Dadurch wird wieder das Atemzentrum reflektorisch stimuliert und das Hämoglobin mit Sauerstoff angereichert.

Die erste klinische Arbeit über die Anwendung einer arteriellen Druckinfusion von Blut bei Patienten im Zustand der Agonie wurde auf Anregung F. A. Andrejews von dem Arzt I. A. Birillo (Minsk) zusammengestellt und im Jahre 1939 veröffentlicht.

Wir haben, 1936 beginnend, eine komplexe Methodik zur Wiederherstellung der Lebensfunktionen bei sterbenden Menschen ausgearbeitet, wobei wir die Methode von F. A. Andrejew ausbauten und ergänzten. Mitarbeiter unseres Laboratoriums haben dann diese Methodik in den Jahren 1943 bis 1952 in Zusammenarbeit mit Ärzten einer Reihe therapeutischer Institute in Moskau an 110 Patienten klinisch ausprobiert. Ein erheblicher Teil weiterer Erfahrungen wurde dann an der Front während des Großen Vaterländischen Krieges gesammelt. Die Ergebnisse der angewandten Methodik zur Wiederherstellung der Lebensfunktionen bei Menschen, die sich in terminalen Zuständen befanden, haben wir erstmalig im Jahre 1945 veröffentlicht.

Von 110 Patienten, bei denen wir zur Wiederbelebung die komplexe Methodik anwandten, hatten 46 Kranke mit dem Leben nicht zu vereinbarende Organschäden. Die Wiederbelebung von 12 weiteren Patienten wurde nur unvollständig und nicht rechtzeitig ausgeführt, so daß nur 52 Patienten mit rechtzeitiger und richtiger Wiederbelebung übrigbleiben. In dieser letzten Gruppe wurde eine arterielle Druckinfusion von Blut bei 14 Patienten mit schwerem traumatischem Schock angewandt; 9 von ihnen gelang es am Leben zu erhalten. Von 26 Patienten dieser Gruppe, die sich im Zustand einer Agonie befanden, wurde eine vollständige Wiederherstellung sämtlicher Funktionen bei 11 Personen erzielt. Im Zustand des klinischen Todes wandten wir die komplexe Methodik bei 12 Personen an, von denen 3 am Leben blieben.

Demzufolge gelang es eine vollständige Wiederherstellung bei 23 Patienten von 52, d. h. in 44% der Fälle. 29 Patienten starben, obwohl die komplexe Methodik zur Wiederherstellung der Lebensfunktionen rechtzeitig angewandt wurde. Bei 15 von diesen 29 Patienten trat der Tod infolge der Entwicklung eines sekundären postoperativen Schocks ein; bei 7 Patienten kamen die Funktionen der höheren Abschnitte des Zentralnervensystems infolge der vorausgegangenen längeren Anämisierung nicht wieder in Gang; 7 Patienten sind an anderen Ursachen gestorben, die mit der Anwendung dieser Methodik nicht zusammenhingen.

Die Methode der arteriellen Druckinfusion von Blut, aber nur manchmal in Kombination mit der künstlichen Beatmung, setzte sich in der Sowjetunion ziemlich schnell durch. Sowohl in den Jahren des Großen Vaterländischen Krieges (W. P. Raduschkewitsch, L. S. Chawkin, Ch. D. Gadshijew, N. M. Tatschmuradow, D. M. Grosdow, B. W. Petrowski, S. W. Binemson und viele andere) als auch in den Nachkriegsjahren (A. N. Bakulew, A. W. Guljajew, B. A. Petrow, G. D. Tschesnokowa, L. O. Ketler, L. N. Kusmenko, D. M. Woloch, I. T. Miltschenko, N. P. Kalaschnikowa, W. M. Prochorow, R. S. Swidler, N. I. Machow, L. A. Kaplan u. a.).

Ch. D. Gadshijew veröffentlichte 1949 die Ergebnisse der Anwendung der arteriellen Bluttransfusion bei 1000 Verwundeten während des Großen Vaterländischen Krieges.

Nach seinen Angaben betrug die Letalität vor Anwendung der arteriellen Druckinfusion von Blut bei schwerem traumatischem Schock 57,6%, sie verminderte sich nach Einführung der Transfusion um 25,5%.

Im Swerdlowsker Medizinischen Institut arbeiten gegenwärtig A. G. Lidski, W. A. Kuljaniza, N. K. Kudrjawzewa und A. W. Tschinenkow erfolgreich nach dieser Methode in der Chirurgischen Klinik.

L. O. Ketler arbeitete in ländlichen Gegenden und berichtete über seine Fälle, bei denen eine arterielle Druckinfusion von Blut angewandt wurde. Er schreibt: „Wegen der Einfachheit und Wirksamkeit dieser Methode können wir sie für eine breitere Anwendung in den chirurgischen Abteilungen sogar der Kreiskrankenhäuser empfehlen.“

Trotz der großen Erfolge der Geburtshelfer und Gynäkologen in der Sowjetunion gibt es doch noch einzelne Fälle, in denen die Frauen, zum Beispiel wegen atonischer Blutungen, Uterushalsrupturen, extrauteriner Schwangerschaft und bei kriminellen Aborten, infolge eines tödlichen Blutverlustes sterben. Gerade für diese Indikationen eignet sich aber die komplexe Methodik der Wiederbelebung ganz besonders.

In der Analyse einer Arbeit von KERR weist SANCH auf eine kanadische Statistik hin, aus der die große Bedeutung der Blutung als Ursache der mütterlichen Sterblichkeit hervorgeht; er ist der Meinung, daß man bei richtiger Therapie 85% der Fälle dem Tod hätte entreißen können.

Unter den russischen Geburtshelfern und Gynäkologen wenden Prof. I. T. MILTSCHENKO und seine Assistentin N. P. KALASCHNIKOWA (Kuibyschewer Medizinisches Institut) die aterielle Druckinfusion von Blut schon mit Erfolg an. Als einer der ersten hat D. M. WOLOCH die arterielle Druckinfusion von Blut in die geburtshilfliche und gynäkologische Praxis bei tödlichen Blutverlusten eingeführt. Er berichtete bereits über eine Reihe von Fällen, in denen es ihm mit Hilfe dieser Methode gelungen war, das Leben der Patientinnen zu erhalten. Bis heute sind in der sowjetischen Literatur 1822 Fälle beschrieben worden, in denen man sich der arteriellen Druckinfusion von Blut zur Behandlung verschiedener terminaler Zustände bediente. Davon ist nur in 1645 Fällen angegeben, bei welchen terminalen Zuständen man diese Methodik anwandte. Von diesen 1645 Patienten wurde das Leben bei 842 (51%) erhalten.

Unter den erwähnten Patienten befanden sich 1253 im Zustand eines schweren Schocks, der mit den üblichen Methoden nicht behoben werden konnte. Nach Anwendung der arteriellen Druckinfusion von Blut wurden 56,9% dieser Patienten wiederbelebt.

Eine Analyse des in der sowjetischen Literatur veröffentlichten Materials zeigt also, daß der Prozentsatz der erfolgreichen Wiederherstellung der Lebensfunktionen ziemlich hoch ist.

Leider äußern sich die meisten Autoren in ihren Berichten über die Anwendung arterieller Druckinfusion in der Klinik nicht über die Todesursachen. Bei einer Auswertung der Arbeiten, die eine solche Analyse enthalten, entsteht der Eindruck, daß der Tod entweder dann eintrat, wenn die Patienten mit dem Leben nicht zu vereinbarende Organschäden hatten oder wenn sich ein sekundärer Schock entwickelte. Das wird in den Tabellen 3 und 4 veranschaulicht.

Aus der Tab. 3 ist zu ersehen, daß unter den 1253 Patienten, die sich im Zustand eines Schocks befanden, nur bei 143 überhaupt kein Effekt erzielt wurde. Das waren hauptsächlich Patienten mit schweren, mit dem Leben nicht zu vereinbarenden Organschäden (CH. D. GADSHIJEW); beim größten Teil der Patienten war die Wiederherstellung sämtlicher Funktionen vollständig und stabil.

Zur Illustration führen wir Auszüge aus Krankengeschichten an.

Sämtliche Fälle, in denen die Methodik der Wiederbelebung von Mitarbeitern unseres Laboratoriums angewandt wurde, sind mit einem Sternchen bezeichnet.

Tabelle 3

Ursache des schweren Schocks	Gesamt-zahl der Kranken	Wieder-belebung ohne Effekt	Kurz-fristiger Effekt	Voll-ständige Wieder-herstel-lung	Am Leben geblieben	Ge-storben
Blutverlust	17	—	1	16	16	1
Trauma	1186	143	200	843	665	521
Operations- und postoperativer Schock	33	—	9	24	24	9
Septischer Zustand	15	—	4	11	8	7
Asphyxie	2	—	—	2	—	2
Insgesamt	1253	143	214	896	713	540
In Prozenten	100	11,4	17	71,6	56,9	43,1

Tabelle 4

Ursache eines Agonie-zustandes	Gesamt-zahl der Kranken	Wieder-belebung ohne Effekt	Kurz-fristiger Effekt	Voll-ständige Wieder-herstel-lung	Am Leben geblieben	Ge-storben
Blutverlust	33	—	1	32	18	15
Trauma	146	24	34	88	48	98
Operations- und postoperativer Schock	38	9	12	17	17	21
Intoxikation	33	4	10	19	12	21
Asphyxie	8	2	—	6	6	2
Insgesamt	258	39	57	162	101	157
In Prozenten	100	15	22	63	39,2	60,8

*Kranke I., 20 Jahre alt. Eingeliefert in die Chirurgische Klinik des 1. Städtischen Krankenhauses Moskau am 1. 4. 1948 mit traumatischer Amputation des linken Oberschenkels im oberen Drittel, umfangreichen Quetschungen der Beckenweichteile und traumatischer Amputation des rechten Fußes. Schock IV. Grades. Der Zustand der Patientin ist sehr schlecht; sie ist bei Bewußtsein, reagiert aber nicht auf die Umgebung. Die Haut und die sichtbaren Schleimhäute sind blaß, die Wunden bluten nicht. Schmerzempfindlichkeit fehlt. Ein sehr schwach gefüllter Puls ist nur an den Carotis-Arterien zu fühlen. Der Blutdruck läßt sich nicht bestimmen. Subcutan wurden 2 ml 2%iges Pantopon sowie 1500 Einheiten Tetanusserum verabreicht und intravenös 500 ml Blut gegeben. Der Zustand der Kranken besserte sich danach jedoch nicht. Daraufhin wurde mit der Druckinfusion von Blut unter Zusatz von 1 ml 5%igem Ephedrin in die rechte A. brachialis begonnen. Die Druckinfusion von Blut in die Arterie wurde im Wechsel mit einer Bluttransfusion in die Vene durchgeführt. Auf diese Weise bekam die Patientin insgesamt

1500 ml Blut in kleinen Dosen. Der Zustand besserte sich, das Bewußtsein wurde klar, die Patientin verlangte etwas zu trinken; sie klagte über Kälte und Schmerzen; sie erzählte von dem Geschehenen. Die Haut und die Schleimhäute nahmen wieder eine rosa Färbung an. Puls an der A. radialis betrug 100 Schläge in der Minute mit zufriedenstellender Füllung, Blutdruck 120/80 mm. Die Wunde am Stumpf des linken Oberschenkels begann zu bluten. Die Amputationswunden des linken Oberschenkels und des rechten Unterschenkels wurden in Lokalanästhesie versorgt. Während der Operation und im Verlaufe von $1^1/_2$ Stunden danach wurde ein Gemisch von Blut und 5%iger Glukoselösung nach der Mikrostrahlmethode von Fatin verabfolgt. Postoperativer Verlauf glatt. Die Patientin wurde am 14. 5. 1948 entlassen.

Mit Hilfe der partiellen arteriellen Druckinfusion von Blut war es in diesem Falle möglich, die Patientin in einen operablen Zustand zu bringen.

Der Verwundete K-ow (Beobachtung von N. M. Tatschmuradow wurde 4 Stunden nach einer Verwundung bei der Sanitätsabteilung eingeliefert. Diagnose: Durchschuß am oberen Drittel des rechten Oberschenkels mit Knochenzertrümmerung, Schußverletzung des oberen Drittels des linken Oberschenkels ohne Knochenbeschädigung, starker Blutverlust, Schock III. Grades. Zustand bei der Aufnahme schlecht. Allgemeine Depression. Der Patient reagierte auf die Umgebung nur schwach, die Haut und die Schleimhäute sind blaß; unwillkürliche Defäkation. Puls an der A. radialis nicht fühlbar, Blutdruck nicht meßbar. Subcutan wurden 4 ml 20%iger Campher und 2 ml 10%iges Coffein gespritzt. In die A. radialis wurden gegen den Strom 500 ml Blut und 700 ml Petrowscher Flüssigkeit unter Druck infundiert. 15 Minuten nach dieser Transfusion: Puls 108 Schläge in der Minute, zufriedenstellende Füllung, Blutdruck 100/70 mm. 30 Minuten nach der ersten Transfusion wurden in die gleiche Arterie nochmals 200 ml Blut und 450 ml Petrowscher Flüssigkeit infundiert. 30 Minuten nach der zweiten Transfusion: Puls 180 Schläge in der Minute, Blutdruck 110/70 mm. 7 Stunden nach der Einlieferung konnten die Wundbehandlung und die Ruhigstellung der Extremitäten in Choräthyl-Äthernarkose durchgeführt werden. Zustand nach der Operation war unverändert. Zur Prophylaxe eines sekundären Schocks wurden in die A. radialis nochmals 250 ml Blut und 500 ml Petrowscher Flüssigkeit infundiert. Weitere Verordnung: Campher, Streptocid (Sulfonamid), physiologische Lösung 2 l mittels Tropfklistier.

Der weitere Verlauf war glatt, der Patient wurde ins Lazarett übergeführt.

Der Verwundete B-ow (Beobachtung von N. M. Tatschmuradow) wurde $6^1/_2$ Stunden nach der Verwundung bei der Sanitätsabteilung eingeliefert. Diagnose: Das linke Kniegelenk eröffnende Splitterverwundung, Gasbrand am linken Unterschenkel, Schock III. Grades. Allgemeinzustand bei der Einlieferung schlecht, Bewußtsein getrübt, starke Blässe der Haut und der Schleimhäute, Puls schnell, nicht zählbar, Blutdruck 70/60 mm. Es wurden 5 ml 20%iger Campher gegeben. In die linke A. radialis wurden unter Druck 500 ml Petrowscher Flüssigkeit zentripetal infundiert. Nach der Infusion: Puls 130 Schläge in der Minute, Blutdruck 100/65 mm. In die gleiche Arterie wurden noch 500 ml konserviertes Blut infundiert. 15 Minuten nach der Bluttransfusion: Puls 120 Schläge in der Minute, Blutdruck 120/85 mm. Nach drei weiteren Stunden: Puls 100 Schläge in der Minute, Blutdruck 130/90 mm. 14 Stunden nach der Einlieferung wurde das Bein im unteren Drittel des linken Oberschenkels in Chloräthyl-Äthernarkose amputiert. Zur Prophylaxe eines postoperativen Schocks transfundierte man während der Operation in den Stumpf der A. femoralis 600 ml Petrowscher Flüssigkeit. Zustand nach der Operation befriedigend; Puls 118 Schläge in der Minute, Blutdruck 130/70 mm. Später wurden Campher, Glukose mit Ascorbinsäure, Streptocid und physiologische Lösung subcutan verabreicht. Der weitere Verlauf war glatt, der Patient wurde in gutem Zustand ins Lazarett übergeführt.

Bei 258 Patienten wurde die arterielle Druckinfusion im Zustand der Agonie angewandt.

Wie aus der Tab. 4 zu ersehen ist, konnten bei 39,2% der Patienten, bei denen die Behandlung mit anderen Mitteln versagt hatte, die Lebensfunktionen wiederhergestellt werden. Wenn man berücksichtigt, daß bei einem Teil der gestorbenen Patienten mit dem Leben nicht zu vereinbarende Schäden vorhanden waren und ein Teil der Patienten in der postoperativen Periode durch Entwicklung eines sekundären Schocks starb, so wird es offensichtlich, wie wirksam die arterielle Druckinfusion von Blut auch bei diesen schweren Zuständen ist.

Man darf nicht vergessen, daß bei vielen Patienten, die sich im Zustand der Agonie befanden, als Todesursache außer den mit dem Leben nicht zu vereinbarenden Schäden und dem sekundären Schock auch noch eine vorausgegangene Mangeldurchblutung des Zentralnervensystems in Frage kommt. Die Wirksamkeit der arteriellen Druckinfusion von Blut im Zustand der Agonie wird durch die nachstehenden Beobachtungen veranschaulicht.

* Der Kranke B., 57 Jahre alt, wurde in das „Sklifossowski-Institut" am 2. 10. 1951 eingeliefert. Diagnose: Mastdarmkrebs im ampullären Teil. Am 12. 10. wurde nach entsprechender Vorbereitung in Lumbalanästhesie (0,8 ml 1%iges Sovcain) [= Percain] eine einzeitige abdominoperineale Resektion des Mastdarmes durchgeführt und ein künstlicher After an der linken Bauchseite angelegt. Beim Übergang zur zweiten Etappe der Operation (von der Dammseite aus) begann der Kranke über Schmerzen zu klagen. Der Puls wurde fadenförmig. Man begann eine Äthernarkose, injizierte intravenös 30 ml 0,5%iges Novocain und begann mit einer intravenösen Bluttransfusion. Der Puls wurde rhythmisch, jedoch blieb seine Füllung schlecht. Nachdem der Mastdarm vom Damm aus entfernt war, lockerte sich in der Tiefe der Wunde eine Gefäßklemme, und es setzte eine starke Blutung ein. Es gelang nicht, das blutende Gefäß zu fassen. Die Blutung wurde erst durch eine feste Tamponade der Wunde mit großen Gazetüchern zum Stehen gebracht.

Die starke Blutung führte zum Verschwinden des Pulses. Ungeachtet der nach der Blutstillung fortgesetzten intravenösen Bluttransfusion (1000 ml) hörte die Herzaktion auf. Die Atmung war selten und oberflächlich. Die Haut und die sichtbaren Schleimhäute waren sehr blaß. Der Patient wurde künstlich mit Hilfe des Beutels des Narkoseapparates und mit einer Maske beatmet, außerdem wurden ihm 300 ml Blut mit 1 ml Adrenalin (1 : 1000) unter einem Druck von 180 bis 220 mm in die rechte A. radialis infundiert. 3 Minuten nach Beginn dieser Maßnahmen setzte an der A. femoralis und später auch an der A. radialis ein deutlich wahrnehmbarer Puls wieder ein. In den folgenden Stunden wurde die intravenöse Tropfinfusion von Blut und physiologischer Lösung (1600 ml) fortgesetzt. Im Verlaufe von 2 Tagen blieb der Zustand noch schlecht, dann trat eine Besserung ein. Der postoperative Verlauf war glatt. Der Patient wurde in befriedigendem Zustand nach Hause entlassen.

Die intravenöse Bluttransfusion, die man auf Grund der erlöschenden Herzaktion durchführte, konnte den Zustand des Kranken nicht bessern. Dem agonalen Zustand wurde der Kranke erst durch die arterielle Druckinfusion von Blut entrissen.

* Der Kranke Ch., 19 Jahre alt, wurde in das „Sklifossowski-Institut" 1 Stunde 20 Minuten nach einem Unfall eingeliefert. Diagnose: traumatische Amputation des oberen Drittels des linken Oberschenkels, des oberen Drittels des rechten Unterschenkels und des mittleren Drittels des linken Oberarms, traumatischer Schock, erhebliche Anämisierung.

Der Patient war sehr blaß, ein Puls an der A. radialis ließ sich nicht feststellen, Blutdruck 80/45 mm, Atmung 40 in der Minute, der Patient war bei Bewußtsein. Nach Durchführung der allgemein üblichen schockvorbeugenden Maßnahmen besserte sich der Zustand, Puls 100 Schläge in der Minute, Blutdruck 140/80 mm. Man begann in Äthernarkose die chirurgische Versorgung der Stümpfe der geschädigten Extremitäten. Gegen Ende der Operation war kein Puls mehr tastbar, die Atmung wurde immer seltener und oberflächlicher. In die A. brachialis des Armstumpfes wurden daraufhin 500 ml Blut mit 1 ml Adrenalin (1 : 1000) und 2 Tropfen Strophantin unter einem Druck von 180/220 mm infundiert. Der Zustand des Patienten besserte sich sofort: Die Haut nahm wieder eine rosa Färbung an, der Puls an der A. radialis erschien wieder, die Atmung vertiefte sich. Hiernach wurden intravenös 500 ml Blut und physiologische Lösung infundiert. Der postoperative Verlauf war glatt, der Kranke wurde mit verheilten Wunden entlassen.

Die Kranke D. (Beobachtung von D. M. Woloch) wurde am 4. 2. 1952 in schlechtem Zustand mit einem Krankenwagen in das Ternopoler Bezirkskrankenhaus gebracht. Diagnose: extrauterine Schwangerschaft. Die Patientin wurde sofort in Äthervollnarkose operiert. Während der Operation verschlechterte sich der Zustand der Kranken erheblich: Der Puls war an keiner der peripheren Arterien mehr wahrzunehmen, die Pupillen erweitert, auf Licht keine Reaktion, die Atmung selten und oberflächlich. Durch offene Arterienpunktion wurden in die linke A. femoralis 150 ml Blut infundiert. Sofort nach Einsetzen des Pulses begann man auch Blut in die Oberschenkelvene zu infundieren (120 ml). Gleichzeitig mit der Druckinfusion von Blut in die Arterie wurde die künstliche Beatmung begonnen. 10 bis 15 Minuten nach der arteriellen Druckinfusion von Blut: Puls 130 Schläge in der Minute, rhythmisch, schwache Füllung. Atmung tief und rhythmisch. Pupillen gleichmäßig verengt, Operation beendet, postoperativer Verlauf glatt.

Eine Kranke, 34 Jahre lat (Beobachtung von I. T. Miltschenko) und N. P. Kalaschnikowa) wurde am 24. 6. 1952 in die gynäkologische Abteilung eines der Kuibyschewer Krankenhäuser eingeliefert. Diagnose: extrauterine Schwangerschaft. 2 Stunden nach der Operation verschlechterte sich der Zustand der Kranken stark: Blässe der Haut und der Schleimhäute, kalter Schweiß, Pupillen weit, keine Reaktion auf die Umgebung, Puls und Blutdruck nicht bestimmbar, Atmung erschwert, stockend. Diagnose: innere Blutung. Es wurden eine arterielle Druckinfusion von 250 ml Blut und künstliche Beatmung von Hand durchgeführt. Subcutan injizierte man 700 ml Sauerstoff. Danach besserten sich die Herztätigkeit und die Atmung so, daß es möglich war, die Kranke zu relaparotomieren. Bei der erneuten Laparotomie konnte ein großes intraligamentäres Hämatom festgestellt werden. Das blutende arterielle Gefäß wurde unterbunden. Nach der Operation wurde eine weitere intraarterielle Druckinfusion von 200 ml Blut mit nachfolgender intravenöser Infusion von 500 ml gemacht. Postoperativer Verlauf glatt.

Bei 134 Patienten wurde in der sowjetischen Literatur die Anwendung der Methodik zur Wiederherstellung der Lebensfunktionen beschrieben, die sich im Zustand des klinischen Todes befanden. In allen ihren Funktionen vollständig wiederhergestellt wurden davon 28 Patienten, d. h. 20,8% (Tab. 5).

Tabelle 5

Ursache des klinischen Todes	Gesamtzahl der Kranken	Wiederbelebung ohne Effekt	Kurzfristiger Effekt	Vollständige Wiederherstellung	Am Leben geblieben	Gestorben
Blutverlust	16	4	3	9	6	10
Trauma	86	19	29	38	13	73
Operations- und postoperativer Schock	18	13	1	4	4	14
Septischer Zustand	9	1	4	4	1	8
Asphyxie	5	1	—	4	4	1
Insgesamt	134	38	37	59	28	106
In Prozenten	100	28,4	27,6	44	20,9	79,1

Die mißlungenen Versuche zur Wiederherstellung der Lebensfunktionen bei Patienten, die sich im Zustand des klinischen Todes befanden, können zurückgeführt werden auf eine vorausgegangene längere Anämisierung des Kranken, eine langdauernde tiefe Äthernarkose, auf eine falsche Anwendung der komplexen Methodik (ohne Kombination mit der künstlichen Beatmung mit Geräten, die Luft in die Lungen einblasen) oder auf eine mehr als 5 bis 6 Minuten betragende Dauer des klinischen Todes.

Die folgenden Auszüge aus Krankengeschichten zeigen, daß es bei richtiger Anwendung der komplexen Wiederbelebungsmethodik gelingt, einen Effekt auch bei Patienten zu erzielen, die sich im Zustand des klinischen Todes befinden.

* Der Kranke K., 62 Jahre alt, wurde in das „Sklifossowski-Institut" eingeliefert. Diagnose: 10 Tage alte Ösophagusobturation durch Fremdkörper, Ösophagusblutung infolge Drucknekrose.

Bei der Einlieferung war der Zustand des Patienten äußerst schlecht: allgemeine Schwäche, Haut blaß, sichtbare Schleimhäute cyanotisch, Zunge trocken und belegt, Hämoglobin 41%. Bei der Röntgendurchleuchtung wurde ein Stop des Bariumbreis in Höhe von Th 7–8 festgestellt. Während der Ösophagoskopie setzte beim Durchschieben des Fremdkörpers in den Magen eine massive Blutung aus der Ösophaguswand ein. Der Puls beim Kranken verschwand, die Pupillen erweiterten sich, die Atmung hörte bald auf. Die intrakardiale Injektion von 1 ml Adrenalin (1 : 1000) blieb ohne Wirkung.

In der 2. Minute des klinischen Todes wurde eine Druckinfusion von 200 ml Blut mit 1 ml Adrenalin (1 : 1000) in die A. brachialis unter einem Druck von 180 bis 220 mm begonnen. Gleichzeitig wurde der Patient künstlich beatmet. 1 Minute 30 Sekunden nach

Beginn der Druckinfusion von Blut stellte sich die Herzaktion wieder her. Der Puls wurde an der A. femoralis wieder fühlbar. Nach 2 Minuten setzte die Spontanatmung ein. Danach wurden Blut und physiologische Lösung intravenös infundiert. Nach 20 Minuten: Blutdruck 150/75 mm, Puls 120 Schläge in der Minute, Atmung tief und gleichmäßig. Der Kranke erfüllte die Anweisungen des Arztes bewußt. Nach 2 Stunden jedoch begann eine erneute profuse Ösophagusblutung, und es trat der Tod ein. Bei der Sektion: Decubitalgeschwür der Ösophagus- und Aortenwand durch Fremdkörperdruck, profuse Blutung in den Magendarmtrakt, akute Anämie.

* Die Kranke N., 22 Jahre alt, wurde in das „Sklifossowski-Institut" eingeliefert. Diagnose: Narbenstriktur des Ösophagus. Am 26. 10. 1951 trat bei der Kranken während der turnusmäßigen technisch sehr komplizierten plastischen Operation, die in Intubationsnarkose-Äther durchgeführt wurde, eine Asphyxie infolge einer Verstopfung des Intubationsrohres durch Schleim ein. Die Atmung sistierte, bald darauf verschwand der Puls. 3 Minuten nach Eintritt des klinischen Todes konnte der Schleim aus der Trachea abgesaugt und mit der künstlichen Beatmung begonnen werden. Gleichzeitig wurden 300 ml Blut mit 1 ml Adrenalin (1 : 1000) unter Druck von 220 mm in die rechte A. brachialis infundiert. 2 Minuten nach Beginn der Druckinfusion stellte sich die Herzaktion wieder her, wurde der Puls an der Oberarmarterie wieder fühlbar und setzte die Atmung wieder ein. Eine weitere Infusion von Blut und physiologischer Lösung (700 ml) erfolgte in die Vene. Postoperativer Verlauf glatt.

Die Kranke Je., 14 Jahre alt, wurde in die Chirurgische Klinik des 1. Städtischen Krankenhauses Moskau mit traumatischer Amputation des rechten Oberschenkels im Schockzustand III. Grades eingeliefert. Zustand der Patientin äußerst schlecht, Bewußtsein erhalten, jedoch keine Reaktion auf die Umgebung. Haut sehr blaß. Puls an der A. radialis kaum wahrnehmbar, Blutdruck 90/50 mm. Intravenöse Infusion von 450 ml Blut und 50 ml 40%iger Glukoselösung. Der Zustand der Patientin besserte sich etwas: die Haut nahm eine leicht rosa Färbung an, der Puls wurde etwas voller, das Blutdruckniveau veränderte sich nicht. Man begann in Äthernarkose die Wunde zu behandeln. Gegen Ende der Operation verschlechterte sich der Zustand der Patientin erheblich: Die Herztätigkeit und die Atmung hörten auf. Es trat der klinische Tod ein. Die linke Oberarmarterie, die nicht pulsierte, wurde freigelegt. 1 bis $1^1/_2$ Minuten nach Eintritt des klinischen Todes konnten in die Arterie 250 ml Blut infundiert werden. Die Atmung stellte sich sofort wieder her, und nach $1^1/_2$ Minuten setzte auch der Puls an der A. radialis ein. Das Bewußtsein kam nach 5 Minuten wieder. Die Patientin erholte sich. Es ließen sich keine neurologischen Störungen nachweisen.

Die Kranke D., 24 Jahre alt (Beobachtung von L. N. Kusmenko) wurde am 28. 3. 1948 in die Chirurgische Klinik des Medizinischen Instituts im Zustand einer hochgradigen Anämisierung eingeliefert. Diagnose: Schußwunde des rechten Oberschenkels, 4 cm unterhalb des Poupartschen Bandes. 4 bis 5 Minuten nach dem Aufhören der Atmung wurden 200 ml Blut mit 1,5 ml Adrenalin (1 : 1000) arteriell infundiert. Gleichzeitig begann man die künstliche Beatmung von Hand unter Zusatz von Sauerstoff. Nach Einlaufen von 120 ml Blut traten Herzkontraktionen auf, nach weiteren 3 Minuten setzte die Atmung ein. Nach 5 Minuten betrug der Puls an den peripheren Gefäßen 150 Schläge in der Minute. Sofort nach dem Wiedereinsetzen der Herztätigkeit wurde mit einer intravenösen Blutinfusion begonnen. Gleichzeitig wurde ohne Anästhesie die Wunde am Oberschenkel revidiert. Man fand eine vollständige Ruptur der Oberschenkelvene an der Einmündungsstelle der V. saphena. Die Vene wurde unterbunden. Insgesamt bekam die Patientin 2400 ml Blut infundiert. 10 Minuten nach der Wiederherstellung der Atmung erlangte die Patientin das Bewußtsein wieder. Blutdruck 104/42 mm. Am 2. Tage: Puls 120 Schläge in der Minute, Blutdruck 110/54 mm, Hämoglobin 30%. Es wurden intravenös noch weitere 800 ml konservierten Blutes infundiert. Die Patientin klagte über Ohrgeräusche, sie konnte auf dem rechten Auge schlecht sehen. Am 4. Tage: Sehschärfe des rechten Auges 0,1, des linken 1,0. Weiterer Verlauf glatt. Am Tage der Entlassung: Hämoglobin 58, die Sehschärfe des rechten Auges stellte sich bis auf 0,3 wieder her. Elektrokardiogramm normal.

In einem Bericht über diese erfolgreiche Anwendung der arteriellen Druckinfusion von Blut bei klinischem Tod schreibt L. N. KUSMENKO: „Auf Grund unserer klinischen Erfahrungen empfehlen wir dringend die breite Einführung ... der arteriellen Druckinfusion von Blut ... in die klinische Praxis."

Beim Kranken K., 61 Jahre alt (Beobachtung von W. P. RADUSCHKEWITSCH) fiel der Blutdruck während einer operativen Entfernung einer Hirngeschwulst, trotz aller getroffenen Maßnahmen, einschließlich der intravenösen Tropfinfusion von Blut, bis auf 40 mm ab und ließ sich daraufhin überhaupt nicht mehr bestimmen. Der Puls verschwand, die Atmung hörte auf. 4 Minuten nach dem Verschwinden des Pulses begann man, bei gleichzeitiger künstlicher Beatmung von Hand, Blut in die A. axillaris in Richtung auf das Herz zu infundieren.

Es wurden 600 ml Blut und 200 ml 5%ige Glukose verabreicht. Gleich in den ersten 2 Minuten stellte sich der Puls wieder ein; der Blutdruck stieg bis auf 120/80 mm an, der Kranke begann frei und tief zu atmen. Die Tropfinfusion von Blut wurde intravenös fortgesetzt und die Operation erfolgreich beendet.

Der Kranke D., 26 Jahre alt (Beobachtung von CH. D. GADSHIJEW), wurde wegen einer Messerstichwunde im 10. Intercostalraum links in Höhe der mittleren Axillarlinie eingeliefert. Befund bei der Einlieferung: Zustand äußerst schlecht, Haut blaß, Puls fadenförmig, nicht zählbar, systolischer Druck 50 mm, diastolischer Druck nicht bestimmbar, Pupillen erweitert, Pupillenreflex auf Licht träge, Atmung selten und stockend.

Durch eine Blutung aus der beschädigten Milz entwickelte sich der agonale Zustand. Sofort wurde in Lokalanästhesie die Bauchhöhle eröffnet. Gleichzeitig begann man mit einer arteriellen Druckinfusion von Blut. Die Bauchhöhle war voller Blut. Der Gefäßstiel der Milz wurde vom Operateur zwischen Daumen und Zeigefinger der linken Hand zusammengepreßt und das Organ aus der Operationswunde luxiert. In diesem Augenblick verschwand der Puls. Der Blutdruck ließ sich nicht mehr feststellen, die Atmung hörte auf. Es trat der klinische Tod ein. Man begann erneut mit einer arteriellen Druckinfusion von Blut. Nach der Einführung von 100 ml Blut unter gleichzeitiger künstlicher Beatmung (von Hand) traten ein fadenförmiger Puls und seltene Atemzüge wieder auf. Nach dem Einlaufen von 350 ml Blut in die Arterie: Puls deutlich, Blutdruck 85/35 mm, Bewußtsein kehrte zurück. Intravenös wurden noch 550 ml Blut infundiert. Gegen Ende der Transfusion betrug der Puls 90 Schläge in der Minute, der Blutdruck 125/75 mm. Die Milz wurde nach Unterbindung der Gefäße des Milzstiels entfernt. Auf der hinteren Fläche der Milz fand sich eine Wunde, die fast bis zum Milzhilus reichte. Die Wunde der Bauchwand wurde fest vernäht. Weiterer Verlauf glatt.

Im Laufe der letzten Jahre haben viele ausländische Autoren die Methode der arteriellen Druckinfusion von Blut, meistens leider ohne gleichzeitige künstliche

Beatmung, bei schwerem Schock, Agonie und klinischem Tod übernommen. So berichten die ungarischen Autoren (D. Frank, I. Gal, G. Wasch, B. Juchas aus der Klinik von B. W. Petrowski), der tschechische Autor K. Holubek, der auch die Untersuchungen seiner Landsleute Lichtenberg und Tryb anführt, und die polnische Autorin Wlodarska über erfolgreiche Anwendung der arteriellen Druckinfusion von Blut.

„Diese Methode ist nicht nur ein Mittel zur Wiederbelebung", schreibt Holubek (1952), „sondern wird immer mehr zu einem Mittel der Behandlung von Schock- und Kollapszuständen." In den letzten Jahren wurde auch in anderen Ländern eine größere Anzahl von Beobachtungen veröffentlicht über die Anwendung der arteriellen Druckinfusion von Blut zum Zwecke der Wiederherstellung der Lebensfunktionen bei Menschen, die sich im Zustand des Schocks, der Agonie und des klinischen Todes befanden (Binet und Strumzer, Ebert, Gardner, Gibbon und Stayman, Gold und Rosenthal, Johns u. a., Kohlstaedt und Page, Rabinowitz, Robertson u. a., Trincher und Elkin, Swan (1947), Porter, Sanders und Lockwood (1948), Sealey (1949), Holländer und Berner (1955). Diese ausländischen Autoren beschreiben ebenfalls die gute Wirksamkeit dieser Methode. „Es gibt dabei nichts Erstaunliches", sagen Gibbon und Stayman, „wenn sich der Zustand der Patienten im schweren Schock bei massiven intravenösen Bluttransfusionen nicht bessert; die günstigen Ergebnisse, die in diesen Fällen durch arterielle Druckinfusion von Blut erzielt werden, sind offensichtlich und bedürfen keiner Erklärung."

Nach Angaben von Gold und Rosenthal „wird die intravenöse Bluttransfusion schon seit langem als eine Methode betrachtet, die im terminalen Stadium des Schocks gar keine oder eine sehr geringe Bedeutung hat." Die erwähnten Autoren sind jetzt begeisterte Anhänger der arteriellen Druckinfusion von Blut bei diesen Zuständen. Hügin (1952) hebt ebenfalls die jetzt schon weit verbreitete Meinung hervor, daß bei der arteriellen Infusion im Unterschied zu der venösen die Möglichkeit besteht, das Blut schnell zu infundieren und dadurch den Blutdruck zu erhöhen. Auf eigene Untersuchungen sowie auf die Arbeit von Corcoran und Page gestützt, bemerken Jones, Davis, Hubay und Holden (1950), daß bei der arteriellen Druckinfusion von Blut sich die Nierenfunktion viel früher wiederherstellt als bei der venösen Infusion. Nach ihren Angaben tritt die Harnabsonderung in der Periode des Erlöschens der Lebensfunktionen schon bei einem Blutdruck von 70/80 mm wieder ein. Diese Angaben stimmen mit den Ergebnissen der Arbeiten von W. L. Gubar überein, die in den Jahren 1939 und 1940 in unserem Laboratorium durchgeführt wurden.

In ihrer Mitteilung über Fälle einer erfolgreichen Anwendung der arteriellen Druckinfusion in der Klinik schlagen Robertson, Trincher und Dennis (1948) ein methodisch nützliches Verfahren zur Messung des Druckes vor. Sie empfehlen, in den Gummischlauch zwischen der Nadel und dem Blutbehälter des Druckinfusionssystems ein besonderes Membranmanometer zwischenzuschalten; diese

Maßnahme soll es ermöglichen, nicht nur den Druck des zu infundierenden Blutes zu dosieren, sondern durch ein zu bestimmten Zeitpunkten vorgenommenes Zusammendrücken des Gummischlauches zwischen Manometer und Behälter auch die Höhe des Blutdruckes beim Patienten periodisch zu kontrollieren.

Eine Reihe von Autoren schlägt speziell konstruierte, zuweilen ziemlich komplizierte Apparaturen zur Durchführung der arteriellen Druckinfusion von Blut vor (ZIECARDI und MADDEN, 1951; GLASSER und PAGE, 1947; HUBAY, 1950; BADEN, 1952; SABBATINI, 1951; KEET, 1952 u. a.). BINGHAM (1952) beschreibt einen von ihm konstruierten Apparat, der in 100 Fällen mit Erfolg in der Klinik angewandt wurde. SCHAEFFER (1952) empfiehlt einen einfachen Apparat, der bei der Druckinfusion von Blut die Gefahr einer Luftembolie ausschließt und zugleich die Kontrolle des arteriellen Druckes während der intraarteriellen Transfusion erleichtert.

Wir halten es für unzweckmäßig, die Methode der arteriellen Druckinfusion durch die Anwendung spezieller Apparaturen zu komplizieren. Man kann einen guten Effekt erzielen, wenn man die handelsüblichen Ampullen benutzt, in denen konserviertves Blut aufbewahrt wird und die man mit einem den Innendruck kontrollierenden Tonometer verbinden kann.

Da der Erfolg der Behandlung terminaler Zustände in vielem von der richtigen und rechtzeitigen Anwendung der komplexen Wiederbelebungsmethodik abhängt, muß man eine Reihe von Momenten hervorheben, die bei der Behandlung unbedingt zu berücksichtigen sind.

Eine arterielle Druckinfusion von Blut unter Zusatz von Glukose und Adrenalin ergibt einen Effekt, wenn sie unter einem Druck von 160 bis 180 mm bei Schock und Agonie, von 180 bis 220 mm bei klinischem Tod vorgenommen wird. Im Zustand des schweren Schocks und der Agonie genügt es mitunter, intraarteriell 100 bis 250 ml Blut unter einem Druck von 160 bis 180 mm einlaufen zu lassen. Im Zustand des klinischen Todes stellt sich die Herztätigkeit in der Regel nach der Infusion von 250 bis 500 ml Blut unter einem Druck von 180 bis 220 mm wieder her. Zuweilen muß man eine Druckinfusion von Blut wiederholen, d. h. bei einem neuen Absinken der Herztätigkeit erneut Blut in die Arterie infundieren. In diesen Fällen kann die Gesamtmenge des infundierten Blutes 800 bis 1000 ml betragen.

Eine längere ununterbrochene intraarterielle Druckinfusion einer großen Blutmenge wird nicht empfohlen, da dies ein Flimmern des Herzmuskels hervorrufen kann.

Auf Grund großer klinischer Erfahrungen mit der arteriellen Druckinfusion von Blut warnt CH. D. GADSHIJEW davor, übermäßig große Dosen von Blut anzuwenden. Der Autor schreibt, daß bei einzeitiger arterieller zentripetaler Druckinfusion von über 500 ml Blut die Patienten über „Herzschmerzen, mitunter Angstgefühle, Gefühl des Absterbens des Herzens" klagten. SNYDER (1952) hält es für nützlich, bei Patienten mit Schockzuständen, bei denen die intravenöse Infusion unwirksam war, in den Organismus 1500 ml Blut vor der Operation einzuführen. Jedoch muß man die Infusion einer so großen Blutmenge in die Arterie, und dabei noch auf einen Schub, als nicht ungefährlich ansehen.

Falls kein Blut zur Verfügung steht, benutzen einige Autoren auch beliebige Blutersatzmittel (Sera, Trockenplasma, schockvorbeugende Flüssigkeiten, physiologische Lösung usw.) zur arteriellen Druckinfusion. Sie fügen dabei Adrenalin und Glukose hinzu. Die Infusion von Blutersatzmitteln ruft ebenfalls eine Reizung der Baro- und Chemorezeptoren der Arterienwand hervor und erhöht reflektorisch den Blutdruck. Über erfolgreiche Anwendung von Blutersatzmitteln berichten A. N. Bakulew, B. A. Korolew u. a.

Nach den Erfahrungen von L. W. Lebedewa läßt sich ein positiver Einfluß auf die Wiederherstellung der Lebensfunktionen dadurch erzielen, daß man dem zu infundierenden Blut das Kolloid-Infusin von N. A. Fjodorow in einer Menge von 30 bis 45% der gesamten Infusionsflüssigkeit hinzusetzt.

Porter, Sanders und Lockwood (1948) warnen vor arterieller Verabreichung von Gelatine und Salzlösungen, da dies zu ischämischen Nekrosen der Gewebe am Unterarm und der Hände führen kann. Gegen die Anwendung von Plasma und Blutersatzmitteln äußert sich auch Hügin.

Die Zweckmäßigkeit der Anwendung arterialisierten Blutes bei arterieller Infusion wurde in unserem Laboratorium schon vor dem Kriege untersucht und später bei der Wiederbelebung Verwundeter unter Frontbedingungen durch uns bestätigt. Im Experiment benutzten wir zu diesem Zweck spezielle Geräte, Aeratoren, und in der Klinik setzten wir entsprechend dem Vorschlag des Leningrader Instituts für Bluttransfusion dem Blut Wasserstoffsuperoxyd hinzu. Ohne vorherige experimentelle Überprüfung können wir über den Vorschlag von A. N. Nikitin (1947), der später durch A. L. Fissanowitsch und G. P. Wlassowski (1951) untersützt wurde, dem Blut 30% Wasserstoffsuperoxyd oder Perhydrol hinzuzufügen, kein Urteil abgeben. Santy und Marion (1950) messen der „Hyperoxygenisierung“ des Blutes bei der Wiederherstellung der Herztätigkeit eine große Bedeutung bei. Zur Zahl der aktiven Anhänger einer Anwendung arterialisierten Blutes zur Wiederbelebung muß man auch Lefébure (1946) rechnen, der empfiehlt, gleichzeitig mit der Einführung von sauerstoffgesättigtem Blut das Herz elektrisch zu stimulieren.

Beachtenswert sind auch die Vorschläge einer Reihe von Autoren, das Blut in die Arterie unter Sauerstoffdruck zu infundieren (Silber, 1951 u. a.) sowie neuere vollkommenere Verfahren zur Sauerstoffanreicherung des in die Arterie zu infundierenden Blutes (Dogliotti, 1951; Sabbatini, 1951; Becart, 1947).

Nach unserer Meinung erfordert die Frage nach den Methoden der Aeration und nach zweckmäßigeren Dosen des Wasserstoffsuperoxyds oder Perhydrols zur absoluten Sauerstoffsättigung des Blutes ein weiteres Studium.

N. I. OSSINOWSKI, der an der Frage der Wiederbelebung eines isolierten menschlichen Herzens arbeitet, empfiehlt für die klinische Praxis die intrakardiale Injektion von Adrenalin. Wir teilen diesen Standpunkt nicht, sondern möchten dazu bemerken, daß man in den zwei letzten Jahrzehnten die intrakardiale Injektion von Adrenalin, die meist nur zu einem nutzlosen Zeitverlust führte und in einer Reihe von Fällen sogar Herzflimmern hervorrief, fast vollkommen aufgegeben und durch eine wirksamere Methode der Wiederbelebung, durch die arterielle Druckinfusion von Blut und Herzmassage, ersetzt hat.

In der Annahme, daß beim Sterben an akutem massivem Blutverlust die erhöhte Gerinnbarkeit des Blutes eine große Bedeutung hat, empfiehlt G. A. IONKIN, bei massiven akuten Blutverlusten neben Blutersatzmitteln (Hämoinfusion) therapeutisch und prophylaktisch auch Atropin und Ascorbinsäure anzuwenden; nach Meinung des Autors beugt diese Maßnahme der „Entstehung von Blutergüssen in verschiedenen Organen und Geweben" vor. U. E. liegen keine Gründe vor, die gegen eine Beigabe von Ascorbinsäure in das zu infundierende Blut sprechen. In welchem Maße jedoch Atropin nützlich ist, läßt sich vorläufig nicht sagen.

Ein Vorschlag von A. W. TSCHINENKOW ist interessant und erfordert ein weiteres experimentelles Studium. T. führt während des klinischen Todes neben der arteriellen Druckinfusion von Blut, um unmittelbar auf den Sinusknoten einzuwirken, auch Coffein und Adrenalin in die rechte V. anonyma in Richtung auf das Herz ein.

Den Vorschlag von S. W. BINEMSON, dem zu infundierenden Blut 1 ml 1%iges Lobelin hinzuzufügen, halten wir für unzweckmäßig. Wir haben das bereits in Kapitel IV eingehend erörtert.

Eine Reihe von Forschern hält es für günstig, zur schnelleren Normalisierung sowohl der Erregungs- und Hemmungsprozesse im Zentralnervensystem als auch des allgemeinen Stoffwechsels in das Kreislaufsystem zusammen mit dem infundierten Blut oder mit anderen Transfusionsflüssigkeiten auch Brom mit Coffein, Ascorbinsäure usw. einzuführen. Die Frage, ob es zweckmäßig ist, diese Mittel bei terminalen Zuständen anzuwenden sowie die Form ihrer Anwendung erfordern unserer Meinung nach weitere Studien.

Um einen stabileren Effekt durch arterielle Druckinfusion von Blut oder Blutersatzmitteln zu erzielen, halten es einige Autoren (B. A. KOROLEW und L. S. PERSIANINOW) für zweckmäßig, vorher die Chemorezeptoren so stark reizende Stoffe wie Chlornatrium und Chlorcalcium in einer Dosis von 5 bis 10 ml in die Arterie einzuführen. Wir möchten jedoch dazu bemerken, daß diese Reize sogar im Zustand des schweren Schocks und in den Anfangsstadien der Agonie nur sehr vorsichtig angewandt werden dürfen. In den Endstadien der Agonie und im Zustand des klinischen Todes kann ihre Einführung in die Arterie leicht ein Flimmern des Herzmuskels hervorrufen und ist deshalb gefährlich.

L. S. PERSIANINOW (1952) berichtet über eine zur Steigerung des Blutdruckes bei einigen ausgebluteten Wöchnerinnen angewandte zentripetale Infusion von

10 ml 10%igem Chlorcalcium. Nach den Krankengeschichten und den Angaben der Gebärenden zu urteilen, hielt sich der Blutdruck noch auf einem Niveau von 60 bis 80 mm. Bei schweren Zuständen scheint diese Maßnahme gefährlich. Beim klinischen Tod ist sogar eine zentripetale Einführung von Chlorcalcium an Stelle von Blut zwecklos. Wenn, verglichen mit den vom Autor angeführten Fällen, der Blutdruck noch stärker abgesunken und das Herz stärker anämisiert ist, kann man allein durch die Reizung der Rezeptoren keinen wesentlichen und stabilen Effekt erzielen; eingehender wurde darüber schon in Kapitel III bei der Erörterung des Vorschlages von W. M. PROCHOROW gesprochen.

Man darf nicht vergessen, daß reflektorisch ein erlöschendes Organ antworten soll, das sowohl Sauerstoff als auch eine Zufuhr von Nährstoffen und nicht allein eine reflektorische Reizung nötig hat.

JE. S. SOLOTOKRYLINA hat gezeigt, daß nach einer starken Ausblutung von Tieren, wenn sich der Blutdruck 52 bis 80 Minuten lang auf einem Niveau von 45 bis 25 mm gehalten hat, eine arterielle zentripetale Druckinfusion von Blut unter Zusatz von 0,2 bis 0,3 ml Adrenalin (1 : 1000) den Blutdruck in 20 bis 30 Sekunden um 40 bis 80 mm erhöht. Demgegenüber ruft arteriell eingeführtes Chlorcalcium[1], sogar schnell injiziertes (im Verlaufe von 12 Sekunden), nur einen Anstieg des Druckes um 7 mm hervor. Wird dieses Gemisch langsam in die Arterie eingebracht oder dem zu infundierenden Blut hinzugefügt, wirkt es noch weniger. Im Zustand der Agonie kann man, wie die Versuche von JE. S. SOLOTOKRYLINA gezeigt haben, eine effektive Herztätigkeit durch Einführung von Chorcalcium mit Glukose überhaupt nicht wiederherstellen. Dagegen wirkt sich die zentripetale Druckinfusion von Blut sogar in den späteren Stadien, d. h. während des klinischen Todes, bekanntlich günstig aus.

Man darf auch nicht unerwähnt lassen, daß eine forcierte Einführung einer großen Menge Chlorcalcium nicht selten das erlöschende oder sich wiederbelebende Herz im Experiment in einen Flimmerzustand versetzt. Diese Möglichkeit muß man auch in der Klinik in Betracht ziehen.

E. A. ASRATJAN hat zwar schon in den Jahren des Großen Vaterländischen Krieges auf die positive Rolle des Chlorcalciums bei Behandlung der experimentellen Anämie des Gehirns hingewiesen (die Anämie des Gehirns wurde durch das zeitweilige Zudrücken sämtlicher das Gehirn ernährenden Gefäße hervorgerufen). Da die therapeutischen Maßnahmen bei der Behandlung terminaler Zustände ebenfalls darauf gerichtet sind, die Folgen einer relativen oder zeitweilig vollständigen Anämie des Gehirns zu beseitigen, darf man annehmen, daß dem zu infundierenden Blut zugesetztes Chlorcalcium sich als günstig erweisen wird. Gegenwärtig kennt man jedoch weder die zweckmäßigen Dosen des Chlorcalciums noch sind jene Formen der terminalen Zustände experimentell bestimmt worden, bei

[1] Auf 1 kg Gewicht der Tiere wurden 0,17 ml 10%iges Chlorcalcium und 0,66 ml 40%ige Glukose eingeführt.

denen es von Nutzen ist, Chlorcalcium dem zu infundierenden Blut hinzuzusetzen. Ebenso sind jene Stadien des Sterbens oder der Wiederbelebung noch nicht fest gestellt worden, in denen sich dem Blut zugesetztes Chlorcalcium als förderlich erweisen kann.

Eine experimentelle Untersuchung dieser Fragen ist unbedingt zweckmäßig.

Auch während der Endstadien des Schocks und der Agonie muß das Blut unter erhöhtem Druck nicht in das periphere, sondern in das zentrale Ende einer Arterie eingespritzt werden, da auch unter diesen Bedingungen in der Bahn des einströmenden Blutes solche gewaltigen reflexogenen Gefäßzonen erhalten sind wie die aortale und die Zone des sinus carotici. Außerdem gelangt das mit Glukose angereicherte Blut bei zentripetaler Druckinfusion nach einigen Sekunden in die Coronargefäße und trägt dazu bei, die Stoffwechselprozesse im Herzmuskel zu normalisieren.

Beim klinischen Tod, bei dem die Hypoxie am stärksten ausgeprägt ist, gewinnt der Faktor der Stoffwechselnormalisierung für die Geschwindigkeit der Wiederherstellung der Herztätigkeit eine besonders große Bedeutung.

N. I. Krakowski infundierte Blut unter Druck in die A. carotis bei 6 Patienten; bei 2 von ihnen transfundierte er das Blut in Richtung auf das Gehirn, da bekanntlich, wie der Autor schreibt, das Hirngewebe gegen eine Anoxie und Ernährungsstörungen empfindlicher sei als der Herzmuskel. Wir stehen auf dem Standpunkt, daß die Ansicht des Autors dieser Arbeit fehlgeht. Dadurch, daß der Autor das Blut auf diese Weise infundierte, erschwerte und verzögerte er nur die Wiederherstellung der Herztätigkeit, ohne die die Grundaufgabe, d. h. die Wiederherstellung des Hirnkreislaufes, nicht gelöst werden konnte.

Hierbei soll nicht ausgeschlossen werden, daß zum Beispiel, wie unter anderem Costantini und Dei Poli (1951) beobachteten, bei Kollaps, d. h. auf der Basis einer noch mehr oder minder ausreichenden Herztätigkeit, die Druckinfusion von Blut in die A. carotis in Richtung auf das Gehirn förderlich sein kann.

Nebenbei sei bemerkt, daß bei zentripetaler Druckinfusion in die A. brachialis das Blut nicht nur zum Herzen, sondern auch zum Gehirn gelangt.

Wenn es unmöglich ist, sofort eine arterielle Druckinfusion von Blut oder Blutersatzmitteln zu beginnen (z. B., wenn der Patient in stationäre Behandlung übergeführt werden soll), trägt die Einatmung von Karbogen, wie die Versuche von Je. M. Smirenskaja gezeigt haben, dazu bei, die kompensatorischen Reaktionen des Organismus zu verstärken und den Blutdruck um 40 bis 60 mm zu steigern. Unter dem Einfluß des Karbogens werden durch den höheren Blutdruck und die selektive Erweiterung der Hirn- und Herzgefäße diese wichtigsten Organe besser mit Blut versorgt. Bringt man die Blutung zum Stehen, so hält sich der Anstieg des Blutdruckes gewöhnlich etwa 60 Minuten. In dieser Zeit kann man den Patienten in eine stationäre Abteilung bringen und eine intravenöse oder intraarterielle Bluttransfusion einleiten. Ein längeres Einatmen von Karbogen ohne

Übergang auf eine radikale Behandlung erschöpft die Kompensationsmechanismen, es führt zum schnellen Abfall des Blutdruckes und zum Tod des Patienten.

Bei der Wiederherstellung der Lebensfunktionen eines Organismus spielt der Zeitfaktor eine entscheidende Rolle. Deshalb ist es erforderlich, sämtliche Maßnahmen schnell durchzuführen. Zu diesem Zweck müssen in jedem Operationsraum, Verbandsraum, in jeder Aufnahmeabteilung usw. eine sterile Apparatur und ein Besteck chirurgischer Instrumente zum Präparieren der Gefäße sowie die erforderlichen Medikamente ständig bereit liegen. Wichtig ist es, das Personal im voraus zu belehren, die Aufgaben genau zu verteilen und einen differenzierten Plan zur Durchführung der Wiederbelebungsmaßnahmen auszuarbeiten. Schnelles Handeln und eine koordinierte Arbeit des Personals sind die Grundfaktoren des Erfolges bei der Therapie terminaler Zustände.

In seiner Mitteilung über die positiven Ergebnisse der klinischen Anwendung der arteriellen Druckinfusion von Blut schreibt D. M. Assatiani, daß zu diesem Zweck bei „uns stets Blut in genügender Menge vorhanden war". Das ist eine sehr wichtige Bemerkung. Gerade von solchen „Kleinigkeiten", wie dem Vorhandensein von Blut, dem bereitstehenden System für die unverzügliche arterielle Druckinfusion, dem geschulten Personal u. a. m., hängt vor allem der Erfolg einer Wiederbelebung ab.

Als Muster kann folgendes Schema empfohlen werden. Nachdem der verantwortliche Arzt Anweisung gegeben hat, eine Wiederbelebung des Patienten einzuleiten, intubiert er und beginnt, künstlich zu beatmen. Zugleich präpariert ein zweiter Arzt eine Arterie und eine Vene frei. Eine Schwester schließt das System an und führt nach Anweisung des Arztes die Druckinfusion von Blut durch (indem sie rhythmisch den Gummiballon zusammendrückt). Bei einer solchen vorher festgelegten Arbeitsordnung können sämtliche vorbereitenden Maßnahmen innerhalb von 1 bis 2 Minuten beendet sein.

Die aktive Therapie bei terminalen Zuständen soll möglichst frühzeitig begonnen werden, und zwar möglichst schon in den Stadien des schweren Schocks, der Präagonie und der Agonie. Nur im Notfall wird sie auch im Zustand des klinischen Todes durchgeführt, hierbei soll man aber stets bedenken, daß die Dauer des klinischen Todes nach dem Aufhören der Herztätigkeit und der Atmung vorläufig nicht mehr als 5 bis 6 Minuten betragen darf.

Daß man die arterielle Druckinfusion von Blut bei terminalen Zuständen möglichst früh beginnen muß und daß dies eine der wesentlichsten Voraussetzungen des Erfolges ist, wird von den Klinikern immer wieder betont.

Zuweilen werden irrtümlicherweise zwei Perioden verwechselt, und zwar die Periode des klinischen Todes und die Periode der therapeutischen Maßnahmen zum Zwecke der Wiederbelebung. Diese Maßnahmen können 30 Minuten, 1 Stunde und noch länger dauern. Hieraus entsteht mitunter auch die unrichtige Formulierung: „Wiederherstellung der Lebensfunktionen 30 Minuten nach dem Tode." In Wirklichkeit handelt es sich darum, daß die Maßnahmen zur Wiederbelebung des Organismus 1 bis 2, höchstens 5 Minuten nach Aufhören der Herzaktion und der Atmung begonnen, darauf aber längere Zeit fortgesetzt wurden.

Dazu ist zu bemerken, daß, je länger die Periode des niedrigen Blutdruckes beim Patienten anhält, um so schlechter die Prognose auch bei einer arteriellen Druckinfusion von Blut sein wird. Im Experiment haben wir wiederholt beobachtet, daß eine längere unvollständige Ausblutung größere destruktive Störungen in Organen und Geweben hervorruft als eine zwar vollständige, jedoch kurzfristige Ausblutung.

Mit einer arteriellen Druckinfusion konnten wir dann nicht immer eine Verstärkung der Herzaktion erzielen. Das hing gewöhnlich damit zusammen, daß in diesen Fällen das Zentralnervensystem vorher längere Zeit zu wenig durchblutet worden war. Wenn einem Kranken oder Verwundeten infolge irgendwelcher außerordentlicher Ursachen ärztliche Hilfe erst 10 bis 15 Stunden nach der Verwundung und nach dem Beginn des Erlöschens der Lebensfunktionen geleistet werden kann, so gelingt es bereits nicht mehr, diese Funktionen wiederherzustellen. Andererseits aber läßt sich ein anderer Kranker oder Verwundeter, bei dem sich der Prozeß des Sterbens schnell entwickelt und die Wiederbelebungsmaßnahmen in der 5. bis 6. Minute des klinischen Todes beginnen, leicht und vollständig wiederbeleben. Vermutlich ist die Ursache des Mißerfolges im ersten Fall darin zu suchen, daß die Kompensationsmechanismen völlig erschöpft und zerrüttet werden. Hierdurch wird es verständlich, wie gefährlich für den Kranken eine langdauernde Periode des schweren Schocks bzw. eine längere relative Blutleere der höheren Abschnitte des Zentralnervensystems sein kann.

Die arterielle Druckinfusion von Blut soll man in diesen Fällen nicht aufschieben. Die Zeit, während der das Blut intravenös infundiert wird, verlängert nur die Periode des Tiefstandes des Blutdruckes, also die Periode der Mangeldurchblutung des Zentralnervensystems, und führt dazu, daß dann vielfach auch die arterielle Druckinfusion von Blut wirkungslos bleibt. Wir führen dazu ein Beispiel an.

* Der Kranke M., 18 Jahre alt, wurde am 13. 7. 1951 in das „Sklifossowski-Institut" eingeliefert. Diagnose: traumatische Amputation des rechten Oberschenkels, Schock II. Grades, akute Anämie. Bei der Einlieferung zeigte sich eine starke Blässe der Haut und der Schleimhäute, der Patient war etwas gehemmt, jedoch bei Bewußtsein. Puls 70 Schläge in der Minute, schwache Füllung und Spannung, Blutdruck 90/70 mm. Im Verlaufe von 2 Stunden wurde in Äthernarkose der rechte Oberschenkel amputiert. Während der Operation transfundierte man intravenös 1000 ml Blut und 3000 ml physiologische Lösung. In der postoperativen Periode blieb der Zustand des Patienten schlecht. 5 Stunden nach der Operation: Atmung beschleunigt und oberflächlich, Puls 120 Schläge in der Minute, fadenförmig. Intravenös wurden nochmal 500 ml Blut, 300 ml physiologische Lösung und 30 ml 25%iger Alkohol transfundiert. Man injizierte Campher und Coffein und ließ Sauerstoff inhalieren. Der Zustand des Patienten besserte sich nicht. 12 Stunden nach der Operation war der Zustand des Patienten wie vordem schlecht: Bewußtlosigkeit, starke Blässe der Haut und der Schleimhäute, Atmung 40 in der Minute, oberflächlich, Puls an

der A. radialis nicht bestimmbar. Es wurde eine Novocainblockade des Stumpfes vorgenommen (300 ml 0,5%ige Lösung). 14 Stunden nach der Operation Beginn der Agonie. Nach 14 Stunden 10 Minuten trat unter den Erscheinungen eines primären Herzstillstandes der klinische Tod ein. In der 2. bis 3. Minute des klinischen Todes wurden in die rechte A. radialis 200 ml Blut mit 1 ml Adrenalin (1 : 1000) unter einem Druck von 180 bis 220 mm infundiert. Es gelang aber nicht, die Herzaktion wiederherzustellen.

Hätte man die arterielle Druckinfusion von Blut sofort nach der ergebnislosen intravenösen Infusion durchgeführt, wäre es vielleicht möglich gewesen, den Patienten zu retten.

Die arterielle Druckinfusion von Blut ist in entsprechenden Fällen ein sehr wirksames Mittel, um Kranke aus einem inoperablen Zustand herauszubringen. Darüber berichten viele Chirurgen (Ch. D. Gadshijew, N. M. Tatschmuradow, G. S. Surello u. a.). Auch wir haben uns davon überzeugt, nachdem wir sie in den Jahren 1943 bis 1944 an der Front und im Frieden in der Klinik anwandten.

So betrug nach Angaben von N. M. Tatschmuradow die Operabilität der Verwundeten bei Anwendung der intravenösen Bluttransfusion 67,9%, bei Anwendung der arteriellen aber 91%. G. S. Surello teilt mit, daß ihm die Methode der arteriellen Druckinfusion von Blut es ermöglichte, von 38 Verwundeten, die sich im Zustand eines schweren Schocks befanden, 36 (d. h. 95%) aus dem inoperablen Zustand herauszubringen und zu operieren. I. A. Birillo und S. Sch. Berman weisen mit Recht darauf hin, daß, ,,wenn der Chirurg einen Patienten auf dem Operationstisch bei der Amputation verloren hat, ohne ihm eine Infusion in den Arterienstumpf gemacht zu haben, er nicht sämtliche Möglichkeiten ausgenutzt hat, um den Patienten zu retten.“

Durch Anwendung der arteriellen Druckinfusion von Blut mit nachfolgender intravenöser Blutinfusion haben wir unter Frontbedingungen (1944) ebenfalls 13 von 14 Verwundeten (93%) in einen operablen Zustand versetzt. Nur bei einem Kranken gelang es nicht, dieses Ziel zu erreichen. Bei ihm betrug die Dauer des Schocks 19 Stunden, d. h., es lag eine längere Periode einer vorausgegangenen Mangeldurchblutung des Zentralnervensystems vor.

Nach unseren Erfahrungen darf man Patienten, die man eben den schweren Stadien des Schocks oder der Agonie entrissen hat, wenn eine dringliche Operation notwendig ist, nicht in tiefer Narkose operieren, da die Narkose einen unheilvollen Einfluß auf das anämisierte Nervensystem ausüben kann.

„Die experimentellen Ergebnisse sprechen dafür“, schrieb N. N. Burdenko, ,,daß die Äthernarkose die Schockerscheinungen vertieft.“[1] Durch experimentelle Untersuchungen und klinische Beobachtungen unseres Laboratoriums wurde ebenfalls festgestellt, daß eine tiefe Narkose in Verbindung mit einem Blutverlust oder einer Intoxikation (Peritonitis, Sepsis, Darmstriktur) zu den gleichen

---

[1] Бурденко, Н. Н., Собранные сочинения (Burdenko, N. N., Sämtliche Werke). 1951, Bd. 6, S. 83.

schweren Folgen führen kann wie der über 5 bis 6 Minuten dauernde klinische Tod. Während terminaler Zustände führt eine große Dosis Narkotika zu einem wiederholten und schon tödlichen Trauma des erlöschenden Organismus, da die Hemmung des Zentralnervensystems übermäßig vertieft wird und das Niveau der Oxydationsprozesse noch weiter absinkt. Wir kennen Fälle, in denen es unter diesen Bedingungen nicht gelang, Menschen sogar beim Eingreifen schon in der 2. bis 3. Minute des klinischen Todes wiederzubeleben. Andererseits aber geben schon sehr kleine und langsam in das Blut eingebrachte Dosen von narkotischen Mitteln, zum Beispiel von Hexenal, die Möglichkeit, eine Operation bei den Patienten dieser Gruppe zum Erfolg zu führen.

Einen großen Vorteil gegenüber der Äthernarkose hat unter diesem Bedingungen die Lokalanästhesie nach A. W. Wischnewski.

Besondere Beachtung verdient bei Operationen an Patienten, die einem terminalen Zustand entrissen wurden, eine von A. F. Fatin vorgeschlagene Betäubungsmethode (Mikrostrahlinfusion von 0,2%igem Hexenal unter Blut- und Glukosezusatz). Zu empfehlen ist auch eine leichte Äther-Sauerstoffnarkose.

Die klinischen und experimentellen Ergebnisse führen zu dem Schluß, daß man jeden operativen Eingriff an Patienten, auch im Zustand des klinischen Todes oder in den ersten Minuten der Wiederbelebung, unter Lokalanästhesie durchführen kann. Die im Operationsfeld entstehenden Schmerzimpulse, die der Patient in dieser Zeit zwar nicht empfindet, werden zum Zentralnervensystem geleitet und können dessen frühzeitige und für den Patienten schädliche Erregung hervorrufen, nicht selten sind sie auch die Ursache eines Herzflimmerns.

Bei einer inneren Blutung soll man die arterielle Druckinfusion von Blut durchführen, zugleich aber Maßnahmen ergreifen, um die blutenden Gefäße schnell zu unterbinden.

Eine innere Blutung darf man nicht als eine absolute Kontraindikation zur Anwendung einer arteriellen Druckinfusion von Blut betrachten. Zwar führt die Druckinfusion von Blut zu einer zeitweiligen Erhöhung des Blutdruckes und zur Verstärkung der Herztätigkeit. Dadurch kann die Blutung noch verstärkt werden, jedoch genügen in vielen Fällen sogar zeitweilige Erhöhung des Blutdruckes und Verstärkung der Herztätigkeit, damit man das blutende Gefäß auffinden und unterbinden kann. Als Beispiel kann der folgende Auszug aus einer Krankengeschichte dienen.

* Die Kranke R-a, 23 Jahre alt, wurde am 29. 4. 1952 in das „Sklifossowski-Institut" 15 Minuten nach einem Unfall eingeliefert. Diagnose: offener Beckenbruch, Verdacht auf Verletzungen der Bauchhöhlenorgane, Schock. Bei Einlieferung: Blässe der Haut und der Schleimhäute, Erregung, Puls an der A. radialis nicht bestimmbar, Blutdruck 70/50 mm. 5 Stunden lang versuchte man, mit den üblichen Mitteln die Patientin aus dem Schock zu bringen. Sämtliche Maßnahmen hatten nur eine kurzfristige Wirkung. Um 11 Uhr 50 Minuten begann bei der Patientin die Agonie. Darauf trat der klinische Tod ein. In der 2. Minute des klinischen Todes wurden in das untere Drittel der linken A. brachialis

300 ml Blut mit 1 ml Adrenalin (1 : 1000) unter einem Druck von 180 bis 220 mm infundiert. Im Laufe der ersten Minute nach Beginn der Druckinfusion stellte sich die Herztätigkeit wieder her, und bald darauf setzte die Atmung ein. Puls an der A. radialis 120 Schläge in der Minute, gute Füllung, Blutdruck 110/80 mm. Die Haut der Patientin nahm eine rosa Färbung an, das Bewußtsein kehrte wieder zurück; die Patientin sagte, daß sie einschliefe und sich darauf viel besser fühle. Da Verdacht bestand, daß eine innere Blutung vorlag, eröffnete man um 12 Uhr 20 Minuten in Äthernarkose die Bauchhöhle und stellte darin flüssiges Blut (etwa 700 ml) mit einer großen Menge von Coagula fest. Bei der Revision der Bauchhöhlenorgane wurden zahlreiche Rupturen der Milz und losgerissene Milzstückchen entdeckt. Zu diesem Zeitpunkt entwickelte sich bei der Patientin von neuem die Agonie. Man machte eine nochmalige arterielle Druckinfusion von 150 ml Blut mit 0,5 ml Adrenalin (1 : 1000) unter einem Druck von 160 bis 180 mm. Die Milz wurde entfernt und der Milzstiel ligiert. Durch die arterielle Druckinfusion von Blut wurde die Patientin zum zweiten Male dem Agoniezustand entrissen. Die Operation wurde zu Ende geführt.

Zur Rettung von Patienten aus einem terminalen Zustand darf man sich nicht auf die Anwendung der komplexen Wiederbelebungsmethode beschränken. Um einen vollkommenen und anhaltenden Erfolg zu erzielen, muß der Patient auch in der Wiederherstellungsperiode und postoperativ sorgfältig behandelt werden.

Vor allem muß man den Blutdruck auf einem hinreichend hohen Niveau halten, da der Organismus eines Kranken unter diesen Bedingungen schon gegen ein kurzfristiges Absinken des Druckes besonders empfindlich ist. Wir empfehlen, eine intravenöse Tropf- oder Mikrostrahlinfusion von Blut und physiologischer Lösung unter Glukosezusatz (nach Fatin) vorzunehmen sowie Herz- und Gefäßmittel zu verabreichen. Erst einige Stunden nach der Wiederbelebung kann man auf die Schlaftherapie zurückgreifen.

L. O. Ketler hebt mit Recht hervor, daß diese Patienenten einer sorgfältigen Beobachtung und Pflege in der postoperativen Periode bedürfen, um einen sekundären Schock zu vermeiden. Es ist notwendig, wie dieser Autor schreibt, Erwärmung, Herzmittel, Tropfinfusion von Blut, reichliche Gaben von physiologischer Lösung und Glukose anzuwenden. Die Extremität, in deren Arterie Blut infundiert wurde, muß beobachtet und gepflegt werden. D. Frank, I. Gal, G. Wasch und B. Juchas unterstreichen ebenfalls auf Grund ihrer experimentellen Ergebnisse die Notwendigkeit einer sorgfältigen Behandlung in der Wiederherstellungsperiode nach der Wiederbelebung und empfehlen zu diesem Zweck besonders die intravenöse Tropfinfusion als Fortsetzung der arteriellen Druckinfusion.

Der wiederbelebte Patient soll allmählich erwärmt werden, da sich eine intensive Erwärmung auf den Verlauf der Wiederherstellungsperiode negativ auswirken kann.

Unsere Erfahrungen sowie die Arbeiten anderer Autoren (I. R. Petrow, Je. W. Gubler, R. I. Test) sprechen jedoch dafür, daß Tiere besser bei einer niedrigen (35 bis 36°) Körpertemperatur wiederbelebt werden.

Wenn aber der Blutdruck, trotz aller Maßnahmen, erneut absinkt, muß man unverzüglich nochmals Blut unter Druck in die Arterie infundieren, mitunter auch mehrmals.

Eine ganze Reihe Autoren haben Fälle beschrieben, in denen völlig lebensfähige Patienten in der Wiederherstellungsperiode am sekundären Schock starben, weil man bei ihnen keine zweite arterielle Druckinfusion von Blut vorgenommen hatte. Auch wir haben leider solchen Verlauf beobachtet. Zum Material unseres Laboratoriums gehören 15 Krankengeschichten, aus denen hervorgeht, daß nach rechtzeitigem und wirksamem Einsatz der arteriellen Druckinfusion von Blut während des primären terminalen Zustandes der Tod der Patienten später durch einen sekundären Schock eintrat.

Typisch ist in dieser Beziehung auch das Material von G. S. Sorello. Bei 38 Kranken hat er wegen eines schweren Schocks arteriell Blut unter Druck infundiert, 18 blieben am Leben. Für 16 von den 20 gestorbenen Patienten wurde als Todesursache ein sekundärer Schock angegeben. Eine wiederholte arterielle Druckinfusion von Blut wurde dabei in der postoperativen Periode nicht vorgenommen.

Komplikationen sind nach unseren Erfahrungen und nach den Angaben der Literatur bei richtiger Anwendung der arteriellen Druckinfusion von Blut äußerst selten. Als gefährlichste Komplikationsmöglichkeit ist die Luftembolie zu nennen, jedoch ist sie durch sorgfältiges Entfernen der Luftbläschen aus dem System leicht vermeidbar. Eine sehr ernste Komplikation ist bei der Befreiung des Patienten aus dem terminalen Zustand das Herzflimmern. Meistens tritt es nach einer anhaltenden Anämisierung sowie beim Tod durch Elektrotrauma, Ertrinken oder bei Thoraxoperationen auf. Das Herzflimmern entwickelt sich auch, wenn eine große Dosis Adrenalin (über 2 bis 3 ml Lösung 1 : 1000) zu schnell in die Blutbahn eingebracht wird, sowie wenn Luftbläschen in das zu infundierende Blut eindringen.

In der ausländischen Literatur beschäftigt sich in den letzten Jahren eine ganze Reihe von Artikeln mit klinischen Methoden zur Wiederherstellung der Herztätigkeit beim Auftreten von Herzflimmern. Zur Beseitigung des Flimmerns wird im Ausland die Anwendung des Wechselstroms aus dem Lichtnetz empfohlen. Da die normale Stromspannung des Lichtnetzes nicht ausreicht, um das Herzflimmern am intakten Organismus zu unterbrechen, werden die Elektroden nach Eröffnen des Brustkorbes unmittelbar an das Herz gelegt. Vor und nach Unterbindung des Flimmerns wird das Herz direkt massiert und, wenn die Massage allein keinen Erfolg bringt, werden in die linke Herzkammer zusätzlich medikamentöse Stoffe eingespritzt.

Nach dieser von Wiggers (1940) vorgeschlagenen Methode versuchte auch Beck (1941) die Herztätigkeit bei Patienten wiederherzustellen, bei denen auf dem Operationstisch ein Herzflimmern auftrat. Es gelang ihm, einen Patienten zu retten (Beck, Pritchard und Feil, 1947). Die Herzaktion normalisierte sich

10 Minuten nach dem Auftreten des Flimmerns wieder. Während dieser Zeit wurde das Herz direkt massiert. Das Flimmern konnte dann nach einer Reihe von („serienmäßigen") Elektroschocks unterbunden werden. Zwei Jahre später berichtete BECK über einen weiteren Fall einer erfolgreichen Behandlung eines Patienten, bei dem während der Operation ein Herzflimmern aufgetreten war (BECK und RAND, 1949).

Diese Methode hat unter den Chirurgen eine Reihe von Anhängern gefunden und wird in der letzten Zeit von vielen Autoren emfpohlen (FAUTEUX, 1947; OUDOT, 1949; KAY, 1951; WEGRIA, 1944). Insgesamt sind heute in der klinischen Praxis 10 Fälle bekannt, in denen das Flimmern mit Hilfe dieser Methode unterbunden wurde und die Patienten genasen (BECK u. a., 1947; 1949; SOUTHWORTHY, MCKUSICK, PIERCE, 1950; JOHNSON und KIRBY, 1951; BAILEY, 1951; MCMILLAN, COCKET, STYLES, 1952). Etwa doppelt soviel Fälle gibt es, in denen durch diese Maßnahmen nur eine zeitweilige Wiederherstellung der Herztätigkeit erzielt wurde oder die Patienten dann an ihrer schweren Grunderkrankung starben (die gleichen Autoren und SANTI und MARION, 1950; EHRENHAFT und EASTWOOD, 1951; LIARAS und HULL, 1951).

Die Hauptursache der Mißerfolge war fast immer, daß die Hilfe infolge der komplizierten Prozedur zu spät kam. Außerdem ist die Methode, das Herzflimmern mit Hilfe eines Wechselstroms zu beseitigen, sehr unvollkommen und rein empirisch; die Tatsache, daß der Thorax dabei operativ eröffnet werden muß, fällt auch noch schwer ins Gewicht. Fast in sämtlichen Fällen, in denen der „Elektroschock" nach WIGGERS angewandt wurde, konnte das Herzflimmern erst nach wiederholten Einwirkungen unterbunden werden. Das ist für das Herz selbstverständlich nicht gleichgültig. Wird die Herzmassage nach der Beseitigung des Flimmerns fortgesetzt, treten meistenteils keine normalen, sondern Flimmerkontraktionen des Herzens auf. Aus diesem Grunde ist es notwendig, zum Schutz des Herzens vor nochmaligem Flimmern den „Elektroschock" zu wiederholen und Procain zu injizieren (FAUTEUX, 1947; MAUTZ, 1947). Durch das Procain wird aber der Herzmuskeltonus herabgesetzt und die Wiederherstellung der Herzaktion erschwert (KAY, 1951). Es ist ein Fall beschrieben worden, in dem durch unvorhergesehenes Einschalten des „Elektroschock"-Geräts erneutes Flimmern hervorgerufen wurde, das zum Tode des Patienten führte, bei dem es vorher gelungen war, das Flimmern mit Hilfe der gleichen Methode zu unterbinden (SANTI und MARION, 1950). Neben der hier geschilderten Methode hat man in anderen Kliniken noch verschiedene andere Geräte zur Unterbindung des Flimmerns mit Hilfe des „Elektroschock-Defibrillators" benutzt (BECK und RAND, 1949; VANREMOORTERE, 1950; DJOURNO, 1951; KOUWENHOVEN und KAY, 1951; BIRNBAUM, 1952; MCMILLAN u. a., 1952; KOOLEY, 1950). Alle diese Geräte sind nach dem gleichen Prinzip gebaut. Sie bieten die Möglichkeit, nach Ermessen des Chirurgen, der mit dem Fuß einen Hebelschalter bedient, Wechselstrom niedriger Spannung (110 bis 132 V) für „Bruchteile einer Sekunde" einzuschalten. Die Spannung des „Elektroschocks", die dem Herzen zugeleitet wird, kann vorher durch einen Widerstand reguliert werden. Jedoch ist die Frage, wie groß Spannung und Stromstärke (sowie die Dauer der Einwirkung), die zur Unterbrechung des Flimmerns erforderlich sind, sein müssen, bis heute noch ungeklärt. BECK schlägt zum Beispiel eine Stromstärke von 1,5 A vor. Andere Autoren aber (BAILEY, 1951) weisen darauf hin, daß ein viel stärkerer Strom, und zwar bis zu 5 und sogar 10 A, notwendig sei. Dazu reicht die von WIGGERS empfohlene Stromentnahme aus dem Stadtnetz bei weitem nicht aus. Untersuchungen, die die optimale Dauer und Stärke des „Elektroschocks" zur Unterbrechung des Flimmerns klären sollten, haben vorläufig weder in der Theorie noch in der Praxis etwas Neues gebracht (STEARNS, MAISON, STUTZMAN, 1951; McKAY MOSSLIN, LEEDS, 1951; GUYTON und SATTERFIELD, 1951).

Außer der elektrischen Methode sind in der Literatur Fälle einer erfolgreichen Unterbrechung des Flimmerns durch chemische Einwirkungen auf das Herz, durch Procain und Coramin zusammen mit Atropin, beschrieben worden. Jedoch halten die meisten Forscher die elektrische Methode für wirkungsvoller (KAY, MAUTZ u. a.).

Eine vollkommenere Methode der Defibrillation scheint an Stelle der Anwendung des Wechselstromes die Ausnutzung einzelner kurzer Gleichstromimpulse nach einer Methode zu sein, die in unserem Laboratorium von N. L. GURWITSCH ausgearbeitet wurde. Die so erzielten Impulse mit einer Dauer von einigen tausendstel Sekunden (entsprechend dem zeitlichen Parameter der Herzerregbarkeit) bergen nicht die Gefahr in sich, die bei der Anwendung des Wechselstroms entsteht. Dadurch wird es möglich, eine höhere Spannung zu benutzen und das Herzflimmern durch eine die Brustkorbwand durchdringende elektrische Einwirkung auf das Herz zu unterbinden. Es ist also bei dieser Methode nicht notwendig, den Brustkorb zu eröffnen, die Hilfe kann rechtzeitig geleistet werden und folglich auch wirksamer sein. Wenn nach der Unterbrechung des Flimmerns die Herzaktion nicht wieder in Gang kommt (das ist nach einer vorausgegangenen längeren Anämisierung des Herzens möglich), ist eine nachfolgende arterielle Druckinfusion von Blut erforderlich.

Die Zweckmäßigkeit, eine arterielle Druckinfusion nach dem Beseitigen des Flimmerns zu geben, ist auf unseren Vorschlag hin von N. L. GURWITSCH (1948) bewiesen worden.

Eine sehr seltene Komplikation ist eine Gangrän der Extremitäten nach einer Gefäßunterbindung (die wir nicht empfehlen) oder einer Thrombose in der Folge einer arteriellen Druckinfusion von Blut.

Den in der sowjetischen Literatur einzigen Fall einer Unterschenkelgangrän infolge einer Thrombose der A. femoralis nach arterieller Druckinfusion von Blut hat D. M. WOLOCH beschrieben. Um diese Komplikation zu vermeiden, empfehlen wir die arterielle Druckinfusion von Blut nicht in eine für die Ernährung der Extremität so wichtige Arterie wie die A. femoralis, sondern in eine mehr peripher gelegene Arterie. Wenn hier eine Unterbindung notwendig wird, ist die Blutversorgung der Gewebe nicht wesentlich gestört.

Wir sind auch mit JAQUENOUD (1952) nicht einverstanden, der empfiehlt, eine Metallkanüle in die A. radialis einzuführen und die Arterie nach der arteriellen Druckinfusion zu unterbinden.

HAMILTON, der mehrmals Blut in die A. femoralis infundiert hat, teilt mit, daß er einmal eine Embolie der rechten A. femoralis bei einem Patienten beobachtete. „Es wurde eine erfolgreiche Embolektomie durchgeführt, und der Patient blieb am Leben."

Beschrieben wurden auch einzelne Fälle, in denen bei einer Druckinfusion von Blut ein Spasmus der peripheren Arterien und Schmerzen längs ihrer Bahn auftraten. Das bezieht sich hauptsächlich auf die A. radialis. So berichtet VIGNON (1952), daß bei einer Druckinfusion von Blut in die A. radialis bei den Patienten starke Schmerzempfindungen beobachtet werden können. SILBER u. a. haben ebenfalls mehrfach Schmerzempfindungen längs der A. radialis, wenn diese zur Infusion benutzt wurde, festgestellt. Sie erklären das mit einem Spasmus der Gefäße, der als Antwort auf deren Dehnung bei der arteriellen Druckinfusion von Blut entsteht. Zur Schmerzbekämpfung war die Anwendung von 1%igem Procain unzureichend, und häufig mußte man Morphium geben. Nach anderen Literaturangaben werden Schmerzerscheinungen und Spasmen in anderen peripheren Arterien durch Injektion von Novocain im Gebiet des Einstiches der Nadel in die Arterie aufgehoben oder ganz vermieden.

Bei der Wiederherstellung der Lebensfunktionen von Patienten, die sich im Zustand eines schweren Schocks oder einer Agonie befanden, ist fast immer eine kurzfristige motorische Erregung zu beobachten, die in der Folge wieder spurlos verschwindet.

Dauert die Anämisierung des Zentralnervensystems längere Zeit an, können bei den wiederbelebten Patienten Störungen der höheren Nerventätigkeit, insbesondere der Sprache und des Gedächtnisses, auftreten. Je länger die Anämisierung dauert und je später die Wiederbelebung einsetzt, um so anhaltender und irreversibler sind diese Störungen.

Zu den Fragen, die noch eines klinischen Studiums bedürfen, gehört vor allem, jenen Zeitpunkt während eines schweren Schocks genau zu bestimmen, zu dem eine intravenöse Infusion von Blut bereits wirkungslos und manchmal sogar schädlich ist.

Nach massiven Blutverlusten ist es zur Rettung des Patienten zuweilen erforderlich, große Mengen Blut schnell zu infundieren. Das während eines solchen Zustandes intravenös zugeführte Blut belastet aber das geschwächte rechte Herz zusätzlich; es dringt nicht über den arteriellen Abschnitt des kleinen Blutkreislaufes hinaus, da es auf einen unüberwindlichen Widerstand in den Lungenkapillaren stößt. Außerdem sammelt sich infolge der Verminderung des Gefäßtonus eine große Menge Blut im venösen System an. Das ist eines der Anzeichen der Dekompensation.

Der Tod tritt in diesen Fällen unter den Erscheinungen einer Herzmuskelschwäche ein. Bei der Sektion findet man dann ein überdehntes, blutüberfülltes rechtes Herz und ein nur wenig gefülltes linkes Herz.

Ähnliche Erscheinungen sind von A. W. GULJAJEW beschrieben worden. Wir haben sie ebenfalls nicht selten sowohl im Experiment als auch in der Klinik beobachtet.

Als Beispiel führen wir folgenden Fall an:

In einem der Entbindungsheime Moskaus wurde eine Frau von 40 Jahren mit einer Placenta praevia aufgenommen. 14 Stunden lang hatte sie eine anhaltende mäßige Blutung, durch die sie bis zum Zeitpunkt der Aufnahme in das Entbindungsheim in einen hochgradigen Anämiezustand versetzt wurde. Man operierte sie und brachte die Blutung zum Stehen. In der postoperativen Periode aber trat der Tod ein, obwohl während und nach der Operation 1700 ml Blut intravenös gegeben wurden. Bei der Sektion fand man eine übermäßige Füllung des gesamten venösen Systems und des rechten Herzens bei geringer Füllung des linken Herzens.

Die arterielle Druckinfusion von Blut erhöht gewöhnlich in solchen Fällen schnell den Blutdruck und verstärkt die Herzaktion. Im Anschluß daran kann man dann ohne jegliche Bedenken dem Patienten weitere erforderliche Blutmengen auch intravenös transfundieren.

Um den Blutdruck bei Schwerkranken zu erhöhen, ist man zuweilen bestrebt, eine große Menge Blut schnell intravenös zu infundieren. Wenn das Herz diese zusätzliche Belastung auch im Moment bewältigt, so folgt dann nicht selten in der postoperativen Periode ein Lungenödem.

Das unterstreicht erneut die Bedeutung der arteriellen Gabe von Blut bei derartigen Zuständen.

Nach unserer Erfahrung ist eine arterielle Druckinfusion von Blut dann indiziert, wenn der Patient einen sehr niedrigen venösen Druck bei niedrigem arteriellem Druck zeigt (primäres Absinken des Gefäßtonus), oder aber bei primärer Herzschwäche, wenn bei niedrigem arteriellem Druck der venöse Druck sehr hoch ist. Unter diesen Bedingungen ist nach intravenöser Einführung von Blut keine Besserung zu erwarten und man muß, wie oben erwähnt wurde, ohne Zeit zu verlieren eine arterielle Druckinfusion vornehmen.

Auch A. N. BAKULEW schreibt dementsprechend über die intravenöse Transfusion folgendes: „Treten Schwächeanzeichen des rechten Herzens auf und steigt der venöse Druck an, wird die intravenöse Transfusion eingeschränkt. In diesen Fällen wird bei Bedarf die intraarterielle Bluttransfusion unter Druck bevorzugt.“[1] Damit stimmt vollkommen auch die Stellunganhme von A. W. GULJAJEW

[1] Бакулев, А. Н., Переливание крови в грудной хирургии, Сов. мед. (BAKULEW, A. N., Bluttransfusion in der Thoraxchirurgie. Sowjetmedizin), 1951, Nr. 2, S. 7.

überein: „Die gleichzeitigen schnellen intravenösen Bluttransfusionen bei dekompensiertem Blutverlust können sich sehr negativ auswirken. Die intraarteriellen Bluttransfusionen spielen deshalb infolge einer Reihe ihnen eigener Besonderheiten im Rahmen der Wiederherstellungsmaßnahmen bei dekompensiertem akutem Blutverlust die führende Rolle. Beim traumatischen und Operationsschock ist der akute Blutverlust in der Regel dekompensiert. Hierdurch tritt die Bedeutung der intraarteriellen Bluttransfusionen bei den angegebenen Zuständen klar zutage."[1] Zu demselben Thema äußert sich auch eine Reihe ausländischer Forscher. Hügin steht auf dem Standpunkt, daß bei massivem Blutverlust eine schnelle intravenöse Infusion einer großen Menge Blut gefährlich und in den meisten Fällen sinnlos ist, da sie zur Dilation des rechten Herzens führt, Dagegen ist in diesen Fällen die arterielle Druckinfusion indiziert und wirksam. die gleiche Meinung vertreten auch andere Autoren (Dogliotti und Costantini, 1951; Mallet-Guy, Masmonteil und Boureau).

Glasser und Page bestätigen die Beobachtung von Kohlstaedt und Page, daß die Dilatation des Herzens nach einem längeren Absinken des Blutdruckes ein wichtiges Anzeichen für die Entwicklung eines terminalen Schocks darstellt und daß bei seinem Auftreten die venöse Bluttransfusion bereits erfolglos ist. Lütttichau (1952) schreibt, daß bei terminalen Zuständen „die Gefahr der Überlastung des rechten Herzens bei reichlicher und schneller intravenöser Transfusion so groß ist, daß man auf diese Methode lieber verzichten soll" und die arterielle Druckinfusion von Blut vorzuziehen sei. Nachdem Mallet-Guy mit seinen Mitarbeitern die Wirkung der intravenösen und der intraarteriellen Infusion von Blut bei massiver Anämisierung im Experiment verglichen und sich zugunsten der zweiten Methode entschieden hat, schreibt er, daß im Zusammenhang mit der Erhöhung des venösen und der Verminderung des arteriellen Druckes ein Zustand entsteht, den man mit einer Embolie der Lungenarterie vergleichen kann. Der Organismus stirbt infolge der Dilatation der rechten Herzhöhle und der Kompression des linken Herzens.

Hieraus geht hervor, daß die von Pierce, Robbins und Brunschwig (1949) vorgeschlagene Methode der ultraschnellen intravenösen Druckinfusion von Blut im terminalen Zustand gefährlich ist und sich nicht bewährt hat. Sie führt zur Überlastung des rechten Herzens, das ohnehin nicht imstande ist, die gestellten Anforderungen zu bewältigen, und kann außerdem ein Lungenödem hervorrufen.

Als Aufgabe weiterer Untersuchungen erscheint auch das Studium der Frage, ob Bluttransfusionen in die Aorta und unmittelbar in das Herz zweckmäßig sind. Schon im Jahre 1913 hat F. A. Andrejew Tiere durch eine Druckinfusion von Blut in den Bulbus aortae mit Hilfe einer über die A. carotis communis ein-

---

[1] Гуляев, А. В., Внутриартериальное переливание крови в хирургической клинике. Конфер. по патофизиологии и терапии терминальных состояний. (Guljajew, A. W., Intraarterielle Bluttransfusion in der chirurgischen Klinik. Konferenz über Probleme der Pathophysiologie und Therapie terminaler Zustände. Thesen und Vorträge), 1952, S. 19.

geführten VOIGTschen Hohlsonde wiederbelebt. Gegenwärtig wird die Methodik der Druckinfusion von Blut in den Bulbus aortae von G. M. ALEXANDROW experimentell weiter ausgearbeitet.

Wenn bei Operationen in der Brust- oder Bauchhöhle die Notwendigkeit einer arteriellen Druckinfusion von Blut entsteht, ist es, wie bereits in den früheren Arbeiten unseres Laboratoriums hervorgehoben wurde, zweckmäßig, die in diesen Fällen leicht erreichbare Aorta zu benutzen.

Über die Druckinfusion von Blut in die Aorta bei Bauch- und Thoraxoperationen haben berichtet: TUOCHI (1938), KAY und HAENER (1947), M. R. PORTER, E. V. SANDERS und LOCKWOOD (1948), L. A. LEGER und M. LANDE (1950), JORNS (1952). Im Frühjahr des Jahres 1953 hat B. W. PETROWSKI eine aortale Druckinfusion von Blut während einer intrathorakalen Operation mit Erfolg durchgeführt. HAXTON (1953) weist darauf hin, daß die Bluttransfusion in die Bauchaorta in Höhe des lumbalen Abschnittes der Wirbelsäule mit einer speziell dazu bestimmten Nadel technisch leicht ausführbar ist und keinerlei Komplikationen in den 20 Fällen ergeben hat, in denen sie angewandt wurde.

Gestützt auf die vorausgegangenen Arbeiten über intrakardiale Bluttransfusionen (JU. JU. DSHANELIDSE, B. I. IOCHWEDS, I. I. GREKOW, NOWAK u. a.) empfehlen G. JA. PRIIMA und I. K. ISAJEW, zur Wiederherstellung der Funktionen des stehengebliebenen Herzens mittels einer Spritze Blut in kleinen Mengen unter großem Druck in den linken Ventrikel einzuführen. Das ergibt eine Herzmassage besonderer Art. Die Ergebnisse ihrer Versuche geben jedoch keinen Anlaß, diese Methode in der Klinik anzuwenden.

G. D. SCHUSCHKOW schlägt bei arterieller Druckinfusion von Blut zusätzlich eine „Hydromassage des Endokards" vor. Diese Massage besteht in einer rhythmischen mechanischen Einwirkung auf das Endokard dadurch, daß physiologische Lösung mittels einer Spritze in den Hohlraum des Ventrikels (am besten des rechten) infundiert wird. Dieser Vorschlag ist aber nicht überzeugend, da der Autor keine anhaltende Wiederherstellung der Herzaktion mit dieser Methode erzielte.

Wie nämlich die experimentelle und klinische Praxis zeigt, stellt die Überfüllung des rechten Ventrikels gewöhnlich einen der Faktoren dar, die die Wiederherstellung der Herzaktion bei zentripetaler Druckinfusion von Blut hemmen.

A. ÜBER DIE HERZMASSAGE

Ohne den Wert der arteriellen Blutübertragung in frühen Etappen des Sterbens (schwerer Schock, Agonie) herabmindern zu wollen, muß doch gesagt werden, daß diese Methode sich bei der Behandlung des klinischen Todes häufig als ungenügend erweist. Einer der Gründe des Herzstillstandes ist eine starke Herzdilatation, die auch durch eine arterielle Bluttransfusion nicht behoben werden kann. Deshalb erscheint es unerläßlich, auch andere Methoden anzuwenden. Unwillkürlich greift man dabei auf eine der alten Wiederbelebungsmethoden, auf die Herzmassage, zurück. Leider wird gegenwärtig diese Massage in der medizinischen Praxis nicht genügend angewandt.

Bekanntlich hatte schon SCHIFF (1878) in seinen Hundeexperimenten ausgezeichnete Erfolge bei der Wiederherstellung der Herztätigkeit mittels der Massage. Auch PRUSS hat in dieser Richtung gegen Ende des 19. Jahrhunderts viel geleistet. Später aber wurde die direkte Herzmassage lange Zeit nur äußerst selten angewandt. Erst in den letzten 20 bis 30 Jahren kam sie in den USA, in England und Frankreich (BECK, HOSLER, BAILEY, JOHNSON und KIRBY, COLE, BOST, SANTY und MARION, BINET und STRUMZA) wieder zu ihrem Recht.

Bei uns begann man mit der direkten Herzmassage zum Zwecke der Wiederherstellung der Herztätigkeit am Menschen im Jahre 1901. Es sind dann in der letzten Zeit in der sowjetischen Literatur verschiedene Arbeiten über die Anwendung dieser Methode bei intrathorakalen Operationen am verletzten Herzen veröffentlicht worden (I. A. KUPRJANOW, F. G. UGLOW, P. I. BAXRAMEJEW, P. W. GERASKIN, G. E. GNILORÜBOW, A. G. SCHILIN, S. I. KUSNETZOW u. a.). Mit der theoretischen Seite des Problems befassen sich jedoch lediglich zwei Arbeiten: N. I. KULJEBIAKIN (1913) und J. J. DJANELIDZE (1927).

Möglicherweise ist diese passive Einstellung zur Herzmassage darin zu suchen, daß man sich auf den Erfolg einfacherer Methoden wie der arteriellen Druckinfusion von Blut verließ. Aber auch das ist nur eine ungenügende Erklärung für die Vernachlässigung der Herzmassage, denn jede Methode hat ihre eigenen, oft sehr voneinander verschiedenen Indikationen und Kontraindikationen.

Weshalb also hat sich diese Methode in der Klinik nicht durchgesetzt? Der Hauptgrund scheint darin zu liegen, daß es technisch ziemlich schwierig ist, an das Herz heranzukommen, und daß eine Thoraxeröffnung nicht immer ungefährlich ist. Mit der Entwicklung der Thoraxchirurgie und der Vervollkommnung der medizinischen Apparate entfiel jedoch diese Behinderung der Anwendung der Herzmassage, die bis dahin der Verbreitung dieser Methode im Wege stand. Heute sind schon sehr viele Chirurgen in der Lage, den Thorax zu eröffnen.

Ein zweiter wichtiger Grund muß in den unbefriedigenden Resultaten erblickt werden, die diese Methode bis vor nicht allzulanger Zeit ergab. So ist den Statistiken von GUNN für die Zeit von 1901 bis 1906 zu entnehmen, daß die Mortalitätsquote der durch Herzmassage behandelten Fälle 78% betrug und nach BOST in der Zeit von 1946 bis 1950 noch 40%. Diese unbefriedigenden Resultate wirkten natürlich abschreckend auf die Ärzte, so daß die Methode nur von einzelnen Chirurgen, und da auch nur sporadisch angewendet wurde. Unsere moderne Konzeption von der Pathophysiologie der terminalen Zustände läßt uns nicht nur die Gründe für viele dieser Zwischenfälle erkennen, sondern weist uns auch den Weg zu vorbeugenden Maßnahmen.

Selbstverständlich konnte die Herzmassage nach langandauernder Sterbeperiode oder klinischem Tod, in einer Etappe also, wo bereits die höheren Abschnitte der Hirnrinde irreversible Veränderungen erlitten hatten, nicht zu positiven Ergebnissen führen, auch dann nicht, wenn es gelang, mit ihrer Hilfe einige somatische und Hirnstammfuktionen wieder in Gang zu bringen. Man suchte den Grund des negativen Verlaufs dann oft in der Gabe offenbar ungeeigneter Medikamente oder in anderen Faktoren zweitrangiger Bedeutung.

Eine schwere Komplikation bei der Anwendung der Herzmassage ist das Kammerflimmern, das häufig, ja beinahe gesetzmäßig, im Verlauf einer langandauernden Herzmassage auftritt. Das Herzflimmern kann wieder eine Myokard-Hypoxie und eine Reihe anderer Schäden hervorrufen. Wenn man berücksichtigt, daß vor wenigen Jahren kein wirksames Mittel zur Bekämpfung des Kammerflimmerns unter der Herzmassage zur Verfügung stand, ist es begreiflich, daß die Ärzte den Mut verloren und diese Methode ablehnten.

Ein hoher Prozentsatz der Sterblichkeit war darauf zurückzuführen, daß durch die direkte Herzmassage der Blutkreislauf im Organismus nicht genügend in Gang kam. Erst in den letzten 10 bis 15 Jahren gewann man eine Vorstellung von dem kritischen Minimum des Blutdrucks in der Hirnrinde. Wie bereits oben bemerkt, kann die Hirnrinde ihre Funktion nicht lange weiter erfüllen, wenn der Blutdruck unter das Minimum von 60 bis 70 mm Hg abgesunken ist. Daraus geht klar hervor, daß eine direkte Herzmassage, durch die der Blutdruck kaum das genannte Minimum erreicht, nicht wirksam sein kann.

Außerdem versagte die Herzmassage dann, wenn nicht gleichzeitig durch künstliche Beatmung für die nötige Sauerstoffversorgung des Blutes gesorgt wurde. Zur modernen Konzeption einer guten künstlichen Beatmung gehört ein entsprechender Beatmungsapparat, durch den die Zu- und Abfuhr von Luft oder eines Gasgemisches in die Lungen und aus den Lungen entsprechend dosiert werden kann.

Dann wieder beobachtete man negative Resultate als Folge von Myokardverletzungen, die durch die Massage hervorgerufen waren. Eine langdauernde Massage kann zahlreiche Blutergüsse im Herzmuskel erzeugen, ja sogar zu Herzmuskelrupturen führen. Wird die Massage jedoch entsprechend den neuen Erkenntnissen ausgeführt, sind Herzmuskelrisse vollkommen ausgeschlossen, und auch der Prozentsatz kleiner Blutergüsse ist sehr stark heruntergedrückt worden. Seinerzeit haben Andrejew und andere Autoren darauf hingewiesen, daß durch einen Druck auf die Coronargefäße bei der Herzmassage die Blutzirkulation im Herzmuskel verschlechtert wird, daß man aber, wie anschließend noch dargelegt wird, auch dagegen ankämpfen kann.

Die Grundlagen der Technik der Herzmassage sind in vielen Chirurgie-Handbüchern und Monographien von J. J. Djanelidze, N. I. Kuljebiakin, Hosler, Bailey und anderen Autoren beschrieben worden.

Wir möchten hier nur einige Punkte dieser Technik hervorheben. Wie bereits erwähnt, muß die Herzmassage sofort nach dem Aufhören der Herzkontraktionen einsetzen, vorausgesetzt natürlich, daß ein Chirurg in der Nähe ist, der die Methode beherrscht. Man muß sich stets vor Augen halten, daß das Zeitmoment der wichtigste Faktor in der Herzmassage ist. Je früher mit der Massage begonnen wird, desto größer sind die Aussichten auf eine erfolgreiche Wiederherstellung. Das Entscheidende dabei ist, daß in der Hirnrinde schon nach wenigen Minuten schwere Schäden entstehen können und daß durch die Herzmassage sofort Blut ins Gehirn gepumpt werden muß. Während durch eine arterielle Druckinfusion von Blut sich lediglich eine Durchblutung der Coronargefäße und sogar dem Vorgehen entsprechend nur eine „einmalige“ Durchblutung des Herzmuskels erzielen läßt, wird durch die Herzmassage nicht nur eine neue, künstlich hervorgerufene Blutzirkulation im Gehirn erzeugt, sondern auch gleichzeitig eine gewisse Blutzirkulation in den Coronargefäßen. Das erleichtert einerseits den Stoffwechsel im Herzmuskel; gleichzeitig damit werden auch nach den Angaben von Kuljabko die sich im sterbenden Herzen bildenden Toxine, die die Wiederherstellung der Herzaktion hemmen, ausgespült. Andererseits muß auch hervorgehoben werden, daß durch diese Methode eine viel stärkere Reizung der Nervenapparate zustande kommt als durch eine arterielle Druckinfusion von Blut.

Die Diagnose des Herzstillstandes bei intrathorakalen Operationen ist einfach zu stellen. In allen anderen Fällen wird der Herzstillstand am besten durch das Fühlen des Pulses an der Schläfenader festgestellt. Elektrokardiographische Untersuchungen sind ungeeignet, da das EKG in den ersten Minuten des Herzstillstandes oft nur wenig von der Norm abweicht. Auch Herzauskultationen sind nicht zu empfehlen.

Wo eine Möglichkeit hierzu besteht, wird der Chirurg rasch sterile Handschuhe überziehen und nach einfachem Jodanstrich den Thorax eröffnen. Schlimmstenfalls kann sogar die Sterilität ignoriert werden, da auch die geringste Verzögerung die Prognose verschlechtern würde.

Beim Vergleich der verschiedenen Massagearten wird man erkennen, daß die beste die transthorakale Methode ist. Die sudiaphragmale und die transdiaphragmale Massage sind weniger wirksam. Für die transthorakale Massage muß der Thorax im 4. oder 5. Zwischenrippenraum 2 cm vom linken Brustbeinrand bis zur vorderen oder mittleren Axillarlinie eröffnet werden. Die Hand greift dann in den Brustraum und beginnt zu massieren. Wenn die Rippen zu stark auf das Handgelenk drücken, können die zwei anliegenden Rippenknorpel, dort wo sie am Brustbein angewachsen sind, durchschnitten werden. Zuerst massiert man bei geschlossenem Perikard, da dadurch das Herz weniger geschädigt wird; wenn so aber das Herz auch nach längerer Zeit nicht in Gang kommt oder bei plötzlicher Herzdilatation, muß das Perikard durch einen Längsschnitt an seiner vorderen Außenwand eröffnet werden.

Man wendet gegenwärtig zwei verschiedene Griffe zur Herzauspressung an: Beim ersten Griff wird die Auspressung so vorgenommen, daß der Daumen vorne und die übrigen vier Finger hinten liegen; man kann aber auch das Herz gegen die rückwärtige Fläche der vorderen Brustkorbwand drücken, die von außen durch die zweite Hand fixiert wird. Man kann ferner das Herz zwischen den Handflächen beider Hände drücken oder zwischen den beiden Daumen auf der einen und den übrigen vier Fingern beider Hände auf der anderen Seite des Herzens fassen. Die meisten Autoren sind der Meinung, daß die Herzmassage in einem Rhythmus von 60 bis 70 Pressungen in der Minute auszuführen ist. Dabei muß ständig darauf geachtet werden, daß der Blutdruck nicht unter 60 bis 70 mm Hg absinkt.

Wie oben bereits erwähnt, kann die Herzmassage nur dann Erfolg haben, wenn gleichzeitig eine künstliche Beatmung vorgenommen wird, und zwar durch Verwendung eines speziellen Beatmungsgeräts, durch das die Luft in rhythmischen Stößen durch das Intubationsrohr in die Lungen gepumpt wird. Unseres Erachtens sind solche Apparate am geeignetsten, durch die die Luft in die Lungen eingeblasen und aus den Lungen abgesaugt wird.

Tritt Kammerflimmern auf, müssen sofort Maßnahmen zu dessen Behebung ergriffen werden.

In manchen Fällen gelingt es nicht, durch die Herzmassage die Blutzirkulation im Organismus genügend zu aktivieren. Besonders häufig wird das bei einer Myokard-Atonie beobachtet, eine Schwäche, die natürlich schwer zu beheben ist. In solchen Fällen empfehlen verschiedene Autoren intrakardiale Injektionen von Adrenalin mit oder ohne Novocain-Zusatz, wodurch die Gefahr des Kammerflimmerns vermindert wird. Es empfiehlt sich auch, im Moment des Loslassens des Massagegriffes portionsweise unter Druck geringe Mengen Blut mit Adrenalinzusatz zu infundieren. Dadurch erzielt man eine allseitigere Durchblutung des gesamten Organismus und eine stärkere Anregung des Herzgefäßsystems (N. M. Rjabow). Außerdem bewirkt die arterielle Druckinfusion von Blut in den Entspannungsphasen ein Wiederingangkommen der Coronardurchblutung, die nach den neuesten Erkenntnissen in der Preßphase durch Verengerung des Arterien-Lumens stark gestört wird. Wendet man die eben geschilderten Maßnahmen an, so kann sich diese negative Seite der Herzmassage, die noch von F. A. Andrejew so genannt wurde – die Störung der coronaren Blutzirkulation – nicht mehr so schädlich auswirken.

Es liegen bereits zahlreiche Beschreibungen einer vollkommenen Wiederherstellung der Herzfunktionen an Menschen nach 2- bis 3stündiger Herzmassage vor. Auch im Rahmen der Weiterentwicklung der Behandlungsmethoden terminaler Zustände durch neue Erkenntnisse wird man der gleichzeitigen Anwendung von Herzmassage, arterieller Druckinfusion von Blut, künstlicher Beatmung und Defibrillation immer größere Beachtung schenken müssen. Damit ist natürlich noch nicht das letzte Wort in der Frage der Heilung terminaler Zustände gesprochen. Möglicherweise werden sich zu einem späteren Zeitpunkt die „künstlichen Herz-Lungenmaschinen" (Perfusionsgeräte) als nützlich erweisen, wenn sie in den ersten 3 bis 5 Minuten nach dem Herzstilllstand in Funktion treten können. Durch diese Ausführungen wollten wir vor allem unterstreichen, daß in der gegenwärtigen Entwicklungsphase der Behandlungsmethoden terminaler Zustände die Herzmassage als eines der wirksamsten Mittel zur Heilung dieser Kranken, die sich im Zustand des klinischen Todes befinden, anzusehen ist. Zu Recht hat A. H. BAKULEW[1] die Notwendigkeit breitester Anwendung der Herzmassage in chirugischen Kliniken empfohlen und die Nützlichkeit von Kursen für Chirurgen und Anästhesisten zur Erlernung dieser Methode unterstrichen. Es geht nun darum, eine große Zahl von Ärzten mit dieser Methode vertraut zu machen, damit dieses Verfahren systematisch zusammen mit anderen für den Erfolg der Sache notwendigen Maßnahmen angewandt werden kann.

Die Frage einer Anwendung von Perfusionsgeräten, um eine zeitweilige künstliche Blutzirkulation zu schaffen, interessiert in gleichem Maße die Forscher, die das Problem der Wiederbelebung des Organismus studieren, wie auch die Kliniker, die auf dem Gebiet der intrakardialen Chirurgie arbeiten. Diese Frage ist voller Perspektiven, und man hat schon begonnen, sowohl im Experiment als auch in der Klinik, sie in einem immer breiteren Umfange zu studieren. Bekanntlich hat S. S. BRJUCHONENKO vor etwa 25 Jahren als einer der ersten (gemeinsam mit S. I. TSCHETSCHULIN) ein Perfusionsgerät konstruiert.[2] Leider ist sein Modell noch bis heute ein Laboratoriumsexemplar geblieben. Seitdem hat man die Perfusionsgeräte weitgehend entwickelt und vervollkommnet.

Bis heute sind schon ziemlich vollkommene Modelle beschrieben worden, die in der Klinik zum zeitweiligen Ausschalten des Herzens während intrakardialer Operationen mit Erfolg angewandt werden können (CRAFOORD, ANDERSON, BJÖRK, 1948; IONGBLOED, 1949; KARLSON, 1951). GIBBON (1939) und in der Folge STOKES und GIBBON (1950) benutzten ein Perfusionsgerät, das sie als Gerät nach BAKEY bezeichneten. Die künstliche Systole wird bei diesem Gerät nicht wie bei den meisten Perfusionsgeräten durch Zusammendrücken von Gummibällen oder mit Hilfe verschiedener Kolben erzeugt, sondern durch Herauspressen des Blutes mittels einer sich über den Gummischlauch bewegenden Rolle. Ein genau gleiches Modell eines Perfusionsgerätes wurde unabhängig von den erwähnten Autoren vom Assistenten des Lehrstuhls für Hygiene des Tscheljabinsker Medizinischen Instituts, BYCHOWSKI, schon in den Jahren 1943/44 vorgeschlagen.[3] Sämtliche modernen Perfusionsgeräte sind mit speziellen, mitunter ziemlich komplizierten Vorrichtungen ausgerüstet, die die Sauerstoffsättigung des Blutes und die Beseitigung

[1] Rede, gehalten auf der Tagung der Kommission für Anästhesie beim Wissenschaftlichen Rat für Medizin des Gesundheitsministeriums der UdSSR vom 13. 12. 1956.

[2] Sein Perfusionsgerät bezeichnete S. S. BRJUCHONENKO als „Autojektor".

[3] Das Modell dieses Gerätes wurde vom Versuchs- und Konstruktionsbüro der Akademie der Medizinischen Wissenschaften der UdSSR angefertigt.

der Kohlensäure aus dem Blut sichern. DOGLIOTTI berichtet über eine erfolgreiche Herzoperation am Menschen, die er gemeinsam mit CONSTANTINI vorgenommen hat. Das Herz war zeitweilig (20 Minuten) ausgeschaltet und das Perfusionsgerät in dieser Zeit in Tätigkeit.

Jetzt ist es erforderlich, die Bedeutung der Perfusionsgeräte bei der Wiederherstellung der Lebensfunktionen des Organismus zu präzisieren.

* * *

Eine der wichtigsten Aufgaben ist es, den Indikationsbereich für die Anwendung der komplexen Methodik zur Wiederherstellung der Lebensfunktionen zu erweitern. Zu den pathologischen Zuständen, bei denen sich die Anwendung der komplexen Methodik als zweckmäßig erwiesen hat, gehören auch gewisse Intoxikationen und septische Zustände. Dafür sprechen sowohl Literaturangaben (W. A. POLJAKOW, 1946; A. N. NIKITIN, 1947; W. A. KULJANIZA und N. K. KUDRJAWZEWA, 1948; L. O. KETLER, 1952; N. P. KALASCHNIKOWA und I. T. MILTSCHENKO, 1952) als auch unsere Beobachtungen.

Unter diesen Bedingungen können auch ein ausgeprägter Sauerstoffmangel und eine Störung der reflektorischen Regulation physiologischer Funktionen auftreten. Trotz Anwendung antiseptischer, antibiotischer und allgemein-roborierender Mittel kann sich der Zustand solcher Patienten progressiv verschlechtern. Eine arterielle Druckinfusion von 100 bis 200 ml Blut unter einem Druck von 160 bis 180 mm erhöht reflektorisch den Blutdruck und kräftigt die Herzaktion. Die Zirkulation wird verbessert, die Hypoxie folglich verringert und später auch völlig beseitigt. Gleichzeitig verbessert sich die Blutzirkulation im Zentralnervensystem und normalisieren sich die Stoffwechselprozesse. Das führt seinerseits zur Wiederherstellung der kompensatorischen Mechanismen. Werden nach dieser Entwicklung erneut antiseptische Mittel gegeben, so haben sie häufig sehr schnell eine positive Wirkung.

Äußerst kennzeichnend ist folgende Beobachtung, die wir gemeinsam mit dem Oberarzt des Moskauer Entbindungsheims Nr. 13, B. L. ROSENFELD, machen konnten.

Die Kranke Je. wurde in das Entbindungsheim in schwerem Zustand aufgenommen. Diagnose: Abortus incompletus, hämorrhagische Septikämie. Man machte eine Tropfinfusion mit 2 l Blut. Jedoch besserten weder die Transfusion noch die Einführung von herzstärkenden Mitteln den Zustand der Patientin. Die Lebensfunktionen erloschen allmählich. Erst nach einer arteriellen Druckinfusion von 220 ml Blut trat ein deutlich wahrnehmbarer Puls an der A. radialis wieder auf, und der Blutdruck erhöhte sich. Darauf wurde die Atmung seltener und tiefer. Später konnte die Patientin nach einer Kur mit antibiotischen Mitteln aus dem Krankenhaus in gutem Zustand entlassen werden.

Ein weiteres Beispiel:

* Die Kranke A., 19 Jahre alt, wurde in das „Sklifossowski-Institut" aufgenommen. Diagnose: 2 Tage alte Harnblasenruptur, allgemeine diffuse Peritonitis; Erscheinungen einer

schweren Intoxikation. Die Harnblase wurde vernäht und eine suprapubische Fistel angelegt. Der Zustand der Patientin blieb äußerst schlecht. Der Puls ließ sich nur an der A. carotis wahrnehmen, der Blutdruck war nicht zu bestimmen, die Atmung blieb oberflächlich und schnell. Im Zustand der Agonie wurden der Patientin 150 ml Blut mit 0,2 ml Adrenalin (1 : 1000) in die rechte A. radialis unter einem Druck von 160 bis 180 mm in kleinen Dosen infundiert. Während der Druckinfusion ließ sich bei der Patientin eine gewisse Erregung feststellen. Darauf erschien an sämtlichen peripheren Gefäßen der Puls wieder. Nach 30 Minuten erhöhte sich der maximale Blutdruck bis auf 110 mm. Aus der Vene wurden 250 ml dunkles zähflüssiges Blut entnommen. Anschließend wurde eine intravenöse Tropfinfusion von physiologischer Lösung mit Glukose angelegt (etwa 4000 ml im Verlaufe eines Tages). Allgemeinbehandlung mit Schlaftherapie (Amytalnatrium) sowie mit Penicillin, Streptomycin und Campher. Schon am 2. Tage besserte sich der Zustand der Patientin. Später trat eine völlige Genesung ein.

Die komplexe Methodik der Wiederbelebung erlangte große Bedeutung in der intrathorakalen Chirurgie, da sie den Kampf gegen terminale Zustände erleichtert, die bei Operationen an den Lungen und am Herzen nicht selten eintreten. Das wird durch Beobachtungen vieler Chirurgen bestätigt, die an den Organen des Brustkorbes Operationen durchführen (A. N. Bakulew, B. A. Petrow, Ch. D. Gadsijew, F. G. Uglow u. a.).

Je. M. Smirenskaja und Ju. D. Semjonow beobachteten in der von A. N. Bakulew geleiteten Klinik die Wirkung der arteriellen Druckinfusion von Blut bei intrathorakalen Operationen an vielen Patienten mit chronischen Lungenkrankheiten und schweren Herzfehlern.

Die arterielle Druckinfusion von Blut erwies sich als sehr wirkungsvoll, wenn sie während eines schweren Operationsschocks und im Zustand der Agonie angewandt wurde. Eine Wiederherstellung der Lebensfunktionen wurde bei sämtlichen Patienten mit schwerem Operationsschock erreicht, auch bei den meisten Patienten, die sich im Zustand der Agonie befanden. Weniger erfolgreich war die arterielle Druckinfusion von Blut, auch kombiniert mit einer künstlichen Beatmung, bei intrathorakalen Operationen, wenn sich die Patienten im Zustand des klinischen Todes befanden. Das hängt offenbar von der vorausgegangenen längeren Hypoxie ab, die die Empfindlichkeit des Gehirns gegen eine Störung des Blutkreislaufes erhöht. Also auch bei diesen Patienten, die sich in terminalen Zuständen befinden, ist eine rechtzeitige arterielle Druckinfusion von Blut das beste Mittel zur Wiederherstellung des Hirnkreislaufes.

Interessant sind die Perspektiven der komplexen Wiederbelebungsmethodik auch für die neurochirurgische Klinik.

Viele Neurochirurgen (Ju. M. Irger, Hofbauer, Krause u. a.) sahen während eines operativen Eingriffes einen Atemstillstand bei erhaltengebliebener Herztätigkeit. In solchen Fällen stellte eine sofort begonnene, ununterbrochene künstliche Beatmung mit Hilfe von Geräten, die Luft in die Lungen einblasen, die selbständige Atmung wieder her, und die Operation ließ sich erfolgreich beenden. So beobachtete H. E. Fischer bei einem Patienten mit einer Kleinhirncyste, wie bei diesem die Atmung plötzlich aufhörte, als man ihn mit leicht angehobenem Oberkörper auf den Operationstisch legte. Die Herztätigkeit war aber nicht vollständig gestört. Dieser Zustand dauerte 30 Minuten, bis sich nach ununterbrochener künstlicher Beatmung die selbständige Atmung wiederherstellte. Darauf konnte die Operation zu Ende geführt werden.

Einen erfolgreichen Versuch, während einer neurochirurgischen Operation die künstliche Beatmung mit Geräten anzuwenden, die eine reflektorische Stimulation der Atmung hervorrufen, teilt auch Ju. M. Irger mit (Institut für Neurochirurgie „N. N. Burdenko").

Bekanntlich bleibt der massive Blutverlust noch immer eine drohende Komplikation bei gewissen neurochirurgischen Operationen. In diesen Fällen ist die Zweckmäßigkeit einer arteriellen Druckinfusion von Blut offensichtlich. In einigen Arbeiten wird empfohlen, in Fällen, in denen bei dem operativen Eingriff mit einer massiven Blutung zu rechnen und ein erhöhter intracranieller Druck vorhanden ist, einen Teil des Blutes (1 bis 1,5 l) vor der Operation aus dem Organismus zu entfernen. Nachdem die entscheidenden Etappen der Operation vorbei sind, infundiert man dieses Blut in eine Arterie in Richtung auf das Herz unter erhöhtem Druck. Einen entsprechenden Fall beschreibt Gardner, als er eine Geschwulst aus der Olfaktoriusgrube entfernte. Das gleiche Verfahren wurde auch von Harris bei einer Reihe von Operationen angewandt. Kay verfuhr nach dieser Methode auch, um das Leben bei schweren Herzwunden zu erhalten (zitiert nach Page).

Einige Autoren haben die arterielle Druckinfusion von Blut auch beim Myokardinfarkt anzuwenden versucht. So erzielten Berman und Akman (1952) durch eine arterielle Bluttransfusion eine vorübergehende Besserung bei 4 von 8 Patienten, die nach einem Myokardinfarkt eine schwere Hypotension bekommen hatten. Silber und seine Mitarbeiter bekämpften mit der arteriellen Druckinfusion von Blut in 9 Fällen einen Schock, der durch einen Myokardinfarkt hervorgerufen war. Zweimal wurde bei tiefen Schockzuständen, bei denen es unmöglich war, den Blutdruck zu bestimmen, ein anhaltendes positives Ergebnis erzielt. In 7 Fällen blieb die Wirkung aus, die Patienten starben. In einem dieser Fälle wird von einer Wiederherstellung des Bewußtseins des Patienten für einige Tage berichtet. Die Autoren nehmen an, daß durch die arterielle Transfusion der coronare Blutkreislauf wiederhergestellt und dadurch die Ernährung und in ihrer Folge auch die Leistungsfähigkeit der unbeschädigten Myokardanteile verbessert werden. Der Blutdruck steigt hierbei nicht sehr hoch und nur auf kurze Zeit an.

Natürlich gehört die arterielle Druckinfusion bei diesen Zuständen nicht zur Zahl der absoluten Indikationen und sollte nur mit großer Vorsicht, vor allem unter einem sehr geringen Druck, ohne Adrenalin und nur unter stationären Bedingungen vorgenommen werden.

Wie die Praxis gezeigt hat, kann mit der komplexen Methodik zur Wiederherstellung der Lebensfunktionen auch die Asphyxie Neugeborener bekämpft werden. Da die Herzaktion in diesen Fällen häufig erhalten bleibt, kann schon allein die künstliche Beatmung das Leben des Neugeborenen retten. Wenn man dazu ein nach dem Blasebalgtyp gebautes Gerät und ein nicht obturierendes Intubationsrohr benutzt, soll man bei jedem künstlichen Atemzug etwa 40 bis 50 ml Luft unter einem Druck einführen, der 10 bis 15 mm Hg nicht übersteigt. Wendet man Geräte an, bei denen die Menge der eingeführten Luft durch Druck reguliert wird, dann muß der positive Druck bei der Einatmung + 11 bis + 13 mm betragen und die Ausatmung bei einem negativen Druck von — 7 mm erfolgen. Bei Beginn dieser Beatmung sind, bis sich das Lungengewebe an die Verwendung der Apparate gewöhnt hat, einige forcierte Atemzüge bei einem Druck von + 30 mm angebracht. Das Intubationsrohr führt man am besten, sowohl zum vorherigen Absaugen des Schleims als auch für die nachfolgende künstliche Beatmung, unter Kontrolle eines Laryngoskops ein. Zu diesem Zweck kann das übliche, im Kapitel I beschriebene Laryngoskop benutzt werden, aber der Spatel des Laryngoskops darf nur kleine Ausmaße haben. Diese Methode der künstlichen Beatmung haben wir in den Jahren 1939/40 ausprobiert, und in den letzten Jahren wurde sie auch von K. A. Pschenizina in Zusammenarbeit mit unserem Laboratorium mit Erfolg angewandt. Die Wiederbelebung nach der komplexen Methode wurde an 60 Neugeborenen von K. A. Pschenizina durchgeführt. Von diesen befanden sich 12 im Zustand des klinischen Todes, 42 im Zustand des weißen Erstickens III. Grades und 6 im Zustand des blauen Erstickens III. Grades. Die Wiederherstellung der Lebensfunktionen wurde erreicht bei 42 Neugeborenen, bei den übrigen 18 gelang eine dauerhafte Wiederherstellung nicht. Von den 42 wiederbelebten Neugeborenen blieben im weiteren Verlauf 18 am Leben. Die übrigen 24 starben an schwerem innerem Gehirnschaden. Günstige Resultate erzielte auch Z. A. Seilikmann in Iwanow. In den Fällen, in denen auch die Herzaktion aufhörte, haben wir Blut unter Druck in die A. carotis oder A. brachialis infundiert. Wenn das ohne Wirkung blieb und nun die Gefahr bestand, daß das Herz durch das infundierte Blut überlastet wird, haben wir gleichzeitig venöses Blut durch einen in die V. jugularis eingeführten und fast bis zum rechten Herzen vorgeschobenen Katheter abgesaugt.

Es ist sehr verlockend, für diese Art der Perfusion die Nabelgefäße zu benutzen, jedoch ist die Technik der Druckinfusion und des Abziehens von Blut über diese Gefäße kompliziert und noch nicht endgültig ausgearbeitet. Trotzdem hat L. S. Persianinow schon über einen erfolgreich behandelten Fall berichtet, bei dem das Blut unter Druck in die Nabelgefäße infundiert wurde.

Für manche Formen der Asphyxie, zum Beispiel für die Asphyxie infolge einer Lähmung der Atemmuskulatur, ist die künstliche Beatmung allein, ohne arterielle Druckinfusion von Blut, ein wirkungsvolles Mittel, durch das dem Sterben der Patienten vorgebeugt werden kann.

Die Anwendung von Atemgeräten nach dem Typ einer pneumatischen Manschette ist zum Beispiel in schweren Fällen einer Poliomyelitis mit Funktionsstörungen der Atemmuskulatur absolut indiziert. Der Tod solcher Patienten ist fast immer auf eine Hypoxie zurückzuführen, die durch die Insuffizienz der äußeren Atmung hervorgerufen wird.

Im Ausland, besonders in England, wo Poliomyelitisfälle bedeutend häufiger sind als in der Sowjetunion, berichten bereits zahlreiche Arbeiten über Erfahrungen mit dem Einsatz von Boxen-Respiratoren nach DRINKER wie auch von Gerätetypen nach dem Prinzip der pneumatischen Manschette.[1] In dieser Beziehung sind die Arbeiten von DRINKER (1944), KONZERT (1951), HALE und GARDNER (1948), KUBICEK u. a. (1949) und von anderen zu erwähnen.

Aus dem Neurologischen Institut der Akademie der Medizinischen Wissenschaften der UdSSR berichtete JE. W. GOTOWZEWA über 19 Kinder, die im Verlauf einer Poliomyelitis durch eine partielle Lähmung der Atemmuskulatur eine Ateminsuffizienz bekamen und mit künstlicher Beatmung behandelt wurden. Bei 16 von ihnen konnte durch die künstliche Beatmung ein guter Erfolg erzielt werden. 14 Kinder blieben am Leben, obwohl die meisten zu Beginn der Behandlung sich in einem äußerst schweren Zustand befanden und bei 6 Kindern der Zustand für hoffnungslos gehalten wurde. Zu diesen 6 gehörte auch eine Patientin aus dem Filatow-Kinderkrankenhaus, deren Krankengeschichte nachstehend wiedergegeben wird.

Die Kranke L., 1 Jahr 1 Monat alt, wurde am 13. 8. 1950 in die Kinderklinik des I. Bezirks in einem sehr schweren Zustand mit Erscheinungen einer allgemeinen Toxikose und einer Temperatur von 39,4° aufgenommen. Die Erkrankung hatte am 9. 8. mit einem Temperaturanstieg bis auf 38° und mit dem Auftreten von Krämpfen allgemeinen Charakters begonnen. Bei der Untersuchung in der Klinik wurden erhebliche Störungen von seiten des Zentralnervensystems gefunden: Adynamie, Prostration, allgemeine Muskelhypotonie, starke Hyperästhesie, Hemmung der Sehnenreflexe der oberen und unteren Extremitäten, Schweißabsonderung. Atmung oberflächlich, 54 Atemzüge in der Minute, Herztöne gedämpft, Atmung geschwächt. Bei Palpation des Bauches konnte eine Spannung der Bauchmuskeln, Aufblähung und starke Schmerzhaftigkeit festgestellt werden. Im Laufe der nächsten 3 Tage verschlechterte sich der Zustand der Patientin immer mehr. Am 7. Tage entwickelten sich Paresen der Atemmuskulatur sowie der Hals-, Extremitäten- und Körpermuskeln. In Zusammenhang damit wurde die Atmung sehr oberflächlich und konnte nur noch mit Hilfe der Atemhilfsmuskulatur aufrechterhalten werden. Vom 19. 8. an begann sich der Zustand der Patientin allmählich zu bessern. Am 23. 8. (nachdem eine Poliomyelitis festgestellt war) überführte man die Patientin in das Filatow-Krankenhaus. Nach 2 Wochen hatte sich der Zustand des Kindes merklich gebessert, das Mädchen hatte sich gekräftigt, war voller und viel lebhafter geworden. Die Exkursionen des Brustkorbes vergrößerten sich, die Bewegungen der Extremitäten wurden aktiver.

Jedoch verschlechterte sich am 8. 9. in Zusammenhang mit einer eingetretenen Komplikation (beiderseitige Bronchopneumonie) der Zustand der Patientin erheblich. Erneut

[1] Die Beschreibung verschiedener Typen von Beatmungsgeräten zur Behandlung von Atmungsstörungen bei Poliomyelitis findet man im Buch von LOUDON „Breathing machines and their use in treatment“, 1939.

trat eine starke Atemnot auf, jeder Atemzug kam unter Beteiligung der Atemhilfsmuskulatur zustande, in der Minute konnten 60 bis 66 Atemzüge gezählt werden. Am 12. 9. war der Zustand des Kindes bedrohlich. Zeitweise war das Bewußtsein getrübt. Puls sehr schwach gefüllt, 150 Schläge in der Minute. Atmung röchelnd, arrhythmisch; nach jedem Atemzug fiel der Brustkorb vollkommen in sich zusammen, die Cyanose der Lippen und der sichtbaren Schleimhäute nahm schnell zu. Um 17 Uhr begann man, da der Zustand des Kindes sich weiterhin verschlechterte und die Erscheinungen des Sauerstoffmangels zunahmen, die künstliche Beatmung mit Hilfe einer pneumatischen Manschette, die um den Brustkorb geschnallt wurde. Zunächst waren die künstlichen und die selbständigen Atemzüge noch nicht koordiniert, bald darauf aber paßte sich das Kind dem Rhythmus der künstlichen Beatmung an, so daß jede dritte eigene Atembewegung des Kindes mit einem künstlichen Atemzug zusammenfiel. Im Verlauf der künstlichen Beatmung besserte sich der Zustand der Patientin. Das Mädchen „lebte vor unseren Augen auf". Die Haut und die Schleimhäute nahmen eine rosa Färbung an, die Cyanose verschwand, das Kind wurde aktiver und lebhafter, die vorher fehlende Stimme stellte sich wieder ein. An den folgenden Tagen blieb der Zustand schwer, war aber nicht mehr bedrohlich. Im weiteren besserte sich mit den sich vermindernden Entzündungserscheinungen in den Lungen und mit der Verbesserung der Atemfunktion auch der Allgemeinzustand der Patientin. Die Exkursionen des Brustkorbes wurden wieder größer, die Atemnot verminderte sich, und die Beteiligung der Atemhilfsmuskulatur am Atemvorgang hörte auf. Obwohl der Allgemeinzustand gebessert war, wurde die künstliche Beatmung mit Hilfe der pneumatischen Manschette auch weiterhin je 1 Stunde vier- bis fünfmal am Tage durchgeführt. Hierbei empfand das Kind die positive Wirkung des Gerätes so gut, daß es häufig selbst durch Zeichen bat, die Manschette anzulegen. Das Mädchen befand sich $1^1/_2$ Monate im Krankenhaus und wurde erheblich gebessert entlassen.

Bis heute ist die Zahl der Mitteilungen (Birnbaum, 1943; Thomson u. a., Reicher, 1946; Johansen, 1947; Waters, 1943 u. a.) über die Anwendung verschiedener Gerätetypen, die ein künstliches Einpumpen und Absaugen der Luft für die Wiederbelebung des Organismus gewährleisten, bereits sehr stark gewachsen.

In den meisten Arbeiten wird mit Recht darauf hingewiesen, daß man trotz der großen Wirksamkeit der Geräte für die künstliche Beatmung auch die Handmethoden nicht übersehen soll, da man sehr häufig in dem Augenblick, in dem eine künstliche Beatmung angewandt werden muß, keine Geräte zur Verfügung hat.

Somit geht heute die medizinische Wissenschaft von einer zufälligen, episodenhaften Therapie bei Agonie und klinischem Tod zu einer begründeteren und vor allem systematischen Therapie über.

Die in Moskau im Dezember 1952 durchgeführte Konferenz über die Pathophysiologie und Therapie terminaler Zustände hat gezeigt, daß die Methodik der Behandlung terminaler Zustände, die im Laboratorium für experimentelle Physiologie der Wiederbelebung des Organismus der Akademie der Medizinischen Wissenschaften der UdSSR ausgearbeitet worden ist, bei der Behandlung schwerer, mit den üblichen Methoden der Therapie nicht zu beherrschenden Stadien des Schocks, der Agonie und sogar des klinischen Todes unter stationären Bedingungen gute Ergebnisse liefert.

VIII. Pathophysiologie und experimentelle Therapie bei terminalen Zuständen, die durch Ertrinken und tödliches Elektrotrauma hervorgerufen werden

A. WIEDERHERSTELLUNG DER LEBENSFUNKTIONEN BEI ERTRUNKENEN

Die Erfolge bei der Entwicklung des allgemeinen Problems der Wiederherstellung der Lebensfunktionen im Zustand der Agonie und des klinischen Todes erlaubten es u. a. auch, begründetere Therapieformen für spezielle Zustände dieser Art, z. B. für die Behandlung Ertrinkender auszuarbeiten. Damit hat sich besonders L. W. LEBEDEWA beschäftigt. Ihre Versuche haben gezeigt, daß die komplexe Wiederbelebungsmethodik, die im Laboratorium durch einige zusätzliche Maßnahmen ergänzt wurde, in der Lage ist, die Herztätigkeit und die Atmung bei ertrunkenen Hunden wieder in Gang zu bringen.

Die Eigenart der beim Ertrinken entstehenden Bedingungen ist die Ursache für gewisse Besonderheiten beim Erlöschen der physiologischen Funktionen auf diese Art Sterbender. Das experimentelle Studium der pathophysiologischen Veränderungen, die beim Ertrinken eintreten, wird schon seit langem betrieben. Bei vielen Autoren findet man eine ähnliche Beschreibung der Grundsymptome des Ertrinkens; die Unterschiede beziehen sich nur auf Nebensymptome.

So teilt D. P. KOSSOROTOW die Veränderungen der Atmung beim Ertrinken in vier Perioden ein: 1. primäre Hemmung der Atmung, 2. Atemnot mit einer allmählich zunehmenden Tiefe der Atemzüge, 3. sekundäre Hemmung der Atmung und schließlich 4. seltene schnappende Atemzüge, von Körperkrämpfen begleitet. Andere Autoren (HOSEMANN an Hunden und GRAY an Ratten) beschreiben die gleichen Veränderungen der Atmung. CORYLLOS unterscheidet nur die ersten drei Perioden.

Der Blutdruck steigt beim Ertrinken für kurze Zeit an und fällt daraufhin unter die Norm ab. Eine gleichzeitige Narkose führt zu einem stärkeren Abfall des Blutdruckes (LOUGHEED, CORYLLOS, BROUARDEL). Die Veränderungen der Herzaktion sind durch einen verlangsamten Puls und eine Erhöhung des Pulsdruckes charakterisiert. (LOUGHEED, SWANN). LOUGHEED beschreibt das Auftreten häufiger Herzkontraktionen und die Erhöhung des Blutdruckes in der Endperiode der Herztätigkeit; danach fällt der Blutdruck schnell bis auf Null ab. Einige Autoren haben bei in Süßwasser ertrinkenden Hunden das Auftreten von Flimmerkontraktionen der Herzventrikel beobachten können (LOUGHEED, SWANN).

Viele Autoren weisen auf das Anschwellen der Hals- und Extremitätenvenen bei ertrunkenen Menschen hin sowie auf die starke Erhöhung des venösen Druckes bei ertrinkenden Tieren.

Über die Frage, wie groß die Wassermenge ist, die beim Ertrinken in die Lungen gelangt, und in welcher Zeit sie eindringt, ist vorläufig keine einheitliche Meinung erzielt worden. WOIZECHOWSKI und SWANN nehmen an, daß das Wasser über die Lungen bis in das Blut vordringt und so eine Hämolyse hervorruft. Die Überlebenszeit der Tiere unter Wasser beträgt, nach den Angaben der meisten Autoren, 4 bis 5 Minuten; in den Versuchen aber, in denen narkotisierte Tiere ertränkt wurden, ist diese Frist länger (bis 7 Minuten).

Man hat verschiedentlich versucht, die Phasen des Ertrinkens zu klassifizieren. Als Beispiel führen wir die Klassifikation von CORYLLOS an, der diese in Versuchen mit der Wiederbelebung ertrunkener Hunde ausarbeitete. Dabei werden vier Phasen unterschieden: als erste Phase die primäre Apnoe, charakterisiert durch eine Hemmung der Atmung und durch eine Blutdruckerhöhung; die zweite Phase, die Dyspnoe, ist durch verstärkte Atembewegungen und Blutdruckerhöhung gekennzeichnet, wobei nichtnarkotisierte Tiere bis zum Ende dieser Phase bei Bewußtsein bleiben und sich ziemlich wehren; die dritte Phase, die terminale Apnoe, ist durch den Stillstand der Atmung, den Abfall des Blutdruckes, das Verschwinden der Reflexe und des Muskeltonus und die vierte Phase durch schnelle progressive Schwächung der Herztätigkeit und ihr Aufhören charakterisiert. Jede Phase dauert etwa 1 Minute.

Der Autor dieser Klassifikation versuchte auch mit verschiedenen Methoden, Tiere, die während der verschiedenen Phasen des Ertrinkens aus dem Wasser herausgeholt wurden, wiederzubeleben, blies Luft mit dem Munde ein, verabreichte Kohlensäure und Sauerstoff durch einen intratrachealen Katheter sowie mit Hilfe eines Gerätes zur künstlichen Beatmung, das Sauerstoff in die Lungen einbläst und die Luft daraus absaugt („E“ und „J“). Die Beobachtungen haben gezeigt, daß eine künstliche Beatmung mit Hilfe des Gerätes „E“ und „J“ hinreichend wirksam ist, wenn das Tier bis zur dritten Phase aus dem Wasser herausgeholt wird. Dagegen konnten die Lebensfunktionen mit diesem Gerät in der vierten Phase schon nicht mehr wiederhergestellt werden. CORYLLOS gelangt zu dem Schluß, daß „es unmöglich ist, einen Menschen oder ein Tier wiederzubeleben, nachdem das Herz aufgehört hat zu schlagen“. Er weist auch darauf hin, daß man die mit künstlicher Beatmung von verschiedenen Autoren erzielten Ergebnisse der Wiederbelebung solange nicht vergleichen darf, wie über die Phasen, in denen die Maßnahmen zur Wiederbelebung begonnen wurden, keine Klarheit herrscht.

Auch Hosemann unternahm Versuche zur Wiederherstellung der Herztätigkeit Ertrunkener. Er beobachtete das Auftreten kräftiger spontaner Herzkontraktionen, wenn sauerstoffreiches Blut in das linke Herz eines Ertrunkenen eingeführt wurde.

Ergebnisse über eine Wiederherstellung der Herztätigkeit nach dem Auftreten von Flimmerkontraktionen der Herzventrikel bei den Ertrunkenen haben wir in der uns zugänglichen Literatur nicht gefunden. Das Auftreten des Flimmerns beim Ertrinken wird als eine „irreversible Erscheinung“ beschrieben.

In den Versuchen, die L. W. Lebedewa an 90 Hunden anstellte, wurden die Tiere in ein Gestell gebunden und in eine Wanne getaucht, die mit Wasser von Zimmertemperatur gefüllt war. Im Verlaufe der Versuche wurden die Atmung mit Hilfe einer um den Brustkorb geschnallten Manschette sowie der arterielle und der venöse Druck registriert und ein Elektrokardiogramm aufgenommen.

Es wurden zwei Versuchsserien durchgeführt: Die erste umfaßte die Versuche mit dem Ertränken nichtnarkotisierter Tiere, die zweite Versuche mit dem Ertränken von Tieren, die durch Äther und vorherige Injektion von Pantopon narkotisiert waren.

Zwischen den Versuchen der ersten und der zweiten Serie bestanden bemerkenswerte Unterschiede in bezug auf Charakter und Zeitpunkt des Erlöschens der Lebensfunktionen beim Ertränken.

Die nichtnarkotisierten Tiere waren beim Eintauchen ins Wasser motorisch erregt. Nach 1 bis $1^1/_2$ Minuten hörte diese Erregung auf. Danach trat eine verlangsamte tiefe Atmung auf, die 30 Sekunden bis $1^1/_2$ Minuten andauerte. Im Anschluß daran kam es zu einer Atempause, nach der gewöhnlich einige agonale Atemzüge zu beobachten waren. Die Atmung hörte $3^1/_2$ bis 5 Minuten nach dem Eintauchen eines Tieres ins Wasser vollkommen auf.

5 bis 10 Sekunden nach dem Eintauchen verlangsamte sich der Rhythmus der Herzkontraktionen beträchtlich, und entsprechend vergrößerten sich die Schwankungen des Pulsdruckes. Nach 1 bis $1^1/_2$ Minuten wurde der Rhythmus der Herzkontraktionen für die Dauer einiger Sekunden bis zu 1 Minute wieder schneller. Etwa nach $2^1/_2$ Minuten hörte die Herzaktion bei einem Blutdruck von 80 bis 150 mm auf. Hierbei entstanden in der überwiegenden Mehrzahl der Fälle Flimmerkontraktionen der Ventrikel, die im Elektrokardiogramm registriert wurden. Die Herztätigkeit hörte in diesen Fällen 1 bis $2^1/_2$ Minuten früher auf als die Atmung. Kam es während des Ertränkens bei jungen Tieren nicht zum Herzflimmern, dauerte die Herzaktion noch einige Zeit nach dem Atemstillstand an.

L. W. Lebedewa stellte auch fest, daß eine kurzfristige, sogar nur einige Sekunden dauernde Herausnahme der Tiere aus dem Wasser die Dauer der Herztätigkeit verlängerte.

Der venöse Druck stieg schon wenige Sekunden nach dem Eintauchen des Tieres ins Wasser an und steigerte sich im Augenblick des Herzstillstandes bis auf das 4- bis 5fache gegenüber dem Ausgangswert.

Als Beispiel kann das Kymogramm des Versuches Nr. 914 dienen (Abb. 49).

Wurden narkotisierte Tiere ins Wasser eingetaucht, ließ sich keine motorische Erregung beobachten. Es zeigte sich aber deutlich eine Hemmung der Atmung, deren Dauer zwischen 20 Sekunden und $1^1/_2$ Minuten schwankte. Die Tiefe der Atemzüge nahm dann allmählich zu, hiernach trat eine zweite Atempause, die terminale Pause, ein, auf die eine agonale Atmung folgte. In diesen Versuchen blieb die Atmung der Tiere länger erhalten als bei den nichtnarkotisierten Tieren und hörte erst 7 bis 11 Minuten nach ihrem Eintauchen ins Wasser auf.

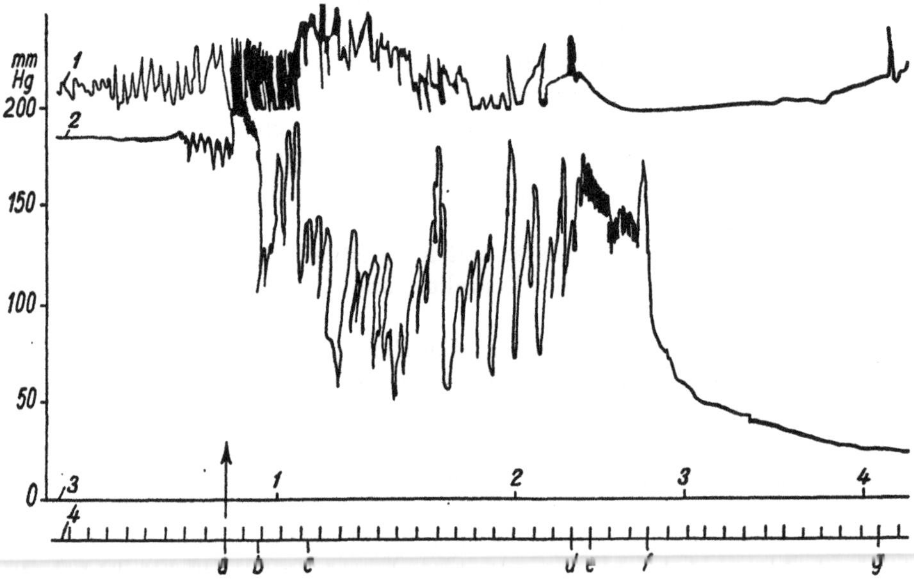

Abb. 49 Kymogramm des Versuches 914

1 — Aufzeichnung der Atmung; *2* — Aufzeichnung des Blutdruckes in der A. femoralis; *3* — Nullinie, von der das Niveau des Blutdruckes gerechnet wird; *4* — Zeitmarken alle 6 Sekunden; *a* — Beginn des Ertränkens, motorische Erregung; *b* — Auftreten der Bradykardie; *c* — Ende der motorischen Erregung, die Registrierung der Atmung wurde möglich; *d* — Beginn der terminalen Pause; *e* — Beginn der Pulsbeschleunigung; *f* — Beginn dss Flimmerns der Herzventrikel; *g* — Beginn der agonalen Atmung. — Der Pfeil zeigt den Beginn des Ertränkens an

30 Sekunden bis 2 Minuten nach Beginn des Ertränkens verlangsamte sich bei den Tieren allmählich der Rhythmus der Herzkontraktionen, und die Schwankungen des Pulsdruckes nahmen zu. Genau wie in den Versuchen der ersten Serie beschleunigte sich der Herzrhythmus noch einmal, bevor das Herz zum Stillstand kam. Dieser trat nach 4 bis 8 Minuten bei einem Blutdruck von 80 bis 150 mm ein und war ebenfalls von Flimmerkontraktionen der Ventrikel begleitet. In diesen Fällen hörte dann die Atmung 3 bis 5 Minuten später auf als die Tätigkeit des Herzens.

Der venöse Druck stieg in dieser Versuchsserie langsam an und überflügelte den Ausgangswert nur um das 2- bis 3fache, d. h., er war bedeutend niedriger als in den Versuchen mit nichtnarkotisierten Tieren.

Die Tiefe der Narkose übt einen sehr großen Einfluß auf das Erlöschen der Lebensfunktionen des Organismus aus. Bei oberflächlicher Narkose war die Atemhemmung von kurzer Dauer; die Veränderungen der Herztätigkeit traten zu Beginn der ersten Minute nach dem Eintauchen ins Wasser ein, und der venöse Druck stieg erheblich an. Der Herzstillstand trat etwa nach 4 Minuten ein. Bei einer Narkose mittlerer Tiefe dauerte die Atemhemmung bis zu 1 bis $1^1/_2$ Minuten, wobei die Atmung im Verlaufe von 2 bis 3 Minuten noch oberflächlich blieb und erst dann tiefer wurde. Die Bradykardie trat in der 2. bis 3. Minute auf. Zum Herzstillstand kam es etwa nach 8 Minuten. Wenn die Tiere im Zustand einer sehr tiefen Narkose ertranken, hörte die Herztätigkeit bei langsamem progressivem Absinken des Blutdruckes nach 5 bis 6 Minuten auf, ohne den Rhythmus zu verändern. Eine nennenswerte Veränderung des venösen Druckes war auch nicht zu verzeichnen. Als Beispiel führen wir das Kymogramm des Versuchs Nr. 925 an (Abb. 50).

Demzufolge leben beim Ertränken narkotisierte Tiere länger als nichtnarkotisierte.

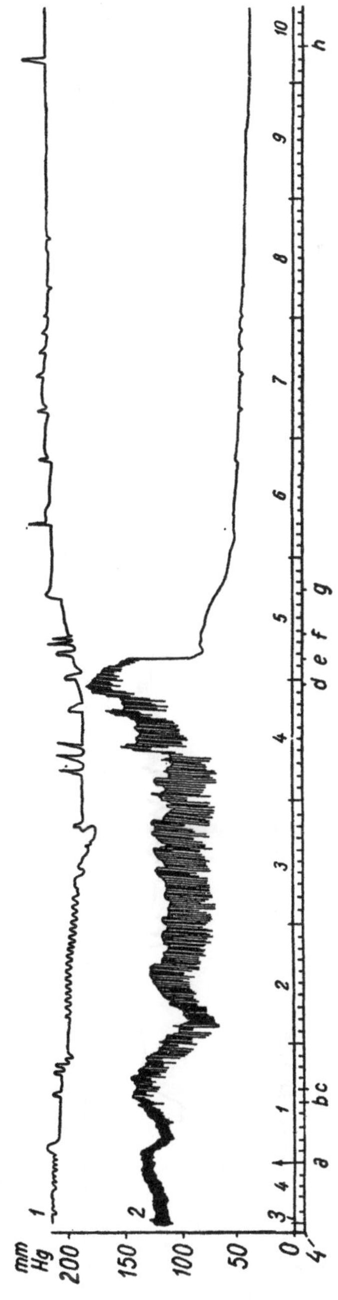

Abb. 50 Kymogramm des Versuches Nr. 925

1 — Aufzeichnung der Atmung; *2* — Aufzeichnung des Blutdruckes in der A. femoralis; *3* — Nullinie, von der das Niveau des Blutdruckes gerechnet wird; *4* — Zeitmarken alle 6 Sekunden; *a* — Beginn des Ertränkens, Beginn der Atemhemmung; *b* — Auftreten der Bradykardie; *c* — Beginn der Atmung; *d* — Beginn der Pulsbeschleunigung; *e* — Beginn des Flimmerns der Herzventrikel; *f* — Beginn der terminalen Pause; *g* — Beginn der agonalen Atmung; *h* — letzter agonaler Atemzug. — Der Pfeil zeigt den Beginn des Ertränkens an

Eine Narkose mittlerer Tiefe verlängerte die „Überlebenszeit“ der Tiere unter Wasser. Durch eine sehr tiefe Narkose wurde dieses „Überleben“ verkürzt, noch mehr aber durch eine oberflächliche Narkose.

In den meisten Versuchen kam es zum Kammerflimmern und in seiner Folge zuerst zum Stillstand des Herzens, dann erst zum Stillstand der Atmung. Nur in wenigen Versuchen blieb bei einer noch fortdauernden sehr geschwächten Herztätigkeit die Atmung aus.

Die Tatsache, daß das Kammerflimmern so häufig auftritt, unterstreicht die Wichtigkeit der Beseitigung dieser Störung der Herztätigkeit.

Versuche, die Flimmerkontraktionen unmittelbar nach ihrem Auftreten durch Kondensatorentladungen zu unterbinden, die durch den Brustkorb geleitet wurden, führten zu keinem Erfolg: Das Flimmern kehrte sofort wieder zurück. Das läßt sich offenbar mit der erheblichen Hypoxie des Herzmuskels erklären.

Um die Hypoxie zu vermindern und einen Teil des hämolysierten Blutes zu entfernen, haben wir aus dem rechten Herzen mit einer in die V. jugularis eingeführten Sonde Blut abgezogen. Danach wurde dem Tier unter einem Druck von 140 bis

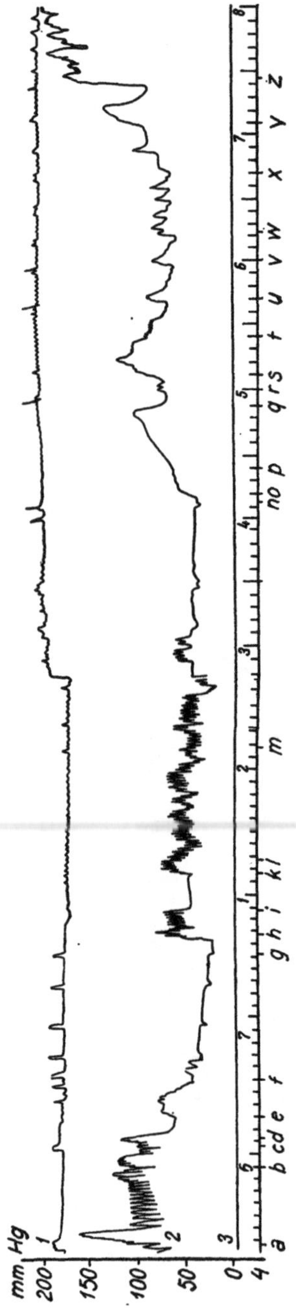

Abb. 51 Kymogramm des Versuches Nr. 1019

1 — Aufzeichnung der Atmung; *2* — Aufzeichnung des Blutdruckes der A. femoralis; *3* — Nullinie, von der das Niveau des Blutdruckes gercehnet wird; *4* — Zeitmarken alle 6 Sekunden; *a* — Beginn der terminalen Pause; *b* — Beginn der Pulsbeschleunigung; *c* — Beginn der agonalen Atmung; *d* — Beginn des Kammerflimmerns; *e—f* — Herausnahme des Tieres aus dem Wasser; *g* — letzter agonaler Atemzug, Beginn des Blutentzugs; *h* — Beginn der indirekten Herzmassage; *i* — Beginn der arteriellen Druckinfusion; *k* — Beginn der künstlichen Beatmung;. *l* — Unterbrechung der arteriellen Druckinfusion, indirekte Herzmassage; *m* — Beginn der selbständigen Atmung; *n* — Kondensatorentladung von 5000 V durch den Brustkorb; *o* — Beginn der arteriellen Druckinfusion; *p* — arterielle Einführung von 0,5 ml Adrenalinlösung 1 : 1000; *q* — Unterbrechung der arteriellen Druckinfusion; *r* — Kondensatorentladung von 5000 V durch den Brustkorb; *s* — Fortsetzung der arteriellen Druckinfusion; *t* — Ende der arteriellen Druckinfusion; *u—v* — Kondensatorentladungen von je 5000 V durch den Brustkorb; *w* — Auftreten schwacher einzelner Herzkontraktionen; *x* — Beginn einer neuen arteriellen Druckinfusion von Blut; *y* — arterielle Einführung von 0,5 ml Adrenalinlösung 1 : 1000; *z* — Wiederherstellung der effektiven Herztätigkeit

160 mm durchlüftetes Blut von einem anderen Hund als Spender zentripetal arteriell transfundiert. Sowohl während der Blutentziehung als auch nach der arteriellen Druckinfusion wurde das Herz indirekt massiert.

Erst nach diesen Maßnahmen gelang es, das Kammerflimmern durch Kondensatorentladungen zu unterbinden, worauf mitunter einzelne schwache Herzkontraktionen entstanden. Vollkommen wiederhergestellt wurde die Herztätigkeit jedoch erst nach der arteriellen Druckinfusion von sauerstoffangereichertem Spenderblut unter Zusatz von Adrenalin.

Bei dieser Wiederbelebungsmethode kam die Herztätigkeit in der 8. bis 9. Minute nach ihrem Aufhören wieder in Gang (Abb. 51).

Gleichzeitig mit unseren Bemühungen um die Wiederherstellung der Herztätigkeit saugten wir auch periodisch den Schleim und schaumige Flüssigkeit aus den oberen Atemwegen ab und beatmeten das Tier künstlich mit einem Gerät, das Luft in die Lungen einbläst. Die Spontanatmung kam nach einer arteriellen Druckinfusion von sauerstoffangereichertem Spenderblut und nach indirekter Herzmassage früher wieder in Gang als die Herztätigkeit. Die Augenreflexe traten 5 bis 6 Minuten nach Beginn der Herzaktion wieder auf.

Bei 8 von 15 Tieren konnte nur eine unvollständige Wiederherstellung der Lebensfunktionen erreicht werden. Eine vollständige Wiederherstellung der höheren Abschnitte des Zentralnervensystems trat nicht ein. Nur bei zwei Tieren kehrte das Gehör zurück. Nach 2 bis 4 Stunden gingen sämtliche Tiere an Lungenödem ein.

Die Aufgabe weiterer Forschungen wird es sein, neben dem Studium der Pathophysiologie des Ertrinkens die angewandte Methodik eingehender auszuarbeiten und wirksame Verfahren zur Bekämpfung des Lungenödems zu ermitteln, das in unseren Versuchen hauptsächlich das Eingehen der Tiere bewirkte.

Auf Grund unserer Erfahrungen im Laboratorium, obwohl sie noch nicht zahlreich sind, glauben wir, den Taucher-Rettungsstationen dringend die Anwendung eines Gerätes vom Typ der pneumatischen Manschette zur Wiederherstellung der Atmung bei ertrunkenen Menschen empfehlen zu können.

B. WIEDERHERSTELLUNG DER LEBENSFUNKTIONEN DES ORGANISMUS NACH TÖDLICHEM ELEKTROTRAUMA

Zu den Unfällen, bei denen Wiederbelebungsmaßnahmen mit Erfolg angewandt werden können, gehören auch die Todesfälle durch Elektrotrauma. Der Kampf um das Leben ist hierbei aber wegen der schweren Funktionsstörungen des Organismus komplizierter als beim Sterben an Blutverlust. Zu berücksichtigen ist auch, daß jede Wiederbelebungsmethode für durch Strom Verletzte je nach der unterschiedlichen Stromstärke, der Einwirkungsdauer des Stromes und anderen

Bedingungen der Verletzung geändert werden muß. In Abhängigkeit von der Spannung, der Berührungsstelle, der Trockenheit oder Feuchtigkeit der Haut usw. ist die Reaktion des Organismus auf die Wirkung des elektrischen Stromes unterschiedlich.

Zuweilen kann schon die zufällige kurzfristige Berührung eines nichtisolierten Drahtes, durch den ein Strom von 110 bis 220 V fließt, tödlich wirken, wobei das einzige äußere Anzeichen der Verletzung eine unbedeutende Hautbeschädigung an der Berührungsstelle („Strommarke") ist.

Andererseits sind Fälle bekannt, in denen Menschen am Leben blieben, die durch einen Strom hoher Spannung (von etwa einigen tausend Volt) getroffen wurden. Das veranlaßte einige Autoren, das Vorhandensein irgendeiner Gesetzmäßigkeit in den Reaktionen des Organismus auf die Wirkung des elektrischen Stromes zu leugnen (JELLINEK, A. D. KAPLAN).

JELLINEK ist der Meinung: „Jeder Strom kann verletzen, jedoch nicht jeder Strom verletzt."

Weit verbreitete Anerkennung haben daneben auch verschiedene idealistisch gefärbte Äußerungen gefunden über die „besondere" Rolle der Aufmerksamkeit. Danach wäre eine tödliche Verletzung bei Berührung der Stromleitung vermeidbar, sobald diese Berührung nicht zufällig, sondern absichtlich zustande gekommen ist. Derartige Anschauungen vertreten leider auch einige unserer Autoren. So beruft sich zum Beispiel A. D. KAPLAN[1] bei der Begründung seiner agnostischen Definitionen des Sterbevorganges beim Elektrotrauma und der Hilfsmaßnahmen in solchen Fällen auf die „Angaben" des Ingenieurs W. JE. MANOILOW, der angeblich schon eine tödliche Verletzung durch Strom bei einigen Milliampère für möglich hält. Bei der Verteidigung der Wichtigkeit des „Problems der Aufmerksamkeit" in JELLINEKscher Auffassung begründen A. D. KAPLAN und W. JE. MANOILOW dieses Problem „wissenschaftlich", indem sie sich (S. 40) auf die „Möglichkeit der Interferenz" berufen, „die die Pathogenität des schädlichen Stromes abschwächt, ... falls der elektrische Strom das Gehirn in dem Zeitpunkt erreicht, in dem die Bioströme des Gehirns im β-Rhythmus arbeiten".

Bei der Ablehnung der von zahlreichen Autoren (F. A. ANDREJEW, I. R. PETROW, M. P. BRESTKIN u. a.) festgestellten Gesetzmäßigkeit der Herzschädigung durch Einwirkung eines Stromes bestimmter Stärke und Dauer schreibt A. D. KAPLAN: „Die Frage nach der Todesursache beim Elektrotrauma darf man bei weitem noch nicht als endgültig gelöst betrachten."

Aus diesem Grunde schlägt er vor, „den Tod durch elektrischen Strom als einen nervalen Tod zu betrachten, wie es in den Todesfällen durch gewöhnlichen Schock der Fall ist", und verliert kein Wort darüber, wie er sich den Mechanismus der Funktionsstörung des Nervensystems bei „gewöhnlichem Schock" vorstellt.

---

[1] Каплан, А. Д., Поражение электрическим током и молнией. (KAPLAN, A. D., Verletzungen durch elektrischen Strom und Blitz), 2. Auflage, Медгиз, Moskau 1951.

Experimentelle Untersuchungen über das tödliche Elektrotrauma zeigen, daß tatsächlich Versuchstiere nach einer Verletzung durch Strom hoher Spannung (Wechsel- oder Impulsstrom) am Leben bleiben und durch die Spannung des Stadtnetzes getötet werden können. Das ist aber vollkommen gesetzmäßig und ist zu erklären durch die Besonderheit der Reaktion des Herzens auf elektrische Reize verschiedener Stärke.

Der Durchgang eines schwachen Wechselstromes durch das Herz kann, mit 9 bis 16 mA (oder von etwa 100 mA durch den ganzen Körper) beginnend, das Auftreten eines Herzflimmerns und den darauffolgenden Tod des Organismus durch Stillstand der Blutzirkulation hervorrufen. Die Einwirkung eines stärkeren Stromes (von etwa einigen Ampère) auf das Herz ruft aber kein Flimmern hervor. Jedoch sind die Schäden am Zentralnervensystem und der Atemstillstand, die durch Einwirkung eines starken Stromes auf den Organismus entstehen, meistens reversibel und haben eine günstigere Prognose als das Auftreten eines irreversiblen Herzflimmerns bei einer Verletzung durch schwächeren Strom.

Die Gefahr, daß Herzflimmern durch ein Elektrotrauma ausgelöst wird, macht es notwendig, neben der künstlichen Beatmung auch spezielle Mittel und Methoden zur Beseitigung des Flimmerns zur Hand zu haben. Am besten hat sich dabei bisher die transthorakale elektrische Einwirkung auf das Herz bewährt.

Versuche, die zum Studium der Wiederbelebungsmöglichkeit von durch Strom (Wechselstrom des Lichtnetzes) verletzten Personen durchgeführt wurden, haben gezeigt, daß in den ersten 2 Minuten nach der Stromeinwirkung das Flimmern schon allein mit einer durch den Brustkorb geleiteten Kondensatorentladung beseitigt und so die Herzaktion wiederhergestellt werden kann (N. L. Gurwitsch). Bei später einsetzenden Behandlungsversuchen dieser Art sind zusätzliche Maßnahmen zur Beseitigung der Hypoxie des Herzens notwendig, das unter diesen Bedingungen unfähig ist, sich wirksam zu kontrahieren.

In solchen Fällen hat N. L. Gurwitsch auf unseren Vorschlag hin zur Wiederherstellung der Herztätigkeit die arterielle Druckinfusion von sauerstoffgesättigtem Blut angewendet, um die Atmung wieder in Gang zu bringen, und die Tiere mit Hilfe von speziellen Geräten künstlich beatmet.

N. L. Gurwitsch hat seine Versuche, Hunde längere Zeit nach einem tödlichen Elektrotrauma mit Hilfe der arteriellen Druckinfusion von Blut wiederzubeleben, auf folgende Weise durchgeführt: 6 bis 8 Minuten nach dem durch Einschalten in das Stadtnetz (127 V, 50 Hz) zugefügten tödlichen Elektrotrauma wurde durch den Brustkorb des Versuchstieres zur Defibrillation eine Kondensatorentladung von 18 μF Kapazität und 5000 bis 6000 V Spannung bei einer Induktivität von 0,3 Henry im Netz geleitet. War hierdurch das Flimmern beseitigt, wurde die Herztätigkeit durch eine intraarterielle Druckinfusion von 400 bis 500 ml Blut, das Glukose enthielt, unter Zusatz von 1 ml Adrenalin (1 : 1000) wiederhergestellt (Abb. 52). Zur künstlichen Beatmung benutzte Gurwitsch ein Gerät, das Luft in die Lungen einblies. Diese Art der künstlichen Beatmung erwies sich auch in diesem Falle wirkungsvoller als die künstliche Beatmung von Hand. In Vorversuchen wurde bei einer Hypoxie von weniger als 6 Minuten Dauer die künstliche Beatmung von Hand benutzt oder aber, wenn die selbständige Atmung bald nach Beginn der arteriellen Druckinfusion auftrat, überhaupt nicht angewandt. In diesen Versuchen wurde für die arterielle Druckinfusion nicht Vollblut verwendet, sondern zur Hälfte oder sogar zu $^2/_3$ mit physiologischer Lösung verdünntes Blut.

Die Ergebnisse aus 56 Versuchen über die Wiederbelebung von Hunden nach tödlichem Elektrotrauma sind in Tabelle 6 aufgeführt.

Aus Tabelle 6 ist zu ersehen, daß sich der relative Prozentsatz der erfolgreichen Versuche bei Verlängerung der Hypoxie vermindert. Eine Ausnahme bildet die letzte Gruppe von 16 Versuchen, in denen die Hypoxie länger, und zwar 7 bis 8 Minuten, dauerte, die Ergebnisse aber günstig ausfielen. Das erklärt sich daraus, daß in den Versuchen mit längerer Hypoxiedauer die künstliche Beatmung mit einem Gerät vorgenommen wurde, das Luft in die Lungen einblies, d. h., daß die Atmung reflektorisch stimuliert wurde.

Aus diesen Versuchen an Hunden geht hervor, daß man nach einem tödlichen, ein Herzflimmern hervorrufenden Elektrotrauma das Leben durch entsprechende Maßnahmen ret-

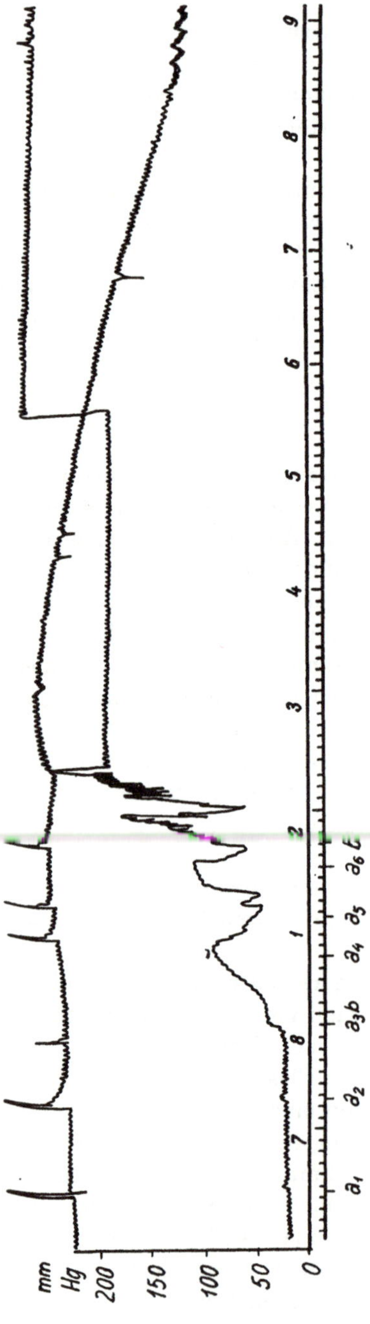

Abb. 52 Kymogramm des Versuches Nr. 686

1 — Aufzeichnung der Atmung; *2* — Aufzeichnung des Blutdruckes in der A. femoralis; *3* — Nullinie, von der durch den das Niveau des Blutdruckes gerechnet wird; *4* — Zeitmarken alle 6 Sekunden; *a* — Kondensatorentladungen Brustkorb; insgesamt wurden sechs Entladungen vorgenommen, von denen jede auf der Atmungskurve registriert wurde; *b* — Beginn der arteriellen Druckinfusion von Blut (diese wurde zweimal durchgeführt); *c* — Wiederherstellung der Herztätigkeit (sie wurde erst möglich, als das Flimmern durch die 5. Entladung beseitigt war). Das Schwanken der Blutdruckkurve vor der Wiederherstellung der Herzaktion wird durch die künstliche Beatmung hervorgerufen ten kann. Zu solchen Maßnahmen gehören, außer der bei tödlichem Elektrotrauma obligatorischen künstlichen Beatmung, die Unterbindung des Herzflimmerns durch transthorakale Kondensatorentladungen und danach die arterielle Druckinfusion zur Wiederherstellung der Herztätigkeit.

Sind durch die Einwirkung eines Elektrotraumas alle Lebenszeichen ausgefallen, so kann das zwei Ursachen haben:
1. eine primäre Störung der Herztätigkeit infolge des Kammerflimmerns oder
2. das Aufhören der Atembewegungen infolge einer Verletzung des Zentralnervensystems bei noch fortdauernder, jedoch geschwächter Herzaktion. Unter gewissen Bedingungen können durch die Stromeinwirkung gleichzeitig beide Störungen der Lebensfunktionen auftreten.

Das Entstehen von Herzflimmern ist dann möglich, wenn der Verletzte in ein Stromnetz niedriger Spannung (110 V und höher) eingeschaltet wurde. Unter gewissen Bedingungen (unmittelbare Berührung mit der Brust oder mit dem Rücken) kann eine solche Störung der Herztätigkeit auch schon durch geringere Spannung (30 bis 40 V) eintreten.

Tabelle 6

Zeit (in Minuten) von der Einwirkung des Stromes bis zum Beginn der arteriellen Druckinfusion	Gesamtzahl der Tiere	Wiederbelebte Tiere	Tiere mit vollständiger Wiederherstellung der Funktionen	Nichtwiederbelebte Tiere
4—5	4	4	2	0
5—6	25	20	14	5
6—7	11	5	3	6
7—8	16	13	8	3
Insgesamt	56	42	27	14

Der Verlust des Bewußtseins und das Aufhören der Atmung bei fortdauernder Herzaktion können durch eine kurzfristige Einwirkung von Strom hoher Spannung auf den Organismus bedingt sein. Es ist anzunehmen, daß beim Menschen solche Störungen auch durch die Einwirkung eines Stromes geringer Spannung (110 bis 220 V) auftreten können, dessen Stärke (infolge schlechten Kontaktes) oder Wirkungsdauer nicht ausreichen, um ein Herzflimmern hervorzurufen.

Die Hilfsmaßnahmen hängen vom Zustand des Verletzten, d. h. davon ab, ob eine Herzaffektion vorliegt oder nur die Atmung aufgehört hat. Die zur Zeit beim Fehlen von Lebenszeichen nach einem Elektrotrauma üblichen Hilfemaßnahmen (künstliche Beatmung und Einführung von Arzneistoffen) sind nur bei erhaltener Herzaktion wirksam. Wenn aber ein Flimmern auftritt, sind diese Maßnahmen allein erfolglos. Vor allem ist es notwendig, das Flimmern mittels transthorakler

Kondensatorentladung zu unterbinden und darauf zur Wiederherstellung der Herztätigkeit eine arterielle Druckinfusion von Blut durchzuführen. Wenn ein Kondensatorgerät fehlt, kann man die in der Klinik erprobten verschiedenen pharmakologischen Präparate versuchen, die zwar weniger wirksam sind, aber in gewissen Fällen dennoch das Herzflimmern unterbinden können.

Der Zustand des Herzens läßt sich vor allem danach schnell beurteilen, ob in den Aa. carotis ein Puls vorhanden ist oder fehlt. Selbstverständlich kann bei einer entsprechenden Organisation der Ersten Hilfe zu diesem Zweck auch ein transportabler Elektrokardiograph benutzt werden.

Wir wollen aber nochmals unterstreichen, daß, bevor die neuen Wiederbelebungsmethoden bei durch Strom verletzten Personen gehandhabt werden können, die künstliche Beatmung mit Hilfe eines Gerätes oder im äußersten Falle manuell die einzige rationelle Hilfsmaßnahme darstellt, durch die das Leben von elektrisch verletzten Menschen in sehr vielen Fällen gerettet werden kann. Die künstliche Beatmung muß aber sofort nach der Verletzung beginnen, und sie muß bis zur Wiederherstellung der Atembewegungen oder aber bis zum Auftreten unzweifelhafter Todesanzeichen (Leichenflecke) ununterbrochen fortgesetzt werden.

Schluß

Das Problem der Wiederbelebung ist von großem allgemein-biologischem Interesse und entwickelt sich auf der Grundlage der Ergebnisse der modernen Biologie und Physiologie rasch vorwärts. Das im Dienste des Volkes stehende sowjetische Gesundheitswesen bemüht sich unermüdlich um die Entwicklung dieses noch sehr jungen Zweiges der medizinischen Wissenschaft. Sowjetische Ärzte nützen alle ihnen von der Wissenschaft gebotenen Möglichkeiten aus, um das Leben des sterbenden Menschen zu retten.

„Nur derjenige kann sagen, daß er das Leben wirklich erforscht hat", schrieb I. P. PAWLOW, „der es versteht, seinen gestörten Lauf wieder normal zu gestalten".[1]

Der Erfolg therapeutischer Maßnahmen zur Wiederherstellung der erloschenen Funktionen wird der beste Beweis dafür sein, daß die Gesetze, die Sterben und Wiederbelebung beherrschen, tatsächlich aufgedeckt und richtig verstanden worden sind.

„Welch breites und fruchtbares Feld", sagte I. P. PAWLOW, „würde sich für die physiologische Forschung eröffnen, wenn der Experimentator unmittelbar nach hervorgerufener Krankheit oder angesichts des unwiderruflichen Todes in voller Sachkenntnis nach einer Methode suchen würde, die es ihm gestattet, diesen Erscheinungen die Stirn zu bieten."[2]

Nur durch ein tiefes Erforschen der Gesetzmäßigkeit des Erlöschens und der Wiederherstellung der Lebensfunktionen des Organismus wird es möglich sein, sich „in voller Sachkenntnis" aktiv einzuschalten, um den herannahenden Tod zu besiegen, und auch nur dann, wenn es sich um das Erlöschen eines noch lebensfähigen Organismus handelt.

M. GORKI schrieb: „Wie alle Erscheinungen unserer Welt ist auch der Tod eine Tatsache, die es zu erforschen gilt. Er ist eine Tatsache, mit der sich die Wissenschaft immer intensiver befaßt. Eine Tatsache studieren heißt aber, sie überwinden."[3]

---

[1] PAWLOW, I. P., Sämtliche Werke. Akademie-Verlag, Berlin 1954, Bd. II/2, S. 440.
[2] Ebenda, Bd. I, S. 431.
[3] GORKI, M., Wenn der Feind sich nicht ergibt, wird er vernichtet. S. 51.

Die Untersuchungen auf diesem Gebiet sind noch nicht abgeschlossen. Das bedeutet, daß kein Grund besteht, auf die Anwendung klinischer Mittel, vor allem auf chirurgischem und geburtshilflich-gynäkologischem Gebiet, wo bereits große Erfolge in der Bekämpfung terminaler Zustände erzielt wurden, zu verzichten.

Auf einer Konferenz, die in Moskau vom 10. bis 12. Dezember 1952 stattfand, wurde das Problem der Pathophysiologie und Therapie terminaler Zustände bei erster Hilfe in der Klinik und Praxis behandelt. Dort wurde festgestellt, daß immer weitere Ärztekreise dazu übergegangen sind, die komplexe Methodik der Wiederbelebung des Organismus anzuwenden. In der Sowjetunion wurde bereits vielen Hunderten von Menschen dank dieser Methode das Leben wiedergeschenkt. Wenn die Vorgänge des Erlöschens und der Wiederherstellung der höheren Nerventätigkeit eingehender erforscht sein werden, ist ohne Zweifel damit zu rechnen, daß auch unsere Maßnahmen wirksamer werden, die bezwecken, die Hirnrinde im Verlauf des Sterbens besser zu schützen und ihre vorübergehend erloschenen Funktionen vollständiger wiederherzustellen. Berücksichtigt man, daß im sterbenden Organismus vor allem die Oxydationsprozesse leiden, so erkennt man, wie wichtig es ist, Mittel und Wege zu finden, mit deren Hilfe in der Wiederbelebungsperiode diese Prozesse wieder aktiviert werden können. Weiter ist es unerläßlich, zu ergründen, wodurch rasch eintretende Veränderungen im Zentralnervensystem verzögert werden können. Kurzum, es geht darum, Mittel und Wege zu finden, um die Periode des klinischen Todes, in der eine Wiederbelebung noch möglich ist, auszudehnen. Dem behandelnden Arzt über die klassische 5-bis6-Minutengrenze hinaus, über die die moderne Wissenschaft verfügt, etwas zusätzliche Zeit zu geben, das ist eine sehr wichtige, wenn auch außerordentlich schwierige Aufgabe.

Selbstverständlich ist es bei weitem nicht in allen Fällen möglich, einen Organismus wiederzubeleben, der sich bereits im Zustand des klinischen Todes befindet. Man darf es eben erst gar nicht soweit kommen lassen, sondern muß versuchen, das Erlöschen der Lebensfunktionen schon in früheren Etappen des Sterbens aufzuhalten.

Das Erforschen neuer Methoden, die die komplexe Wiederbelebungsmethodik erweitern und vervollkommnen, ist untrennbar mit einem weiteren experimentellen und klinischen Studium dieses Problems verbunden.

Gegenwärtig kommt es noch häufig vor, daß ein Mensch nach erfolgreicher Wiederbelebung etwas später wiederum stirbt. Das liegt vor allem daran, daß die Therapie der Wiederherstellungsperiode noch wenig erforscht ist (natürlich kann es sich dabei nur um Menschen handeln, bei denen keine mit dem Leben nicht zu vereinbarenden Organ- und Gewebeschäden vorliegen).

Welche Behandlung muß an dem wiederbelebten Menschen vorgenommen werden? Diese Frage muß sich jeder Arzt stellen, der sich mit der Therapie terminaler Zustände befaßt. In der Beantwortung dieser Frage stehen wir noch ganz am Anfang, aber ihre Lösung ist von erstrangiger Bedeutung.

Eine erfolgreiche Bearbeitung aller hier erwähnten Probleme ist nur in engster Verbindung mit der Klinik möglich.

Die Völker der Sowjetunion sind mit Recht stolz darauf, eine Gesellschaft errichtet zu haben, in der es keine Ausbeutung des Menschen durch den Menschen mehr gibt. Wir sehen mit Zuversicht und Freude in die Zukunft, die lichter und schöner sein wird als die Gegenwart. Wir gehen mit Optimismus an die Lösung selbst der kompliziertesten wissenschaftlichen Probleme heran, die je in der Geschichte der menschlichen Zivilisation auftauchen. „Die Philosophie des ‚Weltschmerzes' ", schrieb J. W. STALIN, „ist nicht unsere Philosophie. Mögen sich die Abtretenden und Ablebenden dem Weltschmerz hingeben."[1] An die Erforschung der Wiederbelebung des sterbenden Organismus geht man in unserem Lande mit Überzeugung und Siegesgewißheit heran. „Wenn der Tod eines elementaren Organismus noch ein Geheimnis ist, so hört der Tod des komplizierten Organismus vom Gesichtspunkt der Naturwissenschaft aus schon auf, ein Geheimnis zu sein; hier gibt es viele verschiedene ungelöste Fragen, die einer Lösung harren, aber kein Geheimnis", schrieb I. P. PAWLOW.[2] Der tiefe Humanismus unserer sowjetischen Wissenschaft ist die Gewähr für eine machtvolle Entwicklung der Forschung im Kampf gegen den vorzeitigen Tod.

---

[1] STALIN, J. W., Werke. Bd. 6, S. 244.

[2] PAWLOW, I. P., Sämtliche Werke. Akademie-Verlag, Berlin 1956, Bd. I, 401.

LITERATURVERZEICHNIS

Engels, F., Dialektik der Natur. Dietz Verlag, Berlin 1955, S. 314, 210.

Engels, F., Herrn Eugen Dührings Umwälzung der Wissenschaft. Dietz Verlag, Berlin 1953.

Engels, F., Die Entwicklung des Sozialismus von der Utopie zur Wissenschaft. Dietz Verlag, Berlin 1953, S. 56.

Lenin, W. I., Aus dem philosophischen Nachlaß, Konspekt von „Wissenschaft der Logik Hegels". Dietz Verlag, Berlin 1944, S. 59.

Lenin, W. I., Der Zusammenbruch der II. Internationale. Dietz Verlag, Berlin 1951, S. 38.

Stalin, J. W., Ökonomische Probleme des Sozialismus in der UdSSR. Dietz Verlag, Berlin 1953, S. 10.

Stalin, J. W., Werke. Bd. 6, S. 244.

Авазбакиева, М. Ф., Восстановление деятельности сердца и дыхания после наступления клинической смерти у щенят. (Awasbakijewa, M. F., Die Wiederherstellung der Herztätigkeit und Atmung nach Eintritt des klinischen Todes bei jungen Hunden), 1948, 1, 63–72. Изв. АН Казахск. ССР, сер. физиол., 1948, в. I, 63—72.

Аглинцев, К. Д. (Aglinzew, K. D.), Noch ein Wiederbelebungsversuch nach Prus-Maag, 1001, 28, 540–550.

Айзман, И. М., Сообщение по докладу И. А. Бирилло в Ленинградском хиругическом об-ве им. Пирогова 16 ноября 1940 г. Нов. хир. арх. (Aisman, I. M., Mitteilung über den Vortrag I. A. Birillos in der Leningrader Chirurgischen Pirogow-Gesellschaft am 16. 11. 1940. Neues Chirurgisches Archiv), 1941, 48, 247–248.

Айзман, И. М., Лечебно-охранительное торможение в пред- и послеоперационном периоде. Вестн. хир. им. Грекова. (Aisman, I. M., Heilende Schutzhemmung in der prä- und postoperativen Periode. Grekow-Mitteilungsblatt der Chirurgie), 1952, 72, 3, 9–13.

Алексинский, И. П. (Alexinski, I. P.), zitiert nach N. I. Kulebjakin.

Андреев, С. В., Восстановление деятельности сердца человека после смерти. (Andrejew, S. W., Die Wiederherstellung der Herztätigkeit des Menschen nach dem Tode), Autoreferat der Dissertation, 1948.

Андреев, С. В., Борисова, Е. И., Молоков, И. Н. и Русинов, В. С., Восстановление сердечной деятельности и электрограмма сердца в трупе человека. Научн. труды клинич. б-цы им. С. П. Боткина. (Andrejew, S. W., Borissowa, J. I., Molokow, I. N., und Russinow, W. S., Die Wiederherstellung der Herztätigkeit und das Elektrokardiogramm bei einer menschlichen Leiche. Wissenschaftliche Arbeiten des S. P. Botkin-Krankenhauses), Moskau 1947, 541–544.

Андреев, Ф. А., Смерть от электрического тока. Практич. врач. (Andrejew, F. A., Tod durch Elektroschock, Praktischer Arzt), 1912, 8–9, 123–127 und 146–150.

Андреев, Ф. А., Опыты оживления сердца и центральной нервной системы. Протокол заседания физико-мед. об-ва в Москве. (Andrejew, F. A., Versuche zur Wiederbelebung des Herzens und des Zentralnervensystems. Sitzungsprotokoll der Physkalisch-Medizinischen Gesellschaft in Moskau), 5. 2. 1913, 1, 414.

Андреев, Ф. А., Опыты восстановления деятельности сердца, дыхания и функций центральной нервной системы. Вопр. научн. мед. (Andrejew, F. A., Versuche zur Wiederherstellung der Herztätigkeit, der Atmung und der Funktionen des Zentralnervensystems. Fragen der wissenschaftlichen Medizin). 1913, 2, 137–172.

Андреев, Ф. А., О восстановлении деятельности сердца. Вестн. совр. мед. (Andrejew, F. A., Über die Wiederherstellung der Herztätigkeit. Mitteilungsblatt der modernen Medizin), 1929, 24, 1311–1319.

Андреев, Ф. А., Артеиальная инфузия при смертельных кровопотерях. В кн.: Сан служба в дни Отечественной войны. (Andrejew, F. A., Arterielle Infusion bei tödlichen Blutverlusten, im Buch: Sanitätsdienst im Vaterländischen Krieg), Swerdlowsk 1944, 4, 285–290.

Аничков, Н Н., Экспериментальные исследования об анемии головного мозга. Вестн. хир. и погр. обл. (Anitschkow, N. N., Experimentelle Untersuchungen über die Anämie des Gehirns. Mitteilungsblatt der Chirurgie und angrenzenden Wissensgebiete), 1929, 16–17, 48–49, 105–109.

Аносов, Н. Н., Сосудистые и нейрогуморальные сдвиги в клинико-экспериментальном освещении. Тр. Центр. психоневрол. ин-та. (Anossow, N. N., Gefäßmäßige und neurohumorale Verschiebungen in klinisch-experimenteller Beleuchtung. Arbeiten des Psychoneurologischen Zentralinstituts), 1937, 9.

Антипенко, Е. Н. (Antipenko, J. N.), zitiert nach I. R. Petrow.

Аршавский, И. А., Принципы так называемой двойной антагонистической иннервации и регуляции деятельности различных систем органов (в частности, сердца) в свете данных онтогенеза. Пробл. сов. физиол., биохим., фармакол. (Arschawski, I. A., Prinzipien der sogenannten doppelsinnigen antagonistischen Innervation und der Regulation der Tätigkeit verschiedener Organsysteme (insbesondere des Herzens) im Lichte der Ontogenese, Probleme der sowjetischen Physiologie, Biochemie und Pharmakologie), Moskau 1949, 410–415.

Асатиани, Д. М., Внутриартериальное переливание крови. Сов. мед. (Assatiani, D. M., Intraarterielle Bluttransfusion. Sowjetmedizin), 1951, 9, 30–31.

Асратян, Э. А., Кора большого мозга и приспособительные явления в поврежденном организме. Сообщ. IV. Опыты с деафферентацией конечностей. Физиол. журн. СССР. (Asratjan, E. A., Großhirnrinde und Anpassungserscheinungen im beschädigten Organismus, 4. Mitteilung. Versuche mit der Deafferentation der Extremitäten. Physiologische Zeitschrift der UdSSR), 1948, 34, 1, 3–10.

Асратян, Э. А., Кора большого мозга и приспособительные явления в поврежденном организме. Сообщ. VI. Опыты с перерезкой задних корешков первых трех пар шейных нервов. (Asratjan. E. A., Großhirnrinde und Anpassungserscheinungen im beschädigten Organismus. 6. Mitteilung. Versuche mit der Durchschneidung der Hinterwurzeln der ersten drei Halsnervenpaare). Ebenda, 1948, 34, 2, 175—184.

Асратян, Э. А., Результаты и перспективы применения нового способа анемического поражения ц. н. с. высших животных. 13-е совещ. по физиол. проблемам. Тезисы докладов. (Asratjan, E. A., Ergebnisse und Perspektiven der Anwendung der neuen Methode der anämischen Affektion des Zentralnervensystems höherer Tiere. 13. Beratung über physiologische Probleme. Thesen der Vorträge), 1948, 11—13.

Асратян, Э. А., Некоторые общие черты нарушения и восстановления нервной деятельности. Изд. АН СССР, сер. биол. (Asratjan, E. A., Einige allgemeine Züge der Störung und der Wiederherstellung der Nerventätigkeit. Ausg. Akad. Wiss. UdSSR, Biol. Ser.), 1949, 6, 726—733.

Асратян, Э. А., Учение И. П. Павлова о сне и его целебной роли. Стенограмма публичной лекции. Изд. „Правда". (Asratjan, E. A., Die Lehre I. P. Pawlows vom Schlaf und seiner heilenden Rolle. Stenogramm des öffentlichen Vortrages). Verlag „Prawda", Moskau 1950.

Асратян, Э. А., Нарушение и восстановление функций ц. н. с. после длительной ее анемизации. Конфер. по патофи:иологии и терапии терминальных состояний 10—12. XII 1952. Тезисы Докладов. (Asratjan, E. A., Die Störung und Wiederherstellung der Funktionen des Zentralnervensystems nach seiner längeren Anämisierung, Konferenz über Pathophysiologie und Therapie terminaler Zustände, vom 10. 12. bis 12. 12. 1952, Thesen der Vorträge).

Астахова, А. П., Офталмологические наблюдения во время смертелього обескровливания и оживления собак. Вестн. офталмол. (Astajowa, A. P., Ophthalmologische Beobachtungen während der tödlichen Anämisierung und Wiederbelebung der Hunde, Mitteilungsblatt der Ophthalmologie), 1941, 18, 2, 149—153.

Бакулев, А. Н., Переливание крови в грудной хирургии. Сов. мед., (Bakulew, A. N., Die Bluttransfusion in der Thoraxchirurgie, Sowjetmedizin), 1951, 2, 6—7.

Бакулев, А. Н., Опыт применения внутриартериального переливания крови в хирургической клинике. Конф. по патофизиологии и терапии терминальных состояний 10—12. XII 1952 г. Тезисы доклада. (Bakulew, A. N., Erfahrungen mit der Anwendung der intraarteriellen Bluttransfusion in der chirurgischen Klinik. Konferenz über Pathophysiologie und Therapie terminaler Zustände vom 10. 12. bis 12. 12. 1952. Thesen der Vorträge).

Бакрофт, Дж., Основные черты архитектуры физиологических функций. (Barcroft, J., Grundzüge der Architektur der physiologischen Funktionen), Moskau-Leningrad 1937.

Безуглов, В. П., Значение раздражения рецепторов сосудистого русла в борбе с низким кровяным давлением вследствие кровопотери. В. кн.: Значение охранительного торможения и раздражения рецепторных аппаратов. (Besuglow, W. P., Die Bedeutung der Reizung der Rezeptoren des Gefäßbettes im Kampf gegen niedrigen Blutdruck infolge Blutverlustes. Im Buch: Bedeutung der Schutzhemmung und der Reizung der rezeptorischen Apparate), Lwow 1951.

Бекетаев, А. М., О продолжительности жизнедеятельности бульбарных центров в условиях различных степеней кислородного голодания головного мозга. (Beketajew, A. M., Über die Dauer der Lebenstätigkeit der bulbären Zentren bei verschiedenen Graden des Sauerstoffmangels im Gehirn. Autoreferat der Dissertation), 1950.

Бехтерев, В. М., Основы учения о функциях мозга. (Bechterew, W. M., Grundzüge der Lehre von den Hirnfunktionen), 5, 6, 1905–1906.

Бехтерев, В. М., и Миславский, Н. А., О влиянии мозговой коры и центральных областей мозга на давление крови и деятельность сердца. Арх. псих., неврол. и суд. психопатол. (Bechterew, W. M., und Mislawski, N. A., Über den Einfluß der Hirnrinde und der zentralen Hirngebiete auf den Blutdruck und die Herztätigkeit. Archiv der Psychiatrie, Neurologie und gerichtlichen Psychopathologie), 1886, 8, 3, 1–5.

Бехтерев, В. М. и Останков, П. А., О влиянии мозговой коры на акт глотания и на дыхание. Неврол. вестн. (Bechterew, W. M., und Ostankow, P. A., Über den Einfluß der Hirnrinde auf den Schluckakt und auf die Atmung. Neurologisches Mitteilungsblatt), 1894, 2, 2, 123–129.

Бинемсон, С. В., Артериальное переливание крови в общую сонную артерию при агональном состоянии. Хирургия. (Binemson, S. W., Arterielle Bluttransfusion in die a. carotis communis bei agonalem Zustand. Chirurgie), 1946, 10, 24–28.

Бирилло, И. А., Артериальное вливание крови при шоке, агонии и остановке сердца. Хирургия. (Birillo, I. A., Arterielle Blutinfusion bei Schock, Agonie und Herzstillstand. Chirurgie), 1939, 8, 3–17.

Бирилло, И. А., Артериальное переливание крови. Мед. работн. (Birillo, I. A., Die arterielle Bluttransfusion. Medizinischer Mitarbeiter), 24. 7. 1942.

Бирилло, И. А. и Берман, З. Ш., Новые данные по артеиальному переливанию крови. Хирургия. (Birillo, I. A., und Berman, S. Sch., Neue Ergebnisse über die arterielle Bluttransfusion. Chirurgie), 1941, 6–7, 50–52.

Бобров, Н. Н. и Возная, А. В., Картина крови у собак во время смертельного обескровливания и в восстановительном периоде. Бюлл. экспер. биол. и мед. (Bobrow, N. N. und Wosnaja, A. W., Das Blutbild bei Hunden während der tödlichen Anämisierung und in der Wiederherstellungsperiode. Bulletin der experimentellen Biologie und Medizin), 1941, 3–4, 140–143.

Боголепов, Н. К., Коматозные состояния (клиника и лечение). (Bogolepow, N. K., Komatöse Zustände [Klinik und Behandlung]), Moskau 1950.

Бресткин, М. П., Лебединский, А. В., Орбели, Л. А. и Стрельцов, В. В., К вопросу о механизме гибели животных при электротравме в зависимости от различных направлений тока через организм. Физиолжурн. СССР. (Brestkin, M. P., Lebedinski, A. W., Orbeli, L. A. und Strelzow, W. W., Zur Frage nach dem Mechanismus des Todes der Tiere bei Elektrotrauma in Abhängigkeit von den verschiedenen Richtungen des durch den Organismus geleiteten Stromes. Physiologische Zeitschrift der UdSSR), 1932, 15, 6, 542–548.

Бритван, Я. М., Влияние различных видов гипоксии на дыхательные движения В кн.: Гипоксия. (Britwan, Ja. M., Der Einfluß verschiedener Arten der Hypoxie auf die Atembewegungen. Im Buch: Hypoxie), 1949, 74–83.

Брюхоненко, С. С., Искусственное кровообращение целого организма (собаки) с выключенным сердцем. Труды III Всесоюзн. съезда физиол. (Brjuchonenko, S. S., Künstliche Blutzirkulation im unversehrten Organismus [des Hundes] unter Ausschaltung des Herzens. Arbeiten des III. Allunionskongresses der Physiologen), 1928, 25.

Брюхоненко, С. С., Аппарат для искусственного кровообращения (теплокровных), в кн.: Изучение новых методов искусственного кровообращения и переливания крови. (Brjuchonenko, S. S., Gerät zur künstlichen Blutzirkulation [der Warmblüter]. Im Buch: Studium neuer Methoden der künstlichen Blutzirkulation und der Bluttransfusion), Moskau 1928, 73–81.

Брюхоненко, С. С., Искусственное кровообращение организма. Журн. эксп. биол. и мед. (Brjuchonenko S. S., Die künstliche Blutzirkulation des Organismus. Z. exp. Biol. Med.), 1929, 4, 30, 21–27.

Брюхоненко, С. С., Применение метода искусственного кровообращения для оживления организма. Сб. трудов Института эксп. физиол. и терапии. (Brjuchonenko, S. S., Die Anwendung der Methode der künstlichen Blutzirkulation zur Wiederbelebung des Organismus. Sammelband der Abhandlungen des Instituts für experimentelle Physiologie und Therapie), Moskau 1937, 1.

Брюхоненко, С. С., Применение метода искусственного кровообращения для оживления организма. Сб. докл. II Всесоюзн. съезда физиол. и фармак. (Brjuchonenko, S. S., Die Anwendung der Methode der künstlichen Blutzirkulation zur Wiederbelebung des Organismus. Sammelband der Vorträge des II. Allunionskongresses der Physiologen und Pharmakologen), Tbilissi 1937, 667–674.

Брюхоненко, С. С. и Чечулин, С. И., Опыты по изолированию головы собаки. Труды Научн. хим.-фарм. ин-та. (Brjuchonenko, S. S. und Tschetschulin, S. I., Versuche über die Isolierung des Kopfes beim Hund. Arbeiten des wissenschaftlichen Chemisch-Pharmakologischen Instituts), 1928, 20, 7–43.

Бурденко, Н. Н., Переливание крови при операциях на центральной нервной системе в связи с операционным шоком. Собр. сор. (Burdenko, N. N., Die Bluttransfusion bei Operationen am Zentralnervensystem in Verbindung mit dem Operationsschock. Sämtliche Werke), Moskau 1951, 3, 61–72.

Бухтияров, А. Г., О внутриартериальном и внутривенном введении некоторых химических раздражителей. Экспериментальное усследование. (Buchtijarow, A. G., Über die intraarterielle und intravenöse Einführung einiger chemischer Reize. Experimentelle Untersuchung, Dissertation), Leningrad 1948.

Вахрамеев, П. М., К вопросу первичного шва на рану сердца. Нов. хур. арх. (В (Wachramejew, P. I., Zur Frage der primären Naht einer Herzwunde. Neues Chirurgisches Archiv), 1938, 41, 1, 116–121.

Веденский, Н. Е., Ваимное подкрепление (корроборация) обоих блуждающих нервов в их действии на сердце. Русск. врач. (Wedenski, N. Jз., Die wechselseitige Stärkung (Korroboration) beider nn. vagi in ihrer Wirkung auf das Herz. Der russische Arzt), 1913, 51.

Венгловский, Р. И. (Wenglowski, R. I.), zitiert nach N. I. Kulebjakin.

Веселкин, П. Н., О взаимоотношениях дыхания и кровяного давления в предагональном и агональном периодах. Тр. ВМА им. С. М. Кирова. (Wesselkin, P. N., Über die Wechselbeziehungen der Atmung und des Blutdruckes in der präagonalen und agonalen Periode. Arbeiten der Militärärztlichen S. M. Kirow-Akademie), 1938, 17.

Веселкин, П. Н., О выносливости животных к острой предельной высотной гипоксемии после тиреоидэктомии. Сб. реф. научн. статей за 1942 г. ВМА им. С. М. Кирова. (Wesselkin, P. N., Über die Widerstandsfähigkeit der Tiere gegen eine akute Höhenhypoxie nach der Thyreoidektomie. Sammelband der Referate wissenschaftlicher Abhandlungen für das Jahr 1942. Militärärztliche S. M. Kirow-Akademie), 96.

Веселкин П. Н., О восстановлении сердечной деятельности и дыхания у кроликов после клинической смерти от охлаждения. Бюлл. эксп. биол. и мед. (Wesselkin, P. N , Über die Wiederherstellung der Herztätigkeit und der Atmung bei Kaninchen nach klinischem Tod durch Unterkühlung. Bull. exp. Biol. Med.), 1942, 15, 1–2.

Виноградов, К. Н., Об изменении нервных узлов сердца при отравлении хлороформом. Врач. (Winogradow, K. N., Über die Veränderung der Herzganglien bei Choroformvergiftung. Der Arzt), 1884, 40, 683.

Владимиров, Г. Е., Функциональная биохимия мозга (Некоторые итоги и перспективы), Физиол. журн. СССР. (Wladimirow, G. J., Funktionelle Biochemie des Gehirns [einige Zusammenfassungen und Perspektiven]. Physiologische Zeitschrift der UdSSR), 1953, 39, 1, 13–16.

Воздвиженский, Г., Об асфиксии новорожденных. (Wosdwishenski, G., Über die Asphyxie Neugeborener, Dissertation), Moskau 1875, 80.

Войцеховский, А. А., Об изменениях крови в области малого круга при утоплении. (Woizechowski, A. A., Über Veränderungen des Blutes im Gebiet des kleinen Kreislaufes beim Ertrinken, Dissertation), 1908.

Волох, Д. М., Внутриартериальное нагнетание крови при смертельных кровопотерях в акушерско-гинекологической практике. Акуш. и гинекол. (Woloch, D. M., Intraarterielle Druckinfusion von Blut bei tödlichem Blutverlust in der geburtshilflich-gynäkologischen Praxis. Geburtshilfe und Gynäkologie), 1952, 6, 72–73.

Гаджиев, Х. Д., Артерио-венозный метод введения крови как метод патогенетической терапии при торпидном шоке и острой кровопотере. Тезисы докл. на научн сессии Тадж. мед. ин-та 24–26. 1947 г. (Gadshijew, Ch. D., Die arteriell-venöse Methode der Bluttransfusion als Methode einer pathogenetischen Therapie bei torpidem Schock und akutem Blutverlust. Thesen der Vorträge auf der wissenschaftlichen Tagung des Tadshikischen Medizinischen Instituts vom 24. bis 26. 5. 1947).

Гаджиев, Х. Д., Тысяча случаев артерио-венозного введения крови и кровозамещающих растворов при тяжелом травматическом шоке и острой кровопотере. Тр. Сталинабадск. мед. ин-та. III Сб. трудов факултетск. хир. клин. (Gadshijew, Ch. D., Tausend Fälle arteriell-venöser Infusion von Blut und Blutersatzmitteln bei schwerem traumatischem Schock und akutem Blutverlust. Arbeiten des Stalinabader Medizinischen Instituts. III. Sammelband der Arbeiten der chirurgischen Fakultätskliniken), 1949, 82–104.

Гаевская, М. С., О явлениях регуляции углеводного обмена в процессе востановления жизненных функции организма после смертельных кровопотерь. Реф. дисс. Бюлл. эксп. биол. и мед. (Gajewskaja, M. S., Über Erscheinungen der Regulation des Kohlenhydratstoffwechsels im Prozeß der Wiederherstellung der Lebensfunktionen des Organismus nach tödlichem Blutverust, Dissertation. Bulletin der experimentellen Biologie und Medizin), 1945, 21, 1–2, 72–74.

Гаевская, М. С., Исследование некоторых сторон углеводного обмена в процессе восстановления жизненных функций организма после смертельных кровопотерь. Арх. пат. (Gajewskaja, M. S., Untersuchung einiger Seiten des Kohlenhydratstoffwechsels im Prozeß der Wiederherstellung der Lebensfunktionen des Organismus nach tödlichem Blutverlust, Archiv der Pathologie), 1946, 8, 1–2, 4–12.

Гаевская, М. С., Сахар и молочная кислота в мозговой ткани при угасании и восстановлении жизненных функций организма. Арх. пат. (Gajewskaja, M. S.), Zucker und Milchsäure im Hirngewebe beim Erlöschen und bei der Wiederherstellung der Lebensfunktionen des Organismus, Archiv der Pathologie), 1951, 13, 3, 34–40.

Гаевская, М. С., Некоторые особенности междуточного обмена коры головново мозга в терминальных состояниях. Конференция по патофизиологии и терапии терминальных состояний 10–12. XII 1952 г. (Gajewskaja, M. S., Einige Besonderheiten des intermediären Stoffwechsels der Hirnrinde in terminalen Zuständen. Konferenz über Pathophysiologie und Therapie terminaler Zustände vom 10. 12. bis 12. 12. 1952. Thesen der Vorträge).

Гаевская, М. С., Содержание гликогена и способных к ображиванию углеводов в коре мозга при угасании и восстановлении жизненных функций организма. Журн. высш. нерв. деят. (Gajewskaja, M. S., Der Gehalt an Glykogen und zur Gärung fähiger Kohlehydrate in der Hirnrinde beim Erlöschen und bei der Wiederherstellung der Lebensfunktionen des Organismus. Zeitschrift für höhere Nerventätigkeit), 1953, 3, 2.

Гаевская, М. С., Шустер, М. И., Теличаева, М. И., Тишина, Е. Н. и Неговский, В. А., Гепарин и его свойства. Бюлл. эксп. биол. и мед. (Gajewskaja, M. S., Schuster, M. I., Telitschewa, M. I., Tischina, J. N. und Negowski, W. A., Heparin und seine Eigenschaften. Bull. exp. Biol. Med.), 1938, 5, 4, 332–335.

Гаевская, М. С., Шустер, М. И., Теличаева, М. И., Тишина, Е. Н. и Неговский, В. А., Получение гепарина и его свойства. Физиол. журн. СССР. (Gajewskaja, M. S., Schuster, M. I., Telitschewa, M. I., Tischina, J. N. und Negowski, W. A., Die Gewinnung von Heparin und seine Eigenschaften. Z. Physiol. UdSSR), 1939, 26, 552 bis 560.

Галкин, В. С., О наркозе. Новые экспериментальные материалы. (Galkin, W. S., Über die Narkose. Neues experimentelles Material), Kirow 1944.

Галкин, В. С., Некоторые практические выводы из учения об интерорецепции. Конф. по патофизиологии и терапии терминальных состояний, 10–12. XII 1952. (Galkin, W. S., Einige praktische Folgerungen aus der Lehre von der Interorezeption. Konferenz über Pathophysiologie und Therapie terminaler Zustände vom 10. 12. bis 12. 12. 1952. Thesen der Vorträge).

Гвоздев, И., Материалы для изучения асфикции, преимущественно с точки зрения медицинского правоведения. (Gwosdew, I., Material zum Studium der Asphyxie, hauptsächlich unter dem Gesichtspunkt der medizinischen Rechtswissenschaft. Dissertation), St. Petersburg 1868.

Гераськин, П. В., Случай ранения правого предсердия. Хирургия. (Geraskin, P. W., Fall einer Verletzung des rechten Herzvorhofes. Chirurgie), 1950, 8, 89–90.

Глозман, О. С. и Касаткина, А. П., Полное замещение и обменное переливание крови как методы экспериментальной терапии. (Glosman, O. S. und Kassatkina, A. P., Voller Ersatz und Austauschtransfusion von Blut als Methoden der experimentellen Therapie), Moskau 1950.

Гнилорыбов, Т. Е., Первичный шок при ранениях сердца и отдаленные результаты. Хирургия. (Gnilorybow, T. J., Primärer Schock bei Herzverletzungen und die Spätergebnisse. Chirurgie), 1949, 7, 72–73.

Гольштейн, Н. И., Экспериментальные исследования о морфологических изменениях органов под влиянием разреженной атмосферы. В кн.: Кислородное голодание и борьбы с ним. (Golstein, N. I., Experimentelle Untersuchungen über morphologische Veränderungen der Organe unter dem Einfluß dünner Luft. Im Buch: Der Sauerstoffmangel und seine Bekämpfung), XXXI, 1941.

Гордон, К. А., К вопросу об ошибках и опасностях при ранении сердца иглой. Вестн. хир. (Gordon, K. A., Zur Frage nach den Fehlern und Gefahren bei Verletzungen des Herzens mit einer Nadel. Mitteilungsblatt der Chirurgie), 1935, 41, Buch 114–116, 190–194.

Горшелева, Л. С., Влияние острого и хронического отравления окисью углерода на высшую нервную деятельность животных. Фармакол. и токсикол. (Gorschelewa, L. S., Der Einfluß der akuten und chronischen Kohlenoxydvergiftung auf die höhere Nerventätigkeit der Tiere. Pharmakologie und Toxikologie), 1944, 7, 5.

Готовцева, Е. В., Применение искусственного дыхания при параличах дыхательной мускулатуры. Конфер. по патофизиологии и терапии терминальных состояний 10–12. XII 1952. (Gotowzewa, J. W., Die Anwendung der künstlichen Beatmung bei Lähmungen der Atemmuskulatur. Konferenz über Pathophysiologie und Therapie terminaler Zustände vom 10. 12. bis 12. 12. 1952. Thesen der Vorträge).

Греков, И. И. (Grekow, I. I.), zitiert nach G. J. Priima und I. K. Issajew.

Громова, К. Г., Кудрицкая, Т. Е., Петров, И. Р. и Шапот, В. С., Обмен лабильных фосфорных соединений в головном мозгу при его анемии в условиях охранительного торможения. Биохимия. (Gromowa, K. G., Kudrizkaja, T. J., Petrow, I. R. und Schapot, W. S., Der Stoffwechsel labiler Phosphorverbindungen im Gehirn bei Hirnanämie unter Bedingungen der Schutzhemmung. Biochemie), 1952, 17, 1, 13–24.

Громова, К. Г. и Шапот, В. С., Превращение лабильных фосфорных соединений в головном мозгу при его анемии. ДАН СССР. (Gromowa, K. G. und Schapot, W. S., Umwandlungen labiler Phosphorverbindungen im Gehirn bei Hirnanämie. Ber. Akad. Wiss. UdSSR), 1951, 78, 5, 941–944.

Губарь, В. Л., Материалы к изучению проблемы оживления организма после асфиксии. Бюлл. експ. биол. и мед. (Gubar, W. L., Material zum Studium des Problems der Wiederbelebung des Organismus nach Asphyxie. Bull. exp. Biol. Med.), 1942, 2, 10–15.

Гуляев, А. В., Острая кровопотеря. Изменения циркуляции крови при острых постгеморрагических состояниях. Экспериментальные и клинические исследования. (Guljajew, A. W., Akuter Blutverlust. Veränderungen der Blutzirkulation bei akuten posthämorrhagischen Zuständen. Experimentelle und klinische Untersuchungen. Autoreferat der Dissertation), Moskau 1947.

Гуляев, А. В., Внутриартериальное переливание крови в хирургической клинике. Конфер. по патофизиологии и терапии терминальных состояний. 10.–12. XII, 1952. (Guljajew, A. W., Intraarterielle Bluttransfusion in der chirurgischen Klinik. Konferenz über Pathophysiologie und Therapie terminaler Zustände vom 10. 12. bis 12. 12. 1952. Thesen der Vorträge).

Гулькевич, Ю. В., Патологическая анатомия острой кровопотери при боевой травме. Арх. патол. (Gulkewitsch, J. W., Pathologische Anatomie des akuten Blutverlustes bei Kriegsverletzungen. Archiv der Pathologie), 1948, 10, 1, 13–22.

Гурвич, А. Е. и Ливанов, М. Н., О действии АТФ на спонтанную электрическую активность нервных центров. Бюлл. эксп. биол. и мед. (Gurwitsch, A. Je. und

Liwanow, M. N., Über die Wirkung des ATP auf die spontane elektrische Aktivität der Nervenzentren. Bull. exp. Biol. Med.), 1948, 25, 3, 185–188.

Гурвич, А. М., Кровяное давление при органических поражениях головного мозга. (Gurwitsch, A. M., Der Blutdruck bei organischen Gehirnschäden. Autoreferat der Dissertation), Moskau 1950.

Гурвич, Н. Л., Значение физической характеристики разрядов, прекращающих фибрилляцию сердца. Реф. работ учр. отд. биол. наук АН СССР. (Gurwitsch, N. L., Die Bedeutung der physikalischen Charakteristik der Entladungen, die das Herzflimmern unterbinden. Referat über Arbeiten der Abteilung für biologische Wissenschaften der Akad. Wiss. UdSSR), 1940.

Гудвич, Н. Л., Зависимость пороговых величин напряжения и емкости конденсаторных разрядов, прекращающих фибрилляцию сердца. Бюлл. эксп. биол. и мед. (Gurwitsch, N. L., Die Abhängigkeit der Schwellengrößen der Spannung und der Kapazität der Kondensatorentladungen, die das Herzflimmern unterbinden. Bull. exper. Biol. Med.), 1943, 16, 6, 12, 66–69.

Гурвич, Н. Л., Пороговая величина тока для прекращения фибрилляции сердца. Реф. работ учр. отд. биол. наук АН СССР. (Gurwisch, N. L., Die Schwellengröße des Stromes zur Unterbindung des Herzflimmerns. Referat über Arbeiten der Abteilung für biologische Wissenschaften der Akad. Wiss. UdSSR), 1943.

Гурвич, Н. Л., Пороговая величина тока для прекращения фибрилляции разрядом и синусоидным током. Реф. работ учр. отд. биол. наук АН СССР. (Gurwitsch, N. L., Die Schwellengröße des Stromes zur Unterbindung des Flimmerns durch Entladung und durch sinusoiden Strom. Referat über Arbeiten der Abteilung für biologische Wissenschaften der Akad. Wiss. UdSSR), 1944.

Гурвич, Н. Л., Прекращение фибрилляции повторными конденсаторными разрядами подпороговой силы. Бюлл. эксп. биол. и мед. (Gurwitsch, N. L., Die Unterbindung des Flimmerns durch wiederholte Kondensatorentladungen unterschwelliger Stärke. Bull. exper. Biol. Med.), 1945, 20, 55.

Гурвич, Н. Л., Восстановление нормальной деятельности сердца, находившегося длительное время в состоянии фибрилляции. Бюлл. эксп. биол. и мед. (Gurwitsch, N. L., Die Wiederherstellung der normalen Tätigkeit eines Herzens, das sich längere Zeit im Flimmerzustand befand. Bull. exp. Biol. Med.), 1947, 23, 1, 28–32.

Гурвич, Н. Л., О функциональной дискретности сердечной мышцы. Сб. трудов II Всесоюзн. съезда., биохим. и фармакол. (Gurwitsch, N. L., Über funktionelle Unterschiede des Herzmuskels. Sammelband der Arbeiten des VII. Allunionskongresses der Physiologen, Biochemiker und Pharmakologen), 1947.

Гурвич, Н. Л., Восстановление жизненных функций организма после смертельной электротравмы. Клин. мед. (Gurwitsch, N. L., Die Wiederherstellung der Lebensfunktionen des Organismus nach tödlichem Elektrotrauma. Klinische Medizin), 1952, 30, 6, 66–70.

Гурвич, Н. Л., Восстановление жизненных функций организма после смертельной электротравмы. Конфер. по патофизиологии и терапии терминальных состояний 10.–12. XII. 1952. (Gurwitsch, N. L., Die Wiederherstellung der Lebensfunktionen des Organismus nach tödlichem Elektrotrauma. Konferenz über Pathophysiologie und Therapie terminaler Zustände vom 10. 12. bis 12. 12. 1952. Thesen der Vorträge).

Гурвич, Н. Л. и Каплан, Л. Е., Зависимость порогового напряжения для прекращения фибрилляции от размеров животного. Реф. работ учр. отд. биол. наук АН СССР. (Gurwitsch, N. L. und Kaplan, L. J., Von der Größe des Tieres abhängige Schwellenspannung zur Unterbindung des Flimmerns. Referat über Arbeiten der Abteilung für biologische Wissenschaften der Akad. Wiss. UdSSR), 1943.

Гурвич, Н. Л. и Юньев, Г. С., О восстановлении нормальной деятельности фибриллирующего сердца конденсаторными разрядами. Бюлл. экспер. биол. и мед (Gurwitsch, N. L. und Junjew, G. S., Über die Wiederherstellung der normalen Tätigkeit des flimmernden Herzens durch Kondensatorentladungen. Bull. exp. Biol. Med.), 1939, 8, 1, 54–58.

Гурвич, Н. Л. и Юньев, Г. С. (Gurwitsch, N. L. und Junjew, G. S.), Restoration of regular rhythm in the mammalian fibrillating heart. Amer. Rev. Sov. Med., 1946, 3, 236–239.

Гурвич, Н. Л. и Юньев, Г. С. (Gurwitsch, N. L. und Junjew, G. S.), Restoration of heart rhythm during fibrillation by a condenser discharge. Amer. Rev. Sov. Med., 1947, 4, 3, 252–256.

Данилевский, В. Я., Исследования по физиологии головного мозга. Докл. в мед. секции Об-ва опытных наук при Харьковском университете. (Danilewski, W. J., Untersuchungen über die Physiologie des Gehirns. Vortrag in der medizinischen Sektion der Gesellschaft für experimentelle Wissenschaften bei der Charkower Universität), November 1874.

Данилов, М. Г., О содержании сахара в крови животных, оживленных после асфиксии. В кн.: Кислородное голодание о борьба с ним. (Danilow, M. G., Über den Blutzuckergehalt der nach Asphyxie wiederbelebten Tiere. Im Buch: Der Sauerstoffmangel und seine Bekämpfung), Leningrad 1940, 73–85.

Данилов, М. Г., К вопросу о влиянии кровопотери на организм в условиях жаркого климата. Сб. реф. научн. статей ВМА им. С. М. Кирова за 1942 г. (Danilow, M. G., Zur Frage über den Einfluß des Blutverlustes auf den Organismus unter Bedingungen eines heißen Klimas. Sammelband der Referate wissenschaftlicher Abhandlungen der Militärärztlichen S. M. Kirow-Akademie für das Jahr 1942), 17.

Данилов, М. Г., Об изменении тканевого обмена в постгипоксемическом периоде. Бюлл. эксп. биол. и мед. (Danilow, M. G., Über die Veränderung des Gewebsstoffwechsels in der posthypoxischen Periode. Bull. exp. Biol.-Med.), 1943, 15, 1–2, 35–37.

Данилов, М. Г., О влиянии острой кровопотери на организм в условиях перегревания и о ее лечении. В кн.: Кислородное голодание и борьба с ним. (Danilow, M. G., Über den Einfluß des akuten Blutverlustes auf den Organismus bei Überhitzung und seine Behandlung. Im Buch: Der Sauerstoffmangel und seine Bekämpfung), Leningrad 1947, 117–129.

Данилов, М. Г., О некоторых сторонах патогенеза нарушений обмена при травматическом шоке. В кн.: Проблемы реактивности и шока. (Danilow, M. G., Über einige Seiten der Pathogenese von Stoffwechselstörungen bei traumatischem Schock. Im Buch: Probleme der Reaktivität und des Schocks), Moskau 1952, 348–352.

Данилов, Н. В. и Садыков, А. С., Сердечно-сосудистые рефлексы с каротидной зоны при острых кровопотерях. Бюлл. експ. биол. и мед. (Danivow, N. W. und Sadykow, A. S., Herz- und Gefäßreflexe von der karotiden Zone bei akutem Blutverlust. Bull. exp. Biol. Med.), 1941, 11, 6, 539–542.

Делов, В. Е., Влияние коры головного мозга на проводяшую систему сердца. Тезисы докладов 5-го совещания по физиологическим проблемам. (Delow, W. J., Der Einfluß der Hirnrinde auf das Leitungssystem des Herzens. Thesen der Vorträge der 5. Beratung über physiologische Probleme), Moskau-Leningrad 1939.

Демихов, В. П , Гомопластическая пересадка сердца и легких. Вопросы грудной хирургии. (Demichow, W. P , Homoplastische Verpflanzung des Herzens und der Lunge, Fragen der Thoraxchirurgie), 1949, 3, 42–46.

Демихов, В. П., в кн.: Нервная регуляция кровообращения и дыхания. Тр. АМН СССР. (Demichow, W. P., Im Buch: Die nervale Regulation des Blutkreislaufes und der Atmung. Arb. Akad. Med. Wiss. UdSSR), 1952, 170–171.

Демихов, В. П., Проблема пересадки органов в свете мичуринского учения. Хирургия. (Demichow, W. P., Das Problem der Verpflanzung von Organen im Lichte der Mitschurinschen Lehre. Chirurgie), 1953, 9, 27–33.

Дервиз, Г. В., Показатели гипоксии. В кн.: Гипоксия. (Derwis, G. W., Indikatoren der Hypoxie. Im Buch: Hypoxie), 1949, 28–37.

Дервиз, Г. В., Буланова, О. Н. и Степаненко, А. Г., Газы крови после кровопотери и переливания крови. Бюлл. эксп. биол. и мед. (Derwis, G. W., Bulanowa, O. N. und Stepanenko, A. G., Blutgase nach Blutverlust und Bluttransfusion. Bull. exp. Biol. Med.), 1943, 16, 4–5, 29–33.

Дерябин, В. С. (Derjabin, W. S.), zitiert nach A. G. Iwanow-Smolenski, 1949.

Джанелидзе, Ю. Ю., Ранения сердца и их хирургическое лечение. (Dshanelidse, J. J., Die Herzverletzungen und ihre chirurgische Behandlung), Leningrad 1927.

Доброклонский (Dobroklonski), zitiert nach I. P. Pawlow („Der verstärkende Nerv des Herzens". Sämtliche Werke, I, 2. Auflage).

Долин, А. О. и Никитченко, Е. П., Условная корковая связь на состояние дисфункции сердечно-сосудистой системы. 7-е совщание по проблемам высшей нервной деятельности, посв. памяти И. П. Павлова. (Dolin, A. O. und Nikittschenko, Je. P., Bedingte kordikale Verbindung im Zustand der Dysfunktion des Herz- und Gefäßsystems. 7. Beratung über Probleme der höheren Nerventätigkeit, gewidmet dem Andenken I. P. Pawlows), Moskau-Leningrad 1940.

Домонтович, Е. Н., Изменения некоторых сторон обмена веществ в мозговой ткани при кислородном голодании и роль фактора адаптации. Тр. конфер. по кислородной терапии и кислородной недостаточности. (Domotowitsch, J. N., Veränderungen einiger Seiten des Stoffwechsels im Hirngewebe bei Sauerstoffmangel und die Rolle des Adaptationsfaktors, Arbeiten der Konferenz über Sauerstofftherapie und Sauerstoffmangel), Kiew 1952, 14–20.

Дымшиц, Р. А., Современное состояние исследований о последствиях острых кровопотерь. (Dymschiz, R. A., Gegenwärtiger Stand der Untersuchungen über Folgen des akuten Blutverlustes. Dissertation), 1936.

Дымшиц, Р. А., К вопросу о патогенезе острой кровопотери. Тр. конфер. по пробл. шока. (Dymschiz, R. A., Zur Frage der Pathogenese des akuten Blutverlustes. Arbeiten der Konferenz über Probleme des Schocks), 1938, 113–119.

Еллинек, Ст., Несчастные случаи от электричества. (Jellinek, S., Unfälle durch Elektrizität), Moskau 1927.

Жилин, А. Г., Две операции ранения сердца и околосердечной сорочки. Вестн. хир. им. Грекова. (SHILIN, A. G., Zwei Wundoperationen am Herzen und Herzbeutel. Grekow-Mitteilungsblatt der Chirurgie), 1932, 52, 8.

Жуковский, М. Н., О влиянии мозговой коры и подкорковых узлов на дыхание. (SHUKOWSKI, M. N., Über den Einfluß der Hirnrinde und der subkortikalen Ganglien auf die Atmung. Dissertation), St. Petersburg 1898.

Заградин, П. Г., К физиологии и фармакологии усиливающего нерва сердца. (SAGRADIN, P. G., Zur Physiologie und Pharmakologie des verstärkenden Herznerven), St. Petersburg 1894.

Зворыкин, В. Н., Влияние разреженного воздуха на высшую нервную деятельность. (SWORIKIN, W. N., Der Einfluß der dünnen Luft auf die höhere Nerventätigkeit. Autoreferat der Dissertation); Leningrad 1951.

Зорькин, А. А. (SORKIN, A. A.), zitiert nach I. R. PETROW (1952).

Иванов-Смоленский, А. Г., О нарушениях нервной деятельности контузионно-коматозного происхождения. 2-й военно-мед. сборник АН СССР. (IWANOW-SMOLENSKI, A. G., Über Störungen der Nerventätigkeit komatösen Kontusionsursprungs. 2. Militärmedizinischer Sammelband der Akad. Wiss. UdSSR), 1945.

Иванов-Смоленский, А. Г., О взаимодействии первой и второй сигнальных систем при некоторых физиологических и патологических условиях. Физиол. журн. СССР. (IWANOW-SMOLENSKI, A. G., Über die Wechselbeziehung des ersten und zweiten Signalsystems unter gewissen physiologischen und pathologischen Bedingungen. J. Physiol. UdSSR), 1949, 35, 5, 571–581.

Иванов-Смоленский, А. Г., Очерки патофизиологии высшей нервной деятельности. (IWANOW-SMOLENSKI, A. G., Umrisse der Pathophysiologie der höheren Nerventätigkeit), 1. Auflage, 1949.

Иванов-Смоленский, А. Г., Экспериментальные и клинические исследования в области охранительного торможения и длительного лечебного сна. Журн. высш. нерв. деятельности. (IWANOW-SMOLENSKI, A. G., Experimentelle und klinische Untersuchungen auf dem Gebiet der Schutzhemmung und des längeren Heilschlafes. Zeitschrift für höhere Nerventätigkeit), 1951, 1, 3, 347–360.

Иванов-Смоленский, А. Г., Очерки патофизиологии высшей первной деятельности (по данным И. П. Павлова и его школы). (IWANOW-SMOLENSKI, A. G., Umrisse der Pathophysiologie der höheren Nerventätigkeit [nach Ergebnissen I. P. Pawlows und seiner Schule]), 2. Auflage, Moskau 1952.

Изергина, А. Ю., Новые данные к вопросу о действии циана на центральную нервную систему. Сообщение I-е. Сб. „О влиянии некоторых ядов на высшую нервную деятельность." ВСХИ. (ISERGINA, A. J., Neue Ergebnisse zur Frage nach der Wirkung des Zyans auf das Zentralnervensystem. 1. Mitteilung. Über den Einfluß gewisser Gifte auf die höhere Nerventätigkeit. Sammelband 10, ВСХИ, Moskau 1938).

Инструкция о внедрении в лечебную практику методов восстановления жизненных функций организма, находящегося в состоянии агонии или клинической смерти. (Instruktion über die Einführung der Methoden zur Wiederherstellung der Lebensfunktionen des Organismus im Zustand der Agonie oder des klinischen Todes in die Praxis), Медгиз 1952.

Ионкин, Г. А., Отодвигание границы смерти при смертельных кровопотерях. Тр. Саратовского мед. ин-та. (Ionkin, G. A., Aufschub der Todesgrenze bei tödlichem Blutverlust. Arbeiten des Saratower Medizinischen Instituts), 1936, 1, 5.

Ионкин, Г. А., Опыт оживления собак после смертелной кровопотери. Тр. Сталинградск. мед. ин-та. (Ionkin, G. A., Versuch der Wiederbelebung von Hunden nach tödlichem Blutverlust. Arbeiten des Stalingrader Medizinischen Instituts), 1940, 4, 71–87.

Ионкин, Г. А., О применении „гемоинфузина", атропина и аскорбиновой кислоты с лечебно-профилактической целью при массивных острых кровопотерях. Тр. Сталинградск. мед. ин-та. (Ionkin, G. A., Über Anwendung von „Hämoinfusin", Atropin und Askorbinsäure zu therapeutisch-prophylaktischen Zwecken bei akutem massivem Blutverlust. Arbeiten des Stalingrader Medizinischen Instituts, 1945, 5, 25.

Ионкин, Г. А., Некоторые патогенетические особенности острых осложненных посттрансфузионным шоком кровопотерь. Тр. Сталинградск. ин-та. (Ionkin, G. A., Einige pathogenetische Besonderheiten des akuten Blutverlustes, der durch den Posttransfusionsschock kompliziert ist. Arbeiten des Stalingrader Medizinischen Instituts), 1947, 6, 46–53.

Ионкин, Г. А., Значение нервной системы в генезе кровоизлияний, образующихся в органах и тканях у животных (собак) при массивных осложненных шоком кровопотерях. Тезисы докладов I поволжск. съезда патологов в Куйбышеве. (Ionkin, G. A., Bedeutung des Nervensystems in der Genese der Blutergüsse, die sich in Organen und Geweben der Tiere (Hunde) bei massivem, durch Schock komplizierten Blutverlust bilden, Thesen der Vorträge des 1. Wolgakongresses der Pathologen in Kuibyschew), 1948, 39–41.

Ионкин, Г. А. и Попова, Н. Н., Значение изменений свертывания крови в генезе сметри при острых массивных кровопотерях. Тр. Сталинградск. мед. ин-та. (Ionkin, G. A. und Popowa, N. N., Die Bedeutung der Veränderungen der Blutgerinnung in der Genese des Todes bei akutem Blutverlust. Arbeiten des Stalingrader Medizinischen Instituts), 1945, 5, 16–24.

Иохведс, В. И., О внутрисердечном переливании крови. Хирургия. (Iochweds, B. I., Über die intrakardiale Bluttransfusion. Chirurgie), 1944, 2, 76–78.

Каковский, А. Ф., О влиянии различных веществ на вырезанное сердце холоднокровных и теплокровных животных. (Kakowski, A. F., Über den Einfluß verschiedener Stoffe auf das herausgeschnittene Herz der Kalt- und Warmblüter. Dissertation), 1904, 244.

Калмыков, М. П., Трофическая иннервация сердца. Русск. физиол. журн. (Kalmykow, M. P., Die trophische Innervation des Herzens. Russ. Physiol. J.), 1925, 8, 5–6, 3–20.

Каминский, С. Д., О клинической физиологии в свете учения И. П. Павлова о высшей нервной деятельности. Клин. мед. (Kaminski, S. D., Über die klinische Physiologie im Lichte der Lehre I. P. Pawlows von der höheren Nerventätigkeit. Klinische Medizin), 1950, 28, 9.

Кандель, Э. И., Влияние острого раздражения различных отделов головного мозга человека на кровяное давление, сердечную деятельность и дыхание. (Kandel, E. I., Der Einfluß der akuten Reizung verschiedener Abschnitte des menschlichen Gehirns auf den Blutdruck, die Herztätigkeit und die Atmung. Autoreferat der Dissertation), Moskau 1950.

Каплан, А. Д., Актуальные вопросы подачи первой помощи при поражении электрическим током. Сов. мед. (Kaplan, A. D., Aktuelle Fragen der Ersten Hilfe bei elektrischem Schlag. Sowjetische Medizin), 1938, 21, 41–43.

Каплан, А. Д., Поражение электрическим током и молнией. (Kaplan, A. D., Verletzungen durch elektrischen Strom und Blitz), 2. Auflage, Медгиз, Moskau 1951.

Каплан, Л. А., Ранение живота. Юбил. сб., посвящ. В. М. Мыш. Тр. ин-та усов. врач. (Kaplan, L. A., Verletzungen des Bauches. Jubiläumsband, gewidmet W. M. Mysch. Arbeiten des Instituts für ärztliche Fortbildung), Nowosibirsk 1947, 25.

Кетлер, Л. О., К вопросу об артеиальном нагнетании крови при терминальных состояниях, вызванных кровопотерей, шоком и кишечной интоксикацией. Вестн. хир им. Грекова. (Ketler, L. O., Zur Frage der arteriellen Druckinfusion von Blut bei terminalen Zuständen, die durch Blutverlust, Schock und Darmintoxikation hervorgerufen werden. Grekow-Mitteilungsblatt der Chirurgie), 1949, 69, 6, 57.

Кетлер, Л. О., К вопросу об артериальном переливании крови в терминальных состояних кровопотери, шока, кишечной интоксикации. Вестн. хир. им. Грекова. (Ketler, L. O., Zur Frage der arteriellen Bluttransfusion in terminalen Zuständen des Blutverlustes, des Schocks, der Darmintoxikation. Grekow-Mitteilungsblatt der Chirurgie), 1950, 70, 2, 16–19.

Кетлер, Л. О., Опыт применения внутриартериального переливания крови под давлением в условиях районной больницы. Конфер. по патофизиологии и терапии терминальных состояний 10.–12. XII. 1952 г. (Ketler, L. O., Erfahrungen mit der Anwendung der intraarteriellen Druckinfusion von Blut im Rayon-Krankenhaus. Konferenz über Pathophysiologie und Therapie terminaler Zustände vom 10. 12. bis 12. 12. 1952. Thesen der Vorträge).

Клещов, С. В. и Яковлева, Е. А., Нарушение высшей первной деятельности собак после острых кровопотерь. Тр. научн. сессии, посвящ. памяти И. П. Павлова. (Klestschow, S. W. und Jakolewa, J. A., Störungen der höheren Nerventätigkeit der Hunde nach akutem Blutverlust. Arbeiten der dem Andenken I. P. Pawlows gewidmeten wissenschaftlichen Tagung), Leningrad, 1942.

Клосовский, Б. Н., Гистологические изменения в ц. н. с. при полном временном обескровливании животного. Арх. биол. наук. (Klossowski, B. N., Histologische Veränderungen im Zentralnervensystem bei vollständiger zeitweiliger Anämisierung des Tieres. Archiv der biologischen Wissenschaften), 1941, 62, 2, 101–111.

Ковалева, Г. А., О влиянии функционального состояния некоторых отделов ц. н. с. на интероцептивные рефлексы. (Kowalewa, G. A., Über den Einfluß des funktionellen Zustandes einiger Abschnitte des Zentralnervensystems auf die interorezeptiven Reflexe. Autorferat der Dissertation), Leningrad 1950.

Ковшиков, Ф. И. (Kowschikow, F. I.), zitiert nach I. R. Petrow (1952).

Коломнин, С. П., Пять случаев переливания крови. Прот. засед. об-ва киевских врачей 1874–1875. (Kolomnin, S. P., Fünf Fälle einer Bluttransfusion. Sitzungsprotokoll der Gesellschaft Kiewer Ärzte, 1874–1875, 22. 3. 1875), 6–9.

Коломнин, С. П., Общий медицинский очерк Сербо-Турецкой войны 1876 г. и тыла армии в Бессарабии и Румынии во время турецкой войны 1877 г. (Kolomnin, S. P., Allgemeiner medizinischer Umriß des Serbisch-Türkischen Krieges 1876 und des rückwärtigen Gebietes der Armee in Bessarabien und Rumänien während des Türkischen Krieges 1877), II, Kiew 1878.

Коломнин, С. П., Об артериальном переливании дефибринированной крови человека. Прот. засед. об-ва русских врачей в С. Петербурге за 1879—1880 гг. (Kolomnin, S. P., Über die arterielle Transfusion von defibriniertem Blut des Menschen. Sitzungsprotokoll der Gesellschaft russischer Ärzte in St. Petersburg für die Jahre 1879—1880). Sitzung vom 22. 11. 1879, Protokoll Nr. 7, 261—268.

Колчинская, А. З., О влиянии недостатка кислорода на высшую нервную деятельность человека. В кн.: „Кислородная терапия и кислородная недостаточность“. (Koltschinskaja, A. S., Über den Einfluß des Sauerstoffmangels auf die höhere Nerventätigkeit des Menschen. Im Buch: Sauerstofftherapie und Sauerstoffmangel), Kiew 1952.

Конради, Г. П., Растяжение и раздражение артериальной системы как способ воздействия на гипотонию после экспериментальных кровопотерь и травмы. Клин. мед. (Konradi, G. P. Dehnung und Reizung des arteriellen Systems als Methode der Einwirkung auf die Hypotonie nach experimentellem Blutverlust und Trauma. Klinische Medizin), 1947, 4, 68—71.

Конради, Г. П. и Бебешина, З. В., Об образовании условных рефлексов на возбуждение дыхательного центра. Арх. биол. наук. (Konradi, G. P. und Bebeschina, S. W., Über die Bildung bedingter Reflexe auf die Erregung des Atemzentrums. Archiv der biologischen Wissenschaften), 1936, 38, 2, 243—251.

Конференция, посвященная проблеме патофизиологии и терапии терминальных состояний 10.—12. XII. 1952. (Konferenz über Probleme der Pathophysiologie und Therapie terminaler Zustände vom 10. 12. bis 12. 12. 1952). Thesen der Vorträge.

Корейша, Л. А., О роли больших полушарий головного мозга человека в регуляции функций сердечно-сосудистой системы. (Koreischa, L. A., Über die Rolle der Großhirnhemisphären des Menschen in der Regulation der Funktionen des Herz- und Gefäßsystems). Dissertation, Moskau 1939.

Королев, Б. А., О внутриартериальном введении крови при травматическом шоке. В кн.: „Вопросы переливания крови“. (Korolew, B. A., Über die intraarterielle Blutinfusion bei traumatischem Schock. Im Buch: Fragen der Bluttransfusion), Gorki 1944, 238—249.

Королев, Б. А., Воздействие на сосдудистые рецепторы внутриартеринальным введением хлористого натрия как дополнение к трансфузии крови при травматическом шоке. В кн.: „Вопросы переливания крови и клинической гематологии“. (Korolew, B. A., Einwirkung auf die Gefäßrezeptoren durch intraartlerielle Einführung von Chlornatrium zusätzlich zur Bluttransfusion bei traumatischem Schock. Im Buch: Fragen der Bluttransfusion und der klinischen Hämatologie), Gorki 1948, 75—95.

Косоротов, Д. П., Учебник судебной медицины. (Kossorotow, D. P., Lehrbuch der Gerichtsmedizin), Госиздат, 1928.

Костарев, С. И., Два случая переливания крови. Прот. физ.-мед. об-ва в Москве. (Kostarew, S. I., Zwei Fälle einer Bluttransfusion. Protokoll der Physiologisch-Medizinischen Gesellschaft in Moskau), 1871—1872, 7.

Котляревский, Л. И., Сердечно-сосудистые условные рефлексы на непосредственный и словесный раздражитель. Физиол. журн. СССР. (Kotljarewski, L. I., Bedingte Herz- und Gefäßreflexe auf unmittelbare und verbale Reize. J. Physiol. UdSSR), 1936, 20, 2.

Котляревский, Л. И., Нарушения высшей нервной деятельности животных, вызванные разными интоксикациями, и экспериментальная терапия этих нарушений. Журн. высш. нервн. деятельн. (Kotljarewski, L. I., Störungen der höheren Nerventätigkeit der Tiere, hervorgerufen durch verschiedene Intoxikationen, und experimentelle Therapie dieser Störungen. Zeitschrift für höhere Nerventätigkeit), 1952, 2, 4.

Кравков, Н. П., О самостоятельных сокращениях сосудов. Русск. врач. (Krawkow, N. P., Über selbständige Kontraktionen der Gefäße. Der russische Arzt), 1916, 24, 553–557.

Краковский, Н. И., О влиянии в сонную артерию консервированной крови у раненых, находящихся в тяжелом травматическом шоке. Реф. научно-исслед. работ АМН СССР за 1947 г. Клинические науки. (Krakowski, N. I., Über die Einführung konservierten Blutes in die a. carotis bei Verwundeten in schwerem traumatischem Schock. Referat über wissenschaftliche Forschungsarbeiten der Akad. Med. Wiss. UdSSR für 1947. Klinische Wissenschaften), 1949, 6, 61–63.

Кудиенко, М. Н., Расстройства дыхания при повреждениях коры головного мозга. Сб. научн. работ. посвящ. А. Л. Поленову. (Kudijenko, M. N., Störungen der Atmung bei Schädigungen der Hirnrinde. Sammelband wissenschaftlicher Arbeiten, gewidmet A. L. Polenow), Leningrad 1941.

Кудрицкая, Т. Е. (Kudrizkaja, T. J.), zitiert nach I. R. Petrow (1952).

Кузьменко, Л. Н., К вопросу об оживлении в периоде клинической смерти. Хирургия. (Kusmenko, L. N., Zur Frage der Wiederbelebung in der Periode des klinischen Todes. Chirurgie), 1953, 5, 34–37.

Кузнецов, С. И., К хирургии ранения сердца. Хирургия. (Kusnezow, S. I., Zur Chirurgie der Herzwunden. Chirurgie), 1941, 6–7, 89–98.

Кулебякин, Н. И., Оживление сердца при хлороформном обмирании. (Kulebjakin, N. I., Wiederbelebung des Herzens beim Chloroformtod), Dissertation, St. Petersburg 1913.

Куляница, В. А. и Кудрявцева, Н. К., Артериальное переливание крови в состояниях преагональном, агональном и клинической смерти, вызванных шоком и кровопотерей. Предварит. сообщ. Тр. госпит. хир. клиники Свердловск. мед. ин-та. (Kuljaniza, W. A. und Kudrjawzewa, N. K., Die arterielle Bluttransfusion in dem durch Schock und Blutverlust hervorgerufenen präagonalen und agonalen Zustand und im klinischen Tod. Vorläufige Mitteilung. Abhandlungen der Chirurgischen Klinik des Swerdlowsker Medizinischen Instituts), 1948, 4, 12, 226–231.

Курковский, В. П., Морфологические исследования головного мозга при остром кислородном голодании. Сообщение I-е. В кн.: „Кислородное голодание и борьба с ним". (Kurkowski, W. P., Morphologische Untersuchungen des Gehirns bei akutem Sauerstoffmangel. Erste Mitteilung. Im Buch: Sauerstoffmangel und seine Bekämpfung), Leningrad 1941, 170–195.

Курковский, В. П., Морфологические исследования головного мозга при остром кислородном голодании. Сообщение 2-е. Об изменении головного мозга собак при рефлекторной остановке сердца. Сб. трудов, посвящ. Н. Н. Аничкову. (Kurkowski, W. P., Morphologische Untersuchungen des Gehirns bei akutem Sauerstoffmangel. Zweite Mitteilung. Über die Veränderung des Gehirns der Hunde bei reflektorischem Herzstillstand. Sammelband der Abhandlungen, gewidmet N. N. Anitschkow), 1946, 221–228.

Курохтина, А. Т., Малкиман, И. И. и Парфенова, О. И., Изменения содержания в коре головного мозга фосфокреатина и АТФ. Укр. биох. журн. (Kurochtina, A. T., Malkiman, I. I. und Parfenowa, O. I., Veränderungen des Gehaltes an Phosphorkreatin und ATP in der Hirnrinde. Ukrain. biochem. J.), 1950, 22, 1, 85–91.

Кулябко, А., Новые опыты оживления сердца. Русск. врач. (Kuljabko, A., Neue Versuche der Wiederbelebung des Herzens. Der russische Arzt), 1902, 40.

Кулбяко, А., Дальнейшие опыты оживления сердца. Изв. Акад. наук. (Kuljabko, A., Weitere Versuche der Wiederbelebung des Herzens. Nachr. Akad. Wiss.), 1902, 17, 5.

Кулябко, А., Применение искусственной циркуляции на отрезанной рыбьей голове. Записки Акад. наук. (Kuljabko, A., Die Anwendung der künstlichen Zirkulation am abgeschnittenen Kopf des Fisches. Mem. Akad. Wiss.), 1907, 20, 7.

Лебведева, Л. В., Основные закономерности угасания и восстановления сердечной деятельности и дыхания у собак при утоплении. Конфер. патофизиологии и терапии терминальных состояний 10–12, XII. 1952. (Lebedewa, L. W., Die Grundgesetzmäßigkeiten des Erlöschens und der Wiederherstellung der Herztätigkeit und der Atmung bei ertrunkenen Hunden. Konferenz über Pathophysiologie und Therapie terminaler Zustände vom 10. 12. bis 12. 12. 1952). Thesen der Vorträge.

Лифшиц, А. В., Влияние гипоксемии на высшую нервную деятельность. Физиол. журн. СССР. (Lifschiz, A. W., Einfluß der Hypoxämie auf die höhere Nerventätigkeit. J. Physiol. UdSSR), 1949, 35, 1, 1–15.

Лурия, Р. А., О роли чувствительных нервов диафрагмы в иннервации дыхания. (Lurija, R. A., Über die Rolle der sensiblen Nerven des Zwerchfells in der Innervation der Atmung), Kasan 1902.

Макацария, В. Ф., Об удачных оперативных вмешательствах на сердце. Нов. хир. арх. (Makazarija, W. F., Über gelungene Herzoperationen. Neues Chirurgisches Archiv), 1931, 24, 1, 120–122.

Мамедов, Э. М., Случай ранения сердца. Тр. Азербайджанского мед. ин-та. (Mamedow, E. M., Ein Fall einer Herzverwundung. Arbeiten des Aserbaidshanischen Medizinischen Instituts), Baku 1945, 167–169.

Маркус, Сельский лечебник. (Markus, Land Heilbuch), 1863.

Маценко, П. А., Случай ранения сердца. Нов. хир. арх. (Mazenko, P. A., Ein Fall einer Herzverwundung. Neues Chirurgisches Archiv), 1935, 33, 4, 584–585.

Медведева, Г. А., и Прусс, Г. М., Роль нервной системы в механизме восстановления функций организма при смертельных кровопотерях. Вестн. хирургии им. Грекова. (Medwedewa, G. A., und Pruss, G. M., Die Rolle des Nervensystsms im Mechanismus der Wiederherstellung der Funktionen des Organismus bei tödlichem Blutverlust. Grekow-Mitteilungsblatt der Chirurgie), 1951, 71, 4, 4–7.

Меленевский, Г. Ф., Случай частичного оживления после смерти от хлороформа. Хирургия. (Melenewski, G. F., Ein Fall der partiellen Wiederbelebung nach dem Chloroformtod. Chirurgie), 1910, 28, 247–254.

Механизмы патологических реакций п/ред. В. С. Галкина. (Mechanismen der pathologischen Reaktionen. Redaktion W. S. Galkin), 1950, 16–20; 1952, 21–25.

Мильченко, И. Т. и Калашникова, Н. П., Оп ытприменения внутриартериального переливания крови под давлением в акушерской клинике. Конфер. по патофизиологии и терапии терминалных состояний 10–12. XII 1952. (Miltschenko, I. T. und Kalaschnikowa, N. P., Die Erfahrungen mit der Anwendung der intraarteriellen

Druckinfusion von Blut in der geburtshilflichen Klinik. Konferenz über Pathophysiologie und Therapie terminaler Zustände vom 10. 12. bis 12. 12. 1952), Thesen der Vorträge.

Мильштейн, Г. И., О влиянии пониженного парциального давления кислорода на высшую нервную деятельность человека. Журн. высш. нерв. деятельн. (MILSCHTEIN, G. I., Über den Einfluß eines verminderten partiellen Sauerstoffdruckes auf die höhere Nerventätigkeit des Menschen. Zeitschrift für höhere Nerventätigkeit), 1952, 2, 3.

Минаев, П. Ф., Лечение травматического шока у животных аденозин-трифосфорной кислотой. ДАН СССР. (MINAJEW, P. F., Die Behandlung des traumatischen Schocks mit Adenosintriphosphorsäure bei Tieren. Ber. Akad. Wiss. UdSSR), 1949, 69, 4, 536–596.

Минкин, С. Ю., Золотницкая Р. М., Пиратинский Б. Б. и Вихман И. К., Изменения некоторых вегетативных функций при огнестрельных ранениях коры головного мозга. Невролог. и психиатрия. (MINKIN, S. J., SOLOTNIZKAJA, R. M., PIRATINSKI, B. B. und WICHMAN, I. K., Veränderungen einiger vegetativer Funktionen bei Schußwunden des Gehirns. Neurologie und Psychiatrie), 1945, 14, 3, 65–69.

Миротворцев, С. Р. (MIROTWORZEW, S. R.), zitiert nach N. I. KULEBJAKIN.

Миславский, Н. А., О дыхательном центре. (MISLAWSKI, N. A., Über das Atemzentrum), Kasan 1885.

Мухадзе, Г. М. (MUCHADSE, G. M.), zitiert nach M. I. KULEBJAKIN.

Мухин, Е., Рассуждение о средствах и способах оживотворять утопших, удавленных и задохшихся, торжественно произнесенное 11 июля 1805. (MUCHIN, JE., Vortrag über Mittel und Verfahren zur Wiederbelebung Ertrunkener, Erwürgter und Erstickter. Gehalten am 11. 7. 1805), Moskau 1805.

Напалков, Н. И. (NAPALKOW, N. I.), zitiert nach N. I. KULEBJAKIN.

Неговский, В. А., К вопросу о восстановлении жизненных функций организма. Арх. биол. наук. (NEGOWSKI, W. A., Zur Frage der Wiederherstellung der Lebensfunktionen des Organismus. Archiv der biologischen Wissenschaften), 1940, 58, 2, 135–146.

Неговский, В. А., Восстановление жизненных функций организма, находящегося в состоянии агонии и в периоде клинической смерти. (NEGOWSKI, W. A., Die Wiederherstellung der Lebensfunktionen des Organismus im Zustand der Agonie und in der Periode des klinischen Todes), Dissertation, Moskau 1942.

Неговский, В. А., Восстановление жизненных функций организма, находящегося в состоянии агонии или в периоде клинической смерти. (NEGOWSKI, W. A., Die Wiederherstellung der Lebensfunktionen des Organismus im Zustand der Agonie und in der Periode des klinischen Todes), Медгиз, Moskau 1943.

Неговский, В. А., К вопросу об активной терапии состояния агонии и клинической смерти. Госпит. дело. (NEGOWSKI, W. A., Zur Frage der aktiven Therapie des Agoniezustandes und des klinischen Todes. Hospitalwesen), 1943, 10, 47–52.

Неговский. В. А., Взаимоотношение дыхания и кровообращения в процессе умирания животных от кровопотери и в последующем периоде восстановления жизненных функций. Бюлл эксп. биол. и мед. (NEGOWSKI, W. A., Die Wechselbeziehung der Atmung und des Blutkreislaufes im Prozeß des Sterbens der Tiere durch Blutverlust und in der nachfolgenden Wiederherstellungsperiode der Lebensfunktionen. Bull. exp. Biol. Med.). 1943, 15, 6, 37–40.

Неговский, В. А., Опыт терапии состояний агонии и клинической смерти в войсковом районе. (Negowski, W. A., Erfahrungen mit der Therapie des Agoniezustandes und des klinischen Todes im Militärbezirk), Медгиз, Moskau 1945.

Неговский, В. А. (Negowski, W. A.), Treatment of the agonal state and of clinical death. J. A. M. A., 1945, 129, 17, 1226.

Неговский, В. А. (Negowski, W. A.), Agonal states and clinical death: problems in revival of organism. Amer. Rev. Sov. Med., 1945, 2, 303–304.

Неговский, В. А. (Negowski, W. A.), Treatment of agonal and clinical death. Nature, 1946, 157, 3980, 163.

Неговский, В. А., Восстановление жизненных функций организма. Стенограмма публичной лекции. (Negowski, W. A., Die Wiederherstellung der Lebensfunktionen des Organismus. Stenogramm der öffentlichen Vorlesung), Moskau 1947.

Неговский, В. А., Клиническая смерть как гипоксическое состояние. В кн.: „Гипоксия". (Negowski, W. A., Der klinische Tod als hypoxischer Zustand. Im Buch: Hypoxie), Kiew 1949, 63–67.

Неговский, В. А., Клиническая смерть как обратимый этап умирания. Изд. АМН СССР. (Negowski, W. A., Der klinische Tod als reversilbe Etappe des Sterbens. Ausg. Akad. Med. Wiss. UdSSR), 1951.

Неговский, В. А., Опыт изучения явлений угасания и восстановления корковых и подкорковых функций при умирании и оживлении организма. Журн. высшей нервн. деятельн. (Negowski, W. A., Erfahrungen mit dem Studium des Erlöschens und der Wiederherstellung der kortikalen und subkortikalen Funktionen beim Sterben und bei der Wiederbelebung des Organismus. Zeitschrift für höhere Nerventätigkeit), 1951, I, 1, 120–127.

Неговский, В. А., О рефлекторной регуляции функций сердечно-сосудистой системы и дыхания в терминальных состояниях. Тезисы доклада выездной сессии АМН СССР в Рязани. (Negowski, W. A., Über die reflektorische Regulation der Funktionen des Herz- und Gefäßsystems und der Atmung in terminalen Zuständen. Thesen der Vorträge der auswärtigen Tagung der Akad. Med. Wiss. UdSSR in Rjasan), 1951, 30–32.

Неговский, В. А., Восстановление жизненных функций организма. Природа. (Negowski, W. A., Die Wiederherstellung der Lebensfunktionen des Organismus. Natur), 1952, 12, 36–44.

Неговский, В. А., Роль высших отделов головного мозга при угасании и восстановлении жизненных функций организма. Конфер. по патофизиологии и терапии терминальных состояний 10–12. XII 1952. (Negowski, A. W., Die Rolle der höheren Abschnitte des Gehirns beim Erlöschen und bei der Wiederherstellung der Lebensfunktionen des Organismus. Konferenz über Pathophysiologie und Therapie terminaler Zustände vom 10. 12. bis 12. 12. 1952). Thesen der Vorträge.

Неговский, В. А., Применение в клинике комплексной методики оживления при терапи и тяжелых стадий шока, агонии и клинической смерти. Конфер. по патофизиологии и терапии терминальных состояний 10–12. XII 1952. (Negowski, W. A., Die Anwendung der komplexen Wiederbelebungsmethodik in der Therapie schwerer Stadien des Schocks, der Agonie und des klinischen Todes in der Klinik. Konferenz über Pathophysiologie und Therapie terminaler Zustände vom 10. 12. bis 12. 12. 1952). Thesen der Vorträge.

Неговский, В. А. и Гурвич, Н. Л., О возможности оживления пораженных током. Фельдш. и акушерка. (Negowski, W. A. und Gurwitsch, N. L., Über die Möglichkeit der Wiederbelebung durch Strom verletzter Menschen. Feldscher und Hebamme), 1952, 6.

Неговский, В. А. и Зак, Р. Л., Артериальное нагнетание крови как метод терапии смертельных кровопотерь в акушерско-гинекологической практике. Акушер. и гинекол. (Negowski, W. A. und Sak, R. L., Die arterielle Druckinfusion von Blut als Methode der Therapie des tödlichen Blutverlustes in der geburtshilflich-gynäkologischen Praxis. Geburtshilfe und Gynäkologie), 1951, I, 20–26.

Неговский, В. и Макарычев, А. (Negowski, W. und Makarytschew, A.), The restoration of the vital functions of the organism. Sov. med. Chronicle, October 1944.

Неговский, В. и Макарычев, А. (Negowski, W. und Makarytschew, A.), Can we „interrupt" death? Restoring the vital functions of the organism. Sov. war. News, 1944, 982, 3–4.

Неговский, В. А., Макарычев, А. И. и Владимиров, Н. Н., Перфузионный аппарат. Вопросы нейрохирургии. (Negowski, W. A., Makarytschew, A. I. und Wladimirow, N. N., Das Perfusionsgerät. Fragen der Neurochirurgie), 1939, 3, 6.

Неговский, В. А., Макарычев, А. И., Теличева, М. И., Шустер, М. И. и Гаевская, М. С., Оживление собак после клинической смерти в результате обескровливания. Бюлл. эксп. биол. и мед; Арх. пат. анат. и пат. физиол. (Negowski, W. A., Makarytschew, A. I., Telitschewa, M. I., Schuster, M. I. und Gajewskaja, M. S., Die Wiederbelebung von Hunden nach einem durch Anämisierung herbeigeführten klinischen Tod. Bull. exp. Biol. Med.), 1938, 6, 3, 358–562 (Archiv der pathologischen Anatomie und pathologischen Physiologie), 1939, 5, 1, 29–49.

Неговский, В. А., Смиренская, Е. М. и Бакулев, А. Н., Опыт лечения терминальных состояний. Хирургия. (Negowski, W. A., Smirenskaja, J. M. und Bakulew, A. N., Erfahrungen mit der Behandlung terminaler Zustände. Chirurgie), 1952, 9, 11–17.

Неймейстер, Ермолай, Краткое наставление в пользу утопших или способ сохранения жизни таким, которые кажутся уже мертвыми. (Neimeister, Jermolai, Kurze Anweisung hinsichtlich Ertrunkener oder die Methode der Lebenserhaltung bei bereits totscheinenden Personen), St. Petersburg 1797.

Никитин, А., Наставление как должно подавать пособие больным до прибытия врача. (Nikitin, A., Anweisung über Hilfeleistung bei Kranken vor dem Eintreffen des Arztes), St. Petersburg 1846.

Никитин, А. Н., К вопросу о переливании артериализированной крови в борьбе с шоком, кровотечением и клинической смертью. Вестн. хир. им. Грекова. (Nikitin, A. N., Zur Frage der Transfusion arterialisierten Blutes im Kampf gegen Schock, Blutverlust und klinischen Tod. Grekow-Mitteilungsblatt der Chirurgie), 1947, 67, 1, 30–34.

Новак, (Nowak), zitiert nach G. J. Priima und I. K. Issajew.

Образцов, Г. Д., Минкер-Богданова, Е. Т. и Калинникова, М. Н., Материалы к физиологии межуточного обмена при сахарном уколе. Сообщение V, Остаточный азот и некоторые другие исследования крови. Физиол. журн. СССР. (Obraszow, G. D. Minker-Bogdanowa, Je. T. und Kalinnikowa, M. N., Material zur Physiologie des intermediären Stoffwechsels beim Zuckerstich. 5. Mitteilung. Reststickstoff und einige andere Blutuntersuchungen. J. Physiol. UdSSR), 1932, 15, 3, 212–217.

Образцов, Г. Д., Owsjanikow, F., Die tonischen und reflektorischen Zentren der Gefäßnerven. Arb. Physiol. Anstalt zu Leipzig, 1817.

Олиференко, П. Д., К анализу действия n. vagi-symphathici на дыхательный центр у собак. Физиол. журн. СССР. (Oliferenko, P. D., Zur Analyse der Wirkung des n. vagus-sympathicus auf das Atemzentrum bei Hunden. Physiologische Zeitschrift der UdSSR, 1939, 26, 2–3, 244–251.

Олиференко, П. Д. и Пятницкий, Н. П. (Oliferenko, P. D. und Pjatnizki), zitiert nach A. I. Smirnow.

Ольнянская, Р. П., Кора головного мозга и газообмен. Изд. АМН СССР. (Olnjanskaja R. P., Hirnrinde und Gaswechsel. Ausg. Akad. Med. Wiss. UdSSR), 1950.

Оппель, В. А. (Oppel, W. A.), zitiert nach N. I. Kulebjakin.

Осиновский, Н. И., Укол в сердце. Педиатрия. (Ossinowski, N. I., Der Stich ins Herz., Pädiatrie), 1945, 3, 60–64.

Осиновский, Н. И., Титова, А. И., Марголис, Р. И. и Златопольская, Е. С., Опыты оживления детского сердца. Сов. педиатрия. (Ossinowski, N. I., Titowa, A. I., Margolis, R. I. und Slatopolskaja, J. S., Erfahrungen mit der Wiederbelebung des Kinderherzens. Sowjetische Pädiatrie), 1936, 9, 3–9.

Pawlow, I. P., Sämtliche Werke. Akademie-Verlag, Berlin 1954. Pawlowsche Mittwochskolloquien. Ebenda, 1956/57.

Палладин, А. В., Исследование по биохимии нервной системы. Пробл. сов. физиол., биохим. и фармаколог. (Palladin, A. W., Untersuchungen über die Biochemie des Nervensystems. Probleme der modernen Physiologie, Biochemie und Pharmakologie), 1949, 2, 691–698.

Палладин, А. В., Синтез и распад полисахаридов в головном мозгу. Физиол. журн. СССР. (Palladin, A. W., Synthese und Zerfall der Polysaccharide im Gehirn. J. Physiol. UdSSR), 1949, XXXV, 5, 596–603.

Палладин, А. В., Хайкина, Б. И., Полякова, Н. М., Гончарова, Е. Е. и Михайловская, Л. А., К изучению углеводного обмена в головном мозгу при гипоксии. В кн.: Кислородная терапия и кислородная недостаточность. (Palladin, A. W., Chaikina, B. I., Poljakowa, N. M., Gontscharowa, J. J. und Michailowskaja, L. A., Zum Studium des Kohlehydratstoffwechsels im Gehirn bei Hypoxie. Im Buch: Sauerstofftherapie und Sauerstoffmangel), Kiew 1952, 7–13.

Пекер, В., О патологоанатомических изменениях элементов головного мозга в зависимости от искусственного вызванного малокровия. (Peker, W., Über pathologisch-anatomische Veränderungen der Hirnelemente in Abhängigkeit von einer künstlich hervorgerufenen Anämie). Dissertation, St. Petersburg 1887.

Персианинов, Л. С., К вопросу о внутриартериальном вливании крови в акушерско-гинекологической практике. Акуш. и гинекол. (Persianinow, L. S., Zur Frage der intraarteriellen Blutinfusion in der geburtshilflich-gynäkologischen Praxis. Geburtshilfe und Gynäkologie), 1952, 4, 47–52.

Петров, Б. А. и Чеснокова, Г. Д., Опыт терапии терминальных состояний в хирургической клинике Института скорой помощи им. Склифосовского. Конфер. по патофизиологии и терапии терминальных состояний, 10–12. XII 1952. (Petrow, B. A. und Tschesnokowa, G. D., Erfahrungen mit der Therapie terminaler Zustände in der chirurgischen Klinik des Sklifossowski-Instituts für Erste Hilfe. Konferenz über

Pathophysiologie und Therapie terminaler Zustände vom 10. 12. bis 12. 12. 1952). Thesen der Vorträge.

Петров, И. Р., О влиянии на организм электрического тока. В кн.: Электротравматизм и борьба с ним. (Petrow, I. R., Über den Einfluß des elektrischen Stroms auf den Organismus. Im Buch: Elektrotrauma und seine Bekämpfung), Leningrad 1936, 11–58.

Петров, И. Р., О механизме смерти ои электричества. Вестн. хирургии. (Petrow, I. R., Über den Mechanismus des Todes durch Elektrizität. Mitteilungsblatt der Chirurgie), 1937, 50, 47–53.

Петров, И. Р., Острая кровопотеря и лечение ее кровозамещающими жидкостями. Изд. Военно-мед. акад. (Petrow, I. R., Akuter Blutverlust und seine Behandlung mit Blutersatzmitteln. Ausg. Militärärztl. Akad.), Leningrad 1945.

Петров, И. Р., Кислородное голодание головного мозга. Экспер. материалы. (Petrow, I. R., Der Sauerstoffmangel des Gehirns. Exp. Mater.), Leningrad 1949.

Петров, И. Р., О поли нервной системы при кислородном голодании. (Petrow, I. R., Über die Rolle des Nervensystems beim Sauerstoffmangel), Moskau 1952.

Петров, И. Р., Внутриартериальное введение крови при кровопотере, шоке и оживлении организма. В кн.: Актуальные вопросы переливания крови. (Petrow, I. R., Intraarterielle Blutinfusion bei Blutverlust, Schock und Wiederbelebung des Organismus. Im Buch: Aktuelle Fragen der Bluttransfusion), Leningrad 1952, 22–32.

Петров, И. Р. и Гублер, Е. В., Некоторорые пути усиления охранительного торможения в борьбе со смертельными формами кислородного голодания. Конфер. по патофизиологии и терапии терминальных состояний 10–12. XII 1952. (Petrow, I. R. und Gubler, J. W., Einige Methoden der Verstärkung der Schutzhemmung im Kampf gegen tödliche Formen des Sauerstoffmangels. Konferenz über Pathophysiologie und Therapie terminaler Zustände vom 10. 12. bis 12. 12. 1952). Thesen der Vorträge.

Петров, И. Р. и Либих, С. Ф., К вопросу об оживлении пострадавших от электричества. Арх биол. наук. (Petrow, I. R. und Libich, S. F., Zur Frage der Wiederbelebung durch elektrischen Strom verletzter Personen. Archiv biol. Wiss.), 1932, 32, 3, 229 bis 239.

Петров, И. Р. и Струкова, Э. И., Об оживлении животных после смертельных кровопотерь. Вестн. хир. им. Грекова. (Petrow, I. R. und Strukowa, E. I., Über die Wiederbelebung von Tieren nach tödlichem Blutverlust. Grekow-Mitteilungsblatt der Chirurgie), 1937, 51, 6, 230–246 und 308.

Петрова, Е. Г., Кортикальные влияния на деятельность сердечной мышцы. (Petrowa, J. G., Kortikale Einflüsse auf die Tätigkeit des Herzmuskels). Dissertation, Leningrad 1945.

Петрова, М. К., Терапия неврозов и различных патологических состояний у собак. Юбилейный сб. Ленигр. инст. усоверш. врачей. (Petrowa, M. K., Die Therapie der Neurosen und verschiedener pathologischer Zustände bei Hunden. Jubiläumsband des Leningrader Instituts für ärztliche Fortbildung), Leningrad 1935, 17–39.

Петровский, Б. В., Переливание крови в общую сонную артерию. Хирургия. (Petrowski, B. W., Bluttransfusion in die a. carotis communis. Chirurgie), 1943, 4, 51 bis 55.

Поворинский, Ю. А. и Траугот, Н. Н. О некоторых особенностях кортикальной динамики в гипнотическом сне. Арх. биол. наук. (Poworinski, J. A. und Traugot, N. N., Über einige Besonderheiten der kortikalen Dynamik im hypnotischen Schlaf. Arch. biol. Wiss.), 1936, 44, 2, 5–21.

Подкопаев, Н. А., Влияние экстракардиальных нервов на размер потери веса сердца у собак при полном голодании. Физиол. журн. СССР. (Podkopajew, N. A., Der Einfluß der extrakardialen Nerven auf die Größe des Gewichtsverlustes des Herzens der Hunde bei vollständigem Hungern. J. Physiol. UdSSR), 1936, 20, 277–280.

Попельский, Л., К вопросу об „оживлении" сердца. Русск. врач. (Popelski, L., Zur Frage der „Wiederbelebung" des Herzens. Der russische Arzt), 1902, 42, 1545.

Попов, Н. А., О центральной нервной регуляции процессов питания в организме. (Popow, N. A., Über die zentrale nervale Regulation der Ernährungsprozesse im Organismus), Moskau-Leningrad 1936.

Прийма, Г. Я. и Исаев, И. К., О внутрисердечном переливании крови (экспериментальное исследование), Вестн. хир. им. Грекова. (Priima, G. Ja. und Issajew, I. K., Über die intrakardiale Bluttransfusion (experimentelle Untersuchung). Grekow-Mitteilungsblatt der Chirurgie), 1950, 3, 12–14.

Прохоров, В. М., Лечение тяжелых форм травматического шока и шоковой агонии. Экспериментальное клиническое исследование. (Prochorow, W. M., Die Behandlung schwerer Formen des traumatischen Schocks und der Schockagonie. Experimentelle und klinische Untersuchung). Autoreferat der Dissertation, Minsk 1952.

Пэн, Р. М. и Джагаров, М. А., Образование условных связей в гипнотическом сне. Арх. биол. наук. (Pen, R. M. und Dshagarow, M. A., Die Bildung bedingter Verbindungen im hypnotischen Schlaf. Arch. biol. Wiss.), 1936, 42, 1–2, 77–88.

Радищев, А. Н., О человеке, о его смертности и бессмертии, 1792. В кн.: Избранные философские сочинения. (Radistschew, A. N., Der Mensch, seine Sterblichkeit und Unsterblichkeit, 1792. Im Buch: Ausgewählte philosophische Werke), Госполитисдат, 1949.

Радушкевич, В. П., Внутриартериальное переливание крови при необратимой форме шока и кровопотере. Хирургия. (Raduschkewitsch, W. P., Intraarterielle Bluttransfusion bei irreversibler Form des Schocks und bei Blutverlust. Chirurgie), 1944, 8, 38–40.

Радушкевич, В. П., Выступление в прениях на конференции по патофизиологии и терапии терминальных состояний 10–12. XII 1952. (Raduschkewitsch, W. P., Diskussionsbeitrag auf der Konferenz über Pathophysiologie und Therapie terminaler Zustände vom 10. 12. bis 12. 12. 1952).

Россин, Ш. А. и Шафрай, Л. С., К вопросу о состоянии вегетативных рефлексов при асимметрических поражениях соматической нервной системы. Сов. психоневрол. (Rossin, Sch. A. und Schafrai, L. S., Zur Frage nach dem Zustand der vegetativen Reflexe bei asymmetrischen Affektionen des somatischen Nervensystems. Moderne Psychoneurologie), 1937, 3, 37–57.

Rossolimo, G., Zur Symptomatologie und chirurgischen Behandlung einer eigentümlichen Großhirnzyste. Dtsch. Zeitschrift für Nervenheilkunde, 1895, 76–94.

Сахиулина, Г. Т., Влияние снотворных веществ на восстановление функции анемизированного спинного мозга собаки. Рефераты научн. работ отд. биол. наук АН СССР за 1945 г. (Sachiulina, G. T., Der Einfluß der Narkotika auf die Wiederherstellung der Funktion des anämisierten Rückenmarks des Hundes. Referate über wissenschaftliche Arbeiten der Abteilung für biol. Wiss. Akad. Wiss. UdSSR für das Jahr 1945), 147, 327–328.

Сахиулина, Г. Т., Ближайшие и отдаленные последствия анемизации ц. н. с. (Sachiulina. G. T., Unmittelbare und späte Folgen der Anämisierung des Zentralnervensystems), Autoreferat der Dissertation, 1949.

Сахиулина, Г. Т., Последствия анемизации центральной нервной системы собак. Журн. высш. нервн. деят. (Sachiulina, G. T., Die Folgen der Anämisierung des Zentralnervensystems der Hunde. Zeitschrift für höhere Nerventätigkeit), 1951, 1, 2, 187–198.

Свидлер, Р. С., Переливание крови в хирургии органов грудной клетки. Клин. мед. (Swidler, R. S., Die Bluttransfusion in der Chirurgie der Thoraxorgane. Klinische Medizin), 1952, 30, 56–60.

Свргиевский, М. В., Дыхательный центр млекопитающих животных. (Sergijewski, M. W., Das Atemzentrum der Säugetiere), Медгиз, Moskau 1950.

Серебряник, Б. Е., Об асимметриях артериального кровяного давления при некоторых церебральных гемисиндромах. Русск. клин. (Serebrjanik, W. J., Über Asymmetrien des arteriellen Blutdruckes bei einigen zerebralen Halbseitensyndromen. Russische Klinik), 1928, 9, 47, 335–359.

Середина, М. И,. О влиянии эпилептического припадка на условные связи первой и второй сигнальных систем, а также на безусловные связи. Журн. высш. нерв. деят. (Seredina, M. I., Über den Einfluß des epileptischen Anfalls auf die bedingten Verbindungen zwischen dem ersten und zweiten Signalsystem sowie auf die unbedingten Verbindungen. Zeitschrift für höhere Nerventätigkeit), 1952, 2, 5.

Сеченов, И. М., К вопросу о газах крови. Избранные труды. Изд. ВИЭМ. (Setschenow, I. M., Zur Frage der Blutgase. Ausgewählte Werke. Ausg. Allunionsinst. exp. Med.), 1935, 1–14.

Синицын, Н. П., Пересадка сердца как новый метод в экспериментальной биологии и медицине. (Sinizyn, N. P., Die Herzverpflanzung als neue Methode in der experimentellen Biologie und Medizin), Moskau 1949.

Синкевич, И. М., Оживление сердца при его остановке во время наркоза. Нов. хир. арх. (Sinkewitsch, I. M., Wiederbelebung des Herzens bei dessen Stillstand während der Narkose. Neues Chirurgisches Archiv), 1932, 25, 2, 242–246.

Скориченко, Г. Г., Вегетативные рефлексы на здоровой и парализованной стороне при гемиплегиях сосудистого происхождения. Сб. трудов клин. нервн. бол. Казанского мед. ин-та. (Skoritschenko, G. G., Vegetative Reflexe an der gesunden und gelähmten Seite bei Hemiplegien, die durch Gefäßstörungen verursacht sind. Sammelband von Abhandlungen der Nervenklinik des Kasanischen Medizinischen Instituts), Kasan 1948, 93–103.

Смиренская, Е. М., Газы крови при угасании и восстановлении жизненных функций организма. Арх. патол. (Smirenskaja, J. M., Die Blutgase beim Erlöschen und bei der Wiederherstellung der Lebensfunktionen des Organismus. Arch. Pathol.), 1946, 1–2, 12–21.

Смиренская, Е. М., Газы крови при угасании и восстановлении жизненных функций организма. Бюлл. эксп. биол. мед. (Smirenskaja, J. M., Die Blutgase beim Erlöschen und bei der Wiederherstellung der Lebensfunktionen des Organismus. Bull. exper. Biol. Med.), 1947, 23, 3, 226–227.

Смиренская, Е. М., Экспериментальные данные о распределении жидкости в кровеносной системе при артериальном нагнетании. Арх. патол. (Smirenskaja, J. M., Experimentelle Ergebnisse über die Verteilung der Flüssigkeit im Blutsystem bei arterieller Druckinfusion. Arch. Pathol.), 1949, 11, 6, 64–70.

Смиренская, Е. М., Влияние углекислоты на восстановление дыхания после клинической смерти. Арх. патол. (Smirenskaja, J. M., Der Einfluß der Kohlensäure auf die Wiederherstellung der Atmung nach klinischem Tod. Arch. Pathol.), 1951, 13, 1, 48 bis 55.

Смиренская, Е. М., Влияние карбогена на процесс умирания, вызванного кровотечением. Арх патол. (Smirenskaja, J. M., Der Einfluß des Karbogens auf den Prozeß des Sterbens nach Blutverlust. Arch. Pathol.), 1952, 14, 6, 45–54.

Смиренская, Е. М., Роль сосудистой интерорецепции в восстановлении деятельности сердечно-сосудистой системы при оживлении после клинической смерти. Конфер. патофизиологии и терапии терминальных состояний, 10–12. XII 1952. (Smirenskaja, J. M., Die Rolle der Gefäßinterorezeption in der Wiederherstellung der Tätigkeit des Herz- und Gefäßsystems bei Wiederbelebung nach klinischem Tod. Konferenz über Pathophysiologie und Therapie terminaler Zustände vom 10. 12. bis 12. 12. 1952). Thesen der Vorträge.

Смиренская, Е. М. и Максимишина, Ю. В., К вопросу об артериальном нагнетании жидкости. Хирургия. (Smirenskaja, J. M. und Maximischina, J. W., Zur Frage der arteriellen Druckinfusion von Flüssigkeit. Chirurgie), 1951, 5, 14–18.

Smirnow, A., Über den Einfluß der Großhirnhemisphären auf den Tonus des Zentrums der nn. vagi im verlängerten Mark. Z. ges. exp. Med., 1926, 49, 124–129.

Смирнов, А. И., О тонусе n. vagi. Сообщение I. Хлороформно-адреналиновый паралич желудочков сердца и предохранительная роль. Журн. эксп. биол. и мед. (Smirnow, A. I., Über den Tonus des n. vagus, erste Mitteilung. Chloroform-Adreanlinlähmung der Herzventrikel und die schützende Rolle des n. vagus. J. exp. Biol. Med.), 1927, 8, 19, 132–140.

Смирнов, А. И., О тонусе n. vagi. Сообщение II. О благоприятном действии вагусных импульсов на желудочки сердца собаки. Журн. эксп. биол. и мед. (Smirnow, A. I., Über den Tonus des n. vagus, zweite Mitteilung. Über die günstige Wirkung der Vagusimpulse auf die Herzventrikel des Hundes. J. exp. Biol. Med.), 1928, 9, 24, 449–454.

Смирнов, А. И., К вопросу о влиянии экстракардиальной нервной системы на сердце. Арх. биол. наук. (Smirnow, A. I., Zur Frage des Einflusses des extrakardialen Nervensystems auf das Herz. Arch. biol. Wiss.), 1935, 37, 1, 213–232.

Смирнов, А. И., Методика наблюдения перехода возбуждения из специфической мускулатуры сердца в миокард. Бюлл. эксп. биол. и мед. (Smirnow, A. I., Die Methodik der Beobachtung des Überganges der Erregung aus der spezifischen Herzmuskulatur in das Myokard. Bull. exper. Biol. Med.), 1936, 2. 6, 421–423.

Смирнов, А. И., О механизме внезапной сердечной смерти. Клин. мед. (Smirnow, A. I., Über den Mechanismus des plötzlichen Herztodes. Klinische Medizin), 1937, 15, 7, 777–793.

Смирнов, А. И., Сердце как неоднородная воздушная система. Бюлл. эксп. биол. и мед. (Smirnow, A. I., Das Herz als ein heterogenes Luftsystem. Bull. exper. Biol. Med.), 1948, 26, 7, 3–16.

Смирнов, А. И., Работы И. П. Павлова по физиологии кровообращения и их значение для медицины. (SMIRNOW, A. I., Die Arbeiten I. P. Pawlows über die Physiologie des Blutkreislaufes und ihre Bedeutung für die Medizin), Moskau 1952.

Смирнов, А. И., О влиянии блуждающего нерва на силу сокращения желудочков сердца. В кн.: Нервая регуляция кровообращения и дыхания. АМН СССР. (SMIRNOW, A. I., Über den Einfluß des n. vagus auf die Kontraktionsstärke der Herzventrikel. Im Buch: Nervale Regulation des Blutkreislaufes und der Atmung. Akad. Med. Wiss. UdSSR), Moskau 1952, 114–123.

Смирнов, Г. Д. и Неговский, В. А., Изменения электроэнцефалограммы у собак при нарастающей кровопотере во время клинической смерти и при последующем восстановлении жизненных функций. Вопр. нейрохир. (SMIRNOW, G. D. und NEGOWSKI, W. A., Veränderungen des Elektroenzephalogramms der Hunde bei zunehmendem Blutverlust während des klinischen Todes und bei der folgenden Wiederherstellung der Lebensfunktionen. Fragen der Neurochirurgie), 1941, 5, 5–6, 70–76.

Снесарев, П. Е., Общая гистопатология мозговой травмы. (SNESSAREW, P. J., Allgemeine Histopathologie des Gehirntraumas), Медгиз, 1946.

Снесарев, П., К морфологии окислительно-восстановительных процессов в мозгу. В кн.: Гипоксия. (SNESSAREW, P. JE., Zur Morphologie der wiederherstellenden Oxydationsprozesse im Gehirn. Im Buch: Hypoxie), Kiew 1949, 262–271.

Соболева, В. И., Влияние уретана на устойчивость ц. н. с. к анемии. Изв. АН СССР, сер. биол. (SOBOLEWA, W. I., Der Einfluß des Urethans auf die Widerstandsfähigkeit des Zentralnervensystems gegen Anämie. Nachr. Akad. Wiss. UdSSR, Biol. Ser.), 1953, 3, 74–81.

Стельмашонок, И. М., Состояние и очередные задачи переливания крови в республике. Тр. III съезда хирургов БССР 21–25. I 1947. (STELMASCHONOK, I. M., Stand und nächstfolgende Aufgaben der Bluttransfusion in der Republik. Abhandlungen des III. Chirurgenkongresses der BSSR vom 21. 6. bis 26. 6. 1947), Minsk 1949, 14–23.

Стрельчук, И. В., О восстановлении корковых и подкорковых функций при выходе из коматозных и родственных им состояний. Конфер. по патофизиологии и терапии терминальных состояний 10–12. XII 1952. (STRELTSCHUK, I. W., Über die Wiederherstellung der kortikalen und subkortikalen Funktionen bei Befreiung aus komatösen und ähnlichen Zuständen. Konferenz über Pathophysiologie und Therapie terminaler Zustände vom 10. 12. bis 12. 12. 1952). Thesen der Vorträge.

Студенский, Н., Очерк современного состояния вопроса о переливании крови с клинической точки зрения. Дневник об-ва врачей г. казани (STUDENSKI, N., Umriß des gegenwärtigen Standes der Frage der Bluttransfusion unter klinischen Gesichtspunkten. Tagebuch der Ärztegesellschaft von Kasan), 3. Jahrgang, Nr. 18 und 19, 1874, 285–288 und 290–294.

Тарханов, И. Р., Случай произвольного ускорения сердцебиений. Новейшие исследования по различным областям мед. наук. Сб. работ врачей ин-та Имп. медико-хирургич. академии. (TARCHANOW, I. R., Ein Fall einer willkürlichen Beschleunigung des Herzschlages. Neueste Untersuchungen auf verschiedenen Gebieten der medizinischen Wissenschaften. Sammelband von Arbeiten der Ärtze des Instituts der Kaiserlichen Medizinisch-Chirurgischen Akademie), St. Petersburg 1880.

Тачмурадов, Н. М., Сравнительная оценка эффективности артериального, артериовенозного и внутривенного переливания крови при лечении травматического шока. Труды туркменск. мед. ин-та. (Tatschmuradow, N. M., Vergleichende Bewertung der Wirksamkeit der arteriellen, arteriell-venösen und venösen Bluttransfusion in der Behandlung des traumatischen Schocks. Arbeiten des Turkmenischen Medizinischen Instituts), 1950, 4, 585–594.

Тачмурадов, Н. М., Сравнительная оценка эффективности артериального, артерио-венозного и внутривенного переливания крови при лечении травматического шока. (Tatschmuradow, N. M., Vergleichende Bewertung der Wirksamkeit der arteriellen, arteriell-venösen und venösen Bluttransfusion in der Behandlung des traumatischen Schocks). Autoreferat der Dissertation, Aschchabad 1950.

Терегулов, А. Г., К вопросу существования в верхних отделах продолговатого мозга респираторных центров. Русск. физиол. журн. (Teregulow, A. G., Zur Frage nach dem Vorhandensein respiratorischer Zentren in den oberen Abschnitten der medulla oblongata. Russ. physiol. J.), 1928, 11, 4, 259–275.

Усиевич, М. А., Функциональное состояние мозговой коры и деятельность внутренних систем организма. Нов. медицины. (Ussijewitsch, M. A., Der funktionelle Zustand der Hirnrinde und die Tätigkeit der inneren Systeme des Organismus. Neue Medizin), 1949, 14.

Успенский, М., Опыт популярной военной гигиены с указанием подания помощи в несчастных случаях в отсутствие врача. (Uspenski, M., Erfahrungen der populären Militärhygiene mit Hinweisen auf die Erste Hilfe in Unglücksfällen bei Abwesenheit des Arztes), St. Petersburg 1872.

Фатин, А. Ф., Микроструйный метод переливания крови и кровозаменителей. Вопр. нейрохир. (Fatin, A. F., Die Methode der Mikrostrahlinfusion von Blut und Blutersatzmitteln. Fragen der Neurochirurgie), 1948, 5, 47–49.

Фатин, А. Ф., Универсальный прибор для применения гексеналового наркоза. Вопр. нейрохир. (Fatin, A. F., Ein Universalgerät zur Anwendung der Hexenalnarkose. Fragen der Neurochirurgie), 1951, 1, 49–52.

Федоров, И. И., О повышении устойчивости к аноксемии. В кн.: Механизмы патологических реакций. (Fedorow, I. I., Über die Erhöhung der Widerstandsfähigkeit gegenüber der Anoxämie. Im Buch: Mechanismen der pathologischen Reaktionen), Kirow 4, 1942, 11–25.

Федоров, И. И., О роли охранительного торможения и раздражения рецепторов в механизме болезни и выздоровления. В кн.: Значение охранительного торможения и раздражения рецепторного аппарата. (Fedorow, I.I., Über die Rolle der Schutzhemmung und der Reizung der Rezeptoren im Mechanismus der Krankheit und der Genesung. Im Buch: Bedeutung der Schutzhemmung und der Reizung des rezeptorischen Apparates), Lwow 1951.

Федоров, И. И., Патофизиологические основы переливания крови. (Fedorow, I. I., Pathophysiologische Grundlagen der Bluttransfusion), Kiew 1951.

Федоров, Т. С., Условные рефлексы у собак, оживленных после смерти, наступившей в результате обескровливания. Бюлл. эксп. биол. и мед. (Fedorow, T. S., Bedingte Reflexe bei Hunden, die nach dem durch Anämisierung eingetretenen Tod wiederbelebt wurden. Bull. exp. Biol. Med.), 1941, 11, 2, 186–189.

Филомафитский, А., Трактат о переливании крови. (Filomafitski, A., Traktat über Bluttransfusion), Moskau 1848.

Фисанович, А. Л. и Власовский, Г. П., Переливание оксигенизированной крови. Клин. мед. (Fissanowitsch, A. L. und Wlassowski, G. P., Die Transfusion von oxygenisiertem Blut. Klinische Medizin), 1951, 29, 1, 64–67.

Фогельсон, Л. И., Электрокардиограмма умирающего сердца. Мед. биол. журн. (Fogelson, L. I., Das Elektrokardiogramm des sterbenden Herzens. Med. biol. Z.), 1928, 6, 3–14.

Франк, Д., Гал, И., Ваш, Д. и Юхас, Б., Внутриартериальняа трансфузия крови крови, Сб. научн. работ III Хир. клиники Будапештского университета. (Frank, D., Gal, I., Wasch, D. und Juchas, B., Intraarterielle Bluttransfusion. Sammelband wissenschaftlicher Arbeiten der III. Chirurgischen Klinik der Budapester Universität), 1951, 332–344.

Фролов, Ю. П., О влиянии некоторых отравляющих веществ на ц. н. с. и высшую нервную деятельность. О влиянии некоторых ядов на высщую нервную деятельность. (Frolow, J. P., Über den Einfluß einiger Giftstoffe auf das Zentralnervensystem und die höhere Nerventätigkeit. Über den Einfluß einiger Gifte auf die höhere Nerventätigkeit). Sammelband 10, ВСХИ, Moskau 1938.

Хавкин, Л. С., 140 внутриартериальных переливаний крови. Госпит. дело. (Chawkin, L. S., 140 intraarterielle Bluttransfusionen. Hospitalwesen), 1944, 12, 29–33.

Хавкин, Л. С., Случай эффективного применения внутриартериального переливания крови при состоянии клинической смерти. Госпит. дело, 3-й сб. научн. работ Ивановск. обл. стации переливания крови. (Chawkin, L. S., Ein Fall einer wirksamen Anwendung der intraarteriellen Bluttransfusion im Zustand des klinischen Todes. Hospitalwesen), 3, 1947, 44–45 (3. Sammelband wissenschaftlicher Arbeiten der Iwanowoer Gebietsstation für Bluttransfusion), Iwanowo 1948, 89–91.

Храпов, В. С., К вопросу о роли коры и нижерасположенных отделов мозга в регуляции сердечно-сосудистой системы у больных после операции на головном мозге. (Chrapow, W. S., Zur Frage nach der Rolle der Rinde und der tieferliegenden Hirnabschnitte in der Regulation des Herz- und Gefäßsystems bei Kranken nach einer Hirnoperation). Autoreferat der Dissertation, Moskau 1952.

Цитович, И. С., О так называемых вазомоторных психорефлексах. Русск. Физиол. журн. (Zitowitsch, I. S., Über die sogenannten vasomotorischen Psychoreflexe. Russ. physiol. Z.), 1918, 1, 3–4.

Цитович, И. С. (Zitowitsch, I. S.), zitiert nach A. G. Iwanow-Smolenski (1949).

Черевков, А., О влиянии больших полушарий головного мозга на сердце и сосудистую систему. (Tscherewkow, A., Über den Einfluß der Großhirnhemisphären auf das Herz und das Gefäßsystem). Dissertation, Charkow 1892.

Черниговский, В. Н., Афферентные системы внутренних органов. Изд. ВММА. (Tschernigowski, W. N., Afferente Systeme der inneren Organe. Ausg. Militärärztl. Akad. Kriegsmarine), Kirow 1943.

Черниговский, В. Н., Работы И. П. Павлова по физиологии кровообращения и их значаение для клинической медицины. (Tschernigowski, W. N., Die Arbeiten I. P. Pawlows über Physiologie des Blutkreislaufes und ihre Bedeutung für die klinische Medizin), Leningrad 1951.

Черниговский, В. Н., и Ярощевский, А. Я., Влияние функционального состояния коры больших полушарий головного мозга на кровяное давление и систему крови. Журн. высш. нервн. деят. (Tschernigowski, W. N. und Jaroschewski, A. J., Der

Einfluß des funktionellen Zustandes der Großhirnrinde auf den Blutdruck und das Blutsystem. Zeitschrift für höhere Nerventätigkeit), 1951, 2, 1, 30–45.

Чесникова, Г. Д., Иванова, А. Т., Золотокрылина, Е. С., Рябова, Н. М. и Лебедева, Л. В., Опыт терминалных состояний в хиругической клинике. Сов. медицина. (Tschesnokowa, G. D., Iwanowa, A. T., Solotokrylina, J. S., Rjabowa, N. M. und Lebedewa, L. W., Erfahrungen mit der Therapie terminaler Zustände in der chirurgischen Klinik. Sowjetmedizin), 1953, 1, 18–20.

Чечулин, С. И., Проблема оживления головного мозга. Научн. слово. (Tschetschulin, S. I., Das Problem der Wiederbelebung des Gehirns. Wissenschaftliche Beiträge), 1928, 9, 42–56.

Чиненков, А. В., К методу оживления в первые минуты смерти после травмы. В кн.: Восстановительная хирургия последствий повреждений. (Tschinenkow, A. W., Zur Methode der Wiederbelebung in den ersten Minuten des Todes nach einem Trauma. Im Buch: Wiederherstellungschirurgie der Verletzungsfolgen), Swerdlowsk 1948, 333 bis 334.

Шабадаш, А. Л., Гистохимия гликогена нормальной нервной системы. (Schabadasch, A. L., Die Histochemie des Glykogens im normalen Nervensystem), Moskau 1949.

Шапот, В. М., О природе особой чувствительности головного мозга к кислородний недостаточности. Усп. совр. биол. (Schapot, W. S., Über die Natur der besonderen Empfindlichkeit des Gehirns für Sauerstoffmangel. Fortschr. gegenwärt. Biol.), 1952, 34, 2, 244–267.

Шейхон, Ф. Д., Влияние АТФ на тетаническое сокращение скелетной мышцы. Бюлл. эксп. биол. и мед. (Scheichon, F. D., Einfluß des ATP auf die tetanische Kontraktion des Skelettmuskels. Bull. exp. Biol. Med.), 1947, 23, 4, 422–426.

Шейхон, Ф. Д., Влияние АТФ на возбудимость скелетных мышц. Бюлл. эксп. биол. и мед. (Scheichon, F. D., Einfluß des ATP auf die Erregbarkeit der Skelettmuskeln. Bull. exp. Biol. Med.), 1947, 24, 3, 9, 192–195.

Шейхон, Ф. Д., Влияние АТФ на возбудимость и тетаническое сокращение скелетной мышцы лягушки после денервации или кураризации. Бюлл. эксп. биол. и мед. (Scheichon, F. D., Einfluß des ATP auf die Erregbarkeit und die tetanische Kontraktion des Skelettmuskels des Frosches nach Denervation und Curarisierung. Bull. exp. Biol. Med.), 1948, 25, 4, 269–273.

Шитова, В. И. и Радушкевич, В. П., Внутриартериальное переливание крови. Хирургия. (Schitowa, W. I. und Raduschkewitsch, W. P.. Intraarterielle Bluttransfusion. Chirurgie), 1943, 7, 24–27.

Шкловский, Д. Е., Три случая внутриартериального переливания крови при шоке. Хирургия. (Schklowski, D. J., Drei Fälle einer intraarteriellen Bluttransfusion bei Schock. Chirurgie), 1941, 6–7, 53–54.

Шустер, М. И., Влияние наркоза, массивного кровопускания и последующего востановления жизненных функций на содержание азотистых компонентов в крови (резюме дисс.). Бюлл. эксп. биол. и мед. (Schuster, M. I., Einfluß der Narkose, der massiven Blutentziehung und der nachfolgenden Wiederherstellung der Lebensfunktionen auf den Gehalt an Stickstoffkomponenten im Blut [Zusammenfassung einer Dissertation]. Bull. exp. Biol. Med.), 1946, 21, 3, 72–73.

Шустер, М. И., Изменение содержания неорганического фосфора и легко гидролизуемого фосфора аденозинтрифосфорной кислоты мозговой ткани собак при умирании и оживлении. Арх. патол. (SCHUSTER, M. I., Veränderung des Gehaltes an anorganischem Phosphor und leicht hydrolysierbarem Phosphor der Adenosintriphosphorsäure im Hirngewebe der Hunde beim Sterben und bei der Wiederbelebung. Arch. Pathol.), 1952, 14, 1, 36–45.

Шустер, М. И., Содержание креатинофосфорной кислоты в ткани мозга при умирании и последующем оживлении. Арх. патол. (SCHUSTER, M. I., Der Gehalt an Kreatinphosphorsäure im Hirngewebe beim Sterben und bei der nachfolgenden Wiederbelebung. Arch. Pathol.), 1953, 15, 2, 55–60.

Шушков, Г. Д., О гидромассаже эндокарда при остановке сердца. Тр. ВММА. (SCHUSCHKOW, G. D., Über die Hydromassage des Endokards beim Herzstillstand. Arb. Militärärztl. Akad. Kriegsmarine), 1950, 23, 110–114.

Щепкин, Н. Г. и Пономарева, А. И., Влияние аноксемии на газовый обмен, вакатный кислород и окислительный коэффициент мочи. Бюлл. эксп. биол. и мед. (STSCHEPKIN, N. G. und PONOMAREWA, A. I., Der Einfluß der Anoxämie auf den Gaswechsel, freien Sauerstoff und Oxydationskoeffizienten des Harns. Bull. exp. Biol. Med.), 1948, 26, 6 (12), 423–427.

Энгельгардт, В. А., О взаимоотношении дыхания и брожения. Усп. совр. биол. (ENGELGARDT, W. A., Über die Wechselbeziehung zwischen Atmung und Gärung. Fortschr. gegenwärt. Biol.), 1944, 17, 237–249.

Энгельгардт, В. А., Фосфорная кислота и функция клетки. Изв. АН СССР, отд. биол. наук. (ENGELGARDT, W. A., Phosphorsäure und Funktion der Zelle. Nachr. Akad. Wiss. UdSSR, Abt. biol. Wiss.), 1945, 2, 182–195.

Энгельгардт, В. А. и Саков, Н. Е., О механизме пастеровского эффекта. Биохимия. (ENGELGARDT, W. A. und SAKOW, N. JE., Über den Mechanismus des Pasteur-Effektes. Biochemie), 1943, 8, 1, 9–34.

Эпштейн, С. А., Артериальное переливание крови при асфиксии. Нов. хир. арх. (EPSCHTEIN, S. A., Arterielle Bluttransfusion bei Asphyxie. Neues Chirurgisches Archiv), 1941, 1–2, 170.

Янковский, В. Д., Кречетов, Н. В., Холоденко, И. П., Левитан, Ц. С., Рекашева, А. Ф. и Ломовицкая, А. Д., О восможности восстановления некоторых функции центральной нервной системы после длительных сроков смерти. В кн.: Первая сессия Московск. о-ва физиол., биохим. и фармакол. (JANKOWSKI, W. D., KRETSCHETOW, N. W., CHOLODENKO, I. P., LEWITAN, Z. S., REKACHEWA, A. F. und LOMOWIZKAJA, A. D., Über die Möglichkeit der Wiederherstellung einiger Funktionen des Zentralnervensystems nach längerer Dauer des Todes. Im Buch: Erste Tagung der Moskauer Gesellschaft der Physiologen, Biochemiker und Pharmakologen), Moskau-Leningrad 1941, 310–312.

Яценко, К. Р., К вопросу о лечении ранений сердца. Хирургия. (JAZENKO, K. R., Zur Frage der Behandlung von Herzwunden. Chirurgie), 1952, 1, 80.

ADAMS, H. D. and HAND, L. V., Twenty minutes cardiac arrest with complete recovery. J. A. M. A.118, 133–135 (1942).

ADELMAN, M. H., Automatic controlled respiration. Anæsthesiology 10, 673–676 (1949).

ALLUAUME, R., Pulmo-Moteur: Appareil pour la respiration assistée ou controllée. Anest. et Analg. 8, 42–46 (1951).

Alluaume, R., Résultats cliniques de deux années de pratique de respiration controllée avec le pulmo-moteur. Anest. et Analg. 9, 148–151 (1952).

Alleimda, J. J. C., Respiracao controlada mecanica pelo pulmo-ventilator. Rev. Bras. de Anest. 4, 63–212 (1954).

Amemt, R., Papper, E. M. and Rovenstine, E. A., Cardiac arrest during anæsthesia, review of cases. Ann. Surg. 134, 220–227 (1951).

Anderson, R. M., Schoch, W. G. and Faxon, H. H., Cardiac arrest. New Engl. J. Med. 243, 905–909 (1950).

Anderson, E., Crafoord, C. and Frenckner, P., A new and practical method of producing rhythmic ventilation during positive pressure anæsthesia. Acta otolar. scand. 28, 95–102 (1940).

Anderson, M. E. andLundy, J. S., Venous pressure in relation to blood volume in man. Anæsthesiology 10, 145–150 (1949).

Apgar, V., Infant resuscitation. Postgraduate Medicine 19, 447–450 (1956).

Aström, A., On the action of combined carbon dioxide excess and oxygen deficiency in the regulation of breathing. Acta Physiol. Scand. 27, 98 (1952).

Baden, H., Berner, A. et Hollender, L., La transfusion intraartérielle. Une étude expérimentale et clinique avec présentation de 13 cas personnels. Acta Chir. Belg. 53, 7 (1954).

Bader, H., Zur Wiederbelebung des Herzens durch direkte Massage. Zbl. Chir. 24, 1015 bis 1019 (1952).

Bailey, H., Cardiac massage for impending death under anæsthesia. Brit. Med. J. 2, 84 (1941).

Bailey, C. P., Cardiac surgery under hypothermia. J. Thoracic, Surg. 27, 73 (1954).

Barach, A. L., Eckman, M., Ginsburg, E., Rumsey, C. C., Korr, I., Eckman, I. and Besson, G., Studies on positive pressure respiration. J. Aviation Med. 17, 4 (1946).

Barach, A. L., Fenn, W. O., Ferris, E. B. and Schmidt, C. F., Physiology of pressure breathing. J. Aviation Med. 18, 73 (1947).

Barber, R. F. and Madden, J. L., Historical aspects of cardiac resuscitation. Am. J. Surg. 70, 135 (1946).

Bark, J., Säure- und Basengleichgewicht bei kontrollierter Atmung. Anæsthesist 6, 178–180 (1953).

Baumgartner, O., Wiederbelebung als „Erste Hilfe". Vierteljahrsschr. f. Schweiz. Sanitätsoffiziere 4, 240–246 (1955). Dortselbst weitere Literaturangaben.

Beaftie, E. J., Keshishian, J. M., Ames, M. B. and Blades, B., The electrical resistance of the heart. Ann. Surg. 137, 504 (1953).

Becart, A., Transfusion du sang pur artérialisé et réanimation. Bull. Acad. nat. méd. 3-e sér. 131, 9–10 (1947).

Beck, C. S., Resuscitation for cardiac standstill and ventricular fibrillation occurring during operation. Am. J. Surg. 54 273 (1941).

Beck, C. S., Defibrillation of the human ventricles. Proc. Med. Ass. North. Amer. 1941, 163–166 (1940).

Beck, C. S. and Rand, H., Cardiac arrest during anæsthesia and surgery. J. A. M. A. 141, 1230 (1949).

Beck, C. S. et Kim, M., Resuscitation cardiaque. Lyon Chirurgical 46, 907 (1951).

BECK, C. S. and MAUTZ, F. R., The control of the heart by the surgeon. J. Thoracic Surg. 106, 525 (1937).

BECK, C. S., PRITCHARD, W. H. and FEIL, H. S., Ventricular fibrillation of long duration abolished by electro-shock. J. A. M. A. 135, 985 (1947).

BECK, C. S., WECKESSER, E. C. and BARRY, F. M., Fatal heart attack and successful defibrillation: New concepts in coronary artery disease. J. A. M. A. 161, 434–435 (1956).

BECK, G. J., SEANOR, H. E., BARACH, A. L. and GATES, B., Effects of pressure breathing on venous pressure. Am. J. Med. Sciences 224, 169–174 (1952).

BECKER, A. H., Cardiorespiratory failure. An analytic review of the literature (1925 bis 1951) with a report of 4 cases. Am. J. Surg. 83, 127–134 (1952).

BEECHER, H. K. and LINTON, R. R., Epinephrine in cardiac resuscitation. J. A. M. A. 135, 90 (1947).

BEECHER, H. K. and MURPHY, A. J., Acidosis during thoracic surgery. J. Thoracic. Surg. 19, 50 (1950).

BELLET, S., WASSERMAN, F. and BRODY, J. I., Treatment of cardiac arrest and slow ventricular rates in complete A–V heart block. Circulation Research 5, 685–701 (1955).

BELVILLE, J. W., ARTUSIO, J. F. and GLEMM, F., The electroencephalogram in cardiac arrest. J. A. M. A. 157, 508–510 (1955).

VAN BERGAN, F. H., BUCKLEY, J. J., WEATHERHEAD, D. S. P., SCHULTZ, E. A. and GORDON, J. R., A new respirator. Anæsthesiology 5, 708–723 (1956).

BERGMANN, H., HARTL, H. und WALKER, F., Unsere Erfahrungen mit dem primären Herzstillstand. Wiener Klin. Wschr. 25, 451–455 (1955). Dortselbst umfassende Literaturangaben.

BERGMANN, H., MÜLLER, K. L. und PILGERSTORFER, W., Elektrokardiographische Beobachtungen bei Wiederbelebung nach primärem Herzstillstand. Wiener Klin. Wschr. 38/39, 761–766 (1955).

BERMANN, E. F. and AKMANN, L. C., Intra-arterial infusion in the treatment of shock resulting from coronary occlusion. Am. Heart J. 43, 264–272 (1952).

BERNER, A. et HOLLENDER, L., Mécanismes d'action, indication et limites de la transfusion intraartérielle. Praxis 42, 646 (1953).

BIGELOW, W. G., CALLAGHAN, J. W. and HOPPS, J. A., General hypothermia for intracardiac surgery. Ann. Surg. 132, 531 (1950).

BIGELOW, W. G., CALLAGHAN, J. C. and HOPPS, J. A., Radio Frequency Bewarming in the Resuscitation from Extreme Cold. Canad. J. M. Sc. 30, 185–193 (1952).

BINET, L. et STRUMZA, V., Traitement d'urgence des hémorragies suraiguës. Bull. Acad. nat. méd. 123, 210 (1940).

BINET, L. et STRUMZA, V., Réanimation dans la syncope cardiorespiratoire. Mém. Acad. Chir. 75, 30/31, 772–777 (1949).

BINET, L. et STRUMZA, V., Les troubles respiratoires de l'hémorragie et leur traitement par l'oxygène. C. R. Acad. Sc. 210, 122 (1940).

BINET, L. et STRUMZA, V., Reprise respiratoire après apnée primaire anoxique, C. R. Soc. Biol. 144, 748–750 (1950).

BINET, L. et STRUMZA, V., Recherches expérimentales sur l'hémorragie aiguë et son traitement d'urgence. Presse méd. 54, 1 (1946).

BINET, L. et STRUMZA, V., Explorations électrocardiographiques au cours de réanimation cardiaque. Presse méd. 16, 329–331 (1952).

BINET, L. et STRUMZA, V., La thérapeutique des arrêts du cœur. Bull. Acad. nat. méd. 136, 24/26, 459–464 (1952).

BINET, L. et STRUMZA, V., Le problème de la réanimation après des hémorragies foudroyantes. La transfusion sanguine intraartérielle et intra-jugulaire. Sem. Hôp., Paris 23, 2282 (1947).

BINET, L. et STRUMZA, V., Etude expérimentale des hémorragies: Evaluation de la masse sanguine; son évolution dans l'hémorragie; action des injections de plasma, de solutions salines, de sang dilué frais ou conservé. J. Physiol. Path. Gén. 38, 257 (1941).

BINET, L., STRUMZA, V. et STRUMZA-POUTONET, I. M., Arrêt de la fibrillation ventriculaire par agents pharmacodynamiques. Mém. Acad. chir. 77, 8/9, 277–278 (1951).

BINET, L. et STRUMZA, V., La réanimation après anoxie. Presse méd. 59, 121 (1951).

BINGHAM, D. L., Intra-arterial transfusion. Lancet 2/4, 157–159 (1952).

BINTE, L. et THOMERET, G., Un cas de défibrillation cardique après 30 minutes. Mém. Acad. Chir. 77, 269 (1951).

BIRNBAUM, G. L., Simple cardiac defibrillator, J. Thoracic Surg. 23, 183–188 (1952).

BIRNBAUM, G. L. and SHINER, I. S., Cardiac resuscitation. J. A. M. A. 119, 1479–1485 (1942).

BIRNBAUM, G. L. and THOMPSON, S. A., Asphyxial resuscitation; the phenomenion and its mechanism. J. Thoracic Surg. 12, 624–637 (1943).

BIRNBAUM, G. L. and THOMPSON, S. A., The mechanism of asphyxial resuscitation. Resuscitation with inert asphyxiating gas in advanced asphyxia. Surg., Gynec. and Obst. 75, 79–86 (1942).

BIRNBAUM, G. L. and THOMPSON, S. A., Pulmonary and blood gas studies in experimental asphyxia and asphyxial (anoxia) resuscitation. J. Thoracic Surg. 12, 607–623 (1943).

BISHOP, H. F., Operating room deaths. Anæsthesiology 7, 651–662 (1946).

BJÖRK, V. O., An artificial heart or cardiopulmonary machine. Performance in animals. Lancet 6526, 491–493 (1943).

BLACKWELL, H., Mechanical respiration. Lancet [illegible], [illegible], (1940).

BLADES, B., Management of injuries of the thorax. J. A. M. A. 159, 419 (1955).

BLAKEMORE, W. S., DUMKE, P. R. and RHOADS, J. E., Gangrene following intra-arterial transfusion. J. A. M. A. 151, 988–989 (March 21) (1953).

BLAKEMORE, W. S., DUMKE, P. R. and RHOADS, J. E., Gangrene following transfusion. Report of two cases. J. A. M. A. 151, 988 (1953).

BODEN, H., Den intra-arterielle blodtransfusion technik. Nordisk med. 48, 42, 1457–1458 (1952).

BOHN, G. L., Artificial restoration of cardiac rhythm. Brit. Med. J. 4109, 725 (1939).

BONICA, J., Rôle of anæsthesiologist in management of cardiac arrest. C. R. Anæst. and Analg. 31, 1–18 (1952).

BONIFACE, K. J. and BROWN, J. M., Effect of carbon dioxide excess on contractile force of heart in situ. Am. J. Physiol. 172, 752 (1953).

BRACE, D. E. and REID, L. C., Irritation of the respiratory tract and its reflex effect upon the heart. Surg., Gynec. and Obst. 70, 157–162 (1940).

BRECHER, G. A., Venous return during intermittent positive-negative pressure respiration studied with a new catheter-flowmeter. Am. J. Physiol 174, 299–303 (1953).

BRIGGS, B. D., SHELDON, D. B. and BEECHER, H. K., Cardiac arrest; study of a thirty-year period of operating room deaths at Massachusetts General Hospital, 1925–1954. J. A. M. A. 160, 1439–1444 (1956).

BROOKE, R., SCHNABEL, T. G. JR. and RAVDIN, I. S., Multiple episodes of cardiac arrest: Report of a case. J. A. M. A. 154, 581 (1954).

BROUARDEL, F. et VIBERT, C., Etude sur la submersion. Ann. d'hygiène publique et de méd. lég. 3-e série 4, 432 (1880).

BROWN, E. B. jr. and MILLER, F. A., Ventricular fibrillation following rapid fall in alveolar carbon dioxide concentration. Am. J. Physiol. 169, 56 (1952).

BROWN-SEQUARD, Soc. biol. 211 (1880), zitiert nach TIGERSTEDT, Die Physiologie des Kreislaufes 2, 382 (1921).

BRÜNER, H. und RINDFLEISCH, H., Über alte und neue Zwangsbeatmungsmethoden. Arch. Physikal. Therapie 2, 91–105 (1950).

BRUSS, R. T., Design of a current distributation between electrodes used for ventricular defibrillation. Fed. Proc. 13, 19 (1954).

BUCKLEY, J. J., VAN BERGEN, F. H., HEMINGWAY, A., DEMOREST, H. L., MILLER, F. A., KNIGHT, R. T. and VARCO, R. L., Portable mass spectrometer for continuous alveolar gas analysis: Certain technical considerations inherent in its use. Anæsthesiology 13, 455 (1952).

BURDETTE, W. J., Adenosine nucleotide levels in cardiac arrest. Am. Heart J. Nr. 2, 193–197 (1956).

BÜHLMANN, A. und LUCHSINGER, P., Die künstliche Atmung. Schweiz. Med. Wschr. 1, 1–17 (1955). Dortselbst umfassende Literaturangaben.

BURMEISTER, H., Zur Behandlung des Kammerflimmerns des Herzens. Ztschr. f. Chirurgie 33a, 1714–1720 (1956).

BUSCH, H., Die Sauerstoffanreicherung von Blutkonserven für intraarterielle Bluttransfusionen. Chirurg 27, 141 (1956).

BURSTEIN, C. L., LO PINTO, F. J. and NEWMAN, W., Electrocardiographic studies during endotracheal intubation. I. Effects during usual routine technics. Anæsthesiology 11, 224–237 (1950).

BURSTEIN, C. L., PIAZZA, T. L., KAPP, L. A. and ROVENSTINE, E. A., Circulatory disturbances during intrathoracic surgery. Surgery 25, 35–46 (1949).

BURSTEIN, C. L., and ROVENSTINE, E. A., Respiratory parasympathicomimetic action of some shorter-acting barbituric acid derivatives. J. Pharmacol. and Exper. Therap. 63, 42 (1938).

BYKOW, K. M., Großhirnrinde und innere Organe. VEB Volk und Gesundheit, Berlin 1952.

CABRAL DE ALMEIDA, J. J., Respiracao controlada mecanica pelo pulmo-ventilator. Rev. Bras. de Anest. 2, 63–212 (1954).

CABRAL DE ALMEIDA, J. J., Novo metodo de respiracao controlada mecanicamente: Narcose com baro-inversao total na ventilacao pulmonar pelo pulmo-ventilator. Rev. Bras. de Anest. 3, 117–217 (1951).

CALLAGHAN, J. C. and BIGELOW, W. G., An electrical artificial pacemaker for standstill of the heart. Ann. Surg. 134, 8 (1951).

CAMPBELL, G. S., Cardiac arrest. Minnesota Medicine 39, 661–664 (1956).

CAMPBELL, G. S., Hypercapnia, an abetting factor in cardiac arrest. Surgery 33, 915 (1953).

Carden, N. L. and Steinhaus, J. E., Lidocaine in cardiac resuscitation from ventricular fibrillation. Circulation Research 6, 680–683 (1956).

Carden, N. L. and Steinhaus, J. E., Defibrillation of the ventricles. Circulation Research 1, 191 (1953).

Carlström, G. et Diamant, H., A propos d'un arrêt du cœur de 5 minutes avec lésions anoxiques réversibles du cerveau après une obstruction du larynx. Sem. Hôp. 25/4, 1–5 (1956).

Caruthers, C. M. and Mac Donald, J. D. C., Resuscitation by cardiac massage. Canad. Med. Ass. J. 57, 380–381 (1947).

Carter, M. G., Cardiac Arrest, complete recovery after twenty-five minutes. J. A. M. A. 147, 1347–1349 (1951).

Carson, L. D. and Pinto, J. C., The Eve method of resuscitation. U. S. Nav. med. Bull. 47, 650–656 (1947).

Celio, A., Cardiac arrest associated with coronary occlusion: successful resuscitation. J. internat. Coll. Surgeons 3, 299–305 (1956).

Celio, A., Erfolgreiche Wiederbelebung bei Herzstillstand wegen Coronarverschlusses. Schweiz. Med. Wschr. 37, 882 (1955).

Charlewood, G. P., Cardiac arrest: modified technique of cardiac massage. Brit. Med. J. 4588, 1023 (1948).

Christensen, E. M., Urry, A. G. and Cullen, S. C., Alveolar and arterial oxygen contents during oropharyngeal oxygen therapy. Anæsthesiology 7, 399 (1946).

Ciliberti, B. J. and Dickler, D J., Intra-arterial transfusions in hemorrhagic emergencies. Complete recovery following massive pulmonary artery hemorrhage. J. A. M. A. 144, 5, 382–383 (1950).

Claff, C. L., Kaiser, G. C., Gaertner, R. A. and Kay, J. H., Explosion-proof apparatus for the treatment of ventricular fibrillation. A. M. A. Arch. Surg. 73, 943–946 (1956).

Cole, F., Cardiac massage in treatment of arrest of heart: Study of 350 casse with 2 original case reports. Arch. Surg. 64, 175–184 (1952).

Cole, S. L. and Corday, E., Four-minute limit for cardiac resuscitation. J. A. M. A. 161, 1454–1458 (1956).

Collier, R. C., Affeldt, J. E. and Farr, A. F., Continuous rapid infrared Carbon dioxide analysis. J. Lab. and Clin. Med. 45, 526 (1955).

Comroe, J. H. and Dripps, R. D., Applied physiology. Resuscitation, Rev. Physiol. 7, 653 bis 676 (1945).

Mc. Combs, R. K., Herrod, C. E. and Mackay, R. S., An electronic cardiac defibrillator and pacemaker. Review of scientific instruments 25, 378 (1954).

Converse, J. G., Landmesser, C. M. and Harnel, M. H., Electrocardiographic changes during extubation. Anæsthesiology 13, 163–168 (1952).

Cookson, B. A., Costa Durieux, J. et Bailey, C. P., The toxic effects of citrated blood and the search of a suitable substitute for use in cardiac surgery. Ann. Surg. 139, 430 (1954).

Cooley, D. A., Cardiac resuscitation during operations for pulmonic stenosis. Ann. Surg. 132, 930 (1950).

Orcoran, A. C. and Page, J. H., Posttraumatic renal injury. Summary of experimental observations. Arch. Surg. 51, 93–101 (1945).

CORYLLOS, P. N., Mechanical resuscitation in advanced forms of asphyxia. A clinical and experimental study of the different methods of resuscitation. Surg., Gynec. and Obst. 66, 698 (1938).

COSTA, F. R., Nossa experiencia com o „Spiropulsator". Rev. Bras. de Anest. 2, 85–90 (1953).

COSTANTINI, A., DEI POLI, G. e CALDAROLA, L., Azione della transfusione endocarotidea di sangue in senso craniale nello shoc neurogeno. Minerva Chir. 6, 213 (1951).

COSTANTINI, A., DEI POLI, G. e. CALDAROLA, L., Contributo sperimentale all' interpretazione degli effeti della transfusione endocarotidea in senso craniale. Minerva Chir. 6, 208 (1951).

CONSTANTINI, A., DEI POLI, G. e. CALDAROLA, L., La transfusione endocarotidea in senso craniale quale mezzo eroico di rianimazione; studio sperimentale nello shoc emorragico. Minerva Chir. 6, 150 (1951).

CONSTANTINI, A., DEI POLI, G., DEL CIOCATTO, E. e CALDAROLA, L., Presentazione di un caso eccezionale di riviviszenta ottenuta con transfussione endocarotidea di sangue in senso craniale. Minerva Med. 42, 184 (1951).

CONSTANTINI, A., DEI POLI, G., e CALDAROLA, L., Riserche spirimentale e osservatione cliniche sulla transfusione endocarotidea di sangua in senso craniale. Sangue 24, 113 (1951).

COURNAND, A., MOTLEY, H. L., WERKO, L. and DICKONSON, W. R., Physiological studies of effects of intermittent postitive pressure breathing in cardiac output in man. Am. J. Physiol. 152, 162 (1948).

COVINO, B. G., WRIGHT, R. and CHARLESON, D. A., Effectiveness of several antifibrillary drugs in the hypothermic dog. Am. J. Physiol. 181, 54 (1955).

CRAFOORD, C., Discussion at 26 Annual meeting of the American Association for thoracic surgery. May 29, 30, 31, 1946; J. Thoracic Surg. 16, 639 (1947).

CREAZZO, A., Morte apparente et morte reale. Le ineziani intracardiache et il massagio chirurgico par la riviscenza del cuore. Bologna 1947.

CRILE, G. and DOLLEY, D. H., Experimental research into resuscitation of dogs killed by anæsthetics and asphyxia. J. Exper. Med. 8, 713 (1906).

CONKHITE, L. jr., Intracardiac puncture in cardiac arrest. New Engl. J. Med. 249, 8–10 (July 2) (1953).

CROUCH, R. L. and THOMPSON, I. K., Autonomic function of the cerebral cortex. J. nerv. and ment. Dis. 89, 3, 328–384 (1939).

DALE, W. A., Cardiac arrest. Review and report of 12 cases. Ann. Surg. 135, 376–393 (1952).

DEGOWIN, E. L., HARRIS, J. E. and PLASS, E. D., Studies on preserved human blood. J. A. M. A. 114, 850 (1940).

DIETMANN, K. und GÜTGEMANN, A., Herzstillstand und Kammerflimmern. Langenbecks Arch. 274, 562–575 (1953). Dortselbst umfassende Literaturangaben.

DIPALMA, J. R. and SCHULTS, J. E., Antifibrillatory drugs. Medicine 29, 123 (1950).

DITTMAR, A., FRIESE, G. und NUSSER, E., Ein elektrischer Schrittmacher zur Behandlung des Herzstillstandes bei erhaltener Kontraktionsfähigkeit. Arch. f. Kreislauffg. 25, 242–254 (1957).

DJOURNO, A., Les idées nouvelles sur la fibrillation ventriculaire et le traitement des électrocutés. Paris méd. 7, 98–100 (1951).

Djourno, A., La fibrillation ventriculaire chez les électrocutés. Effets des contrechocs électriques. Presse méd. 58, 1226 (1950).

Dönhardt, A., Die respiratorische Wiederbelebung. Therapiewoche 9/10, 221–226 (1956).

Dönhardt, A., Indikation und Überwachung der künstlichen Dauerbeatmung in der eisernen Lunge. Klin. Wschr. 35/36, 837–842 (1953).

Dogliotti, A. M., La rianimazione in chirurgia, Minerva Med. 42, 74, 693–696 (1951).

Dogliotti, A. M. et Constantini, A., La rianimazione in chirurgia, Rif. med. 65, 40, 1073–1074 (1951).

Doi, J., Studies on respiration and circulation in the cat. II. The effects of hemorrhage and transfusion of gum-saline solution. J. Physiol. 55, 249–252, (1921).

Douglas, A. H. and Wagner, W. P., Ventricular control by artificial pacemaker for 7 days with recovery. J. A. M. A. 157, 444 (1955).

Downs, T. M., The carotid sinus as an etiological factor in sudden anæsthetic death. Ann. Surg. 99, 974 (1934).

Drinker, C. K., The restoration of breathing in emergencies and the maintenance of respiration in non-breathing patients. J. Oklohama Str. med. Ass. 37, 285–293 (1944).

Drinker, Ph., Shaughnessy, Th. and Murphy, D. P., The Drinker respirator. Analysis of case reports of patients with respiratory failure treated from October 1928 to June 1930. J. A. M. A. 95, 17, 1249–1253 (1930).

Dripps, R. D., Kirby, C. K., Johnson, J. and Erb, W. H., Cardiac resuscitation. Ann. Surg. 99, 974 (1934).

Dubost, C., Nahas, G. G., Espagno, G., Exclavissat, M., et Schiessle, W., Chirurgie cardiaque expérimentale par la méthode des Swan: Refroidissement et réchauffement rapides. Presse M. 63, 395—397 (1955).

Dwyer, C. S., Thomas, P. S. and Strout, W. G., Cardiac arrest on intubation. C. R. Anæst. and Analg. 2, 123–129 (1953).

Dwyer, C. S., Kronenberg, S. and Saklod, M., The endotracheal tube: a consideration of its traumatic effects with a suggestion for the modification thereof. Anæsthesiology. 10, 714–728 (1949).

van Eck, C. R. R., Oximetry with the Haemo-Reflector and the Cyclope. Anest. et Analg. 8, 691–695 (1951).

Eckenhoff, J. E., Some preoperative warnings of potential operating-room deaths. New Engl. J. Med. 255, 1075–1079 (1956).

Effler, D. B. and Sifers, E. C., Cardiac arrest. Cleveland Clin. Quart. 19, 194–203 (1952).

Ehrenhaft, S. L., Eastwood, D. W. and Morris, L. E., The analysis of twenty-seven cases of cardiac arrest. J. Thoracic Surg. 22, 592 (1951).

Engström, C. G., Respirator designed according to a new principle. Svenska Läk.-Tidning 50, 545 (1953).

Engström, C. G., Über Respirationsprobleme bei lebensbedrohender Atemlähmung. Helvet. Paed. Acta 5, 403–410 (1954).

Engström, C. G. und Sattler, L., Die moderne Behandlung der Atemlähmung. Ärztl. Praxis 42, Oktober 1953.

Epstein, M. A., Ventricular standstill during intravenous procaine treatment of ventricular tachycardia. Am. Heart J. 45, 898 (1953).

Eve, F. C., Artificial circulation produced by rocking; its use in drowning and anæsthetic emergencies. Brit. Med. J. 2, 295–296 (1947).

FAUTEUX, M., Cardiac resuscitation. J. Thoracic Surg. 16, 623 (1947).
FELL, E. H., A Problem for the anæsthetist and the surgeon: Cardiac arrest. Surg., Gynec. and Obst. 97, 111 (1953).
FENN, W. O., Potassium in physiological processess. Physiol. Rev. 20, 377 (1940).
FERRIS, L. P., KING, B. G., SPENCE, P. W. and WILLIAMS, H. B., Effect of electric shock on the heart. Electrical engineering 55, 498 (1936).
FÈVRE, M., C. r. des traveaux de l'Acad. de chir. pendant l'année 1950. Mém. Acad. chir. 1951, 77, 1, 2 et 3, 43.
FISHER, H. E., Resuscitation. BKH.: Medical physics. Chicago 1944, 1241–1255.
FLAGG, P. J., The art of resuscitation. N. Y. 1944.
FORSTER, E., FORSTER, S. et MAIER, A., Suite neurologique après arrêt cardiaque de 15 minutes. Sem. Hôp. 28, 37, 1547–1549 (1952).
FOX, J. C., Restoration of cerebral function after prolonged cardiac arrest. J. Neurosurg. 6, 361–367 (1949).
FRAZIER, C. H., Resuscitation by cardiac massage. J. A. M. A. 56, 1448 (April 4) (1911).
FREEMAN, L. C. and SCOTT, R. B., Gastric suction in infants, delivered by cesarean section. Am. J. Diss. Child. 87, 570 (1954).
FRY, W. and BOWMAN, M. S., Complete heart block complicating pulmonary valvulotomy. Am. J. Surg. 88, 496 (1954).
GARDNER, W. J., The control of bleeding during operation by induced hypotension. J. A. M. A. 132, 10, 572–573 (1946).
GESELL, J. R., FOOTE, F. and CAPP, CH. S., On the relation of blood volume to tissue nutrition. The effect of changes in blood-volume elicited by hemorrhage and the intravenous injection of gum-saline solution on the total oxygen consumption of the anæsthetized dog. Am. J. Physiol. 63, 32–60 (1922).
GERBODE, F., LEE, R. H. and HERROD, C. E., Cardiac arrest during surgery. Surg. Clin. North Amer. 34, 5, October 1954.
GERLACH, H. und RINK, H., Zur Therapie der respiratorischen Insuffizienz bei thoraxchirurgischen Eingriffen. Ztschr. f. Tuberkulose 4, 193–201 (1956).
GIBBON, J. H., The maintenance of life during experimental occlusion of the pulmonary artery followed by survival. Surg., Gynec. and Obst 69, 602–614 (1939).
GIBBON, J. H. a. STAYMAN, J. W., Physiology of cardiac surgery. Surg. Clin. North Amer. 29, 1731–1743 (1949).
GIBBS, F. A., WILLIAMS, D. and GIBBS, E. L., Modification of cortical frequency spectrum by changes in carbon dioxide, blood sugar and oxygen. J. Neurophysiol. 3, 49–57 (1940).
GILCHRIST, A. R., The action of atropine in complete heart block. Quart. J. Med. 2, 483 (1933).
GILCHRIST, A. R., Ephedrine sulphate and barium chloride in the prevention of Stokes-Adams seizures. Brit. Med. J. 1, 610 (1934).
GILDEA, E., and COBB, S., The effects of anæmia on the cerebral cortex of the cat. Arch. Neurol. and Psych. 23, 5, 876–903 (1930).
GLASSER, O. and PAGE, J., Intra-arterial transfusion in treatment of experimental hemorrhagic shock. Cleveland Clin. Quart. 14, 121–125 (1947).
GLENN, F., Cardiac arrest during surgery. Ann. Surg. 137, 920–924 (1953).

Goetz, F. C., Cases from medical grand rounds of Massachusetts General Hospital. Case 292. Cardiac arrest and its management. Am. Practitioner 5, 737–747 (1954).

Gold, I. B., Rosenthal, J. L. and Schotz, S., The rationale of intraarterial transfusion with a case report. Anæst. and Analg. 28, 319–329 (1949).

Goldstein, K., Über Störungen der Vasomotilität des Pulses, der Blutbilder, der Temperatur bei Hirnverletzten. Münch. med. Wschr. 65, 5, 65 (1918).

Gomez, L. and Pike, F. H., The histological changes in nerve cells due to total temporary anæmia of the central nervous system. J. Exper. Med. 11, 2 (1909).

Gordon, A. S., Fainer, D. C. and Ivy, A. C., Artificial respiration. A new method and a comparative study of different methods in adults. J. A. M. A. 144, 17, 1455–1464 (1950).

Gray, S. W., Respiratory movements of rat during drowning and influence of water temperature upon survival after submersion. Am. J. Physiol. 167, 1, 95–102 (1951).

Grenell, R. G. and Kabat, H., Central nervous system resistance. J. Neuropathol. and exper. Neurol. 6, 35–42 (1947).

Gurdjian, E. S., Stone, W. E. and Webster, J. E., Cerebral metabolism in hypoxia. Arch. Neurol. and Psych. 51, 472–477 (1944).

Guyton, A. C. and Satterfield, J., Factors concerned in electrical defibrillation of the heart, particularly through the unopened chest. Am. J. Physiol. 1, 81–87 (1951).

Haase-Lampe, W., Ungeklärte Fragen der Wiederbelebungspraxis. Congr. Intern. de Sauvet (III), Amsterdam 86–92 (1927).

Haden, R. L. and Orr, T., Chemical findings in the blood of the normal dog. J. Biol. Chem. 65, 479–481 (1925).

Hale, D. E., Arterial infusion. Cleveland Clin. Quart. 16, 4, 216–223 (1949).

Hale, D. E. and Gardner, W. J., A modification of the respirator. J. A. M. A. 136, 15, 984–985 (1948).

D'Halluin, M., „La mort . . . cette inconnue". Paris 1940.

D'Halluin, M., Peut-on parler d'un traitement de la mort? Techn. Hosp. 2, 13, 14–16 (1946).

Haeger, K., Johansson, B. and Sjöström, B., Electrocardiographic studies on fibrillating and nonfibrillating hypothermic dogs with or without previous treatment with Acetylcholine or Procaine Amide. Am. Heart J. 53, 1, 31–39 (1957).

Hamiliton, J. E., Drye, J. C., Kinnaird, D. W. and Mc Gowan, J., Restoration of blood volume in seriously injured patients. With special reference to intraarterial transfusion. Am. J. Surg. 83, 453–459 (1952).

Handford, S. W. and Ricchiuti, N. V., Positive and alternating positive-negative pressure resuscitation from curare-poisoning. J. Appl. Physiol. 3, 535–553 (1951).

Hanks, E. C. and Papper, E. M., Cardiac resuscitation. N. Y. State J. Med. 51, 15, 1801 bis 1814 (1951).

Harbitz, H. Fr. og Øyen, O., Gjennoppliving ved hjertestans. Tidskr. f. d. Norske Legefor. 4, 102 (1952).

Harris, H. E. and Hale, D. E., Induced hypotension in control of bleeding during fenestration operation. Cleveland Clin. Quart. 14, 159–162 (1947).

Haxton, H. A., Intra-aortic blood transfusion. Lancet 6761, 622–625 (1953).

Henderson, Yandell and Turner, Artificial respiration and inhalation. J. A. M. A. 116, 1508–1515 (1941).

HENNING, U., Tierexperimentelle Untersuchungen zur Erzeugung eines Herztodes durch Überanstrengung in der Lauftrommel. Zschr. f. Kreislff. 46, 25–39 (1957).

HERMANN, H. et JOURDAN, F., Cocaine et syncope adrenalino-chloroformique. C. R. Soc. Biol. 106, 525 (1951).

HERROD, C. E., LEE, R. H., GOGGANS, W. H., MC COMBS, R. K. and GERBODE, F., Control of heart action by repetitive electrical stimuli. Ann. Surg. 136, 510 (1952).

HEWLETT, T. H., GILPATRICK, C. W. and BOWERS, W. F., Cardiac arrest. Surg. Gynec. and Obst. 102, 607–615 (1956).

HEYMANS, C., Survival and revival of nervous tissues after arrest of circulation. Physiol. Rev. 30, 3, 375–391 (1950).

HEYMANS, C. et BOUCKAERT, J. J., Sur la survie et la réanimation des centres nerveux. C. R. Soc. Biol. 119, 324–307 (1937).

HEYMANS, C., BOUCKAERT, J. J., JOURDAN, F., NOWAK, S. I. G. and FARBER, S., Survival and revival of nerve centers following acute anæmia. Arch. Neurol. and Psych. 38, 304–307 (1937).

HIENERT, G., Der Herzstillstand. Wiener Klin. Wschr. 12, 203–206 (1955). Dortselbst ausführliches Literaturverzeichnis.

HIMMELSTEIN, A. and SCHEINER, M., The Cardiotachoscope. Anæsthesiology 1, 62–64 (1952).

HINCHEY, P. R., jr. and STRAEHLEY, C. J., Cardiac arrest in operating room: Report of five cases occurring in community hospital. New Engl. J. Med. 247, 1003–1010 (1952).

HINTON, J. W., STEPHENSON, H. E., jr. and REID, L. C., Prevention of cardiac arrest. Ann. Surg. 18, 934, September 1952.

HITCHCOCK, C. R., SMITH, L. and VARCO, R. L., Surgical applications of an intra-arterial transfusion apparatus. Surgery 32, 58 (1952).

HOFF, E. C. and GREEN, H. D., Cardiovascular reaction induced by electrical stimulation of the cerebral cortex. Am. J. Physiol. 117, 411–422 (1936).

HOFF, H. E., Physiology, New Engl. J. Med. 233, 12, 345–349 (1945).

HOFFMANN, TH., Zum Stillstand des Herzens und seiner Wiederbelebung. Ärztl. Wschr. 14, 320–327 (1955). Dortselbst ausführliches Literaturverzeichnis.

HOLLE, F., HEINRICH, G. und BECKER, F., Zur Behandlung, Nachuntersuchung und Begriffsbestimmung des akuten Herzstillstandes. Schweiz. Med. Wschr. 50, 1220 (1955). Dortselbst ausführliches Literaturverzeichnis.

HOLLENDER, L., La transfusion intra-artérielle. Bases expérimentales et indications thérapeutiques. La vie méd. 36, 427 (1955).

HOLLENDER, L. et BERNER, A., La transfusion intra-artérielle. Masson et Cie, Paris 1955.

HOLLENDER, L. et BERNER, A., Intraarterielle Transfusion, künstliche Sauerstoffsättigung des Konservenbluts. Helvet. Chir. Acta 22, 333–335 (1955).

HOLLENDER, L. et BERNER, A., A propos de quelques problèmes techniques posés par la transfusion intra-artérielle. Praxis 44, 485 (1955).

HOLLENDER, L., GRENIER, J., GEX, M. M. et MAYER, S., Etude biochimique de l'oxygénation sanguine par l'eau oxygénée. Son intérêt en transfusion intraartérielle. Lyon Chirurgical 53, 1, 58–68 (1957).

HOLLOWAY, C. K., Surgical considerations in sudden cardiac arrest. U. S. Arm. Forces Med. J. 2, 1497 (1951).

HOLUBEC, K., Krevní převod do tepny. Praktický lékař 31, 18, 401–404 (1952).

Hooker, D. R., On the recovery of the heart in electric shock. Am. J. Physiol. 91, 305 (1929).

Hooker, D. R., Kouwenhofen, W. E. and Langworthy, O. R., The effects of alternating electrical currents on the heart. Am. J. Physiol. 103, 444 (1933).

Horiuche, T., Experimental studies on cardiac resuscitation. The Tohoku J. Exper. Med. 1, 19—50 (1955).

Hosemann, H., Mehr Einheit und Klarheit in der Lehre von den Wiederbelebungsmethoden. Ztschr. ärztl. Fortbild. 36, 170—173 (1939).

Hosler, R. M., The emergency treatment of cardiac arrest. J. Internat. Coll. Surgeons 19, 336—340, Mai 1953.

Hosler, R. M., Training in the resuscitation of the heart. Ohio Med. J. 48, 228 (1952).

Howarth, V. S., Impending death under anæsthesia: recovery following cardiac massage. Med. J. Australia 2, 97 (1949).

Howkins, J., Mc Laughlin, C. R. and Daniel, P., Neuronal damage from temporary cardiac arrest. Lancet 6397, 488—492 (1946).

Hsu Hwang Chu, A study of the cardiovascular changes induced by stimulation of the motor cortex in dog. Am. J. Physiol. 137, 2, 468—472 (1942).

Hubay, C. A., Waltz, R. C., Brecher, G. A., Praglin, J. and Hingson, R. A., Circulatory dynamics of venous return during positive-negative-pressure respiration. Anæsthesiology 15, 445 (1954).

Hügin, W., Über die Indikation der intravenösen und intraarteriellen Transfusion beim Blutungsschock. Helvet. Chir. Acta 19, 86—91 (1952).

Hurwitt, E. S. and Seidenberg, B., Rupture of heart during cardiac massage. Ann. Surg. 137, 115—119, Januar 1953.

Hurst, J. W., Syncope due to cardiac arrhythmias. Mod. Concepts. Cardiovasc. Dis. 24, 259—262 (1955).

Husfeldt, E., Collapse during thoracic operations and its treatment. Acta Chir. Scand. 102, 3—9 (1951).

Hyde, T. and Moore, L., Resuscitation after apparent death from spinal anæsthesia. (Effectiveness of cardiac massage and a new method of artificial respiration.) J. A. M. A. 143, 9, 805—806 (1950).

Hyman, A. S., Resuscitation of the stopped heart by intracardiac therapy. Arch. Int. Med. 50, 283 (1932).

Ivory, H. S. and Rinzler, H., Recovery from prolonged cardiac arrest. Am. J. Surg. 82, 256—259 (1951).

Jantsch, H., Über elektrische Beatmung durch direkte Muskelreizung. Arch. Physikal. Therapie 3, 214—226 (1952).

Jantsch, H. und Schuhfried, F., Zur Technik der elektrischen Atmung. Subsidia Medica 3, 1—4 (1951).

Jaguenoud, P., Le traitement de la phase agonique du choc par la transfusion intraartérielle. Anæst. and Analg. 9, 189—196 (1952).

Jardetzki, O., Greene, E. A. and Lorber, V., Oxygen consumption of the completely isolated dog heart in Fibrillation. Circulation Research 4, 144 (1956).

Jeakias, H. P., Senz, E. H., Owend, H. W. and Jampolis, R. W., Present status of gelatin sponge for control of hemorrhage, with experimental data on its use for wounds of great vessels and heart. J. A. M. A. 132, 614—619, 16. November 1946.

Johansen, H., Machines that breathe for you. Popular Science 150, 127–131 (1947).

Johnson, J. and Kirby, C. K., An experimental study of cardiac massage. Surgery 26, 473 (1949).

Johnson, J. and Kirby, C. K., Cardiac resuscitation. Surg. Clin. North Amer. 29, 1745 bis 1753 (1949).

Johnson, J. and Kirby, C. K., Prevention and treatment of cardiac arrest. J. A. M. A. 154, 4 (1954).

Johnson, J. and Kirby, C. K., The surgical treatment of ventricular fibrillation. Ann. Surg. 134, 672 (1951).

Jones, P. G., Davis, J. H., Hubay, C. A. and Holden, W. D., Physiologic mechanism of intra-arterial transfusion. Surgery 27, 189 (1950).

Johnstone, M., Cyclopropane anæsthesia and ventricular arrhythmias. Brit. Heart J. 12, 239–243 (1950).

Johnstone, M., General anæsthesia and cardiac inhibition. Brit. Heart J. 13, 47–55 (1951).

Jorns, J., Zbl. Chir. 3, 112–116 (1954).

Juvenelle, A., Lind, J. and Wegelius, C., A new method of extracorporeal circulation. Am. Heart J. 47, 692 (1954).

Kabat, H., Dennis, C. and Baker, A. B., Recovery of function following arrest of the brain circulation. Am. J. Physiol. 132, 737–747 (1941).

Kahler, H., Über vasomotorische Störungen bei cerebralen Hemiplegien. Zbl. ges. Neurol. u. Psych. 29, 425 (1922).

Karlson, K. E., Dennis, C., Westover, D. and Sanderson, D., Pump-oxygenator to supplant the heart and lungs for brief periods. I. Evaluation of oxygenator techniques; an efficient oxygenator. Surgery 29, 678–696 (1951).

Kay, E. B. and Hacker, V. D., The treatment of shock by aortic transfusion during thoracic operations. J. A. M. A. 134, 604–605 (1947).

Kay, G., Resuscitation from asphyxia. Med. J. Australia 2, 10, 291—292 (1947).

Kay, J. A., The treatment of cardiac arrest. Surg., Gynec. and Obst. 93, 682–690 (1951).

Kay, J. A., Treatment of cardiac arrest. experimental study. Surg., Gynec. and Obst. 93, 682 (1951).

Kay, J. A. and Blalock, A., Use of calcium chloride in treatment of cardiac arrest in patients. Surg., Gynec. and Obst. 93, 97–102, Juli 1951.

Kye, M., Schickler, O., Rosenfeld, I. and Lapin, A. W., Successful treatment of ventricular arrest during complete heart block by external electrical stimulation. Am. Heart J. 3, 460–463 (1956).

Kroeff-Pires, F. e Mentz, E., A respiracao controlada, automatica ativa em ambas as fases respiratorias regulavel em frequencia, pressoes e proporcoes por meio do alternator. Rev. Bras. de Anest. 2, 75–84 (1953).

Keen, W. W., Case of total laryngectomy (unsuccessful) and a case of abdominal hysterectomia (successful), in both of which massage of the heart for chloroform collapse was employed, with notes of 25 other cases of cardiac massage. Therap. Gaz., Detroit, 20, 216, 15. April 1904.

Keet, J. E., Halsted, G. O., Collins, V. A. and Ruossellot, L. M., Intra-arterial infusion — simplified technique. J. A. M. A. 149/5, 418–420 (1952).

KEHAR, N. D. and HOOKER, D. R., Evidences of an altered tissue state in ventricular fibrillation. Am. J. Physiol. 112, 301 (1935).

KERR, M., A Study of maternal mortality in Canada. Am. J. Obst. and Gynec. 55, 3, 396–402 (1948).

KERR, S. E., The carbohydrate metabolism of brain; determination of glycogen in nerve tissue. J. Biol. Chem. 116, 1–7, 9–20 (1936).

KIHN, R. B., A case of cardiac arrest due to traction-reflex. South African M. J. 30, 977–978.

KILLICK, E. M. and EVE, F. C., Physiologic investigation of rocking method. Lancet 2, 5744, 740–742 (1933).

KIRCHHOF, A. C., Herniation of heart: Report of case. Anæsthesiology 12, 774, November 1951.

KLEIN, K. und ZIEGLER, H., Elektrokardiographische Beobachtungen während eines Wiederbelebungsversuches durch Herzmassage. Ztschr. ges. Inn. Med. 3, 119–122 (1954).

KOHLSTAEDT, K. G. and PAGE, I. H., Hemorrhagic hypotension and its treatment by intra-arterial and intra-venous infusion of blood. Arch. Surg. 47, 178 (1943).

KOHLSTAEDT, K. G. and PAGE, I. H., Terminal hemorrhagic shock; circulatory dynamics recognition and treatment. Surgery 16, 430—465 (1944).

KONZERT, W., Über Erfolge und Mißerfolge bei der Behandlung der poliomyelitischen Atemlähmungen mit dem Biomotor. Österreich. Ztschr. Kinderheilk. 6, 3, 302–313 (1951).

KOUWENHOVEN, W. B. and KAY, J. H., A simple electrical apparatus for the clinical treatment of ventricular fibrillation. Surgery 30, 781–787 (1951).

KOWARSCHIK, J., Eine neue Methode der künstlichen Atmung. Wiener Med. Wschr. 21/22, 368–371 (1950).

KYBICEK, W. G., HOLT, G. W. and ELAM, J. O., Oxygentherapy in poliomyelitis. Anæst. and Analg. 28, 189 (1949).

LAHEY, F. H., Surgical treatment of ventricular fibrillation. Ann. Surg. 134, 677 (1951).

LAHEY, F. H. and RUZICKA, F. H., Experiences with cardiac arrest. Surg., Gynec. and Obst. 90, 108 (1950).

LAM, C. R., GEOGHEGAN, T. and LEPORE, A., Induced cardiac arrest for intracardiac surgical procedures. J. Thoracic Surg. 30, 620 (1955).

LAMPSON, R. S., SCHAEFFER, W. C. and LONCOLN, J. R., Acute circulatory arrest from ventricular fibrillation for 27 minutes. With complete recovery. J. A. M. A. 137, 1575 (1948).

LANGE, K., WEINER, D. and GOLD, M. M. A., Studies on the mechanism of cardiac injury in experimental hypothermia. Ann. Int. Med. 31, 989 (1949).

LAPE, H. E. et MAISON, G. L., Cardiac resuscitation and survival influence of rate of manual compression. Type of countershock and of epinephrine. Am. J. Physiol. 172, 417 (1953).

LEATHAM, A., COOK, P. and DAVIES, J. G., External electric stimulator for treatment of ventricular standstill. Lancet 1185–1189 (1956).

LEEDS, S. E., MACKAY, R. S. and MOOSLIN, K. E., Production of ventricular fibrillation and defibrillation and dogs by means of accurately measured shocks across exposed heart. Am. J. Physiol. 165, 179 (1951).

LEFEBURE, F., La transfusion et l'auto-transfusion oxygénée dans le traitement des asphyxies, électrocutions, noyades et intoxications par l'oxyde de carbone. Presse méd. 61, 833 (1946).

LEGER, L. et LANDE, M., Presse méd. 58, 851 (1950).

LEWIS, T., FEIL, H. S. and STROUD, W. D., Observations upon flutter and fibrillation. Part II. The nature of auricular flutter. Heart 7, 191 (1920).

LIARAS, H. et HUEL, J., Réanimation cardiaque. Afrique franç. chirurg. 1, 19–21 (1951).

LILL, H. und JANTSCH, H., Intubation und elektrische Reizung als moderne Methoden der künstlichen Beatmung, insbesondere bei zentraler Atemlähmung. Wiener Med. Wschr. 8, 145–147 (1952).

LÖKEN, A. C., HAYMAKER, W. and PAULSON, D. L., Stab wound of the heart followed by temporary cessation of the heartbeat with resuscitation by cardiac massage. A clinicopathologic study of 1 case of 30 days survival. Surgery 26, 745–755 (1949).

LOUGHEED, D. W., JANES, J. M. and HALL, E. G., Physiological studies in experimental asphyxia and drowning. Canad. Med. Ass. J. 40, 423–428 (1939).

LÜTTICHAU, E., Über die intraarterielle Bluttransfusion bei schwersten Schockzuständen. Chirurg 23, 4, 182–185 (1952).

MACKAY, R. S., MOOSLIN, K. E. and LEEDS, S. E., The effect of electrical currents on the canine heart with particular reference to ventricular fibrillation. Ann. Surg. 134, 173–185 (1951).

MAIER, H. C., RICH, G. W. and EICHEN, S., The clinical significance of respiratory acidosis during operations. Ann. Surg. 134, 653 (1951).

MALLET-GUY, P., FEIT, R., RADEMAKER, M. et VIGNON, H., La transfusion intraartérielle; Etude expérimentale. Lyon Chirurgical 44, 539 (1949).

MALLET-GUY, P., FEIT, R., RADEMAKER, M. et VIGNON, H., Documents expérimentaux sur la transfusion intra-artérielle. Mém. Acad. Chir., Paris, 75, 5–6, 127–132 (1949).

MCMILAN, J. K. R., COCKET, F. B. and STYLES, P., Cardiac arrest and ventricular fibrillation. A method of treatment by electrical shock. Thorax 7, 205–212 (1952).

MALONEY, J. V., A device producing regulated assisted respiration. Anæsthesiology 13, 23–32 (1952).

MALONEY, J. V. and WHITTENBERGER, J. L., Clinical implications of pressure. Used in body respirator. Am. J. Med. Sciences 221, 425 (1951).

MARION, P., Considérations sur les syncopes cardio-respiratoires des noyés et les moyens de réanimation sur le terrain. Sem. Hôp. 33, Mai 1956.

MARION, P., DELEUZE, R., TARTULIER, M. et BRUNET-DEBAINES, G., Physiopathologie de la noyade expérimentale. Sem. Hôp. 33, Mai 1956.

MASMONTEIL et BOUREAU, zitiert nach JAQUENOUD.

MAUTZ, F. R., A mechanism for artificial pulmonary ventilation in the operating room. J. Thoracic Surg. 10, 544–550 (1941).

MAUTZ, F. R., Resuscitation of the heart from ventricular fibrillation with drugs combined with electric shock. Proc. Soc. Exper. Biol. and Med. 36, 634—636 (1937).

MAVOR, G. E., MC EVY, R. K. and MAHONEY, E. B., The effectiveness of hypertonic glucose in resuscitation of the hypothermic heart following potassium chloride arrest. Circulation Research 4, 389–392 (1956).

MELROSE, D. B., DREYER, B., BENTALL, H. H. and BAKER, J. B. E., Elective cardiac Arrest. Lancet 2, 21 (1955).

METRAS, H., WARNERY, M., HARTUNG, L. et ROCHU, P., Deux cas de ressurection, l'un après 7 minutes, l'autre après 31 minutes d'arrêt du cœur. C. R. Acad. Sc. 231, 23, 1341–1343 (1950).

MILLER, F. A., BROWN, E. G., BUCKLEY, J. J., VAN BERGEN, F. H. and VARCO, R. L., Respiratory acidosis: Its relationship to cardiac function and other physiologic mechanisms. Surgery 32, 171 (1952).

MILLER, G. G. and RIPSTEIN, CH. B., Resuscitation of the surgical patient. Canad. med. Ass. J. 61, 255–257 (1949).

MÖRCH, E. T., SYTON, G. A., jr. and GISH, G., Artificial respiration via the uncuffed tracheostomy tube. J. A. M. A. 160, 864, 857 (1956).i

MONTGOMERY, V., PREVEDEL, A. E. and SWAN, H., Prostigmine inhibition of ventricular fibrillation in the hypothermic dog. Circulation 10, 721 (1954).

MOTLEY, H. L., COURNAND, A, WERKO, L., DRESDALE, D. T., HIMMELSTEIN, A. and RICHARDS, D. W., Intermittent positive pressure breathing. J. A. M. A. 137, 4, 370–382 (1948).

MOULDER, P. V., THOMPSON, R. G., SMITH, C. A., SIEGEL, B. L. and ADAMS, W., Cardiac surgery with hypothermic and acetycholine arrest. J. Thoracic Surg. 3, 360–371 (1956).

MOZEN, H. E., KATZMANN, R. and MARTIN, J. W., Successful defibrillation of the heart. J. A. M. A. 162, 111–113 (1956).

MULLER, W. H., jr., Cardiac arrest and vascular complications of colonic surgery. Am. J. Surg. 88, 807–814 (1954).

NAHAS, G. G., DUBOST, C. et SCHIESSLE, W., Etude expérimentale de la fibrillation ventriculaire au cours de la chirurgie cardiaque sous hypothermie. Presse méd. 24, 491–492 (1955).

NAHAS, G. G. et WAPLER, C., Réanimation cardiaque et défibrillation. Presse méd. 80, 1668–1670 (1954).

NALSON, C. E., BABA, M. A. and BURDEN, H. G., Cardiac massage in operating room death. Surgery 29, 452–458 (1951).

NATHANSON, M. H. and MILLED, H., Mechanism of syncope and action of drugs in complete heart block. California Med. 76, 370 (1952).

NEU, H. N. and LADWIG, H. A., Medical management of the long-term respirator patient. J. Chronic Diseases 2, 160–167 (1955).

NICHOLSON, J. C., Cardiac massage. Brit. Med. J. 1, 385 (1942).

NIKISHIN, I. F., Cardiac rupture during heart massage. J. Internat. Coll. Surgeons 5. 535 bis 541 (1954).

NIAZI, S. A. and LEWIS, F. J., Tolerance of adult rats to profound hypothermia and simultaneous cardiac standstill. Surgery 36, 25–32 (1954).

NORBURY, L. E. C., Heart massage as means of resuscitation. Lancet 2, 601, Juli 1919.

NOSWORTHY, M. D., Some respiratory disturbances during anæsthesia. Anæsthesia 3, 86–109 (1948).

NYIRÖ, J., KAFKA, K. und ZSOMBOK, G., Wiederbelebung eines durch Hochspannung Verunglückten mittels Elektrostimulator. Wiener Med. Wschr. 38/39, 811–812 (1956).

ORTH, O. S., WILHELM, R. L. and WATERS, R. M., The question of pulmonary damage by means of artificial respiration. J. Thoracic Surg. 14, 220–231 (1945).

OUDOT, J., De la réanimation du cœur en Chirurgie Cardiaque. Presse méd. 37, 509–510 (1949).

PAGE, I. H., Treatment of shock by intra-arterial infusion. Bull. US. Army Med. Dept. 7, 366 (1947).

PAGE, I. H., Arterial transfusion. Bull. Chicago Med. Soc. 51, 1023 (1948/1949).

PAGE, I. H., Vascular mechanisms of terminal shok. Cleveland Clin. Quart. 13, 1 (1946).

PAGE, I. H., On certain aspects of nature and treatment of oligemic shock. Am. Heart J. 38, 161 (1949).

PAGE, I. H., Arterial transfusion. Am. Practitioner 161, 479 (1948).

PAGE, I. H. and GLASSER, O., Intra-arterial transfusion in hemorrhagic shock. Cleveland Clin Quart. 14, 325 (1947).

PARKINSON, J., PAPP, C. and EVANS, W., The electrocardiogram of the Stokes-Adams attack. Brit. Heart J. 3, 171 (1941).

PASK, E. A., Artificial respiration. Anæsthesia 3, 58–66 (1948).

PATEISKY, K. und RINGEL, E., Behandlung eines Hirnödems nach Erhängen. Wiener Med. Wschr. 40, 837–838 (1956).

PIERCE, V. K., ROBBINS, G. F. and BRUNSCHWIG, A., Ultrarapid blood transfusion. Surg., Gynec. and Obst. 89, 442–446 (1949).

PORTER, M. R., SANDERS, E. K. and LOCKWOOD, J. S., The factor of rate of transfusion with particular reference to the intra-arterial route. Tr. Am. Surg. Ass. 66, 546 (1948).

PORTER, M. R., SANDERS, E. K. and LOCKWOOD, J. S., The factor of rate of transfusion with particular reference to the intra-arterial route. Ann. Surg. 128, 865 (1948).

PRATT, F. H., Factors in cardiac nutrition. Boston M. and S. J. 190, 304 (1924).

PRÉVOST, J. L. et BATELLI, F., Sur quelques effets des décharges électriques sur le cœur des mammifères. C. R. Acad. Sc. 129, 1267 (1899).

PRÉVOST, J. L. et BATELLI, F., La mort par les courants électriques; courant alternatif á bas voltage. J. Physiol. Path. Gén. 1, 399 (1899).

PRICE, H. L., CONNER, E. H. and DRIPPS, R. D., Some respiratory and circulatory effects of mechanical respirators. J. Appl. Physiol. 6, 517 (1954).

PRICE, F. W. and NISSE, B. S., The treatment of Adams-Stokes syndrome due to auriculoventricular block. Am. Heart J. 5, 197 (1929).

PRINZMETAL, M. and KENNAMER, R., Emergency treatment of cardiac arrhythmias. J. A. M. A. 154, 1049 (1954).

PRUS, J., Über die Wiederbelebung in Todesfällen infolge von Erstickung, Chloroformvergiftung und elektrischem Schlage. Wiener Klin. Wschr. 21, 482–487 (1900).

RADFORD, E. P., FERRIS, B. G. and KRIETE, B. C., Clinical Use of a Nomogram to estimate proper ventilation during artificial respiration. New Engl. J. Med. 251, 877–884 (1954).

RAO, K. V. S., JAMISON, W. L., BOLTON, H. E. and RUBEN, J. E., Cardiac standstill. Diss. of the Chest. 5, 2–11 (1954).

REAGAN, L. B., YOUNG, K. R. and NICHOLSON, J. W., Ventricular defibrillation in patient with problable acute coronary occlusion. Surgery 39, 482–486 (1956).

REED, J. P., HAMELBERG, W., KEMPH, J. P., HITCHCOOK, F. A. and JACOBY, J., Studies with transtracheal artificial respiration. Anæsthesiology 15, 28 (1954).

REICHER, J., Pulmonary suck and blow as a respiratory analeptic. Interdependence of cardiac massage and suck and blow resuscitation. Arch. Surg. 53, 77–85 (1946).

REID, L. C. and BRACE, D. E., Irritation of the respiratory tract and its reflex effect upon the heart. Surg., Gynec. and Obst. 70, 157 (1940).

REID, L. C., STEPHENSON, H. E., jr. and HINTON, J. W., Cardiac Arrest A. M. A. Arch. Surg. 64, 409–420, April 1952.

REID, W. D., Causation of heart beat. New Engl. J. Med. 206, 1254 (1932).

REID, W. D., Toxic effects of digitalis. J. A. M. A. 81, 435–439 (1923).

O'REILLY and OHLKE, Cardiac arrest – causation and management. Canad. Med. Ass. J. 75, 202–206 (1956).

REYNAUD, H., Réanimation par transfusion intra-cardiaque. Mém. Acad. Chir. 76, 776 (1950).

REYNOLDS, M. K., Marquette creates iron lungs for an emergency. Hygeia 1077–1080, 1100–1102 (1940).

ROBERTSON, E. S. and MATHEWS, E. C., Paroxysmal ventricular fibrillation producing Stokes-Adams-syndrome: Report of case with review of literature. A. M. A. Arch. Int. Med. 90, 320 (1952).

ROBERTSON, R. L., TRINCHER, I. H. and DENNIS, E. W., Intra-arterial transfusion. Experimental and clinical considerations. Surg., Gynec. and Obst. 87, 695–704 (1948).

ROBINSON, C. L. N., Cardiac resuscitation in surgery. Canad. Med. Ass. J. 75, 651–654 (1956).

ROSE, L. B. and WARTONIC, W., Treatment of a case of Stokes-Adams disease by external electric stimulation. J. A. M. A. 159, 1015 (1955).

ROSENBLUETH, A. and RAMOS, J. G., Studies on flutter and fibrillation. II.: The influence of artificial obstacles on experimental auricular flutter. Am. Heart J. 33, 679 (1947).

ROSENFELD, I. and SEGALL, H. N., An external cardiac pacemaker in the treatment of Stokes-Adams syndrome. Report of three cases. Am. Heart J. 50, 749 (1955).

ROST, E., Beitrag zur Kenntnis der Kreislaufverhältnisse bei Wiederbelebung durch Veränderung des intrapulmonalen Druckes. Ztschr. exper. Med. 3/4, 255–277 (1932).

RUBEN, H., Manual artificial respiration in the sitting posture. Lancet 134–135 (1957)

RUSSELL, W. R., SCHUSTER, E., SMITH, A. C. and SPALDING, J. M. K., Radcliffe respiration pumps. Lancet 28, 539–541 (1956).

RUZICKA, E. R. and NICHOLSON, M. M., Cardiac arrest under anæsthesia. J. A. M. A. 135, 622 (1947).

SABBATINI, C., La transfusione endoateriosa di sangue ossigenato nello squasso emorragico. Gior. It. Chir. 6, 137 (1950).

SABBATINI, C., La transfusione endoarteriosa di sangue ossigenato nella cura della squasso emorragico. Atti Soc. It. Chir. 51. e. Congresso 2, 518 (1949).

SABBATINI, C., Risultati sperimentali con l'apparecchio endoarteriotransfusore. Gior. It. Anest. 8, 239 (1952).

SABBATINI, C. e RUGGIERO, A., La reanimazione con la transfusione endoarteriosa di sangue ossigenato nelle sindromi asfittiche e nello intossicazione di etero. Gior. Clin. Med. 32, 1 (1951).

SABBATINI, C., Apparacchio per transfusione endoarteriose di sangue ossigenato. Rif. med. 65, 33, 900–903 (1951).

SALT, R., New inventions: Expiratory valve unit for use during controlled respiration. Anæsthesia 2, 114–115 (1947).

SANCHE, H., Diskussionsbeiträge über den Vortrag von M. Kerr Am. J. Obst. and Gynec. 55, 3, 400–401 (1948).

SANTY, P., et MARION, P., Résurrection cardiaque, défibrillation ventriculaire. Lyon Chirurgical 45, 59 (1950).

SARNOFF, S. J., GAENSTLER, E. A. and MALONEY, J. V., Electrophrenic respiration. IV. The effectiveness of contralateral ventilation during activity of one phrenic nerve. J. Thoracic Surg. 19, 929–937 (1950).

SARNOFF, S. J., Mechanism of apnea induced by electrophrenic respiration. Am. J. Physiol. 155, 466–467 (1948).

SARNOFF, S. J., HARDENBERG, E. and WHITTENBERGER, J. L. Electrophrenic respiration. Science 482, 2809 (1948).

SARNOFF, S. J., HARDENBERG, E. and WHITTENBERGER, J. L., Electrophrenic respiration. Am. J. Physiol. 155, 1–9 (1948).

SARNOFF, S. J., HARDENBERG, E. and WHITTENBERGER, J. L., Electrophrenic respiration. III. Mechanism of the inhibition of spontaneous respiration. Am. J. Physiol. 155, 203–208 (1948).

SARNOFF, S. J., MALONEY, J. V. and WHITTENBERGER, J. L., Electrophrenic respiration. V. Effect on the circulation of electrophrenic respiration and positive pressure breathing during the respiratory paralysis of high spinal anæsthesia. Ann. Surg. 132, 921–929 (1950).

SWAN, H., ZEAVIN, I., HOMES, J. and MONTGOMERY, V., Cessation of circulation in general hypothermia. Ann. Surg. 138, 360 (1953):

SWAN, H. and ZEAVIN, I., Cessation of circulation in general hypothermia III. Ann. Surg. 139, 385 (1954).

SWAN, H. and ZEAVIN, I., Cessation of circulation in general hypothermia. Ann. Surg. 139, 885 (1954).

SWEET, W. H., Stimulation of sino-atrial node for cardiac arrest during operation. Bull. Am. College Surg. 32, 234 (1947).

SCHAEFFER, H. S., Eine neue Vorrichtung zur intraarteriellen Transfusion. Ärztl. Wschr. 7/19, 442–443 (1952).

SCHIFF, zitiert nach N. I. KULEBJAKIN.

SCHNUR, S., Newer concept of Stokes-Adams syndrome. Am. Heart J. 35, 298 (1948).

SCOTT, H. W., COLLINS, H. A. and FOSTER, J. H., Hypothermia as an adjuvant in cardiovascular surgery: Experimental and clinical observations. Am. Surgeon 20, 799 (1954).

SCHREADER, CH. J., Syncope. A. M. A. Arch. Int. Med. 98, 142–145 (1956).

SCRIBNER, B. H., FREEMONT-SMITH, K. and BURNELL, J. M., Effect of acute respiratory acidosis on internal equilibrium of potassium. J. Clin. Invest. 34, 1276 (1955).

SCHUMACKER, H. B., jr. and HAMPTON, L. J., Sudden death occurring immediately after operation in patients with cardiac disease. With particular reference to rôle of aspiration through the endotracheal tube and extubation. J. Thoracic Surg. 21, 48–56 (1951).

SCURR, C. F., Reflex circulatory disturbances during anæsthesia. Anæsthesia 5, 67–80 (1950).

SCHWERNA, H. and IVY, A. C., Safety of modern alternating positive and negative pressure resuscitators. J. A. M. A. 129, 1256–1261 (1945).

SEALY, W. C., YOUNG, W. G., jr. and HARRIS, J. S., Studies on cardiac arrest: The relationship of hypercapnia to ventricular fibrillation. J. Thoracic Surg. 5, 447–462 (1954).

SEALY, W. C. and HARRIS, J. S., The effects of hypercapnia and hypoxia on the response of the heart to vagal stimulation. Surg., Gynec. and Obst. 93, 51 (1951).

SEELEY, S. F., Intra-arterial blood-transfusion. Am. J. Surg. 78, 733–735 (1949).

SENNING, A., Ventricular fibrillation during extracorporeal circulation. Acta chir. scand. suppl. 171 (1952).

SEVERINGHAUS, J. W., Electrophrenic respirator: Description of a portable electronic apparatus. Anæsthesiology 12, 125–128 (1951).

SHAPIRO, C., Effectiveness of resuscitators and other means of artificial respiration. C. R. A. A. 29, 1–12 (1950).

SHERF, D., Cardiac reflexes originating in the respiratory tract. N. Y. State J. Med. 45, 1647–1650 (1945).

SHERF, D., Experimental sino-auricular block. Proc. Soc. Exper. Biol. and Med. 61, 286 (1946).

SILBER, E. N., LEVIN, B. D., BECKER, G. H. and LEVY, R. C., Treatment of shock in recent myocardiac infarction by intra-arterial transfusion. J. A. M. A. 147, 1626–1629 (1951).

SLOAN, H. E., The vagus nerve in cardiac arrest: Effect of hypercapnia, hypoxia and asphyxia on reflex inhibition of heart. Surg., Gynec. and Obst. 91, 257 (1950).

SMITH, L. W., The use of cold in medicine. Ann. Int. Med. 17, 618–636 (1942).

SMITH, R. S. and NOLAN, F. W., Cardiac arrest incident to surgical anæsthesia. Northwest. Med. 49, 682–684 (1950).

SNYDER, H. E., Early recognition and management of shock. Am. J. Surg. 83, 382–390 (1952).

SOPER, R. L., A cardiotachometer for the direct observation of the heart rate. Anæsthesiology 7, 110–112 (1952).

SOUTHWORTH, J. L., MC KUSICK, V. A., PEIRCE, E. C. and RAWSON, F. L., Ventricular fibrillation precipitated by cardiac catheterization: Complete recovery of patient after 34 minutes. J. A. M. A. 1943, 717–720 (1950).

SPINA, A., Über eine Methode an gehirn- und rückenmarklosen Säugethieren zu experimentieren. Pflügers Archiv für Physiologie 76, 219–222 (1899).

STARLING, E. A. and LANE, W. A., Report of society of anæsthetists. Lancet 2 (1397); Oktober 1902.

STARZL, T. E., GAERTNER, R. A. and WEBB, R. C., The effects of repetitive electric cardiac stimulation in dogs with normal hearts- complete heart block and experimental cardiac arrest. Circulation 11, 952 (1955).

STEARNS, N. S., MAISON, G. L. and STUTZMAN, J. W., Cardiac resuscitation from induced ventricular fibrillation. The influence of massage, procaine and electric shock. Am. J. Physiol. 164, 601–611 (1951).

STEINBERG, B. and DIETZ, A., Manual and mechanical resuscitation in experimental asphyxia. J. Lab. and Clin. Med. 29, 695–701 (1944).

STEPHEN, C. R. and FABIAN, L. W., Respiratory resuscitation. Postgraduate Medicine 20, 1–7 (1956).

STEPHEN, C. R., NOWILL, W. K. and MARTIN, R., Diagnosis and treatment of hypotension during anæsthesia. Anæsthesiology 14, 180–194 (1953).

STEPHENSON, H. E., Cardiac arrest and resuscitation. Present status from a registry of over 1400 cases. Missouri Medicine 370–377, Mai 1954.

STEPHENSON, H. E., jr. and HINTON, J. W., Intra-aortic and intracardiac transfusion route in cardiac arrest. J. A. M. A. 152, 500–503, 6. Juni 1953.

STEPHENSON, H. E., jr., REID, L. C. and HINTON, J. W., Pittfalls, precautions and complications in cardiac resuscitation. A. M. A. Arch. Surg. 69, 37–53, Juli 1954.

STEPHENSON, H. E., jr., REID, L., CORSAN and HINTON, J. W., Some common denominators in 1200 cases of cardiac arrest. Ann. Surg. 137, 731–744, Mai 1953.

STEWART, B. D., VIRTUE, R. W. and SWAN, H., An experimental study of cardiac arrest and ventricular fibrillation in acute hypoxia, hypercapnia and in chronic hypoxia. Arch. Surg. 66, 703 (1953).

STOKES, TH. L. and GIBBON, J. H., Experimental maintenance of life by a mechanical heart and lung during occlusion of the venae cavae followed by survival. Surg., Gynec. and Obst. 91, 138–155 (1950).

STONE, W. E., Acid-soluble phosphorous compounds and lactic acid in the brain. J. Biol. Chem. 135, 43–49 (1940).

STONE, W. E., Acid-soluble phosphorous compounds of cerebral tissue. J. Biol. Chem. 149, 29–41 (1943).

STONE, W. E., MASHALL, C. and NIMS, L. F., Chemical changes in the brain, produced by injury and by anoxia. Am. J. Physiol. 132, 770–775 (1941).

STORSTEIN, O., The effect of pure oxygen beathing on the circulation in anoxemia. Acta Medica Scandinavia 143, 269 (1952).

STROSS, W., Über den Nachweis der toxischen Erregung des Vasomotorenzentrums. II. Mitt., Arch. exper. Path. u. Pharm. 131, 18 (1928).

SWANN, H. G., Report on studies in resuscitation. Monograph. Univ. of Texas Med. Branch, 1947.

SWANN, H. G., BRUCER, M., MOORE, C. and VEZIEN, B. L., Freshwater and sea-water drowning. A study of the terminal cardiac and biochemical events. Texas Rep. Biol. and Med. 5, 423–437 (1947).

TARTULIER, M., Données électrocardiographiques de la noyade expérimentale. Sem. Hôp. 33, Mai 1956.

TAUSSIG, H. B., Boundaries of sino-auricular node in humans. Bull. John Hopkins Hosp. 48, 162 (1931).

THOMA, C. W., Massive contusion of the myocardium following cardiac massage. Am. J. Surg. 87, 629 (1954).

THOMERET, G., La „resuscitation“. J. de chir. 67, 10, 702–721 (1951).

THOMERET, G., DURANTEAU, M. et DUMERY, P., Un cas de réanimation avec défibrillation cardiaque par choc électrique 40 min. après l'arrêt. Guérison. Mém. Acad. Chir. 77, 269–276 (1951).

THOREK, M., Impending death under anæsthesia. J. Internat. Coll. Surgeons 2, 134 (1954).

THOREK, M., La mort menaçante au cours de l'anesthésie. Mém. Acad. Chir. 77, 1-2-3, 73–77 (1951).

TOUROFF, A. and ADELMAN, M., Resuscitation after 40 minutes of cardiac arrest. J. A. M. A. 139, 13, 844–847 (1949).

TUOHY, E. B., Surg., Gynec. and Obst. 67, 4, 510–511 (1938).

TURK, L. N. and GLENN, W. W. L., Cardiac arrest, results of attempted cardiac resuscitation in 42 cases. New Engl. J. Med. 251, 795–803 (1954).

VALENTIN, H. und VENRATH, H., Zur Therapie des akuten Lungenödems. Th. d. Gegenw. 1, 1–4 (1957).

VANPEPERSTRAETE, F. et MARION, C., Un cas de syncope cardiorespiratoire réanimé après une heure et quart de massage cardiaque. Anest. et Analg. 7, 501–510 (1950).

VANREMOORTERE, E., Nouveau défibrillateur électrique avec mesure de la résistance du cœur. Arch. int. physiol. 57, 347–349 (1950).

VETTEN, K. B., WILSON, V. H., CRAWSHAW, G. R. and NICHOLSON, J. C., Experimental studies in cardiac massage with special reference to aortic occlusion. Brit. J. of Anæsthesia 1, 1–14 (1955).

VIGNON, H., A propos d'une observation de réanimation intraartérielle. Anest. et Analg. 9, 317–321 (1952).

VOLK, H., MC DERMOTT, F. T. and DONOVAN, E. J., Cardiac arrest and resuscitation during repair of diaphragmatic hernia in infant. J. A. M. A. 50, 3, 213–215 (1952).

WALTHER, P., Die intratracheale Überdruckbeatmung bei der poliomyelitischen Atemlähmung. Schweiz. Med. Wschr. 9, 217–223 (1956).

WALTZ, R. C., HUBAY, C. A., ANKEMEY, J. L. and MERRILL, J., Experimental study of pulmonary histopathology following positive and negative pressure respirations. Surg., Gynec. and Obst. 99, 580–586 (1954).

WATERS, R. M. and GILLESPIE, N. A., Death in the operating room. Anæsthesiology 5, 113–128 (1944).

WATERS, R. M., Methods of resuscitation. J. Lab. and Clin. Med. 26, 272–278 (1940).

WATERS, R. M., Simple methods for performing artificial respiration. J. A. M. A. 123, 559–561 (1943).

WEGRIA, R., FRANK, C. W., WANG, H. H., MISRAHY, G., MILLER, R. and KORNFELD, P., A study of the usefulness and limitations of electrical countershock, cardiac massage epinephrine and procaine in cardiac. Circulation Research 8, 1 (1953).

WEGRIA, R., Fibrillation ventricular. Medical Physics, Chicago 112 116 (1944).

WEINBERGER, L. M., GIBBON, M. H. and GIBBON, H. J., Temporary arrest of the circulation to the central nervous system. I. Physiologic Effects. Arch. Neurol. and Psych. 43, 615 (1940).

WEINGARTEN, W., GALLUZZI, K. J. and DOERNER, A. A., Cardiac arrest after intravenous administration of procaine amide (Pronestyl). Report of a case in which there was a subsequent recovery. J. A. M. A. 154, 985 (1954).

WEXELS, P., Treatment of cardiac arrest. Acta Chir. Scand. 6, 457–460 (1955).

WEXLER, D. J. and BROMBERG, F. A., A new approach to the heart in cardiac arrest. Surg Clin. North Amer. 30, 713 (1950).

WEXLER, D. J., BROMBERG, F. and KOHN, A., An emergency infracostal approach for cardiac arrest. Am. J. Surg. 1, 29–36 (1953).

WHITTENBERGER, J. L., Medical progress: Resuscitation and other uses of artificial respiration. Teil I. New Engl. J. Med. 251, 775 (1954).

WHITTENBERGER, J. L., Teil II. New Engl. J. Med. 251, 816 (1954).

WHITTENBERGER, J. L., Artificial respiration. Physiol. Rev. 35, 611 (1955).

WHITTENBERGER, J. L. and SANROFF, J. S., Physiologic principles in treatment of respiratory failure. M. Clin. North Amer. 34, 1335 (1950).

WIGGERS, C. J., Cardiac massage followed by countershock in revival of mammalian ventricles from fibrillation due to coronary occlusion. Am. J. Physiol. 116, 161 (1936).

WIGGERS, C. J., Studies of ventricular fibrillation caused by electric shock. Am. J. Physiol. 93, 197 (1930).

WIGGERS, C. J., The physiological basis for cardiac resuscitation from ventricular fibrillation. Method for serial defibrillation. Am. Heart J. 20, 413 (1940).

WIGGERS, C. J. and WEGRIA, R., Ventricular fibrillation due to single, localized induction and condenser shocks applied during the vulnerable phase of ventricular systole. Am. J. Physiol. 128, 500 (1940).

WIGGIN, S. C., SAUNDERS, P. and SMOLL, G. A., Resuscitation. New Engl. J. Med. 241, 370–378; 413–420 (1949).

WILKINSON, A. W., Resuscitation. Edinb. Med. J. 58, 4, 25–40 (1951).

WILLIAMSON, N. L., Cardiac arrest. Canad. Med. Ass. J. 67, 51–52 (1952).

WILSON, R. S., WALLACE, F. T. and WHITING, J. A., Arterial transfusion. Am. J. Surg. 84, 436–439 (1952).

WLODARSKA, J., Przymiacanic czynności ustr6ju w stanach ciężkiego wstrząsu pokiwoczuego i ponrazowego za pomocą dotętniczego przetaczania krwi. Polsk. tygodn. lek. 7, 1433–1436 (1952).

WYLIE, W. D., The treatment of cardiac arrest. Brit. J. of Anæsthesia 28, 551–556 (1956).

WOLFF, W. I., Cardiac resuscitation. J. A. M. A. 144, 9, 738–743 (1950).

YEE, J., WESTDAHL, P. R. and WILSON, J. L., Gangrene of the forearm and hand following use of radial artery for intra-arterial transfusion. Ann. Surg. 136, 1019 (1952).

YOUNG, W. G., jr., SEALY, W. C. and HARRIS, J. S., The role of intracellular and extracellular electrolytes in the cardiac arrhythmias produced by prolonged hypercapnia. Surgery 36, 636 (1954).

YOUNG, W. G., SEALY, W. C., BROWN, I. W., HEWITT, W. C., CALLAWAY, H. A., MERRITT, D. H. and HARRIS, J. S., A method for controlled cardiac arrest as an adjunct to open heart surgery. J. Thoracic Surg. 32, 5, 604–611 (1956).

ZELLER, O., Versuche zur Wiederbelebung von Tieren mittels arterieller Durchströmung des Herzens und der nervösen Zentralorgane. Deutsche Zeitschrift für Chirurgie 95, 488–529 (1908).

ZETTLER, F., Experimentelle Ergebnisse bei künstlicher Beatmung mittels neuer elektrischer Reizgeräte. Anæsthesist 3, 76–78 (1952).

ZETTLER, F., Die künstliche Beatmung mit dem Phrenoton. Arch. Physikal. Therapie 4, 328–332 (1952).

ZETTLER, F., Experimentelle Ergebnisse bei künstlicher Beatmung mittels neuer elektrischer Reizgeräte. Anæsthesist 1, 76–78 (1952).

ZICCARDI, A. V. and MADDEN, J. L., Apparatus for intraarterial transfusion. Am. J. Surg. 81, 470–473 (1951).

ZIEGLER, R. F., Cardiac mechanism during anæsthesia and operation in patients with congenital heart disease and cyanosis. Bull. John Hopkins Hosp. 83, 237 (1948).

ZOLL, P. M., Resuscitation of the heart in ventricular standstill by external electric stimulation. New Engl. J. Med. 247, 768 (1952).

ZOLL, P. M., LENENTHAL, A. J. and NORMAN, L. R., Treatment of Stokes-Adams disease by external electric stimulation of the heart. Circulation 9, 482 (1954).

ZOLL, P. M., LINENTHAL, A. J., NORMAN, L. R., PAUL, M. H. and GIBSON, W., Use of external electric pacemaker in cardiac arrest. J. A. M. A. 159, 1428–1431 (1955).

ZOLL, P. M., LINENTHAL, A. J., NORMAN, L. R., PAUL, M. H. and GIBSON, W., External electric stimulation of the heart in cardiac arrest. A. M. A. Arch. Int. Med. 96, 639–653 (1955).

ZOLL, P. M., PAUL, M. H., LINENTHAL, A. J., NORMAN, L. R. and GIBSON, W., The effects of external electric currents on the heart. Circulation 5, 745–755 (1956).

ZOLL, P. M., LINENTHAL, A. J., GIBSON, W., PAUL, M. H. and NORMAN, L. R., Termination of ventricular fibrillation in man by externally applied electric countershock. New Engl. J. Med. 254, 727 (1956).

ZÜRN, L. und ENZENBACH, R., Zur Frage der Wiederbelebung des Herzens durch Elektroschock. Chirurg 3, 109–111 (1954).

Bei Fragen zur Produktsicherheit wenden Sie sich bitte an:
If you have any questions regarding product safety,
please contact:

Walter de Gruyter GmbH
Genthiner Straße 13
10785 Berlin
productsafety@degruyterbrill.com